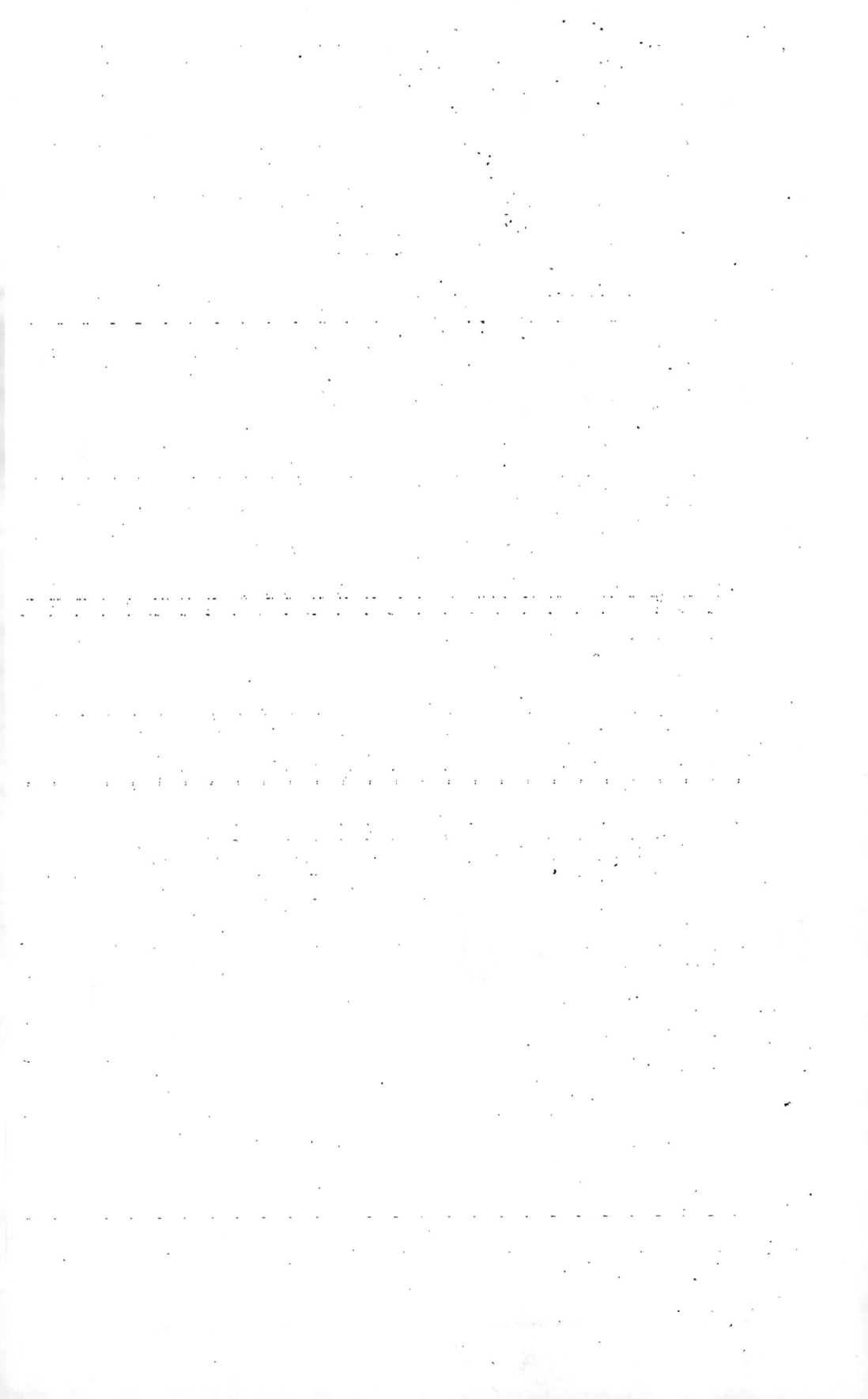

MANUEL PRATIQUE

DES

MALADIES DES FEMMES

MÉDECINE ET CHIRURGIE

PAR

LE Dʳ G. EUSTACHE

Professeur de Clinique chirurgicale à la Faculté libre de médecine de Lille,
Chirurgien de l'hôpital Sainte-Eugénie à Lille,
Ancien professeur agrégé à la Faculté de médecine
de Montpellier, etc.

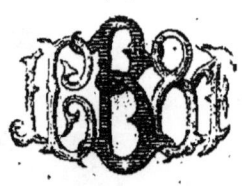

PARIS

LIBRAIRIE J.-B. BAILLIÈRE ET FILS

19, rue Hautefeuille, près du boulevard Saint-Germain

—

1881

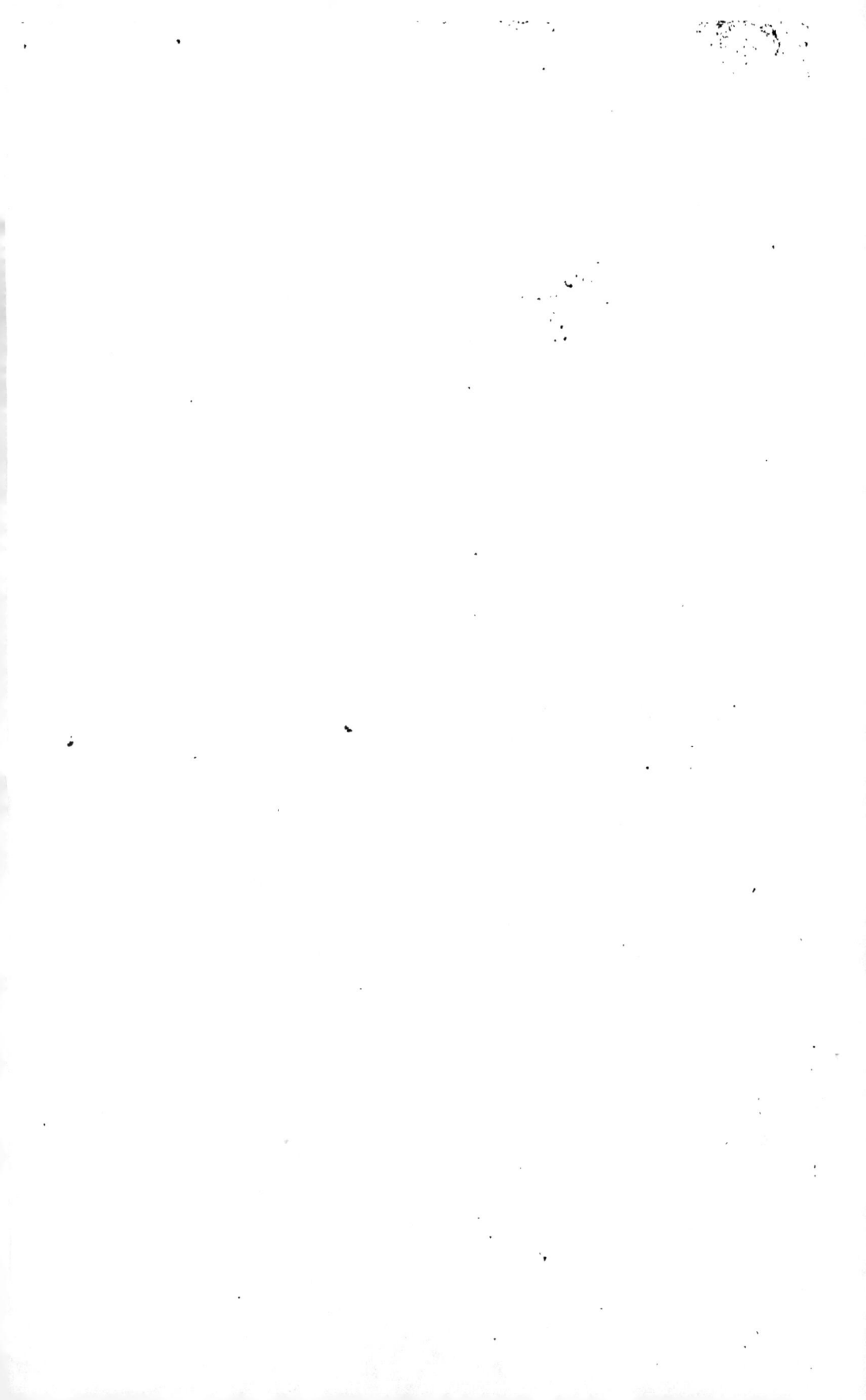

MANUEL PRATIQUE

DES

MALADIES DES FEMMES

DU MÊME AUTEUR

1° Étude clinique sur la fièvre traumatique. Montpellier, 1868.

2° La voix, la parole et leurs organes. Montpellier, 1869.

3° Les maladies virulentes en général. Thèse d'agrégation, 1872.

4° Recherches expérimentales sur le mode d'action des eaux minérales (*Montpellier médical*, 1874).

5° Contribution à l'étude et au traitement de la stérilité chez la femme (*Annales de Gynécologie*, 1875).

6° Étude sur la périnéoraphie pratiquée immédiatement après l'accouchement. Paris, 1878.

7° Des luxations sous-astragaliennes (*Archives générales de médecine*, 1878).

8° Mémoire sur les kystes du vagin, 1878.

9° Mémoire sur un fœtus dérencéphale de la famille des Anencéphaliens (*Archives de Tocologie*, 1879).

10° L'opération césarienne aux États-Unis, traduction et annotations. Paris, 1879.

11° Hématocèle et castration (*Journal des Sciences médicales de Lille*, 1879).

12° Trois cas de fractures de l'omoplate (*ibid*).

13° Hernie étranglée avec gangrène considérable de l'intestin (*Bulletins de la Société de Chirurgie*, 1879).

14° Ovariotomie suivie de succès. Remarques sur les indications de l'opération (*Archives de Tocologie*, 1879).

15° De la lésion des organes urinaires pendant l'opération de l'ovariotomie (*ibid.*, 1880).

16° Amputation du col de l'utérus par le thermo-cautère (*Bulletin général de Thérapeutique*, 1880).

14° Aperçu clinique sur la congestion utérine (*Journal des Sc. Méd. de Lille*, 1880).

18° Gynécologie clinique. — Des corps fibreux ou tumeurs fibreuses de l'utérus (*ibid.*, 1881).

19° L'ovariotomie en 1880 (*Arch. de Tocologie*, janvier 1881).

20° Cathétérisme de l'urèthre chez la femme (*Rev. méd. chir. des maladies des femmes*, 1881).

2116-81. — Corbeil. Typ. et stér. Crété.

MANUEL PRATIQUE

DES

MALADIES DES FEMMES

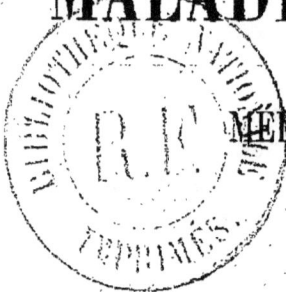

MÉDECINE ET CHIRURGIE

PAR

LE Dʳ G. EUSTACHE

Professeur de Clinique chirurgicale à la Faculté libre de médecine de Lille,
Chirurgien de l'hôpital Sainte-Eugénie à Lille,
Ancien professeur agrégé à la Faculté de médecine
de Montpellier, etc.

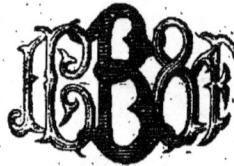

PARIS

LIBRAIRIE J.-B. BAILLIÈRE ET FILS

19, rue Hautefeuille, près du boulevard Saint-Germain

—

1881

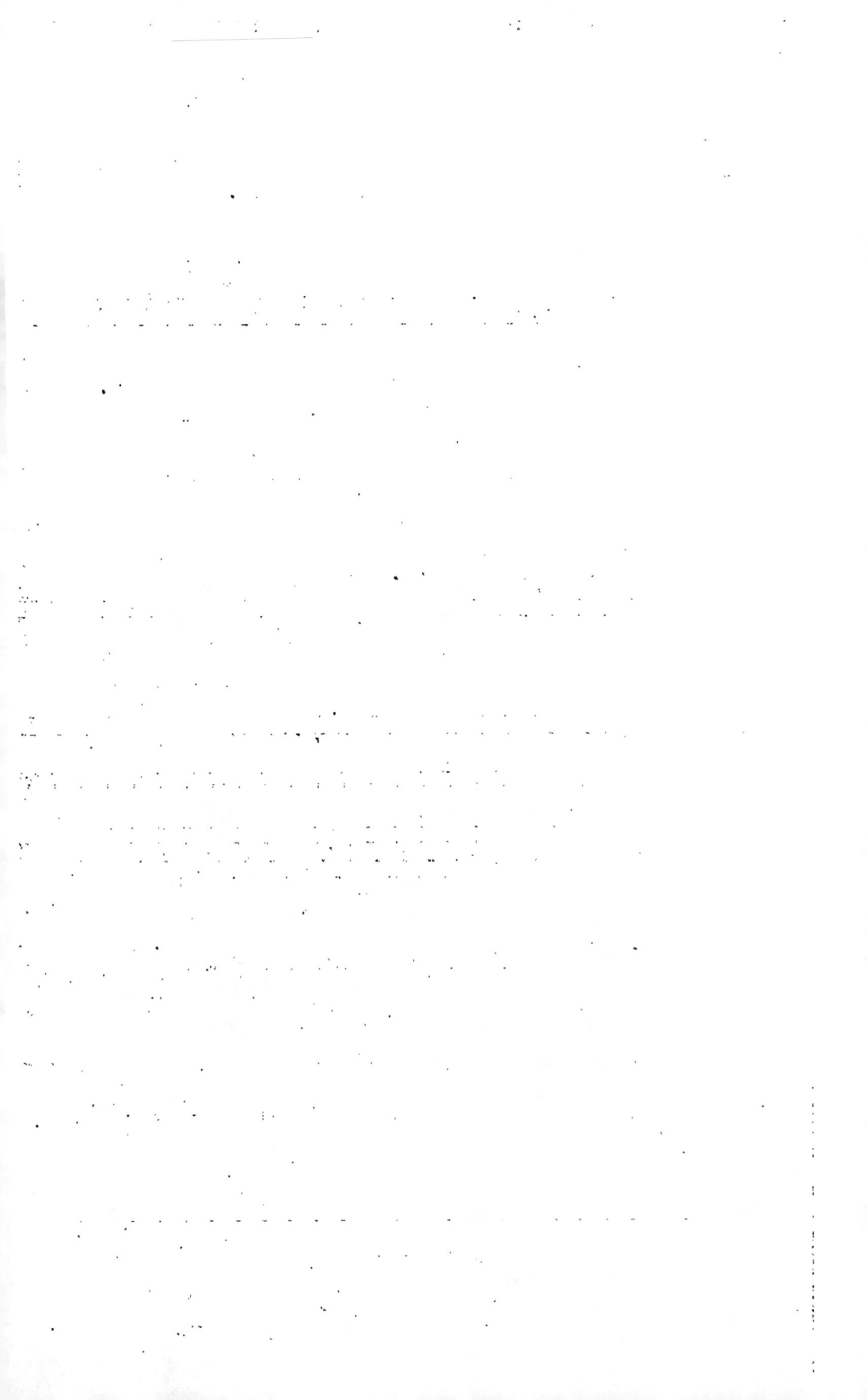

PRÉFACE

L'étude des MALADIES DES FEMMES a fait dans ces vingt dernières années des progrès immenses ; parmi les diverses branches de la médecine et de la chirurgie, il n'en est point qui attire plus vivement l'attention que la GYNÉCOLOGIE, et qui donne des résultats aussi surprenants, aussi inespérés.

Quoique formant une classe de maladies spéciales, une véritable *spécialité*, les maladies des femmes, si fréquentes et si sérieuses quand elles ne sont pas soignées dès leur début, doivent être connues de tous les médecins praticiens. Si tous ne peuvent pas ou n'osent pas entreprendre les grandes opérations qu'elles nécessitent, tous doivent du moins savoir les diagnostiquer et les traiter convenablement.

Ainsi s'explique la faveur accordée aux nombreux traités de gynécologie qui ont été publiés en France et à l'étranger dans ces derniers temps.

Mais la plupart de ces traités sont volumineux, théoriques plutôt que pratiques, et renferment presque toujours des développements systématiques en rapport avec les travaux ou les idées personnelles de leurs auteurs.

J'ai voulu éviter cet écueil dans la rédaction de ce *Manuel*, écrit surtout au point de vue pratique. Les matières y sont rangées dans l'ordre le plus simple, l'ordre anatomique. Les maladies des organes génitaux de la femme y sont successivement étudiées du simple au composé, de la superficie vers la profondeur, et le chapitre du *Traitement*, tant *Médical* que *Chirurgical*, y occupe toujours la place la plus importante.

J'ai utilisé pour cela les innombrables travaux publiés en France et à l'étranger, en m'inspirant surtout des plus récents. J'ai mis à contribution les nombreux faits que je recueille depuis quinze ans dans ma pratique hospitalière et privée, ainsi que les enseignements de mon excellent maître, M. le professeur Courty, dont j'ai suivi les leçons pendant plus de dix ans, et auquel je suis heureux de pouvoir rendre un témoignage public de reconnaissance.

J'ai largement emprunté à son beau *Traité pratique des maladies de l'utérus, des ovaires et des trompes* (1) ainsi qu'aux travaux récents de MM. Fleetwood Churchill et Leblond (2), Gallard (3), Alph. Guérin (4), Gaillard Tho-

---

(1) 3ᵉ édition. Paris, 1879-81.

(2) FLEETWOOD CHURCHILL et LEBLOND, Traité pratique des maladies des femmes hors l'état de grossesse, pendant la grossesse et après l'accouchement. 3ᵉ *édition*. Paris, 1881.

(3) GALLARD, Leçons cliniques sur les maladies des femmes. 2ᵉ *édition*. Paris, 1879.

(4) GUÉRIN, Leçons cliniques sur les maladies des organes génitaux externes de la femme. Paris, 1864. — Leçons cliniques sur les maladies des organes génitaux internes de la femme. Paris, 1878.

mas (**1**), Kœberlé (**2**), Péan (**3**), Barnes (**4**), Schrœder (**5**), à l'Encyclopédie de Billroth (**6**), enfin aux *Annales de Gynécologie*, et aux *Archives de Tocologie* dont la collection contient de précieux documents.

En tête de la plupart des chapitres, j'ai placé une courte bibliographie, indiquant les mémoires plus spéciaux à chaque sujet.

Afin de limiter autant que possible l'étendue de mon sujet, j'en ai éliminé tout ce qui a trait aux maladies de la femme pendant la grossesse et la période puerpérale, maladies qui empruntent à ces états des caractères particuliers, et qui sont plus spécialement du domaine de l'obstétrique.

L'ouvrage est divisé en six *parties*, qui ont reçu chacune un développement en rapport avec son importance. — Chacune de ces parties est elle-même subdivisée en un certain nombre de *sections*.

Voici quel est l'ordre adopté :

Ire PARTIE. Moyens de diagnostic.

IIe PARTIE. Maladies des organes génitaux externes (divisées en cinq sections : 1° maladies de la vulve ; 2° maladies du vagin ; 3° maladies de l'urèthre et de la

---

(1) GAILLARD-THOMAS, Traité clinique des maladies des femmes, traduit par A. LUTAUD. Paris, 1879.

(2) KŒBERLÉ, Des maladies des ovaires et de l'ovariotomie. Paris, 1878.

(3) PÉAN, Leçons de clinique chirurgicale. Paris, 1876-1879, 2 vol.

(4) BARNES, Traité clinique des maladies des femmes, trad. par A. CORDES. 1876.

(5) SCHRŒDER, Handbuch der Krankheiten der weiblichen Gesechtsorgane. 4e *édition*. Leipzig, 1879.

(6) BILLROTH, Handbuch der Frauen krankheiten. Stuttgart, 1876-80.

vessie ; 4° déchirures du périnée ; 5° maladies vénériennes des organes génitaux de la femme).

III° Partie. Maladies de l'utérus (comprenant 4 sections : 1° lésions vitales ; 2° changements de situation ; 3° lésions organiques ; 4° lésions fonctionnelles).

IV° Partie. Maladies des organes génitaux internes et de leurs dépendances (3 sections : 1° maladies des trompes de Fallope ; 2° maladies des ovaires ; 3° maladies des ligaments larges et du péritoine pelvien).

V° Partie. Maladies du sein.

VI° Partie. De la stérilité ; aperçu succinct sur ses causes et son traitement.

Tel est le plan de ce *Manuel* que je me suis toujours efforcé de rendre pratique, afin d'en faire une sorte de vade-mecum de l'étudiant et du praticien.

G. EUSTACHE.

Lille, *le 1er mai* 1881.

MANUEL PRATIQUE

DES

MALADIES DES FEMMES

PREMIÈRE PARTIE

MOYENS DE DIAGNOSTIC

L'étude et le diagnostic des *maladies des femmes* nécessitent une série de manœuvres et d'explorations toutes spéciales, avec lesquelles le praticien doit être familiarisé. Ces moyens d'investigation, ou mieux de diagnostic, en tant que moyens absolument spéciaux aux recherches gynécologiques, sont peu nombreux, et je n'insisterai que sur quatre d'entre eux : 1° le toucher ; 2° le spéculum ; 3° le cathétérisme utérin ; 4° la dilatation.

Dans un premier chapitre, je développerai quelques considérations générales relatives à la méthode à employer pour recueillir une observation de gynécologie et élaborer un diagnostic certain, préliminaires obligés de toute espèce de traitement.

CHAPITRE PREMIER

CONSIDÉRATIONS GÉNÉRALES.

La détermination nosologique des différentes affections morbides chez la femme est entourée de difficultés très grandes, et les erreurs de diagnostic sont très fréquentes ; ces erreurs peuvent consister, non seulement à confondre deux maladies du même organe, mais encore à confondre deux maladies ayant un siège et un point de départ absolument différents.

Beaucoup des maladies de la femme sont sous la dépendance d'une lésion anatomique ou fonctionnelle des différentes parties de la sphère génitale et rentrent à proprement parler dans le cadre de la *gynécologie*, constituent ce que l'on désigne assez communément sous le nom de *maladies des femmes* ; la lésion est locale, le retentissement plus ou moins général. Mais la lésion primordiale, par la date de son apparition, la persistance ou l'intensité de ses symptômes spéciaux attire nécessairement l'attention et des malades et du médecin, et son siège, sinon sa nature, est assez aisément déterminé.

Mais dans un nombre de cas assez considérable, c'est l'inverse qui a lieu ; les symptômes généraux ont débuté et ont acquis peu à peu une intensité très grande ; les symptômes locaux sont nuls ou à peu près ; les malades, surtout si elles sont célibataires ou nullipares, n'admettent point la possibilité d'une maladie des organes génitaux, n'appellent pas l'attention du médecin sur l'état de ces organes, s'offensent même des présomptions que celui-ci peut émettre, et reviennent sans cesse sur l'existence d'une maladie de l'estomac, des poumons, du cerveau, etc. Elles peuvent avoir raison comme elles peuvent avoir tort ; c'est au médecin à se reconnaître dans ce dédale de renseignements contradictoires, dont il ne peut pas et ne doit pas le plus souvent éviter d'écouter patiemment le récit.

Enfin, il peut arriver qu'une maladie quelconque, par suite de ses progrès, entraîne des modifications consécutives dans le fonctionnement de l'appareil génital, modifications qui prennent de suite aux yeux de certaines malades une importance exceptionnelle, capitale même, alors qu'elles n'ont en réalité aucune signification. Si le médecin ne sait pas faire une juste part de ce qu'on lui dit et même de ce qu'il constate, il peut s'égarer dans son diagnostic, et s'acharner, par exemple, au traitement d'une leucorrhée ou de granulations utérines, alors que sa malade est purement et simplement phthisique.

Les *maladies des femmes* peuvent donc être l'objet de beaucoup d'erreurs : 1° elles peuvent être méconnues quand elles existent ; 2° elles peuvent être admises quand elles n'existent pas ; 3° elles peuvent coexister avec d'autres affections plus ou moins éloignées, dont l'importance corrélative est le plus souvent difficile à déterminer.

Le médecin, appelé dans ces circonstances, doit s'entourer de tous les moyens possibles pour arriver à discerner la vérité : il a deux méthodes à employer successivement et qui ont l'une et l'autre une grande importance : 1° l'*interrogatoire* qui lui apprendra l'*histoire de la maladie*, et lui fera connaître tous les symptômes *subjectifs* qui ont existé ou existent encore ; 2° l'*examen physique* des organes génitaux et des parties voisines, qui le renseignera sur les symptômes *objectifs*. Ce n'est qu'après avoir rempli exactement ce cadre, que les renseignements seront complets, et qu'il aura, à proprement parler, recueilli ce qu'en style de clinique on appelle une **observation**.

§ I. — Interrogatoire des malades.

L'interrogatoire est assez difficile à conduire ; les femmes ont une foule de détails à signaler, de renseignements à donner, et le médecin serait bien mal venu dans la plupart des cas s'il coupait court à cette narration préparée et qu'il doit subir patiemment. L'important en effet pour ce dernier est de gagner la confiance de ses malades afin de pouvoir ultérieurement obtenir les réponses qu'il désire, et surtout obtenir qu'elles se soumettent aux examens reconnus nécessaires. Si l'on a procédé de cette façon, on pourra bientôt poser soi-même les questions et conduire l'interrogation avec méthode, sans être détourné du but à atteindre. Les réponses sont alors plus nettes, plus précises, et on est bien moins sujet à s'égarer.

En règle générale, après avoir pris le nom de la malade, son âge, son état civil, le médecin s'informera de la maladie pour laquelle il est appelé, de la nature des douleurs éprouvées, de la date de leur apparition, de leur marche, etc. Il insistera sur l'état actuel, pour remonter ensuite aux conditions de santé antérieure et d'hérédité. Si tout fait soupçonner une maladie des organes génitaux, il n'en devra pas moins, avant de pousser plus loin des questions de ce côté, étudier l'état des divers systèmes, nerveux, respiratoire, circulatoire, digestif, en un mot explorer et connaître l'ensemble des modifications ou des troubles fonctionnels et organiques de toute l'économie.

Il est toujours de la plus haute importance, quand on a affaire à une maladie de femme, de s'informer du mode de fonctionnement de la vessie, du rectum et des autres organes pelviens, muscles et nerfs.

Après avoir parcouru ces diverses étapes, l'interrogatoire sera ramené sur l'état des organes génitaux ; il importe d'insister plus particulièrement sur ce que l'on peut appeler l'*histoire sexuelle* de la femme, c'est-à-dire de la menstruation, des écoulements intermenstruels, des grossesses et même dans certains cas des conditions des rapports sexuels, ce que les Anglais désignent sous le nom de *pareunie*.

Sous le rapport de la menstruation, on notera la date de sa première apparition, le type régulier ou irrégulier qu'elle a eu à ses débuts, la durée et la quantité de l'écoulement et enfin, si la femme est âgée, l'époque de sa cessation. Souvent la menstruation au lieu d'être normale est morbide ; elle peut être en excès (ménorrhagie), en défaut (aménorrhée) ou bien accompagnée de douleurs (dysménorrhée) qui, tantôt la précèdent, tantôt la suivent et tantôt sont en quelque sorte continues.

Les écoulements intermenstruels ne sont pas moins importants à noter. Leur quantité, leur qualité, leur odeur, leur permanence, et enfin dans quelques circonstances leurs propriétés chimiques ou microscopiques seront successivement recherchées.

Les grossesses antérieures, leur nombre, leur date et principalement celle de la première et de la dernière, la marche du travail, le mode de délivrance naturelle ou artificielle, les suites de couches, l'allaitement et les conditions dans lesquelles il s'est ou non effectué, et enfin les soins consécutifs à l'accouchement, la durée du séjour au lit, l'époque de reprise des occupations ordinaires, sont autant de circonstances qui peuvent mettre sur la voie d'une maladie utérine ou péri-utérine. La même attention sera accordée aux avortements s'il y en a eu, et aux conditions qui les ont précédés ou suivis.

Le médecin ne posera qu'avec la plus grande circonspection les questions relatives aux rapports sexuels, et seulement dans le cas d'absolue nécessité.

Une fois l'histoire pathologique et l'histoire sexuelle de la femme ainsi étudiées, il est rare qu'on n'arrive pas à pouvoir localiser la maladie dans les organes contenus dans le petit bassin, et en particulier sur les organes génitaux. Mais il faut bien le reconnaître, tous ces signes ne sont que *probables*; si l'on veut acquérir une notion plus exacte, localiser davantage les maladies, et les différentier des autres affections d'un même organe ou d'un même appareil, il faut recourir à l'exploration directe des parties : elle seule donne des signes *certains*.

§ II. — Exploration des parties.

L'exploration des parties est *externe* ou *interne*.

La première consiste à s'assurer de l'état des parties situées dans la région hypogastrique et dans le petit bassin par l'*inspection*, la *palpation*, la *percussion*, l'*auscultation*, la *mensuration*, etc., c'est-à-dire par une série de moyens appliqués à la surface de la peau. C'est par elle que l'on doit commencer, et les malades ne font d'habitude aucune difficulté de s'y soumettre.

La seconde, au contraire, s'exerce à travers les orifices naturels, de manière à pouvoir arriver directement sur les organes intra-pelviens, que l'on découvre à l'aide de moyens divers, et dont on peut par suite apprécier exactement l'état physique. Il est évident que l'exploration interne est sans contredit celle qui nous fournit les renseignements les plus po-

sitifs, et que ce n'est guère que grâce à elle que nous pour-
rons arriver non seulement au diagnostic *absolu* d'une maladie des organes génitaux, mais encore au diagnostic *diffé-*
rentiel de chacune de ces maladies.

Mais si l'exploration interne est nécessaire, il est souvent
bien difficile d'obtenir le consentement des malades, que divers sentiments naturels retiennent. Le médecin doit employer tout son tact et toute son habileté à vaincre ou plutôt
à tourner ces répugnances légitimes, et à amener les femmes
à tolérer, sinon à demander elles-mêmes cet examen.

Voici quelques lignes empruntées à M. Gallard (1) et qui
pourront servir de guide dans presque tous les cas.

« Rappelez-vous bien qu'il vous faut tout à la fois obtenir le
consentement de votre malade et éviter de le lui demander.
Si, jeune médecin, vous prenez des circonlocutions pour demander à une femme, jeune encore, l'autorisation de pratiquer sur elle des attouchements contre lesquels la pudeur se
révolte forcément, soyez assuré d'avance que vous éprouve-
rez un refus irrévocable. Que si, au contraire, vous montrez
par votre attitude que l'examen auquel vous allez vous livrer
n'a rien d'insolite pour vous; si vous restez calme, grave et
digne; si, après avoir tâté le pouls, ausculté le poumon et le
cœur, vous palpez le ventre et vous demandez simplement, naturellement, ce qui vous est nécessaire pour pratiquer le toucher, la femme ne songera pas que derrière le médecin qui
l'examine il peut se trouver un homme, et elle s'abandon-
nera sans réserve à toutes les explorations qu'il jugera
utiles.

« En tous cas, retenez bien ceci, c'est que les explorations
dont il s'agit ne doivent jamais être imposées aux malades à
la légère et sans une nécessité bien démontrée. Le médecin
qui se respecte ne doit donc les réclamer que lorsqu'il les a ju-
gées absolument indispensables; mais aussi à dater du moment où il les a demandées, il ne lui est plus permis d'y renoncer, sous peine de compromettre gravement son autorité

---

(1) Gallard, *Leçons cliniques sur les maladies des femmes*, Paris,
1879, p. 205.

morale. En face d'un refus insurmontable, il n'y a plus qu'une
seule ligne de conduite à tenir : c'est de s'abstenir de formuler un traitement quelconque, mais en faisant bien comprendre que, si l'on agit ainsi, c'est uniquement parce qu'il n'est
pas possible de combattre efficacement une maladie inconnue,
et qu'un traitement institué dans ces conditions pourrait être
non seulement inefficace, mais même nuisible. Il faut surtout éviter avec un soin égal, tant de faire des instances trop
vives auprès de la malade pour chercher à la décider, que
de lui adresser des reproches au sujet de son refus. Une attitude froide et réservée, empreinte à la fois d'une grande
fierté et de bienveillance, est en pareil cas la seule qui soit
véritablement convenable et digne ; c'est la seule qui puisse
faire nettement comprendre à une femme combien ses
scrupules sont exagérés, et lui laisser la possibilité de revenir sur une détermination dont elle peut avoir à se repen-
tir. »

Ces conseils et ces préceptes sont trop importants pour ne
pas trouver ici leur place.

§ III. — Moyens d'exploration.

Les divers moyens d'exploration, dont nous pouvons disposer pour l'examen tant interne qu'externe des organes génitaux de la femme, nous sont fournis par les divers sens,
mais surtout par le toucher, la vue et l'ouïe. On pourrait les
classer de la façon suivante :

1° Toucher
- Immédiat..
  - Palpation abdominale.
  - Percussion.
  - Toucher { du vagin. / du rectum.
  - Double toucher (du vagin et du rectum à la fois).
  - Toucher vaginal combiné avec la palpation abdominale, ou exploration bimanuelle.
- Médiat....
  - Cathétérisme utérin.
  - — vésical.

2° Vue.... {
    Immédiate {
       Inspection.
       Spéculum.
       Examen des liquides retirés par l'aspiration.
    Médiate. — Microscope. — Examen avec cet instrument des liquides et des solides extraits des parties.

3° Ouïe... {
    Sthétoscope {
       Bruits dépendants de la grossesse.
       — de la circulation dans les tumeurs fibreuses.
       Crépitation.
    Sons perçus directement par l'oreille et produits par la percussion.......... { Médiate. Immédiate.

Je ne saurais décrire ces divers moyens d'exploration, ni énumérer tous les renseignements qu'ils peuvent fournir au diagnostic : du reste certains d'entr'eux ne présentent rien de spécial dans leur application à la Gynécologie. Mais ce qu'il ne faut pas oublier, c'est qu'il est utile de les employer tous, en allant de l'extérieur à l'intérieur, du simple au composé ; il est non moins utile de les combiner ensemble afin d'en accroître l'action ; car, comme dit M. Courty, isolés ils peuvent renseigner utilement, mais ils peuvent aussi tromper ; associés, ils amènent dans la plupart des cas à une certitude de diagnostic suffisante.

CHAPITRE II

TOUCHER.

Le toucher, c'est-à-dire l'exploration d'une cavité naturelle à l'aide d'un ou de plusieurs doigts que l'on y introduit, peut se faire par le vagin, ou le rectum isolément, ou par ces deux organes à la fois ; il peut être employé seul, ou bien combiné avec la palpation abdominale ; de là diverses divisions dont l'énumération tout au moins présente une réelle utilité : 1° *toucher vaginal simple* ; 2° *toucher vaginal combiné* avec la palpation abdominale ou *exploration bimanuelle* ; 3° *toucher rectal* ; 4° *toucher double*, vaginal et rectal simultanément.

Dans ces derniers temps, Weiss et Simon ont vanté le *toucher vésical* ou l'*exploration digitale de la vessie.*

§ I. — **Toucher vaginal** (simple).

Position de la femme. — Le toucher vaginal se pratique a femme étant *debout* ou *couchée.*

Dans quelques circonstances l'examen sera fait successivement dans chacune de ces positions, afin d'apprécier exactement la situation des organes et les modifications survenues sous l'influence de la pesanteur : toutefois le toucher dans la position debout sera toujours l'exception : il ne doit être considéré que comme un examen complémentaire.

Pour pratiquer le toucher debout, la femme est adossée à un meuble, les jambes modérément écartées, le corps incliné en avant de manière à relâcher les muscles abdominaux; pour cela, elle s'appuie au besoin soit sur le montant d'une chaise, soit sur l'épaule de l'explorateur qui est à genoux devant elle, ou assis sur un siège peu élevé.

Pour pratiquer le toucher la femme étant couchée, on a à choisir entre différentes positions. La meilleure et la plus simple consiste à laisser la malade étendue sur son lit, reposant sur le dos, les cuisses légèrement fléchies et écartées, la tête soulevée par un oreiller ; il est besoin que le bassin ne soit pas enfoncé dans des matelas trop mous, et, s'il en est ainsi, on peut le relever avec un coussin.

Cette position est à peu près universellement adoptée en France, sur le restant du continent européen et en Amérique : les Anglais lui préfèrent la *position latérale gauche*, c'est-à-dire la femme étant couchée sur le côté gauche du corps, les cuisses étant légèrement fléchies sur l'abdomen : c'est aussi la position adoptée dans ce pays pour les accouchements. Mais si cette position présente quelques avantages pour l'exploration des parties postérieures du bassin, elle a des inconvénients sérieux pour l'examen des autres parties, et de plus ne peut s'associer avec l'application simultanée de la palpation abdominale ; aussi doit-elle être rejetée en

1.

règle générale, et on ne doit y avoir recours que dans certains cas spéciaux.

Si l'examen doit être complet et suivi immédiatement des autres procédés d'exploration, la femme peut être placée en travers sur le bord du lit, comme pour l'application du spéculum.

Manière de procéder. — La femme étant placée dans la position sacro-dorsale, le chirurgien, après avoir enduit préalablement l'indicateur de la main droite jusqu'à sa racine avec un corps gras quelconque (huile d'olive, glycérine phéniquée, vaseline), soulève les couvertures de la main gauche et porte la main et l'avant-bras entre les cuisses de la malade, de façon que le coude vienne reposer sur le lit ; ce mouvement peut être fait sans découvrir la femme.

Au moment où la main droite est ainsi passée sous les couvertures, le pouce est placé dans l'abduction, l'indicateur fortement étendu, les trois autres doigts fléchis dans la paume de la main, qui est placée de champ, son bord radial tourné en avant, son bord cubital en arrière. La main est portée en avant en suivant la face interne et postérieure de la cuisse droite jusqu'à ce que l'extrémité de l'index arrive sur le périnée et y appuie. A ce niveau, on fait décrire au poignet un arc de cercle d'arrière en avant, qui fait glisser la pulpe de l'indicateur sur le plan périnéal, et la conduit jusqu'à la fourchette qu'elle dépasse pour venir tomber dans l'orifice vulvaire.

Dès que le doigt est engagé dans la vulve, on le porte plus en avant en lui faisant suivre la paroi antérieure du vagin, qu'il parcourt dans toute son étendue jusqu'à la rencontre du col de l'utérus. Pendant cette progression, le pouce quitte l'abduction forcée et est ramené peu à peu dans la flexion et l'adduction, de manière à venir se loger dans le pli génito-crural droit ; les trois autres doigts sont peu à peu étendus et dirigés dans la rainure inter-fessière, et finalement la commissure qui sépare l'index du médius vient embrasser la fourchette. Ce changement de position des doigts est très avantageux et très important, car l'index peut s'insinuer bien plus profondément : le périnée et les parties molles peuvent être fortement soulevés, et il est rare que, même avec des doigts d'une longueur moyenne, on ne puisse pas arriver de cette façon jusque sur le promontoire.

Le doigt arrivé au fond du vagin, rencontre le col de l'uterus dont il explore successivement la lèvre antérieure, l'orifice, la lèvre postérieure, la circonférence, apprécie son volume, sa situation, sa consistance, puis est porté dans le cul-de-sac latéral gauche, de là dans le cul-de-sac postérieur, le cul-de-sac latéral droit et enfin en avant dans le cul-de-sac antérieur. Pendant ces diverses recherches, la main exécute un mouvement de circumduction, de façon à ce que la pulpe de l'indicateur soit toujours tournée vers le point à explorer.

Il est souvent utile, au moment de l'exploration des culs-de-sac, de presser fortement sur le périnée pour le soulever aussi haut que possible, afin d'atteindre les parties les plus élevées, même celles qui sont situées au delà du vagin et de l'utérus, jusque dans la cavité abdominale.

Quand l'exploration des parties profondes est terminée, on ramène l'indicateur en avant afin d'apprécier les détails de la paroi vaginale antérieure, de la vessie et de l'urèthre ; on le reporte ensuite en arrière contre la paroi vaginale postérieure, dont on explore toute la surface en le retirant peu à peu.

— Le toucher, pratiqué de cette façon, est suffisant dans la presque totalité des cas ; il s'applique à toutes les circonstances, à toutes les maladies ; il est possible et jusqu'à un certain point facile, même *chez les vierges*. Toutefois, il est des cas où l'introduction de deux doigts, l'indicateur et le médius simultanément, présente un certain avantage en permettant d'arriver plus haut (?), et surtout en faisant apprécier plus exactement le volume, le poids et la mobilité de l'utérus, quand on recourt en même temps à la palpation abdominale pratiquée de l'autre main.

Le toucher est généralement pratiqué de la main droite ; il est des cas où l'on doit se servir de la main gauche, soit à cause de la disposition du lit, soit à cause du siège de certaines lésions : aussi, le chirurgien doit-il être *ambidextre*.

Renseignements fournis par le toucher. — Pour pouvoir apprécier sainement les renseignements que fournit le toucher, il faut de toute nécessité que le praticien soit familiarisé de longue date et par une longue habitude avec ce procédé d'examen, chez la femme complètement saine. Quand il en est ainsi, les données que l'on en retire sont innombrables, et on doit répéter avec juste raison que de tous les procédés d'exploration gynécologique, le toucher est le plus important, celui à qui il faut recourir dans tous les cas, et qui pourrait au besoin suppléer tous les autres.

En effet, par le toucher, il n'est aucun organe dont nous ne puissions apprécier presque complètement l'état sain ou pathologique.

La sensibilité de la vulve, ses irrégularités de surface, son étroitesse congénitale ou acquise, sa contraction spasmodique, etc., nous sont révélées presque aussitôt.

Le vagin nous découvre ainsi ses dimensions, sa profondeur, sa température, ses coarctations spasmodiques ou fibreuses, sa sensibilité, l'état de tuméfaction, de mollesse, d'induration, de sécheresse ou de lubréfaction de ses parois, la présence et même la nature de ses tumeurs.

L'utérus peut être à peu près complètement exploré, non seulement dans sa partie intra-vaginale, mais encore dans la portion sus-vaginale de son col et de tout le corps. Le doigt, promené soigneusement à sa surface, apprécie son volume, sa consistance, sa sensibilité, sa situation, sa mobilité ou sa fixité, son caractère lisse, rugueux, déprimé ou bosselé ; il explore son orifice et en note toutes les particularités ; il peut même, dans certains cas, pénétrer dans son intérieur, et percevoir des irrégularités de sa muqueuse, des tumeurs qui l'entr'ouvrent et dont il suit le pédicule jusqu'à leur implantation sur un point plus ou moins élevé.

A travers les culs-de-sac, le doigt perçoit encore le corps de l'utérus et peut souvent en déterminer le volume, la direction plus ou moins vicieuse, la fixité, les adhérences, ou bien les diverses dégénérescences organiques.

La même exploration nous fait aussi déterminer, plus exactement que tout autre, l'état des ligaments larges, du péritoine pelvien, des trompes et même des ovaires.

En un mot, le toucher vaginal est la clef de voûte du diagnostic gynécologique ; les renseignements précieux qu'il nous fournit sont encore bien plus complets et plus précis quand, après l'avoir employé seul et en avoir retiré tout ce qu'il peut donner, on le combine avec la palpation abdominale, et on recourt à ce que les Anglais désignent sous le nom de *conjoined examination*, ce que j'appellerai *exploration bimanuelle*.

§ II. — **Exploration bimanuelle.**

La femme étant couchée sur le dos, le chirurgien pratique le toucher de la main droite, et porte en même temps sa main gauche sur l'abdomen de la malade, au niveau de l'ombilic ; pendant que la main droite explore les parties profondes, la main gauche est peu à peu conduite en bas jusqu'au voisinage des pubis, et les doigts dépriment progressivement la paroi abdominale comme pour la palpation hypogastrique, en s'enfonçant aussi profondément que possible dans l'excavation pelvienne.

Si la femme est maigre, docile, cette double manœuvre est très facile, et l'exploration de l'utérus, notamment, devient absolument complète. Pour cela, les mouvements des deux mains doivent être combinés ensemble. Le doigt situé dans le vagin appuie sur le col, le pousse en haut et en arrière, le fixe en quelque sorte, pendant que la main gauche déprimant la paroi abdominale et, plongeant dans le bassin, arrive aisément jusque sur le fond de l'organe. La distance qui sépare les deux mains mesure les dimensions de la matrice, que l'on peut apprécier presque aussi exactement qu'à un examen nécropsique. On peut en même temps en percevoir la situation, les irrégularités de surface, etc.

D'une façon générale, l'utérus étant en état d'antéversion

physiologique, le doigt vaginal appuie non sur l'extrémité inférieure du col, mais bien sur sa paroi antérieure qu'il refoule en haut et en arrière, en déterminant un mouvement de bascule en sens inverse du corps. Les doigts qui pressent sur l'hypogastre l'abordent donc par sa face postérieure, et la distance qui sépare les deux mains exploratrices indique plutôt l'épaisseur du corps de l'organe que sa véritable hauteur.

Dans le cas de déviation de l'organe, il peut arriver qee l'utérus ne soit pas senti entre les doigts de la main droite et de la main gauche, qui arrivent ainsi à se toucher presque ; on le retrouve alors sur un autre point de la cavité pelvienne : c'est surtout dans le cas de flexion utérine et notamment de rétroflexion que cette sensation est perçue.

Pendant que l'utérus est ainsi compris entre les deux mains, on peut lui imprimer des mouvements d'élévation et d'abaissement, qui nous font juger de sa mobilité partielle ou totale, soit en haut, soit en bas, soit sur les côtés, des sensations de douleur que ces divers mouvements développent, et par conséquent de l'altération inflammatoire ou de la sensibilité réflexe de telle ou telle partie de ses ligaments suspenseurs.

Par la même exploration combinée, et en restant toujours sur la ligne médiane, nous pouvons encore apprécier l'état de la vessie, et surtout celui des culs-de-sac antérieur et postérieur, noter leur état d'intégrité, ou bien y constater la présence de tumeurs diverses. Le doigt vaginal perçoit la tuméfaction que délimite la main hypogastrique.

Sur les côtés, aucun organe ne vient s'interposer entre le doigt qui a été glissé le long des parties latérales du col de l'utérus et ceux qui s'enfoncent à travers l'hypogastre, en sorte que les deux mains peuvent arriver à se sentir ; à l'état sain l'ovaire n'est nullement perçu.

Si, pendant cette exploration, une masse quelconque vient s'interposer, le chirurgien recherchera alors quelle en est la nature, la consistance, la sensibilité, et pourra en déterminer le siège et le point de départ. Tantôt ce sera un déplacement de l'utérus, tantôt une tumeur quelconque des ligaments larges, et tantôt une maladie des trompes ou des ovaires. Les lésions ovariques à leur début ne peuvent guère être déterminées que par l'exploration bimanuelle, qui non seulement en fait percevoir l'existence, mais surtout permet d'en établir les relations avec les organes voisins, ce qui est de la plus grande importance au point de vue du traitement opératoire.

Si l'on veut pratiquer un examen détaillé et complet, il sera bon de pratiquer le toucher vaginal de la main droite et la palpation hypogastrique de la main gauche pour explorer la région médiane, et la moitié latérale droite du bassin ; au contraire, veut-on explorer dans les meilleures conditions la moitié latérale gauche et l'ovaire du même côté, on pratiquera le toucher avec la main gauche pendant que la main droite explorera la paroi abdominale.

— En résumé, l'exploration bimanuelle est absolument nécessaire pour le diagnostic des maladies de l'utérus, des trompes, des ovaires, des ligaments larges et du péritoine pelvien, et l'on comprendrait difficilement que l'on ne recoure point à cet examen combiné, chaque fois qu'on pratique le toucher vaginal.

§ III. — Toucher rectal.

Le toucher rectal ne sera pratiqué que dans le cas d'absolue nécessité et quand le toucher vaginal aura fait découvrir soit une déviation utérine, soit une tumeur pelvienne, dont les caractères n'auront pu être suffisamment appréciés. Le mieux, dans ces circonstances, est d'y procéder immédiatement et tout naturellement sans prévenir la femme, comme si c'était un complément d'exploration nécessaire.

On n'a pour cela qu'à retirer le doigt du vagin, le diriger un peu en arrière et le porter vivement dans le rectum. La femme est bien un peu surprise, mais cette petite émotion passe vite, et l'examen est déjà terminé avant qu'elle ait songé à s'y opposer (Gallard).

La pulpe du doigt est dirigée en avant et parcourt la paroi antérieure, à travers laquelle elle explore aisément les organes génitaux, tous situés en avant du rectum. C'est ainsi qu'après avoir franchi les sphincters et être arrivé dans l'ampoule rectale, le doigt sent en avant une tumeur dure, lisse, arrondie

qui est le col de l'utérus, et parcourt ensuite la face postérieure de cet organe, dont il peut explorer les moindres détails en pénétrant bien plus haut que par le toucher vaginal.
Les flexions ou incurvations de la matrice, les tumeurs qui
peuvent siéger sur sa paroi postérieure ou celles qui occupent
les culs-de-sac de Douglas sont plus aisément explorées, surtout si l'on combine avec le toucher rectal la palpation hypogastrique, de la façon qui a été indiquée plus haut.

Par le toucher rectal, on explore plus facilement la région
des ovaires.

On a proposé de substituer le toucher rectal au toucher vaginal *chez les vierges*, afin de ménager la pudeur et de ne pas
déchirer l'hymen. Cette substitution, conseillée surtout par
Lisfranc et Scanzoni, est généralement repoussée.

Le professeur Simon (de Heidelberg) a conseillé, dans certains cas de diagnostic difficile, d'introduire dans le rectum
non plus seulement un ou deux doigts, mais la main entière
jusqu'au-dessus du poignet. Ce procédé, que l'on dirait issu
de la médecine vétérinaire, a entraîné la mort dans plusieurs
cas par déchirure des tuniques de l'intestin, et ne mérite pas
d'être conservé.

§ IV. — **Double toucher.**

On peut pratiquer en même temps le toucher vaginal et le
toucher rectal, afin de mieux explorer la cloison recto-vaginale,
le cul-de-sac rétro-utérin, et de mieux apprécier les tumeurs
situées à ce niveau. — Pour cela, divers procédés peuvent être
mis en usage, à savoir :

1° L'index d'une main est introduit dans le vagin, pendant
que l'indicateur de l'autre est placé dans le rectum ;

2° Le pouce d'une main est placé dans le rectum, l'index
de la même main est dans le vagin ;

3° Pendant que l'indicateur est dans le vagin, on introduit
le médius de la même main dans le rectum.

De ces trois procédés, le dernier est le meilleur, car il
permet de pénétrer assez haut dans les deux conduits pour

explorer toute la cloison recto-vaginale, la face postérieure de l'utérus jusqu'à son sommet, et enfin les culs-de-sac péritonéaux et les ligaments larges. Toutes ces parties sont souples à l'état normal : la sensation d'une résistance quelconque doit aussitôt éveiller l'attention et faire croire à une lésion morbide, dont il restera ensuite à déterminer le siège et la nature.

Par le double toucher, on corrige une erreur de diagnostic facile à commettre pour celui qui n'est pas habitué à pratiquer le toucher rectal. Le col fait, en effet, une saillie assez considérable dans l'intestin et peut être pris pour une tumeur de la cloison ou des ligaments larges, ce qui est impossible avec le toucher double.

— Le toucher étant de tous les procédés d'exploration gynécologique le plus important et le plus précieux, doit, dans certaines circonstances difficiles, être aidé par divers expédients très utiles, combiné avec diverses autres manœuvres : il a été déjà question de la combinaison du toucher rectal ou vaginal avec la palpation hypogastrique, du double toucher.

On peut aussi recourir simultanément au toucher rectal et au cathétérisme de la vessie, quand on soupçonne l'atrophie ou l'absence de l'utérus, l'inversion de l'organe, etc. On devra, en présence d'une tumeur utérine dont on veut déterminer le lieu d'implantation, la saisir avec de fortes pinces, l'attirer en bas, et, après avoir confié l'instrument à un aide, pratiquer d'une main le toucher rectal, de l'autre, la palpation hypogastrique. Bien d'autres combinaisons peuvent encore être imaginées : ce sera au praticien avisé à y recourir suivant les besoins.

CHAPITRE III

EXAMEN AU SPÉCULUM.

Le *spéculum*, mot latin qui signifie miroir, est un instrument destiné à être introduit dans une cavité, à en écarter les parois, à y porter la lumière et à permettre ainsi l'inspection directe par la vue des parties situées profondément. Ce mot, employé seul, s'applique au spéculum de l'utérus et du vagin ; quand on veut désigner le miroir explorateur d'autres cavités, on y joint le nom de la cavité à examiner, de là les *Speculums ani, auris, oris, nasi*, etc.

Le spéculum est à la fois un instrument de diagnostic et de traitement.

Sa découverte, ou plutôt sa vulgarisation remonte à Récamier (1804); depuis lors, son emploi est devenu général, trop général même, et l'instrument primitif a subi des modifications innombrables portant sur la nature de la matière dont le spéculum est construit (buis, ivoire, étain, maillechort, argent, nickel, glace étamée, verre ou cristal, etc.), et sur la disposition même de l'instrument.

Variétés de spéculums. — Le spéculum de Récamier était cylindrique, ou plutôt cylindro-conique, à petite extrémité tournée en avant ; c'est de lui que partent toutes les modifications que l'on peut diviser en deux grandes catégories : 1° Spéculums cylindriques ; 2° Spéculums à valves.

1° Spéculums cylindriques. — Ils se ressemblent presque tous et ne diffèrent guère que par la nature de la substance dont ils sont construits : le plus connu, celui que tout praticien doit avoir et qui est indispensable pour la plupart des examens et des pansements utérins, est connu sous le nom de *spéculum plein* ; il est en *buis* bien poli, cylindrique ou légèrement cylindroconique, muni d'un *embout* pour en faciliter l'introduction, et d'un manche soudé à angle droit à sa grosse extrémité. Il peut aussi être en *étain*. Il est nécessaire d'en avoir de deux ou trois dimensions différentes.

Parmi les autres spéculums cylindriques, un seul mérite d'être mentionné, c'est celui de *Fergusson*. Il est exactement cylindrique, en glace étamée, recouvert d'une couche de gutta-percha. Son extrémité utérine est taillée en bec de flûte, ce qui rend son introduction plus facile et permet d'embrasser plus exactement le col, par suite de la plus grande longueur de sa paroi postérieure en rapport avec la longueur plus grande de la paroi correspondante du vagin ; son extrémité externe est évasée. Ils sont disposés en séries de trois ou quatre dimensions différentes, s'emboîtant l'un dans l'autre.

2° **Spéculums à valves.** — Ils sont excessivement nombreux : je les distinguerai en deux variétés : *a*. multi-valves ; *b*. univalves.

a. Spéculums multi-valves. — Les spéculums *multi-valves* sont les uns *cylindriques et à recouvrement*, et se composent de deux, trois et quatre valves qui se déploient en pressant sur le manche, quand le spéculum est introduit dans le vagin ; les autres à *valves divergentes*.

Les premiers sont aujourd'hui à peu près complètement abandonnés.

Les seconds sont, au contraire, très en faveur ; ils ont l'avantage d'une introduction facile, même avec une ouverture vulvaire étroite, et surtout, ils permettent de dilater considérablement les parties profondes du vagin et d'en faire l'exploration plus complète.

Les spéculums à valves divergentes sont à deux, trois et quatre valves ; les *bivalves* sont les seuls usités ; parmi les nombreux modèles qui existent dans l'arsenal de la chirurgie contemporaine, deux seulement méritent d'être conservés ; ils sont connus sous le nom de *spéculum de Ricord* et de *spéculum de Cusco*.

Le *spéculum de Ricord* est formé de deux valves formant chacune une demi-gouttière cylindro-conique, et articulées ensemble à leur extrémité externe. Cette articulation est mise en mouvement par deux manches soudés sur les valves à angle obtus. Fermé, l'instrument de Ricord représente un tube cylindro-conique légèrement aplati transversalement, évasé à son extrémité qui reste en dehors de la vulve. Ouvert par le rapprochement des manches, son extrémité vulvaire ne change pas, tandis que l'extrémité vaginale des valves s'écarte considérablement et dilate les parties profondes dans le sens latéral.

Le *spéculum de Cusco*, connu encore sous le nom de *bec de canard* qu'il simule entièrement, est conçu sur le même principe que le précédent. Les deux valves sont situées, l'une en avant, l'autre en arrière ; elles sont aplaties et élargies à leur extrémité utérine, de façon à déplisser fortement le fond du vagin, demi-cylindriques à leur extrémité externe où elles s'articulent. Cette articulation est mise en mouvement par deux manches qui peuvent se plier à leur tour quand on ne se sert pas de l'instrument, ce qui le rend très portatif. En rapprochant les manches, les valves s'écartent dans le vagin, tandis que ses dimensions ne changent pas au niveau de l'articulation correspondant à l'anneau vulvaire. On fixe l'instrument au degré d'écartement voulu à l'aide d'une vis de pression, et dès lors il tient tout seul, ce qui donne la liberté aux deux mains pour les moyens complémentaires d'exploration. — Le spéculum de Cusco est d'une introduction facile ; il découvre bien les parties à examiner, et à ce double titre il est supérieur aux autres instruments de même genre. Certains lui préfèrent encore le spéculum de Ricord, quoique cette préférence ne me semble nullement justifiée.

b. Spéculums univalves. — Ceux-ci sont d'invention récente, et si la première idée en revient à Jobert (de Lamballe), il n'en est pas moins vrai que leur généralisation et leur perfectionnement sont dus à Marion Sims ; aussi les désigne-t-on fréquemment sous le nom de *spéculum de Sims, valve de Sims.*

Le spéculum de Sims consiste en une valve unique, disposée en forme de gouttière demi-cylindrique, arrondie et terminée en cul-de-sac à son extrémité vaginale, ouverte et courbée à son extrémité externe qui se continue avec un manche. Celui-ci peut porter à son autre extrémité une gouttière de dimension différente, ou bien, ce qui est préférable, être mobile et susceptible de s'articuler avec plusieurs gouttières semblables, mais de calibre variable.

M. Courty conseille d'avoir quatre gouttières de Sims de calibres différents, et deux manches ; on a dès lors la facilité d'adapter chacune de ces gouttières à un manche particulier, mobile, de façon à se servir au besoin de deux valves en même temps, l'une pour abaisser la paroi inférieure du vagin, l'autre pour en élever la paroi supérieure.

Le spéculum de Sims a subi diverses modifications, tant

dans la dimension des valves que dans leur courbure. En Angleterre, et surtout en Amérique sa patrie d'origine où cet instrument est employé non plus seulement comme moyen de diagnostic des lésions des parois vaginales mais encore comme moyen d'exploration de l'utérus, et tend à détrôner toutes les autres espèces de spéculum, les variétés en sont considérables (Bozeman, Hunter, Natt, Gaillard Thomas, etc.). En France, le spéculum univalve reste limité dans ses applications au diagnostic et au traitement des fistules vaginales et à quelques autres opérations, où il agit alors comme instrument dilatateur.

— En résumé, de toutes les variétés de spéculum, le praticien doit posséder : 1° un spéculum plein en buis ou en étain ; 2° une série de spéculums de Fergusson ; 3° un spéculum de Cusco ; 4° plusieurs gouttières de Sims avec un manche.

Position de la femme — En Amérique et en Angleterre, la femme est généralement placée dans le décubitus latéral gauche, comme pour le toucher ; cette position, utile parfois pour l'exploration de certaines altérations des parois vaginales, est moins avantageuse que le décubitus dorsal, à peu près uniquement employé en France.

La malade peut être examinée dans son lit ou sur une table disposée *ad hoc.* Dans son cabinet, le médecin pratique l'examen au spéculum sur une chaise longue, ce qui est toujours incommode, ou bien sur une plate-forme ou un fauteuil à spéculum, dont les modèles sont très variés ; le *fauteuil-voltaire* de la maison Dupont, de Paris, est celui qui réunit les conditions les plus avantageuses d'élégance et de commodité.

Dans l'un comme dans l'autre cas, la patiente doit être placée en face d'une fenêtre bien éclairée. A défaut de la lumière solaire, on aura recours à divers appareils d'éclairage munis de réflecteur. La petite lampe portative de Collin peut être très utile dans ce cas.

La femme se couche en travers du lit, la tête légèrement relevée par un oreiller, le siège portant tout à fait sur le bord qu'il dépasse même un peu, et situé sur le même plan que la région dorsale. Il sera bon, dans un assez grand nombre de

circonstances, de substituer à la position dorsale proprement
dite la position *sacro-dorsale* dans laquelle le bassin est soulevé et repose sur le sacrum. On obtient aisément cette position, soit en plaçant un coussin sous le siège, soit en ployant
fortement les cuisses sur le ventre.

Les jambes sont fléchies sur les cuisses, celles-ci sur le
bassin, et suffisamment écartées.

Si l'on se sert d'un fauteuil à spéculum, les pieds sont
appliqués sur les pédales de l'appareil, et la position est toute
trouvée; il n'y a qu'à amener le siège au niveau du rebord
du fauteuil. Si l'examen a lieu sur le bord du lit ou d'une
table, les jambes sont soutenues par deux aides, ou reposent
sur deux chaises placées près du lit, ou bien sur les genoux
de l'opérateur assis en face de la patiente.

La position dorsale, ou sacro-dorsale, convient à l'application de tous les genres de spéculums; toutefois, s'il s'agit
du spéculum de Sims, il sera bon de recourir successivement
à l'examen dans cette position d'abord, puis dans le décubitus
latéral droit et gauche, et même, dans certains cas, dans la
position *génupectorale*. Ces changements de position sont
surtout utiles pour la détermination des diverses particularités afférentes aux fistules vésico et recto-vaginales.

Manière d'opérer. — Le chirurgien, assis, debout ou à
genoux entre les jambes de la femme, procède à l'introduction du spéculum, préalablement chauffé à la main et enduit
d'un corps gras, dans le double but d'éviter la sensation du
froid et le frottement de l'instrument. Cette introduction se fait
d'une manière différente, suivant le spéculum dont on se sert:
un mot sur l'application de chacun des quatre instruments
que j'ai dit devoir faire partie de l'arsenal de tout praticien.

Il sera toujours convenable de pratiquer préalablement le
toucher vaginal afin de s'assurer de la situation du col de
l'utérus et d'aller sûrement à sa rencontre.

a. *Spéculum plein.* — Le spéculum, muni de son embout,
est saisi de la main droite, de façon que les quatre derniers doigts soient étendus sur la surface de l'instrument,

que le pouce leur soit opposé et que le manche de l'embout presse dans la paume de la main ; en même temps deux doigts de la main gauche écartent les grandes et les petites lèvres et font saillir la fourchette. L'opérateur présente l'extrémité de l'instrument à l'entrée de la vulve, la pose à plat sur la fourchette, la main basse, de manière que l'extrémité utérine de l'instrument regarde un peu en haut.

Il appuie alors fortement sur la commissure pour la déprimer, jusqu'à ce que l'instrument se soit engagé sous le méat urinaire et le tubercule antérieur du vagin ; pendant ce temps, la main est progressivement relevée, et l'axe du spéculum vient se placer dans l'axe de l'anneau vulvaire. Dès que cet anneau est franchi, ce qui se fait de cette manière *tutò*, *citò* et... *sine dolore*, le mouvement de bascule imprimé à l'instrument est accentué, son extrémité externe est relevée, et il est poussé dans la direction du sacrum, suivant l'axe du vagin, ou mieux dans la direction du col de l'utérus dont la situation a été préalablement déterminée par le toucher vaginal.

Quand le spéculum a été introduit de moitié, on retire l'embout, puis on continue à le faire pénétrer avec lenteur, en regardant les parties qu'il découvre successivement, et qui se présentent sous la forme d'une rosace dont les plis formés par l'adossement des parois antérieure et postérieure du vagin, convergent vers une ligne transversale.

Bientôt on arrive sur une surface rosée et lisse, qui est la lèvre antérieure du col ; un petit mouvement de bascule qui porte l'extrémité profonde du spéculum en haut et en arrière, découvre le plus souvent le col en entier, qui vient remplir l'aire de l'instrument et s'y engage plus ou moins, suivant son volume et sa longueur.

Cette découverte du col n'est pas toujours facile, soit à cause des déviations, soit à cause de l'hypertrophie ; on est parfois obligé de tâtonner un certain temps avant de le rencontrer, ou bien s'il ne ne présente pas dans l'axe du spéculum, de l'y ramener avec des pinces ou le cathéter utérin. Il faut s'attacher à ce que l'orifice utérin vienne occuper le centre des parties, et ne se déclarer satisfait que lorsque ce résultat est obtenu.

Le spéculum est alors fixé contre le col par une douce pression ; le chirurgien le maintient en place de la main gauche, ou le confie à un aide ; il procède ensuite à l'exploration.

— Quel que soit le spéculum employé, une fois que le col est mis à découvert, on l'essuie avec un petit tampon d'ouate monté sur des *pinces à pansement utérin* ou sur un porte-éponges ; on détache avec soin toutes les parties qui adhèrent à sa surface ou qui obstruent son orifice ; on constate les diverses particularités dont il est le siège, puis on le retire peu à peu en examinant attentivement les diverses parties qui se montrent ; le spéculum sort en quelque sorte tout seul, et l'on n'a qu'à le maintenir.

b. *Spéculum de Fergusson.* — Son application ne diffère guère de celle du spéculum plein ; comme il n'a pas d'embout, il faut avoir soin d'éloigner le plus possible son bord tranchant des parties les plus sensibles de la vulve, lesquelles sont situées en avant. Pour cela, l'instrument est présenté plus incliné de haut en bas et d'avant en arrière ; sa paroi postérieure plus longue appuie sur le périnée jusqu'à ce que toute l'épaisseur du cylindre se soit enfoncée sous la vulve ; en ayant le soin d'appuyer toujours en arrière contre la paroi postérieure du vagin, le col est plus facilement saisi par l'ouverture en biseau plus longue en arrière qu'en avant ; le restant comme ci-dessus.

c. *Spéculum de Cusco.* — La vulve étant ouverte avec les doigts de la main gauche, le spéculum de Cusco est saisi de la main droite, l'indicateur placé au-dessus de la valve supérieure et l'annulaire au-dessous de la valve inférieure, afin de maintenir l'instrument fermé. On recommande de présenter l'instrument de plat, les manches tournés en haut ; il sera toujours bien plus commode de le présenter de champ, de telle sorte que le grand diamètre des valves corresponde au diamètre antéro-postérieur de la vulve, puis ensuite de tourner les manches en bas.

Le bord inférieur des valves est alors appuyé sur la fourchette, la déprime, et l'instrument franchit aisément l'anneau vulvaire : aussitôt après, la main exécute un quart de rotation de droite à gauche qui ramène les manches en bas et place les valves dans le sens transversal, l'une en avant, l'autre en arrière; il n'y a plus qu'à pousser l'instrument dans le sens de l'axe du vagin, ou plutôt dans la direction du col préalablement déterminée par le toucher, et à l'enfoncer jusqu'à ce que l'articulation vienne correspondre à l'anneau vulvaire.

En pressant sur les manches, les valves s'écartent, dilatent le fond du vagin; le cul-de-sac antérieur se trouve distendu, le fond de l'utérus est repoussé en arrière; son col bascule en avant et vient se placer dans l'aire de l'écartement des valves. Par suite de la distension des culs-de-sac, les lèvres du col se trouvent tiraillées, l'orifice est entr'ouvert, simulant même un commencement d'ectropion, et l'on peut voir une certaine étendue de la cavité cervicale.

Quelques tâtonnements sont parfois nécessaires pour découvrir le col, surtout si le spéculum a été enfoncé trop profondément et engagé dans l'un des culs-de-sac : il n'y a alors qu'à tirer l'instrument un peu en avant pour le dégager, et à l'ouvrir ensuite; le col se présente de lui-même; on le redresse en enfonçant de nouveau l'instrument. Quand les parties sont bien en vue, on fixe l'instrument au degré de dilatation voulu à l'aide d'une vis de pression; il tient lui-même en place, et laisse les deux mains de l'explorateur entièrement libres.

Pour retirer l'instrument, il n'y a qu'à relâcher la vis de pression ; les valves se rapprochant d'elles-mêmes, l'instrument se ferme progressivement, mais pas assez complètement pour pincer les parois du vagin; la main qui le soutient tire doucement à elle, dans le sens de l'axe du vagin, et le spéculum revient tout fermé.

— Le spéculum de Cusco a subi dans ces dernières années une série de modifications consistant dans l'allongement ou le raccourcissement de l'une ou de l'autre valve, au moment où l'instrument s'ouvre. Ces modifications visent surtout la plus grande facilité de découvrir le col, dans le cas de version de l'utérus : elles ne présentent en réalité qu'un intérêt médiocre.

d. *Spéculum de Sims.* — Le spéculum de Sims est d'une application très facile ; il suffit, quelle que soit la position dans laquelle la femme est mise, d'introduire l'indicateur de la main gauche dans le vagin, et de le porter sur le sommet du col ; puis, saisissant l'instrument de la main droite, on le présente à la vulve, on l'appuie sur la fourchette, et on l'enfonce progressivement sur le doigt conducteur qui se trouve en avant, jusqu'à ce que son extrémité utérine se soit engagée en arrière du col ; il n'y a plus qu'à retirer le doigt, et à tirer fortement en arrière sur le manche de l'instrument pour déprimer le périnée ; les choses étant ainsi en place, on confie le manche à un aide et on procède à l'exploration proprement dite, et aux autres examens complémentaires pour lesquels cet instrument est de la plus grande commodité.

L'essentiel, avec ce spéculum, c'est de bien exposer les parties, et pour cela de placer la femme dans une situation convenable.

Pour l'examen de l'utérus et de la paroi vaginale antérieure, la gouttière est appliquée par sa convexité sur la cloison recto-vaginale, le manche porté dans la rainure inter-fessière ; pour l'examen de la paroi postérieure, elle sera dirigée en sens inverse, le manche relevé en avant du mont de Vénus ; pour l'exploration des parties latérales et même de l'utérus dans certains cas, il sera utile d'appliquer deux valves l'une en avant, l'autre en arrière. Chaque cas réclame en quelque sorte son procédé spécial, que le praticien avisé saura déterminer aisément.

Il en est de même de la position à donner à la femme. J'ai vu M. Courty recourir de préférence à la *position sacro-dorsale*, la femme étant couchée sur le dos, le bassin dépassant le bord du lit, les cuisses relevées et fortement fléchies sur l'abdomen. Dans cette position, que je ne saurais trop recommander parce qu'elle ne s'éloigne pas sensiblement de la position généralement adoptée en France, et à laquelle les explorateurs sont habitués, la vulve regarde en haut, la paroi vésico-vaginale devient presque verticale et se présente directement aux yeux du chirurgien ; le col est également tourné en avant, et situé tout près. Cette position convient très bien pour l'exploration de l'utérus, et surtout pour le diagnostic et le traitement des fistules vésico-vaginales.

Sims et la plupart des chirurgiens anglais et américains préfèrent la *pronation latérale gauche* ou mieux la *semi-pronation*. La femme est couchée sur le côté gauche, les cuisses à peu près à angle droit avec le bassin, la droite un peu plus remontée que la gauche ; le bras gauche est rejeté en arrière du dos, la poitrine inclinée en avant, et le sacrum mis presque en contact avec la table ; le tête reposant sur l'os pariétal gauche. En réalité la position doit se rapprocher autant que possible de la position sur les genoux. Un aide, qui se trouve derrière la malade, relève le côté droit des fesses avec la main gauche ; puis le chirurgien introduit le spéculum, élève le périnée et confie l'instrument à l'aide qui le tient fermement de la main droite dans la position voulue (1).

Grâce à la pression atmosphérique et à la gravitation des viscères, le vagin se distend, le col retombe en avant en découvrant le cul-de-sac postérieur, et toutes les parties antérieures du vagin regardent en avant, dans un sens opposé à celui du spéculum.

La *position génu-pectorale* ne sera guère employée que pour l'examen de la cloison recto-vaginale, le spéculum étant alors appliqué en avant contre les pubis.

Résultats de l'examen — Quel que soit le spéculum adopté, les renseignements fournis par l'examen sont multiples ; ils ont trait les uns à l'utérus, les autres à l'état des parois vaginales.

a. Du côté de l'utérus, le spéculum nous découvre toute la portion intra-vaginale du col et nous permet d'en faire une exploration minutieuse. Si l'on connaît bien la configuration de cet organe, son volume, sa coloration et son aspect à l'état normal, on pourra aisément déterminer les changements survenus dans ses diverses conditions physiques.

Les changements de formes, qui se produisent indépen-

(1) M. Sims, *Notes cliniques de chirurgie utérine.* Trad. Lhéritier, 1866, p. 29.

damment des grossesses antérieures, proviennent le plus souvent d'une hypertrophie générale ou partielle et, dans ce dernier cas, affectent de préférence la lèvre antérieure qui remplit à elle seule toute la lumière du spéculum.

Les modifications de consistance, plus directement perçues par le toucher, peuvent être aussi appréciées pendant l'examen au spéculum, à l'aide du ténaculum, des pinces ou du cathéter utérin.

La coloration n'est pas moins importante à noter. Au lieu de la couleur rose vif chez les vierges ou rose pâle chez les femmes qui ont eu des enfants, le col peut être rouge, rouge vineux ou violacé nous indiquant l'existence tantôt d'une métrite, tantôt d'une congestion utérine, tantôt d'une grossesse. La décoloration complète de cet organe et son aspect œdémateux font croire à une congestion passive, etc. ; toutefois l'appréciation de ce symptôme ne laisse pas que d'être assez difficile à cause des nombreuses variations physiologiques.

Par le spéculum encore, on découvre les inégalités de surface du col, les éruptions de diverse nature, les granulations, les érosions et les ulcères qui avaient pu échapper au toucher.

Mais le point le plus important à explorer est l'orifice même du museau de tanche, qu'il faut découvrir dans tous les cas. On notera successivement sa forme, régulière ou irrégulière, circulaire ou transversale, les tubercules cicatriciels qui le bordent, surtout à gauche, et qui sont le plus souvent le résultat d'accouchements antérieurs ; les adhérences anormales que les lèvres peuvent avoir contractées ensemble ; le degré d'ouverture de l'orifice ; la configuration de ses bords qui sont tantôt renversés en dedans, plus souvent en dehors (ectropion), et qui permettent ainsi d'apercevoir et d'explorer *de visu* une portion de la cavité cervicale ; les érosions et les ulcérations dont ils sont le siège si fréquent ; enfin les liquides qui s'en écoulent, et dont on peut favoriser l'issue en pressant avec l'extrémité du spéculum sur la lèvre postérieure.

L'application du spéculum est en outre le premier temps, presque toujours nécessaire, des autres moyens d'exploration de la cavité utérine proprement dite.

b. Il ne faut jamais appliquer le spéculum sans en profiter

pour examiner les parois du vagin, leur coloration, leur
minceur ou leur épaississement, la nature et l'origine des
divers liquides qui les souillent, les granulations ou ulcérations dont elles peuvent être le siège, et enfin les solutions
de continuité qui font communiquer ce conduit avec les cavités voisines (vessie, urèthre, rectum, péritoine).

CHAPITRE IV

CATHÉTÉRISME DE L'UTÉRUS.

SIMPSON, Mémoire sur la sonde utérine, 19 avril 1843 (*Clinique obstétricale et gynécologique*, traduction par Chantreuil, Paris, 1874,
p. 564).
HUGUIER, *De l'hystérométrie et du cathétérisme utérin*, Paris, 1865,
1 vol. in-8 avec 4 pl.

Le *cathétérisme de l'utérus*, que l'on désigne encore sous le
nom d'*hystérométrie*, est d'une application récente. Huguier
et Valleix en France, Simpson en Angleterre et Kiwisch en
Allemagne ont insisté presque en même temps (1845) sur
les avantages de ce procédé d'exploration, qui depuis est devenu d'un usage presque général.

Cathéter utérin, sonde utérine ou **hystéromètre.** — La
forme et la disposition de l'instrument qui sert à pratiquer
cette opération ont beaucoup varié ; il peut aussi être effectué
avec des sondes ou des bougies en gomme, de calibre variable, flexibles ou rigides, tout comme le cathétérisme de l'u-
rèthre chez l'homme.

Le cathéter utérin le plus généralement employé ne diffère
guère de l'instrument primitif de Valleix, qu'il appelait
sonde intra-utérine. Il se compose d'une tige métallique de
16 à 18 centimètres de longueur et de 2 à 3 millimètres de
diamètre, montée sur un manche en bois, dans lequel elle
peut être rentrée pour rendre l'instrument plus portatif.
L'extrémité de la tige destinée à pénétrer dans l'utérus est
légèrement renflée et arrondie en olive, et présente une

courbure suivant un rayon de 8 à 10 centimètres. Cette courbure est en rapport avec la direction qu'affecte l'utérus à
l'état normal, c'est-à-dire qu'elle est ouverte en avant. La tige
elle-même est divisée en centimètres.

La plupart des instruments qui sont dans le commerce
portent à 6 centimètres et demi de leur extrémité utérine
une légère *encoche* qui correspond à la longueur normale de
l'utérus sain : ils sont en outre munis d'un *curseur* qui
glisse sur la tige à frottement doux, et que l'on peut faire
mouvoir à l'aide du doigt de façon à marquer le point exact de
pénétration. Ces deux additions sont loin d'être nécessaires.

Cet instrument a une courbure fixe ; on peut, à l'exemple
de Marion Sims, faire la tige en argent, ce qui la rend mal-
léable et permet de varier la courbure, pour l'approprier à
chaque cas.

Manière de procéder. — On peut pratiquer le cathétérisme utérin avec ou sans spéculum.

1º Quand le spéculum est appliqué et l'orifice du col mis
à découvert, le chirurgien saisissant le cathéter de la main
droite le porte au niveau de l'orifice utérin, sa concavité dirigée en avant, et le fait pénétrer doucement à une profondeur de 2 ou 3 centimètres jusqu'à ce qu'il éprouve un obstacle. A ce moment, il faut retirer un peu le spéculum ou
l'abaisser fortement en arrière, afin de pouvoir faire exécuter
au manche du cathéter un mouvement dans le même sens,
qui porte le bec de la sonde en avant et en haut, dans la
direction normale de l'utérus, et lui permet de franchir l'orifice interne. Il sera même préférable, dans la majorité des
cas, de retirer entièrement le spéculum tout en maintenant
la sonde dans l'utérus, et d'introduire dans le vagin le doigt
indicateur de la main gauche, pour achever l'exploration
comme ci-dessous.

2º Le cathétérisme utérin, sans application préalable du
spéculum, doit être la règle, sauf dans les cas de rétrécissement considérable de l'orifice interne du col, quand celui-ci
peut être difficilement apprécié et conséquemment presque
impossible à trouver.

On peut le pratiquer de deux manières différentes, la femme étant couchée sur le dos comme pour l'examen au spéculum.

a. Dans la première manière, qui m'a paru toujours la plus avantageuse, on pratique le toucher avec l'indicateur de la main droite que l'on porte directement sur l'orifice du col ; puis on saisit le manche du cathéter entre le pouce et un ou deux doigts de la main gauche, et on en porte la tige entre le pouce et l'indicateur de la main droite, sa concavité tournée en avant. En tenant le manche relevé entre les cuisses de la malade, il est aisé de la faire glisser doucement sur la face palmaire de l'indicateur, et de la faire arriver jusqu'au niveau de l'orifice utérin dans lequel elle s'engage.

Une fois l'orifice franchi, le doigt est porté contre la face postérieure du col ; on n'a plus qu'à abaisser et pousser légèrement le manche de l'instrument pour lui faire parcourir tout le canal cervical. La sonde pénètre aisément et sans obstacles à une profondeur de 2 ou 3 centimètres jusqu'à l'orifice interne ; elle est ordinairement arrêtée à ce niveau. Mais au bout de quelques secondes, s'il n'y a pas de rétrécissement ou de déviation à ce niveau et si l'on ne procède pas trop brusquement, on n'a qu'à abaisser plus fortement le manche de l'instrument ; l'orifice interne est franchi à son tour, et le cathéter s'enfonce librement de 3 ou 4 centimètres jusqu'au fond de l'utérus. A ce moment, la femme éprouve une sensation particulière de souffrance qui avertit l'opérateur de ne pas aller plus loin.

Après avoir imprimé quelques mouvements de latéralité au cathéter, pour juger des dimensions en largeur de la cavité utérine, l'indicateur placé dans le vagin conduit le curseur jusqu'au contact du col, ou mieux l'ongle est porté au point d'intersection de la sonde et du col, et le tout est retiré ensemble, on n'a qu'à lire sur la tige à quelle profondeur l'instrument avait pénétré.

b. Dans la seconde manière, un ou deux doigts de la main gauche sont introduits dans le vagin, la face palmaire tournée en avant, et portés jusque sur l'orifice ; le cathéter est saisi de la main droite, et conduit comme précédemment.

La seule différence réside dans la sensibilité plus grande de la main droite qui permet mieux dans le premier cas de suivre les mouvements de la sonde à travers l'utérus, et de lui venir en aide pour faciliter sa progression en cas de besoin.

Quel que soit le procédé employé, la courbure de la sonde est tournée en avant, sa convexité regardant en arrière. Toutefois, si l'orifice vulvaire est très étroit, le périnée très épais, comme chez les vierges par exemple, ou bien si le toucher vaginal a indiqué que l'orifice utérin est fortement tourné en arrière il sera avantageux d'introduire l'instrument, sa concavité en arrière. Aussitôt qu'il a parcouru le vagin dans le premier cas, ou qu'il a franchi le col dans le second, on lui fait exécuter un mouvement de demi-cercle qui ramène sa concavité en avant, mouvement tout à fait analogue au « tour-de-maître » qui rend parfois de si grands services dans le cathétérisme de l'urèthre chez l'homme.

Une dernière remarque. Le toucher que l'on aura pratiqué avec soin avant l'introduction du cathéter, devra au préalable nous indiquer quelle est la direction de l'utérus, de telle façon que le cathétérisme ne soit en quelque sorte qu'un examen complémentaire. Si l'utérus est en état d'antéversion marqué, non seulement la concavité de l'instrument sera tournée en avant, mais elle pourra encore être augmentée : une direction inverse lui sera imprimée en cas de rétroversion ou de rétroflexion.

Résultats de l'examen. — Le cathétérisme de l'utérus n'est pas toujours une opération bénigne et facile, et on ne doit pas y recourir sans nécessité : il ne saurait donc convenir à tous les cas, mais seulement à ceux où un complément de diagnostic paraît nécessaire. Il va sans dire qu'il est absolument contre-indiqué en cas de grossesse, ou même quand celle-ci peut seulement être soupçonnée ; il en est de même dans le cancer où il peut produire des déchirures et des hémorrhagies graves, dans la paramétrite et la périmétrite subaiguës et chroniques, qui pourraient bien reprendre sous son influence des symptômes d'acuité graves, ou même mortels, ainsi que cela a été observé plusieurs fois.

Il répond à plusieurs recherches diagnostiques importantes.

1° *Il sert à mesurer la longueur de la cavité utérine*, d'où le nom d'*hystérométrie* qui lui est souvent donné. Sous ce rapport, il est bon de se rappeler que l'orifice interne du col offre le plus souvent un certain obstacle à la pénétration de l'instrument soit à cause du spasme de ses fibres circulaires, soit par suite de rétrécissement ou de déviation, et que par conséquent l'exploration n'est pas complète tant que cet orifice n'est pas dépassé. La cavité utérine a une longueur moyenne de 5 à 6 centimètres et demi à l'état normal, et tant que cette longueur ne sera pas obtenue, on pourra croire que l'instrument n'a pas franchi l'orifice interne. On peut aussi mesurer la longueur respective du col et du corps, et déterminer si l'allongement porte plus ou moins sur l'un ou l'autre des segments de cet organe, ainsi qu'il sera dit plus loin au sujet de l'hypertrophie longitudinale du col utérin.

2° Le cathétérisme nous renseigne sur *la direction et le parcours de la cavité utérine*. Il nous donne sous ce rapport des renseignements presque aussi précis que l'autopsie elle-même, et nous permet de confirmer d'une façon certaine les premières inductions que le toucher et l'exploration bimanuelle nous avaient fait porter.

Mais il est des cas où ces derniers moyens ne peuvent nous être d'aucun renseignement au point de vue de la direction et du parcours du canal cervico-utérin; c'est quand il existe, soit dans l'épaisseur même des parois de l'utérus, soit dans son voisinage immédiat, des tumeurs diverses dont la délimitation est impossible par le toucher et la palpation abdominale. Le cathétérisme, en nous montrant alors les inflexions ou les déviations imprimées au parcours de la cavité utérine, nous permet d'une façon presque certaine de déterminer et leur siège et leurs rapports ; aussi doit-il faire partie intégrante de l'examen diagnostique de toutes les tumeurs utérines et pelviennes.

3° Il nous renseigne sur *la perméabilité et le diamètre du canal cervico-utérin*, ainsi qu'il sera dit plus loin au chapitre des rétrécissements du col.

Ainsi *longueur*, *direction et degré de perméabilité de la cavité utérine*, tels sont les trois renseignements importants que nous fournit le cathétérisme utérin.

On peut encore lui demander de nous faire apprécier la *sensibilité* relative de chacun des points de cette cavité, quoique cette appréciation soit bien difficile dans la plupart des cas.

Il peut encore servir à déterminer la *mobilité* de cet organe ; mais cette exploration est faite bien plus sûrement et avec bien moins de dangers à l'aide du toucher et de la palpation hypogastrique combinés ensemble. Quand il existe des tumeurs ovariques ou autres, dont il importe de connaître les connexions et les adhérences avec l'utérus, le cathétérisme devient indispensable.

Enfin le cathétérisme utérin est aussi un moyen de *traitement*, et peut servir à corriger les déplacements, les versions et les flexions de l'utérus.

CHAPITRE V

DILATATION DU COL DE L'UTÉRUS.

La dilatation du col de l'utérus est surtout un moyen de traitement, et son application thérapeutique rend les plus grands services; mais elle est souvent non moins importante au point de vue du diagnostic, et à ce titre mérite ici sa place. Les renseignements qui vont suivre seront utiles, tant au point de vue de l'emploi de ce moyen comme agent thérapeutique, que comme agent de diagnostic.

Dilatateurs utérins. — On a tenté d'opérer la dilatation du col à l'aide d'instruments divers, connus sous le nom de *dilatateurs utérins*, formés de branches divergentes du nombre de 2, 3 et 4 ; on y a à peu près complètement renoncé à cause des déchirures du tissu utérin et des conséquences graves, souvent mortelles, qui ont suivi leur application, quand on a voulu obtenir une dilatation tant soit peu considérable. On n'a

plus recours aujourd'hui qu'aux corps susceptibles d'augmenter de volume sur place par l'effet de leur imbibition : parmi ces
corps, deux seulement sont employés, l'*éponge préparée* et la
laminaire.

L'éponge préparée (et il sera bon de la préparer soi-même
afin d'être bien sûr de sa qualité) est disposée sous forme de
petits cônes de 3 à 6 centimètres de long, et de diamètres
variables, que l'on recouvre avant de s'en servir d'une mince
couche de cire (Courty), de cérat, de baudruche, etc., ou qu'on
trempe seulement dans la glycérine phéniquée. Le cône d'é-
ponge porte à sa base un fil qui permet de le retirer assez
aisément.

La laminaire est taillée sous forme de petits bâtonnets cylindriques ou cylindro-coniques de longueur et de diamètre
différents, à surface parfaitement polie ; leur petite extrémité
est arrondie de façon à pouvoir pénétrer dans la cavité du
col sans y produire de lésions : l'autre est perforée d'un
trou qui traverse la tige de part en part pour y attacher une
anse de fil.

On a longuement discuté sur la valeur relative de l'une ou
l'autre substance.

L'éponge en se dilatant s'insinue dans les interstices de la
muqueuse ; aussi est-elle plus fixe, et remplit-elle mieux
l'office de tampon dans le cas d'hémorrhagie ; elle modifie plus
efficacement la surface muqueuse, enfin sa dilatation est plus
rapide et plus grande. En regard de ces avantages, l'éponge préparée présente le grand inconvénient de prendre assez rapidement de l'odeur et d'exposer ainsi à quelques accidents septi-
cémiques ; il est vrai que si l'on a fait au préalable une irrigation
antiseptique dans le vagin, si l'on a trempé le cône d'éponge
dans la glycérine phéniquée, ou bien, si au moment de sa préparation on l'a imbibée d'une solution d'acide phénique au
vingtième (Granville Bantock), et enfin, si on ne laisse pas
séjourner l'éponge plus de 6 à 10 heures, cet accident est
absolument hypothétique.

On a dit en faveur de la laminaire qu'elle était plus polie,
plus facile à introduire, plus résistante et opérait une dilatation et un redressement plus actifs ; mais en raison de

cette plus grande résistance, son extraction est quelquefois difficile, dangereuse ; et si elle peut, par suite de son introduction plus facile, être employée au début, dès que l'introduction des cônes d'éponge pourra se faire, ces derniers seront toujours préférés.

Manière de procéder. — Après avoir découvert au préalable le col utérin à l'aide d'un spéculum (ceux de Cusco et de Sims paraissent préférables), on saisit la tente-éponge entre les mors d'une pince à pansement utérin, on la porte sur l'orifice, et on l'y fait pénétrer tout comme le cathéter. Si l'orifice est trop petit, on pourrait faire un léger débridement ; il me paraît préférable dans ce cas de commencer la dilatation par des tiges de laminaire, pour revenir aux éponges dès que celles-ci pourront être employées.

Le corps dilatant est introduit à une profondeur de 2 ou 3 centimètres, ou encore jusqu'à l'obstacle qu'il s'agit de dilater. Une fois cette introduction faite, on applique par-dessus un tampon d'ouate un peu volumineux et imbibé de glycérine phéniquée que l'on abandonne au fond du vagin. La malade est replacée dans son lit. Il est prudent qu'elle garde la position horizontale tant que dure l'application : on évite ainsi le déplacement du corps étranger, et une irritation considérable de la matrice. Si le col était mobile et que cette mobilité gênât l'introduction de l'éponge, on l'accrocherait avec un ténaculum pour la fixer.

L'éponge peut rester en place 12 ou 24 heures ; il sera préférable de la retirer au bout de 6 à 8 heures. Assez souvent, surtout lors des premières applications, l'éponge est chassée du col spontanément et tombe dans le vagin ; il n'y a qu'à tirer sur les fils du tampon et de l'éponge pour amener le tout au dehors. Quelquefois au contraire, elle reste fortement engagée : dans ce cas, après avoir retiré le tampon, il faut appliquer le spéculum afin de procéder à son extraction méthodique. On peut aussi introduire le doigt et exécuter des pressions sur le col pour amener le dégorgement de l'éponge et faciliter sa sortie. Une injection vaginale phéniquée sera pratiquée immédiatement après.

Il est presque toujours nécessaire de recourir à plusieurs dilatations successives. Celles-ci seront faites à deux ou trois jours d'intervalle, et suspendues aux approches de la période menstruelle.

La dilatation, surtout si elle est graduelle et que la femme garde le repos (par conséquent le médecin ne fera jamais cette petite opération dans son cabinet), est généralement bien supportée et n'occasionne que peu ou point de douleurs. Elle s'accompagne parfois de souffrances assez vives, si la tente a dépassé l'orifice interne et que celui-ci soit résistant ; on ne doit pas hésiter alors à administrer l'opium à haute dose, afin de combattre la douleur et de favoriser ainsi la dilatation.

Résultats. — Quoique la dilatation ne soit pas un moyen absolument inoffensif, et que son emploi ne doive être en quelque sorte qu'exceptionnel comme moyen de diagnostic, les résultats que l'on en retire sont de la plus haute importance.

C'est grâce à elle que nous pouvons arriver à faire pénétrer les instruments dans la cavité utérine, quand il existe un rétrécissement de l'un ou l'autre orifice, ou une occlusion de l'orifice interne ; par conséquent elle doit souvent précéder le cathétérisme, dont elle constitue la première étape.

Par la dilatation encore, l'exploration de la cavité utérine devient plus facile et peut même être complète, soit en permettant l'introduction d'instruments plus volumineux que le cathéter, soit en rendant possible l'introduction du doigt jusque dans la cavité du col et même du corps de l'utérus, exploration absolument nécessaire pour apprécier exactement l'état de la muqueuse dans certaines formes de métrite, et surtout pour déterminer le siège et le lieu d'implantation de certaines tumeurs, les polypes par exemple.

Plus tard, j'aurai occasion de revenir sur l'importance de ce moyen, tant comme agent curatif des rétrécissements du col, des déviations, des métrorrhagies, etc., que comme opération préliminaire absolument indispensable dans la plupart des interventions chirurgicales qui portent sur la cavité, ou sur les parois du corps de l'utérus.

DEUXIÈME PARTIE

MALADIES DES ORGANES GÉNITAUX EXTERNES

PREMIÈRE SECTION

MALADIES DE LA VULVE.

La **vulve**, que certains auteurs limitent à la fente longitudinale qui se trouve entre les grandes lèvres, constitue pour
nous l'ensemble des organes génitaux extérieurs de la
femme, ceux que l'on peut explorer directement par la vue,
sans le secours d'aucun instrument. Elle s'étend d'avant en
arrière, de haut en bas, depuis l'hypogastre jusqu'au périnée ;
elle comprend :

1° Une éminence arrondie et le plus souvent ombragée de
poils, le *pénil* ou *mont de Vénus*.

2° Deux replis cutanés, faisant une saillie plus ou moins
grande suivant l'âge, les conditions physiologiques, l'état
d'embonpoint ou de maigreur des sujets, les *grandes lèvres*.
Celles-ci s'unissent ensemble en haut et en avant, au-dessous
du pénil, et en bas et en arrière, au-devant du périnée : cette
commissure postérieure porte le nom de *fourchette*. Elles sont
séparées l'une de l'autre à leur partie moyenne par une fente
longitudinale qui donne accès dans les cavités plus profondes.

Les grandes lèvres ne sont autre chose qu'un repli cutané,
à tissu cellulaire plus ou moins épais et plus ou moins infiltré
de graisse : les histologistes y décrivent une couche de fibres

musculaires lisses et de fibres élastiques, qui constituent une espèce de sac que, par analogie avec le dartos de l'homme, on a décrit sous le nom de *sac dartoïque* (Broca). La face externe des grandes lèvres est entièrement cutanée ; leur face interne est muqueuse et tapissée d'un épithélium pavimenteux stratifié. Elles sont très riches en glandes sudoripares, sébacées et muqueuses.

3° Deux autres replis muqueux, qu'on n'aperçoit généralement qu'en écartant les grandes lèvres, ce sont les *petites lèvres* ou *nymphes*. Celles-ci sont minces et peu saillantes : elles se détachent des grandes lèvres vers la moitié de leur hauteur, et se prononcent de plus en plus en se portant en haut et en avant, pour envelopper d'une sorte de gaine le clitoris. Les petites lèvres sont très riches en organes glanduleux ; elles sont d'ordinaire peu saillantes ; mais dans quelques circonstances pathologiques, ou même normalement chez certaines peuplades africaines, elles sont très développées, dépassent les grandes lèvres et pendent au dehors pour constituer ce qu'on appelle le *tablier*.

4° Le *clitoris*, petit organe situé immédiatement au-dessous de la commissure antérieure des grandes lèvres en avant de la symphyse, recouvert et comme encapuchonné par la réunion des deux petites lèvres : il est l'analogue du pénis du mâle, et composé comme lui de tissu érectile, naissant par deux branches dont chacune s'attache à la branche correspondante du pubis.

Sur la face interne des grandes lèvres, à peu près à moitié de leur hauteur, et non loin de la naissance des petites lèvres, on aperçoit communément un petit orifice, dans lequel on peut engager un stylet. C'est l'orifice du canal excréteur des *glandes vulvo-vaginales* ou *glandes de Bartholin*. Ces glandes sont situées en arrière de l'hymen ou des caroncules myrtiformes qui en constituent les vestiges, sur les parties latérales de l'entrée du vagin, dont elles sont séparées toutefois par un plan aponévrotique ; elles ont une direction longitudinale, parallèle à l'axe de la vulve, et une dimension normale d'environ 15 ou 20 millimètres : leur canal excréteur a une longueur de 1 à 2 centimètres. La présence de ces glandes nous rendra compte de quelques phénomènes particuliers sur lesquels nous aurons bientôt à revenir.

Si l'on écarte les grandes et les petites lèvres, on aperçoit en avant le *vestibule*, surface triangulaire, limitée à droite et à gauche par les petites lèvres, en avant par le clitoris. Sur le milieu de la base du vestibule, s'ouvre le *méat urinaire*, dont l'orifice se présente le plus souvent sous la forme d'une fente longitudinale, mais qui parfois est entr'ouvert, et même largement béant. Immédiatement au-dessous du méat, existe une petite saillie ou *tubercule antérieur du vagin* ; c'est cette saillie qui sert de point de repère quand on veut pratiquer le cathétérisme chez la femme sans la découvrir, procédé qui ne me paraît pas devoir être conseillé.

En arrière du vestibule et du méat, on voit l'*entrée du vagin*, de forme et d'aspect différents suivant que la femme est vierge ou non. Chez la fille vierge l'entrée du vagin est étroite, demi-circulaire ; la plus grande partie de l'espace qui sépare les grandes lèvres est oblitéré par la présence d'une sorte de voile membraneux étendu transversalement entre les deux côtes, l'*hymen*. Chez la femme et principalement chez celle qui a eu des enfants, l'hymen est détruit et remplacé par de petites saillies verruqueuses, mamelonnées, qui garnissent l'entrée du vagin, ce sont les *caroncules myrtiformes* ; par suite de cette destruction, l'entrée du vagin est plus large ; la paroi postérieure de cet organe fait saillie ; quand la fourchette persiste, cette colonne vaginale postérieure arrive rarement jusqu'à elle, et elle en reste séparée par un petit espace, connu sous le nom de *fosse naviculaire*.

CHAPITRE PREMIER

VULVITE.

Étiologie. — La *vulvite*, ou *catarrhe aigu de la vulve*, comme disent les Allemands, est assez rarement une affection isolée et reconnaissant une étiologie spéciale. Elle est

généralement associée avec la vaginite et j'aurai à y revenir
à propos de cette dernière. Toutefois il est des cas relativement assez nombreux dans lesquels l'inflammation de la vulve
est le phénomène principal, et ce sont eux qu'il convient
d'envisager ici.

Parmi les causes susceptibles de faire naître cette inflammation, il faut citer en première ligne le manque de propreté
et de soins hygiéniques ; puis viennent par ordre de fréquence
le traumatisme, qu'il soit dû à la masturbation, à l'excès du
coït complet ou incomplet, à des tentatives de viol chez les
jeunes filles, avec ou sans défloraison et surtout dans le
premier cas ; la propagation de l'inflammation siégeant sur
les parties voisines, l'érythème de la partie interne des cuisses
et l'intertrigo ; le simple frottement produit par la marche
chez les femmes chargées d'embonpoint ; enfin le contact
irritant des liquides venus des parties voisines, comme
dans les cas de leucorrhée vaginale et utérine abondante, et
surtout dans les cas de fistules vésico- ou recto-vaginales.

Je ne citerai que pour mémoire la présence des oxyures
vermiculaires du rectum, qui détermineraient parfois une
vulvite spéciale, la *vulvite vermineuse.*

Dans certaines circonstances, la vulvite n'est qu'un épiphénomène d'une affection générale, qui se localise sur les
organes génitaux externes, comme elle peut se localiser
ailleurs : telles sont la diphthérie et les fièvres graves, qui entraînent après elles la gangrène des parties ; la diathèse
scrofuleuse, principalement chez les petites filles.

Enfin, la vulvite est souvent d'origine vénérienne, blennorrhagique ou syphilitique ; je reviendrai sur ces deux dernières formes, à propos du court résumé d'ensemble sur les
affections vénériennes des organes génitaux externes de la
femme, qu'il m'a paru préférable de placer à la fin de cette
seconde Partie.

Anatomie pathologique. — Les lésions anatomiques qui
caractérisent la vulvite sont différentes suivant les cas, et
c'est sur elles qu'on a basé la plupart des divisions de cette
maladie.

Dans les cas les plus nombreux on a affaire à une **vulvite catarrhale**, caractérisée par la rougeur et la tuméfaction de l'ensemble des organes qui constituent la vulve, et principalement de la face interne des grandes lèvres, de la surface des petites lèvres, du clitoris et de l'entrée du vagin. La muqueuse est rouge, boursouflée, d'aspect violacé ou vineux, baignée sur toute sa surface par du muco-pus opaque, jaune verdâtre, qui s'accumule surtout vers la commissure postérieure, près des caroncules myrtiformes. L'épithélium est gonflé, soulevé en certains endroits, détaché sur certains autres, et laisse la couche du derme à nu, avec ses papilles saillantes et saignant facilement.

Cette abrasion de l'épithélium s'accompagne parfois d'une véritable ulcération du derme muqueux, principalement quand la vulvite est de date ancienne, et on pourrait croire alors à l'existence d'ulcérations de nature spécifique.

La vulvite inflammatoire ou catarrhale s'observe communément chez les femmes qui n'ont pas de soins de propreté, chez celles qui sont scrofuleuses ; elle est assez fréquente chez les petites filles scrofuleuses ou lymphatiques, et chez celles qui ont été les victimes d'attentats à la pudeur.

Dans la vulvite catarrhale, toute la muqueuse est atteinte, et il serait difficile de distinguer si telles ou telles glandes sont plus particulièrement prises ; il est des cas pourtant où l'inflammation se localise plus spécialement sur les éléments glandulaires ; cette variété a été décrite par Huguier (1) sous le nom de **vulvite folliculaire**. La muqueuse présente alors de légères élevures d'un rouge intense qui sont disséminées un peu partout, mais principalement sur les petites lèvres et les caroncules myrtiformes. Ces sortes de papules suppurent au bout d'un terme plus ou moins long ; leur sommet devient blanchâtre ; puis la pustule se crève et le follicule distendu se ratatine.

L'inflammation des diverses parties constituantes de la vulve peut être plus intense et surtout plus profonde, et on

(1) Huguier, *Mémoire sur les maladies des organes sécréteurs des organes génitaux externes de la femme* (Mém. de l'Acad. de médecine, t. XV, 1856, p. 517).

a alors une troisième variété, la **vulvite phlegmoneuse.**
Elle a plus spécialement son siège aux grandes lèvres et le
plus souvent d'un seul côté. Les parties voisines sont gonflées,
œdémateuses ; l'induration se prononce au niveau de la
base de la grande lèvre malade, dont la surface est alors
d'un rouge vineux ; mais la suppuration ne tarde pas à apparaître ; la tension diminue, la fluctuation devient manifeste ;
un abcès est formé ; le pus est évacué au dehors par l'ouverture de l'abcès, dont la cavité se recolle aisément dans le
plus grand nombre de cas ; toutefois il n'est pas rare de voir
se former à la suite des trajets fistuleux persistants, qui nécessitent parfois de larges débridements.

Les *abcès* des petites lèvres sont rares.

Il n'en est pas de même de l'**inflammation et de la suppuration des glandes vulvo-vaginales** ; celle-ci succède
soit à la rétention du produit de sécrétion par suite de l'oblitération du conduit excréteur, soit à la propagation de l'inflammation du canal jusqu'à la glande ; elle est souvent une
complication ou un épiphénomène de la vulvite catarrhale.
Elle se caractérise par la formation d'une tumeur du volume
d'un noyau de pêche à un œuf de pigeon, siégeant à la partie
postérieure et externe de la grande lèvre, qu'elle allonge par
en bas. La surface de cette tumeur est ordinairement d'un
rouge vif, brillante et baignée par un mucus séreux.

Il est parfois possible de découvrir l'orifice du canal excréteur de la glande sur la surface interne de la lèvre, et de faire
sourdre le pus au dehors par la pression ; mais le plus souvent cette évacuation est impossible. L'abcès peut s'ouvrir
spontanément, soit par le canal excréteur, soit près de son
orifice, soit à travers la muqueuse vulvaire. Il sera préférable dans tous les cas de recourir à l'ouverture artificielle, la
guérison définitive en sera plus facile et plus rapide, et on aura
moins à redouter les fistules persistantes et les récidives.

A ces trois formes principales de vulvite, on peut en
ajouter deux autres qui sont heureusement très rares et qui
ne surviennent que dans des cas spéciaux :

1° La **vulvite diphthéritique**, ou plutôt la diphthérie de
la vulve, qui se manifeste dans le cours d'une infection

diphthéritique franche, et qui n'est qu'un épiphénomène, à
pronostic grave par suite de la généralisation de l'infection ;

2° La **vulvite gangréneuse**, qui a été observée dans quelques épidémies de fièvre puerpérale (1), ou à la suite des fièvres
éruptives. La tuméfaction, la couleur pourprée et l'œdème des
grandes lèvres se manifestent à la première période et sont
bientôt suivis par l'apparition d'eschares quelquefois très étendues. Cette forme de vulvite n'a guère été observée que chez
les femmes en couches ou chez les enfants cachectiques.

Symptômes. Marche. — Les symptômes des diverses espèces de vulvites que nous venons d'étudier sont faciles à constater à l'inspection locale des parties, à laquelle le médecin est
aussitôt amené par la douleur qu'accusent les malades. En
effet, dès le début de la maladie, un prurit intense ou une
violente cuisson se déclare au niveau des organes génitaux
externes ; les malades sont portées à se gratter, et plus d'une
petite fille a contracté là l'habitude de la masturbation.

La douleur est très vive, et s'augmente par la marche et
le frottement des parties. La miction est douloureuse et le
passage de l'urine détermine une sensation de brûlure,
surtout à la fin ; il y a aussi une sensation de distension,
de pesanteur, de chaleur et de brûlure à la vulve.

L'écoulement du pus est plus ou moins abondant suivant
l'intensité de l'affection ; il détermine le plus souvent sur
les parties voisines, et principalement à la face interne des
cuisses un échauffement et des excoriations très douloureuses.

Ces symptômes prennent une intensité plus grande dans la
vulvite phlegmoneuse. La douleur est plus vive, la chaleur
plus intense, la gêne et la tuméfaction des parties plus considérables, enfin la suppuration est annoncée par ses signes
habituels.

L'examen local, en permettant de constater l'état des parties, montre les différents signes subjectifs que j'ai énumérés
dans le paragraphe précédent et permet de confirmer vite le

_____

(1) Chavanne, *Relation d'une épidémie de diphthérite gangréneuse
des parties génitales.* Thèse de Paris, 1851, n° 150.

diagnostic ; c'est également grâce à lui que l'on établira le
diagnostic différentiel des diverses variétés de la maladie.

La vulvite, sauf dans les cas graves, s'accompagne rarement de phénomènes généraux et de fièvre, mais sa marche
peut varier à l'infini. Tantôt franchement aiguë comme quand
elle succède à un traumatisme, ou qu'elle s'accompagne de
phlegmon, elle est souvent à marche chronique et très rebelle. Il en est ainsi quand elle se développe chez des sujets
scrofuleux et malpropres ; la forme que nous avons appelée
folliculaire est aussi remarquable par sa ténacité.

Elle se termine par résolution dans la plupart des cas, et
est une affection bénigne. Les abcès des grandes lèvres et
ceux des glandes vulvo-vaginales ne font pas exception à
cette règle, pour peu que le traitement ait été bien conduit
et que l'on ait évité la formation de trajets fistuleux.

J'ai dit déjà que le pronostic des formes diphthéritique et
gangréneuse était au contraire très grave et que la mort
arrivait souvent dans ces cas par suite de l'infection générale,
dont les altérations de la vulve ne sont qu'un épiphénomène.

Diagnostic. — Je n'ai pas à faire le diagnostic de la maladie ; il est très facile ; le seul point à considérer, c'est la
nature de la cause qui a produit la vulvite, point qu'il est
important mais difficile d'élucider dans certains cas. C'est
surtout à propos de la vulvite des petites filles que ce problème
est souvent posé en médecine légale. L'importance de la
question vaut la peine de s'y arrêter un instant.

Une jeune fille est atteinte d'une inflammation vulvaire :
celle-ci est-elle spontanée ? est-elle traumatique ? est-elle
spécifique, c'est-à-dire de nature blennorrhagique ? Telles sont
les trois questions que le magistrat ne manque jamais de
poser au médecin expert. Tardieu (1), dont l'autorité en pareille
matière est incontestable, a étudié avec soin cette question
de diagnostic différentiel et en a montré toutes les difficultés.

Pour lui, la vulvite spontanée des petites filles, la leucor-

_____

(1) Tardieu, *Etude sur les attentats aux mœurs*, 7e édit., Paris,
1878.

rhée infantile, ne donne lieu qu'à un écoulement muqueux
ou muco-purulent, non verdâtre ; son invasion est lente
et progressive. La vulve est rouge, gonflée, mais il n'y a pas
trace ni de déchirures, ni d'ecchymoses. La vulvite traumatique, au contraire, celle qui est le résultat d'un attentat,
s'accompagne de déchirures des parties et de rupture de
l'hymen s'il y a eu viol confirmé ; l'écoulement est très abondant, verdâtre et tachant le linge, le plus souvent accompagné
d'écoulement sanguin pendant les premiers jours ; quand le
viol n'a pas été perpétré, et qu'il y a eu simplement des attouchements et des tentatives criminelles, il n'est pas rare
d'observer un état contus des grandes et des petites lèvres,
avec ecchymoses sur ces parties, et sur la partie interne et
supérieure des cuisses ; enfin le début a été brusque, et les
anamnestiques, si l'on peut être exactement renseigné, éclaire-
ront beaucoup le médecin.

La vulvite blennorrhagique a les mêmes caractères anatomiques et la même marche que celle qui succède au simple
traumatisme, et le plus souvent le médecin fera bien de se
tenir dans une prudente réserve. Tardieu dit bien que, dans
les cas de blennorrhagie vulvaire des petites filles, les veines
des petites et des grandes lèvres sont congestionnées et
variqueuses, qu'il y a coïncidence d'un écoulement par l'u-
rèthre ; mais si, quand ces deux derniers signes existent, les
présomptions sont très grandes et équivalent presque à une
certitude, leur absence n'implique nullement la nature non
contagieuse de l'affection.

En résumé, le médecin expert, appelé à se décider d'après
l'examen des organes génitaux, devra toujours se montrer
d'une grande réserve touchant ce dernier point ; il devra, dans
l'immense majorité des cas, se borner à déclarer que la vulvite est ou spontanée, ou traumatique, ce qui est le plus souvent possible ; s'il voulait pousser plus loin son diagnostic, il
s'exposerait à commettre et à faire commettre des erreurs.

Traitement. — Dans presque tous les cas de vulvite catarrhale, le repos, des bains de siège ou des bains généraux,
quelques lotions émollientes avec une décoction de mauve,

et la suppression de la cause qui lui a donné naissance, suffisent pour faire disparaître l'état aigu et diminuer l'écoulement ; mais la maladie ayant de la tendance à passer à l'état chronique, on devra bientôt après recourir à des applications astringentes, telles que les lotions à l'eau blanche, ou bien avec une solution de tannin, d'alun, de sulfate de cuivre ou de zinc.

Les parties seront lavées avec une solution faible de nitrate d'argent (au 20e) ; s'il existe quelques ulcérations, elles seront touchées avec une solution plus forte (au 5e) ou même avec le crayon. Les badigeonnages à la solution de nitrate d'argent seront surtout utiles dans la forme chronique, dans les cas de vulvite suite de fistules vésico-vaginales par exemple, ou bien quand la maladie est entretenue par un tempérament scrofuleux : il va sans dire que, dans ces derniers cas, un traitement général sera également administré. Ainsi, émollients au début, astringents et cathérétiques à la fin, tel est le traitement de la vulvite catarrhale simple.

Dans les cas de vulvite folliculaire, la maladie étant très rebelle, on devra insister avec plus de force sur le traitement de la seconde période, et principalement sur les badigeonnages avec le nitrate d'argent (au 10e) ; j'ai retiré de réels avantages de la teinture d'iode (au tiers) ; Oldham vante beaucoup le liniment à l'acide cyanhydrique, qu'il prescrit de la façon suivante : acide cyanhydrique, 15 centigrammes ; acétate de plomb, 3 grammes ; huile de coco, 30 grammes. Il faut avoir soin de laver préalablement les parties avec de l'eau froide, et appliquer ensuite le liniment au moyen de charpie changée deux ou trois fois par jour. Dans quelques cas de vulvite folliculaire que j'ai eu à traiter dernièrement, j'ai employé la solution de nitrate d'argent, suivie de l'application fréquemment renouvelée de compresses trempées dans de l'eau phéniquée (au 10e) ; la guérison a marché rapidement ; ce moyen me semble le plus simple et le meilleur.

Quand l'inflammation est plus intense, et que l'on a à craindre la formation d'un phlegmon des grandes lèvres ou des glandes vulvo-vaginales, il faudra insister avec plus de force sur les émollients et les antiphlogistiques : lotions émollientes et narcotiques, bains de siège et bains entiers, cataplasmes, boissons délayantes, purgatif, repos, diète, et quelquefois même 4 ou 6 sangsues sur la grande lèvre. Dès que la fluctuation se manifeste, il faudra procéder à l'ouverture de l'abcès ; on fera une large incision dans le sens vertical, et on veillera à ce que la plaie ne se referme pas de deux ou trois jours, soit en appliquant une mèche de charpie, soit en en cautérisant les bords avec le nitrate d'argent (Nonat) ; on évite ainsi la formation d'abcès fistuleux intarissables. Des cataplasmes pendant les premières vingt-quatre heures, un pansement ouato-phéniqué ensuite assurent la guérison définitive, qui arrive très rapidement.

Si l'inflammation de la vulve s'accompagne de diphthérite et de gangrène, le traitement général sera de la plus haute importance ; les toniques sous toutes les formes seront administrés aux malades. Localement, il conviendra d'insister sur les caustiques divers, employés en pareil cas : les acides chlorhydrique et nitrique, le sulfate de fer, l'iodoforme et surtout le cautère actuel. Le thermo-cautère de Paquelin sera très utilement employé. Les pansements désinfectants, et surtout les pansements phéniqués seront faits avec le plus grand soin ; enfin si la maladie s'arrête, on devra surveiller avec soin la période de réparation, afin d'éviter la formation de cicatrices vicieuses.

CHAPITRE II

ÉRUPTIONS.

Nonat et Linas. — *Traité pratique des maladies de l'utérus*, 2e édit., Paris, 1876, p. 76.

La peau et la muqueuse qui forment la vulve, peuvent, comme ces mêmes tissus dans les diverses parties du corps, être le siège de toutes ou presque toutes les affections éruptives : on en trouvera la description et le traitement dans les nombreux traités de dermatologie ; je ne saurais entrer dans le détail de ces maladies, et je me contenterai d'indiquer quelques particularités en rapport avec leur siège spécial au niveau des organes vulvaires.

§ I. — Fièvres éruptives.

L'éruption de la rougeole et de la variole surtout peut se faire au niveau de la vulve, et évoluer là aussi simplement qu'ailleurs ; toutefois la rougeole peut entraîner la gangrène de la vulve, la variole peut déterminer des ulcérations et des adhérences consécutives entre les deux lèvres ; il importera donc de surveiller la marche de cette éruption chez les petites filles, surtout au moment du travail de cicatrisation, et d'en prévenir, par des soins appropriés, les conséquences funestes.

§ II. — Érysipèle.

L'érysipèle de la vulve ne présente pas de caractères particuliers à cette région, il peut envahir ces parties par propagation ; assez souvent il naît sur place, au moment des règles, et alors il cesse spontanément avec la période menstruelle ; il est assez commun chez les femmes atteintes de fistules vaginales ; dans ce dernier cas, il sera convenable de recourir à des lotions astringentes et toxiques, avec l'eau blanche, le vin aromatique, ou simplement avec du vin rouge ordinaire, ainsi que le recommande M. Courty. On évite ainsi le retour incessant de ces poussées érysipélateuses, qui ne tarderaient pas à dégénérer en lésions cutanées plus profondes.

§ III. — Eczéma.

L'eczéma revêt tantôt la forme aiguë et tantôt la forme chronique.

L'*eczéma aigu* se reconnaît aux signes suivants : tuméfaction ordinairement légère des grandes et des petites lèvres : rougeur assez intense, parfois très vive, en plaques irrégulières ; éruption plus ou moins confluente de petites vésicules ou de vésico-pustules, qui se rompent et font place à des érosions superficielles, suintement d'un liquide séreux ou séro-muqueux, collant, visqueux, empesant le linge, d'une âcreté telle qu'il irrite les parties sur lesquelles il s'écoule et y propage l'éruption ; démangeaisons extrêmement vives, souvent intolérables et poussant inévitablement les malades à se gratter quelquefois jusqu'au sang.

Il se développe surtout chez les femmes enceintes ; il a une marche rapide, de huit à quinze jours ; son traitement consiste simplement en applications émollientes et calmantes, comme les bains de siège à l'eau de son, les cataplasmes de farine de lin ou mieux de fécule, en laxatifs légers et en un régime doux. On remplacera dès la fin de la première semaine les topiques émollients par des compresses trempées dans l'eau froide, l'eau blanche et on saupoudrera les parties avec de la poudre d'amidon.

L'*eczéma chronique* est autrement grave. C'est sous la forme d'eczéma *rubrum* qu'on l'observe le plus souvent (Hebra) : il est alors d'une ténacité désespérante. La plupart du temps, cette affection se montre dans le pli qui sépare la cuisse des lèvres : de là elle s'étend aux lèvres elles-mêmes et aux nymphes, et même à la marge de l'anus et au périnée. Les lèvres perdent alors leurs poils et la graisse qui leur donne leur rotondité ; elles se recouvrent d'un épithélium épais, dur et blanchâtre ; la muqueuse devient sèche, perd sa souplesse et devient rugueuse ; parfois toutes ces parties se recouvrent de croûtes épaisses entièrement semblables à celles des gourmes des enfants. Il peut en résulter des rétrécissements de l'orifice vulvaire, ou bien des indurations du clitoris et des petites lèvres, des ulcérations, des fissures qui occasionnent des douleurs et des démangeaisons intolérables.

Cette maladie se développe de préférence chez les sujets herpétiques et scrofuleux, chez les femmes atteintes de leucorrhée chronique ou de fistule vésico-vaginale.

Si la cause est locale, il faudra s'attacher à la combattre ; mais on devra rarement négliger le traitement général : les anti-scrofuleux sous toutes les formes, les anti-herpétiques (les préparations arsénicales surtout) seront administrés avec persévérance ; on y joindra les bains généraux alcalins ou sulfureux. Localement, on recourra aux applications émollientes pendant la première période, ou bien quand les croûtes seront épaisses afin de les faire tomber et de déterger les parties. Plus tard on emploie des lotions plus ou moins caustiques : la solution de nitrate d'argent au trentième, la solution de potasse caustique au quinzième (Scanzoni), l'huile de cade mélangée par parties égales avec l'huile d'amandes douces, le bichlorure de mercure, l'eau de goudron, etc. J'ai eu à me louer des lotions avec l'eau phéniquée (au 10ᵉ), faites deux fois par jour, les parties étant ensuite recouvertes d'une feuille de gaze et d'une couche d'ouate, imbibées toutes les deux de glycérine phéniquée au cinquantième.

§ IV. — Herpès.

L'herpès vulvaire est assez fréquent, il occupe de préférence le bord libre des grandes lèvres : il se développe à la suite des irritations locales, comme le défaut de propreté, une leucorrhée abondante, le contact des urines, ou bien comme phénomène critique des périodes menstruelles et même des affections fébriles, tout comme l'*herpes labialis*. Il est formé par une série de petites vésicules à contenu transparent, réunies et disposées en groupes plus ou moins nombreux. Au bout de six à huit jours, ces vésicules se rompent et laissent écouler l'humeur qu'elles renferment, ou bien elles se dessèchent sans s'ouvrir ; elles sont remplacées par des croûtes peu épaisses, qui se détachent bientôt. La maladie a une marche rapide et bénigne, mais elle est sujette à de fréquentes récidives : elle développe des démangeaisons plus ou moins intenses, qui peuvent être le point de départ d'un vrai prurit vulvaire.

Le traitement est très simple : quelques laxatifs, boissons délayantes, lotions froides et bains sulfureux quand l'affection a de la tendance à récidiver plusieurs fois.

§ V. — **Acné.**

L'acné *simplex* est la forme la plus commune : il est formé
par l'engorgement de quelques-uns des follicules sébacés qui
parsèment la surface des grandes lèvres, et par la rétention
du produit de leur sécrétion. Il passe assez souvent inaperçu ; mais dans d'autres circonstances l'éruption est tellement confluente, qu'il en résulte une véritable inflammation
de toute la région ; ce dernier cas rentre dans la vulvite folliculaire (voir p. 43).

M. Huguier décrit sous le nom d'*ecdermoptose* de petites tumeurs, formées par l'hypertrophie des follicules sébacés, à
base rouge et indurée, à sommet blanchâtre, légèrement om-
biliqué ; quand on les presse, elles laissent sortir de la matière sébacée. Cette forme n'a guère été observée que chez les
sujets scrofuleux ; elle est très rebelle, et M. Huguier conseille
l'excision de ces petites tumeurs : celle-ci devra être très superficielle.

§ VI. — **Lichen.** — **Prurigo.**

Beaucoup d'autres affections herpétiques peuvent être observées au niveau des organes extérieurs de la génération
chez la femme ; de ce nombre sont le *lichen*, assez fréquent
chez les diabétiques, et le *prurigo*. L'examen attentif des parties permettra aisément de les reconnaître à leurs caractères
anatomiques particuliers. Le symptôme le plus marqué est la
démangeaison, le prurit vulvaire, porté à un degré plus ou
moins intense. En présence de ce symptôme, on devra s'assurer par l'examen local s'il est dû oui ou non à une éruption herpétique, déterminer la nature de cette lésion et instituer un traitement approprié qui, dans les cas de lichen ou
de prurigo, ne diffère pas notablement de celui du prurit vulvaire proprement dit, sur lequel nous aurons bientôt à revenir
(voir p. 67).

CHAPITRE III

TUMEURS DE LA VULVE.

Je comprends sous le nom générique de *tumeurs de la vulve* toutes les affections chroniques de cette région caractérisées par l'augmentation de volume des organes génitaux externes, quelle qu'en soit la nature : ce chapitre englobera donc les maladies les plus diverses : le lecteur saura parfaitement établir les grandes divisions classiques qui séparent les diverses tumeurs entre elles.

Il en trouvera l'histoire à peu près complète dans l'ouvrage suivant, auquel j'ai fait de nombreux emprunts :

§ I. — **Hernies.**

Hildebrandt. — *Die Krankheiten der Aeusseren weiblichen Genitalien.* Stuttgart, 1877.

Les hernies de la région vulvaire sont très rares : toutefois on en distingue trois variétés : la *hernie de la grande lèvre*, la *hernie labio-vaginale* et la *hernie périnéale*, les deux dernières étant tout à fait exceptionnelles.

La *hernie de la grande lèvre* ou *hernie labiale antérieure* est l'analogue de la hernie scrotale chez l'homme : elle succède à une hernie primitivement inguinale et revêt tous les caractères de celle-ci : il suffira d'être prévenu de la possibilité de son existence pour ne pas la confondre avec toute autre tumeur des grandes lèvres et pour instituer un traitement convenable.

La *hernie labio-vaginale* ou *hernie labiale antérieure* se fait à travers l'aponévrose pelvienne et le muscle releveur de l'anus ; primitivement vaginale, ce n'est qu'au bout d'un certain temps qu'elle atteint la grande lèvre par son côté postéro-inférieur; outre l'intestin ou l'épiploon, on l'a vue renfermer l'ovaire et la vessie. Elle est facilement réductible ; la contention en est plus difficile, car l'appareil doit appuyer sur la paroi vaginale.

La *hernie périnéale* ne diffère de la précédente que par l'endroit où elle vient faire saillie au dehors ; après avoir refoulé ou traversé l'aponévrose pelvienne et le releveur de l'anus, elle proémine au niveau du périnée, tantôt sur la ligne médiane, tantôt sur les côtés.

Ces deux espèces de hernies acquièrent rarement un volume supérieur à celui d'un œuf de poule ; elles se réduisent assez facilement : pour les contenir, on peut se servir d'un bandage en T, garni d'un tampon d'ouate au niveau de la saillie, ou bien d'une ceinture périnéale avec pelote convexe qui a pour but non seulement de repousser la hernie, mais encore de refouler et de maintenir le périnée en haut.

§ II. — Varices.

La dilatation variqueuse des veines de la vulve est un accident assez fréquent de la grossesse, et cesse ordinairement avec la cause qui l'a produite ; mais elle peut persister après par suite de l'épaississement des parois vasculaires. Elle survient également à la suite des tumeurs du petit bassin. Ces varices sont peu développées, isolées : dans quelques circonstances on les a vues former une tumeur plus ou moins volumineuse, constituée par une masse de veines enroulées, un vrai *varicocèle* de la grande lèvre, comme Huguier en a observé un cas, qu'il traita avec succès par la ligature (1). Mais il en est rarement ainsi : elles passent à peu près inaperçues, n'occasionnant guère que quelques démangeaisons et un peu d'œdème.

Leur traitement devra consister en lotions à l'eau froide et en laxatifs. Le seul point important est de protéger les parties malades contre tout traumatisme pouvant amener leur rup-

(1) Huguier, *Bulletin général de thérapeutique*, 1854, t. XLVI, p. 144.

ture, ainsi que cela a été observé pendant le coït, à la suite
d'un coup de pied, de la piqûre d'une épingle, etc. L'hémorrhagie est alors plus ou moins abondante; il sera possible
de l'arrêter par une pression continue exercée contre la
branche du pubis ; au lieu d'être extérieure, l'hémorrhagie
peut se faire dans l'épaisseur de la lèvre et donner lieu à une
tumeur sanguine, hématocèle ou thrombus de la vulve.

§ III. — **Tumeurs sanguines.**

SCANZONI. — *Traité pratique des maladies des organes sexuels de la femme.* Édit. française; Paris, 1858, p. 498.

Étiologie. — Les tumeurs sanguines de la vulve siègent
presque exclusivement dans l'épaisseur des grandes lèvres :
elles résultent de l'épanchement du sang dans le tissu cellulaire sous-cutané ou sous-muqueux; elles sont encore connues sous le nom d'*hématome*, d'*hématocèle* ou de *thrombus*.
La richesse vasculaire de cette région, les nombreux plexus
veineux et artériels qui s'y trouvent normalement, et qui sont
placés à sa partie postéro-supérieure (les bulbes du vagin),
semblent devoir rendre très fréquente cette maladie, qui
heureusement est assez rare, du moins en dehors de l'état de
grossesse. En effet, ce n'est guère que dans l'état de gravidité
de l'utérus et surtout au moment de l'accouchement que le
thrombus de la vulve a été observé. L'état de turgescence des
vaisseaux, la compression violente exercée par le passage de
la tête fœtale indiquent assez le mode de production de cette
maladie, qui est alors une maladie de cause et de nature
puerpérale et qui à ce titre ne doit pas nous occuper ici.
A l'état de vacuité de l'utérus, ces extravasations sanguines
ne se forment qu'à la suite d'une violence quelconque,
comme par exemple une chute sur le siège, un fort coup
portant sur les grandes lèvres, une piqûre avec un instrument aigu, ou même les simples efforts de la défécation. Les
femmes seront d'autant plus prédisposées à cet accident
qu'elles auront eu un plus grand nombre d'enfants, et que

les veines de la région seront restées gonflées, turgescentes et variqueuses.

Symptômes. — Lorsqu'un vaisseau a été lésé, une tumeur apparaît subitement à la vulve ; ses dimensions varient depuis le volume d'une noix jusqu'à celui d'une grosse orange. La lèvre est épaissie, augmentée de volume ; elle est le siège de douleurs plus ou moins vives et laisse percevoir un noyau dur situé très profondément. A moins que la tumeur ne soit d'emblée très volumineuse, la muqueuse n'offre pas de changement de coloration ; elle est seulement tendue, luisante et ne prend une coloration violacée, noirâtre ou jaunâtre que les jours suivants. Quand au contraire l'hémorrhagie interstitielle a été considérable, les tissus sont violacés, noirs, et le volume de la tumeur peut amener des troubles du côté des organes voisins, et surtout de la dysurie.

La marche des tumeurs sanguines de la vulve, en dehors de l'état puerpéral, est d'ordinaire simple et rapide ; le sang épanché se résorbe peu à peu et la tumeur disparaît ; mais quand l'hématocèle a été volumineuse, elle peut ne pas se résorber et devenir le point de départ soit d'une poche enkystée, soit d'un abcès (sanguin) qui s'ouvre spontanément ou que l'on est obligé d'ouvrir. Dans l'un comme dans l'autre cas, le pronostic est presque toujours bénin, et la guérison s'obtient facilement et rapidement : on sait qu'il est loin d'en être ainsi pour le thrombus d'origine puerpérale qui, soit par lui-même, soit par les dangers de septicémie auxquels il peut donner lieu, est au contraire d'un pronostic toujours sérieux et souvent mortel.

Diagnostic. — La tumeur sanguine des grandes lèvres pourrait être confondue avec un abcès, une hernie ou simplement de l'œdème de la région : mais son apparition rapide survenant immédiatement après l'action d'une cause connue suffira à éloigner toute possibilité d'erreur. Que si la tumeur avait passé inaperçue au début et que le médecin n'ait été consulté qu'au moment de la suppuration de la poche, il pourrait alors ignorer la véritable nature de la maladie et croire à un abcès des grandes lèvres ou même de la glande vulvo-vaginale, mais l'erreur serait alors de peu d'importance, car l'intervention thérapeutique est la même dans les deux cas.

Traitement. — Si la tumeur est petite et ne cause pas beaucoup de douleur, on se contentera de prescrire le repos et quelques lotions avec de l'eau froide ou de l'eau blanche : ces applications seront continuées jusqu'à ce que la résorption soit bien manifeste. Quand l'inflammation survient, il est rare qu'elle n'arrive pas à suppuration ; on favorisera cette tendance par les cataplasmes, et on se mettra en mesure d'ouvrir la collection purulente dès que la fluctuation se manifeste. Inutile de dire qu'il convient ici de prendre toutes les précautions qui sont indiquées dans le traitement des abcès sanguins : large incision, évacuation du caillot et de tout le contenu, lavage de la poche à l'eau phé-niquée ; précautions antiseptiques. S'il survient une hémor-rhagie, on en viendra facilement à bout en pratiquant le tamponnement de l'abcès avec des bourdonnets de charpie imbibée d'eau hémostatique de Léchelle ou de Pagliari, et maintenus en place à l'aide d'un bandage en T.

§ IV. — Kystes.

Les kystes de la vulve siègent dans la grande lèvre : leur origine peut être très variable.

Tantôt l'accumulation du liquide se fait dans les vestiges du canal de Nuck : c'est l'*hydrocèle de la grande lèvre*, dont les observations sont extrêmement rares (1).

La dégénérescence kystique peut occuper les glandes mu-queuses ou sébacées, très nombreuses en cette région ; on y a rencontré, mais très rarement, des kystes dermoïdes.

La presque totalité des kystes de la vulve sont formés aux

(1) Gaillard Thomas, *Traité clinique des maladies des femme* trad. Lutaud. Paris, 1879, p. 87.

dépens de la glande de Bartholin ; ce sont les seuls qui nous occuperont. Ils siègent soit dans la glande elle-même, soit dans son conduit excréteur, le plus souvent du côté gauche ; ils ne surviennent guère avant l'âge de trente ans. La maladie peut succéder à la vulvite ou être primitive : elle résulte de l'oblitération du conduit excréteur et de l'accumulation dans la glande du produit de sécrétion : kystes par rétention. Le contenu est le plus souvent clair et transparent. Ces kystes se développent lentement et sans douleur, et le plus souvent n'occasionnent d'autre inconvénient que celui qui résulte de leur volume : celui-ci ne dépasse guère les dimensions d'un œuf de poule.

Diagnostic. — La présence d'une tumeur ovale, siégeant dans l'épaisseur de la grande lèvre, à grand diamètre vertical, à grosse extrémité tournée en bas, s'étant développée lentement et sans douleur, dure, quelquefois fluctuante, suffit à caractériser la maladie ; il serait difficile de la confondre avec une autre. Les signes de l'inflammation la distingueront aisément d'un abcès glandulaire ; la réductibilité, la sonorité, l'impulsion déterminée par les secousses de la toux sont caractéristiques de la hernie. Un examen local suffisamment attentif suffira dans tous les cas pour éviter toute cause d'erreur.

Traitement. — Les applications résolutives à la surface ou l'évacuation du liquide par une simple ponction exposent presque fatalement à la récidive ; il est nécessaire soit d'ouvrir largement le kyste pour amener une inflammation adhésive entre ses parois, soit d'en pratiquer l'extirpation.

L'ouverture du kyste est faite dans le sens de son plus grand axe ; une fois le liquide évacué, on badigeonne sa surface intérieure avec une solution de teinture d'iode ou de nitrate d'argent, et on bourre sa cavité de tampons d'ouate, qu'on laisse en place jusqu'à ce que la suppuration soit établie ; des injections détersives et la réapplication des tampons sont ensuite nécessaires pour bien conduire la cicatrisation du fond à la surface et éviter la formation de trajets fistuleux.

Malgré ces précautions, on voit parfois le kyste se reproduire, et il est nécessaire de recourir à son extirpation. Pour cela, la malade étant placée sur le bord du lit, les cuisses fléchies sur le bassin, le chirurgien saisit la tumeur entre le pouce et l'index de la main gauche, de manière à la faire saillir au dehors, et pratique avec le bistouri une incision de deux pouces environ dans le repli qui sépare la grande de la petite lèvre, en ayant soin de ne pas ouvrir la poche. L'énucléation en est ensuite faite soit avec les doigts, soit avec les ciseaux, soit avec le manche du scalpel, de façon à éviter la lésion du bulbe du vagin ou de l'artère transverse du périnée, qui sont les seuls accidents possibles de cette petite opération. Une fois l'extirpation achevée, il est important de rechercher la réunion de la plaie par première intention, et pour cela de pratiquer la suture métallique des bords, après s'être assuré de l'arrêt complet du sang. La réunion sera totale ou partielle suivant l'étendue du délabrement; mais dans tous les cas il est essentiel de la tenter, car il est toujours possible de l'obtenir sur plus de la moitié supérieure de la plaie, et le traitement consécutif en est notablement abrégé.

§ V. — Hypertrophies.

L'hypertrophie des petites lèvres, normale chez certaines peuplades africaines, peut s'observer dans nos contrées; elle peut être congéniale ou bien être due à l'abus des plaisirs solitaires, quoique cette dernière cause ne paraisse pas suffisamment démontrée. Ainsi développées, les petites lèvres peuvent apporter un obstacle, ou tout au moins une gêne au coït : elles peuvent en outre être irritées et enflammées par les frottements pendant la marche. Ce ne sera que lorsque ces inconvénients seront suffisamment prononcés que l'on sera en droit de songer à la *nymphotomie*, ou excision des petites lèvres, quoique ce soit une opération facile et sans danger.

Le même excès de développement, à la suite des mêmes causes, peut se passer du côté du clitoris. L'extrême sensibilité de cet organe, les excitations de toute nature qui résultent de ses froissements continuels, légitiment parfaitement une intervention chirurgicale, la *clitoridectomie*. On l'a pratiquée à l'aide du bistouri, des ciseaux, de la ligature et de l'écrasement linéaire : je préférerais en pareille circonstance recourir au couteau du thermo-cautère.

La clitoridectomie doit être seulement pratiquée, quand l'hypertrophie de l'organe est une cause manifeste de gêne considérable et de douleur ; mais on ne saurait en généraliser l'emploi à la cure de toutes les affections nerveuses de la femme, ainsi que l'a fait Baker-Brown qui avait érigé cette opération en méthode générale de traitement pour l'hystérie, l'épilepsie et certaines formes de folie. La Société obstétricale de Londres a fait justice de ces exagérations, et la clitoridectomie est aujourd'hui justement oubliée.

§ VI. — **Eléphantiasis.**

L'éléphantiasis de la vulve est une maladie assez rare dans nos contrées occidentales ; toutefois les exemples commencent à être plus nombreux. Cellard (1) en rapporte onze observations, la plupart d'origine française ; Louis Mayer (2) en a réuni trente-sept cas ; c'est de l'éléphantiasis des Arabes qu'il s'agit.

On sait que cette lésion pathologique, assez mal définie du reste, paraît consister dans une dermatite chronique diffuse, caractérisée anatomiquement par un retour à l'état embryonnaire de tout le derme qui s'hypertrophie, et accompagnée ou plutôt précédée d'un œdème lymphatique et de lacunes de même nature plus ou moins vastes.

Quoi qu'il en soit de cette détermination nosologique, l'éléphantiasis est une tumeur hyperplasique qui débute d'ordinaire par la peau des grandes lèvres, en détermine l'épaississement et forme peu à peu une tumeur de plus en plus

(1) Cellard, *De l'éléphantiasis vulvaire chez les Européennes.* Thèse de Paris, 1877, n° 320.

(2) L. Mayer, *Die Elephantiasis Vulvæ. Beitrag z. Geburts u. Gynäkologie,* t. I, p. 363.

volumineuse, qui peut envahir successivement les petites lèvres et le clitoris, et entraîner par son poids des déplacements de l'urèthre, du vagin et de l'utérus.

La forme de ces tumeurs est essentiellement variable ; tantôt pédiculisées, tantôt sessiles, et dans le premier cas en nombre plus ou moins grand. Leur volume varie également, ne déterminant dans certains cas qu'une augmentation de l'épaisseur et de la consistance des parties atteintes, atteignant dans certains autres des dimensions monstrueuses. Kiwisch et Scanzoni rapportent l'observation d'une jeune fille de dix-sept ans, chez laquelle les lèvres éléphantiasiques pendaient au delà du milieu des cuisses, sous forme de tumeurs plus grosses que la tête d'un homme adulte; Rigal (de Gaillac) en a observé une autre où les tumeurs descendaient jusqu'aux genoux.

Le caractère de ces tumeurs est d'être indolentes, à marche lente et progressive ; elles sont recouvertes d'une peau saine en apparence, mais considérablement épaissie, noueuse, et parsemée d'érosions superficielles, quoique pourtant on ait noté dans certains cas de véritables ulcérations profondes, qui peuvent faire croire à un lupus hypertrophique ulcéré.

L'éléphantiasis de la vulve est très gênant pour les malades par le poids qu'acquièrent les lèvres, et très douloureux par les ulcères qui se forment à sa surface. Il peut en outre compromettre la santé générale par les progrès de son développement.

On en a attribué le développement à la chlorose, à la scrofule, à la syphilis, à de fréquentes attaques d'érysipèle; mais cette étiologie est encore assez mal définie.

Quant au traitement, il devra être général et local. Le traitement général devra être tonique et reconstituant, antiscrofuleux ou antisyphilitique. Mais si la tumeur est tant soit peu volumineuse, il ne saurait suffire seul soit à arrêter la marche de la tumeur, soit à en amener la guérison, et l'on interviendra localement pour pratiquer l'excision de la tumeur, seul procédé réellement efficace.

Cette excision sera faite par le bistouri, la ligature, l'écrasement linéaire ou les caustiques. Si la tumeur n'est pas pédiculisée, il sera bon d'en opérer la pédiculisation préalable par l'application d'un instrument compresseur à sa base, tel que le *forcipresseur* du docteur Chéron (1). La section ultérieure avec l'anse galvano-caustique est le procédé généralement employé. Il ne semble pas que la maladie ait récidivé après son ablation totale, quand celle-ci a été possible.

§ VII. — **Lipomes**.

Les lipomes de la vulve sont assez rares ; ils occupent le plus souvent la grande lèvre et le mont de Vénus, et peuvent acquérir un volume très variable suivant les cas : on les reconnaîtra à leur indolence, à leur marche essentiellement chronique, à leur consistance et à leur poids. Comme les tumeurs de même nature des diverses parties du corps, ils sont indépendants des tissus voisins, et la peau est mobile sur eux, ce qui les distingue aisément de l'éléphantiasis. Ils n'occasionnent d'autres inconvénients que ceux qui résultent de leur volume, et ne réclament une intervention thérapeutique que quand celui-ci est considérable. L'extirpation avec le bistouri est la seule méthode à employer ; on recourra, suivant les cas, à une simple incision longitudinale, ou bien à une double incision ovalaire, avec excision d'une partie plus ou moins étendue de la peau qui les recouvre.

§ VIII. — **Fibromes**. — **Myomes**. — **Enchondromes**.

Ces diverses espèces de tumeurs se rencontrent parfois au niveau des grandes lèvres, et chaque Traité de Gynécologie tant soit peu étendu en rapporte quelques nouveaux cas. On en trouvera des exemples dans les ouvrages de Fletwood Churchill et A. Leblond (2), de Schrœder, de Hildebrandt, etc. ; ces deux derniers donnent toutes les indications bibliogra-

---

(1) Chéron, *Gazette des Hôpitaux*, 1876, p. 626.
(2) Churchill et A. Leblond, *Traité pratique des maladies des femmes*, 3ᵉ édit. Paris, 1881.

phiques afférentes à ce sujet. Mais ces faits sont très rares et
ne présentent qu'un intérêt secondaire pour le gynécologiste
qui, mis en présence de cas semblables, saura aisément les
reconnaître et leur appliquer un traitement convenable.

Le diagnostic est purement local : l'examen détaillé de la
tumeur, son poids, sa consistance, son volume, ses rapports
seront déterminés pour chaque cas ; on pourra même le plus
souvent diagnostiquer d'avance la nature de la tumeur à laquelle on a affaire, et le plus souvent compléter le diagnostic
par l'examen anatomique de la tumeur ; celui-ci montrera
que ces tumeurs sont le plus souvent de nature complexe ;
que le fibrome s'associe avec le myome, avec l'enchondrome ; que chacune de ces tumeurs est susceptible de dégénérescences diverses, dont une des plus curieuses est la
crétification ou l'*ossification* qu'on a observée parfois sur des
tumeurs ayant pour point de départ le clitoris.

Le traitement sera pareil à celui des lipomes, c'est-à-dire
qu'on devra pratiquer l'extirpation de la tumeur, quand par
son siège ou son volume elle est une cause de gêne ou de souffrance.

§ IX. — Cancer.

Les diverses formes de cancer s'observent à la vulve, mais
la plus commune est la forme épithéliale ou *cancroïde*. La maladie est presque toujours consécutive à une affection de
même nature qui a pris naissance sur le col utérin et qui
s'est propagée peu à peu aux organes voisins : toutefois il
existe des cas où la maladie s'est primitivement développée à
la vulve et est même restée limitée à ces parties.

Mac Clintock (1) a observé trois cas d'affection carcinoma-
teuse ainsi bornée aux organes génitaux externes.

La maladie prend naissance tantôt sur les grandes lèvres,
tantôt sur le clitoris, plus rarement au niveau des nymphes,
à moins qu'il ne s'agisse d'un cancer venu des autres organes. L'aspect des parties varie suivant la forme du cancer,

(1) Mac Clintock, cité par Churchill, *loc. citat.*, p. 103.

activement par une opération, ou bien à instituer un traitement purement palliatif.

Quand l'affection est exactement limitée et qu'on peut en
pratiquer l'ablation totale, on devra ne pas hésiter ; si elle ne
guérit pas, si elle ne met pas à l'abri des récidives, elle
procure au moins un certain temps de soulagement qui n'est
pas à dédaigner. L'ablation avec le bistouri ou même avec le
thermo-cautère, quand l'affection siège sur le clitoris, est le
procédé à mettre en usage.

Si l'étendue en surface de la maladie, son extension primitive ou secondaire aux organes voisins (vagin, col de l'utérus,
ganglions inguinaux) ne permet pas de songer à l'extirpation
du mal, le traitement sera alors purement palliatif; on devra
toutefois essayer les cautérisations à l'acide chromique (solution saturée), ou bien avec le thermo-cautère, ainsi que je le
dirai plus loin en faisant l'histoire du cancer du col de l'utérus.

Rob. Barnes cite un cas unique de *tumeur mélanique* des
lèvres et du vagin qui fut enlevée avec succès.

§ X. — Lupus ou Esthiomène.

HUGUIER. — *Mémoire sur l'esthiomène de la vulve, ou dartre rongeante de la région vulvaire.* Paris, 1849, in-4, avec 4 pl.

Huguier a décrit sous ce nom une maladie des grandes
lèvres et de la vulve ressemblant beaucoup au lupus de la
face, et très probablement d'origine strumeuse comme lui.
C'est une maladie assez rare. Elle ne se manifeste guère que
sur des femmes scrofuleuses ou cachectiques, ayant dépassé
l'âge de trente ans.

Formes. — D'après Huguier, il existe trois formes d'esthiomène de la vulve : l'*E. superficiel*, l'*E. profond* et l'*E.
hypertrophique*. Chacune de ces trois formes a son analogue
dans l'histoire pathologique si bien connue du lupus de la face:
son siège, son étendue, son volume, et ce sera d'après les
résultats de l'examen local que l'on se décidera à intervenir.

L'esthiomène *superficiel*, ou dartre rongeante proprement dite, n'atteint que la peau ; il commence par la face externe des grandes lèvres, et s'étend de là aux parties voisines. Le processus ulcéreux débute tantôt par l'apparition de *tubercules* cutanés, tantôt par l'apparition de plaques *érythémateuses* ; les premiers ulcères peuvent guérir à mesure qu'il s'en forme de nouveaux : *E. serpigineux.*

L'esthiomène *profond*, ou celui qui creuse en profondeur (*E. perforant*), attaque de préférence les surfaces muqueuses : il serait à peu près indolore.

L'esthiomène *hypertrophique* est caractérisé par la tuméfaction quelquefois énorme de la peau et du tissu cellulaire ; ces parties s'épaississent ; les tubercules cutanés deviennent saillants, rouges et comme fongueux ; peu à peu la peau s'altère et il en résulte une ulcération tout à fait irrégulière. Sa surface est formée de végétations arrondies ou irrégulièrement coniques, couvertes de sanie ou de pus grisâtre ; son aspect est parfois hideux.

Diagnostic. — Ces différentes variétés sont tantôt isolées, tantôt réunies sur le même sujet ; d'où résultent des formes intermédiaires ou mixtes, dont le diagnostic n'est pas toujours facile. On pourra hésiter entre une lésion syphilitique, un chancre phagédénique par exemple, ou bien le confondre avec le cancer et l'éléphantiasis.

Les antécédents sont une base indispensable : la marche de la maladie, essentiellement lente, la coexistence d'autres scrofulides cutanées et principalement du lupus de la face, l'absence de souffrances vives du côté des parties ulcérées, l'examen local de ces parties et la constatation de tubercules cutanés, l'aspect violacé de ces derniers ainsi que de la peau qui les recouvre ou les environne, pourront aussi mettre sur la voie.

Le diagnostic différentiel se fera par exclusion dans la majorité des cas, et ce ne sera qu'après avoir éliminé les lésions syphilitiques, chancres ou tubercules, le cancer et l'éléphantiasis qui ne s'ulcère que très peu, qu'on admettra l'esthiomène.

4.

Le *pronostic* est toujours très grave : la maladie n'est que peu ou point curable, et elle est encore plus rebelle à la vulve qu'à la face. Les progrès de l'ulcération déterminent des pertes de substance très dangereuses ; dans certaines circonstances la destruction envahit le vagin et les organes profonds, et on a vu les malades succomber promptement à une péritonite.

Traitement. — Il résulte de ce qui précède qu'il convient d'intervenir le plus vite possible pour essayer d'enrayer la marche de la maladie, afin de conjurer ses conséquences désastreuses. — Un traitement tonique et reconstituant sera prescrit aussitôt : le repos, le grand air, une alimentation substantielle, les ferrugineux, et surtout l'iodure de fer seront immédiatement employés et continués pendant longtemps. On pourra retirer d'excellents avantages des bains de mer et des eaux sulfureuses.

On agira aussi localement : Huguier préconise les onctions avec l'iodure de plomb, l'iodure de soufre, l'iodure de potassium, le calomel ou l'onguent napolitain. — A. Guérin (1) recommande les caustiques, la pâte de Vienne ou la pâte arsénicale, et surtout la pâte au chlorure de zinc, et rejette la cautérisation actuelle. Les heureux résultats que le thermo-cautère a donnés dans le traitement du lupus de la face, soit pour en limiter l'envahissement, soit pour amener la cicatrisation, m'engageraient à essayer et à conseiller l'emploi de ce moyen dans le traitement de l'esthiomène vulvaire, de préférence aux caustiques liquides.

Dans l'E. hypertrophique, on pourrait songer à l'extirpation de la partie malade, en la circonscrivant avec le bistouri, comme le conseille Huguier, ou mieux avec le couteau du thermo-cautère chauffé au rouge sombre.

(1) A. Guérin, *Maladies des organes génitaux externes de la femme,* Paris, 1864, p. 424.

CHAPITRE IV

AFFECTIONS NERVEUSES DE LA VULVE.

§ I. — **Prurit vulvaire.**

Étiologie. — Les violentes et parfois irrésistibles démangeaisons, qui constituent le *prurit vulvaire*, sont dues à une
infinité de causes, dont les unes sont saisissables, dont les
autres au contraire sont difficiles à trouver et à expliquer :
de là deux ordres de prurit, dont la distinction est éminemment utile au point de vue du traitement : le P. *symptomatique* et le P. *idiopathique* ou *essentiel ;* le premier constitue
un symptôme des maladies les plus diverses ; le second est
une vraie névrose dont on peut saisir l'étiologie éloignée,
mais non la cause purement locale.

Le P. symptomatique se montre dans la plupart des maladies de la vulve déjà décrites et fait partie de leur séméio-
logie. La forme folliculaire de la vulvite, et surtout toutes les
affections éruptives de cette région occasionnent un prurit plus
ou moins intense et plus ou moins continu, qui cesse le plus
souvent avec la guérison de la cause locale qui l'a engendré.

Il se montre encore fréquemment à la suite des affections
du vagin et du col de l'utérus, et provient de l'irritation causée par une leucorrhée plus ou moins abondante ; il n'est pas
rare au début du cancer du col, dans la métrite chronique
(Gallard) ; il peut également survenir dans les maladies du
col de la vessie et de l'urèthre, et dans le diabète. — Davis
cite un cas où il a cru pouvoir attribuer le prurit à la présence de poils courts et raides sur la face muqueuse des
grandes lèvres.

Le prurit idiopathique est le plus souvent d'origine réflexe,
et l'examen des organes voisins devra être fait avec le plus
grand soin. — La présence d'hémorrhoïdes, d'oxyures vermiculaires dans le rectum, l'état de souffrance ou de congestion de tous les organes du bassin, même en l'absence d'é-

coulement, peuvent le faire naître, et je n'en finirais pas si je voulais relater toutes les observations connues. Il est toutefois un certain nombre de cas, où on ne trouve aucune cause prochaine ou éloignée qui puisse en donner l'explication : c'est alors une véritable maladie essentielle primitive ; ces cas ne sont pas les moins rebelles.

Les causes prédisposantes paraissent être la grossesse, le nervosisme, la ménopause, et même la vieillesse. — Suivant certains auteurs, il serait une manifestation de l'arthritisme.

Symptômes. — Le prurit est caractérisé par des démangeaisons d'une violence irrésistible, se manifestant tantôt d'une manière continue avec exacerbations irrégulières, plus ou moins fréquentes, tantôt par accès. Quand ces accès se produisent, il est impossible que la malade résiste au besoin de se gratter, malgré tout sentiment de pudeur et quel que soit l'endroit où elle se trouve ; elle éprouve alors un soulagement momentané, mais presque toujours le remède augmente le mal. Ces accès sont généralement provoqués par la chaleur, si bien qu'il suffit à quelques personnes d'entrer dans une chambre chaude pour éprouver une crise ; chez la plupart, la chaleur du lit les ramène et les nuits sont sans sommeil.

Le prurit de la vulve exerce à la longue, par sa persistance et son intensité, des effets désastreux sur la santé générale : tantôt il entraîne une surexcitation nerveuse générale et des attaques hystériformes : tantôt il produit une exaltation génésique insatiable, avec tous les désordres de la nymphomanie. — Le plus souvent les malades deviennent tristes, moroses, perdent l'appétit, le sommeil et les forces, et il en résulte un état de cachexie et de marasme, quelquefois la folie.

Cette maladie est essentiellement tenace et rebelle ; son pronostic dépend beaucoup de la cause qui l'a engendrée. S'il est consécutif à une affection facilement curable, on peut espérer le voir disparaître avec la maladie première ; le prurit réflexe ou idiopathique est autrement résistant, ce qui nous explique le nombre infini d'agents thérapeutiques employés en pareil cas.

Traitement. — Le premier effort du praticien sera de découvrir la maladie dont le prurit vulvaire est un symptôme et de chercher à combattre celle-ci par les moyens appropriés. — Je ne reviendrai pas sur le traitement des diverses affections de la vulve, et je renvoie aux divers chapitres qui traiteront des maladies de l'urèthre et de l'utérus. — Mais le traitement de la cause ne suffit pas toujours, et il sera utile de combattre l'intensité du symptôme lui-même. Il me serait difficile d'énumérer ici tous les traitements qui ont été employés : voici seulement quelques conseils d'une utilité générale.

Dans tous les cas, les excitants, les alcooliques, les épices seront proscrits, et on recommandera une très grande propreté. Comme palliatifs momentanés, on prescrira des bains de siège tièdes fréquemment répétés.

S'il existe une leucorrhée utérine ou vaginale, on recourra aux injections fréquemment répétées et à l'application à demeure d'un tampon d'ouate, imbibé de glycérine renfermant de l'acétate de plomb ou du borax.

La vulve, si elle n'est pas beaucoup enflammée, sera protégée par des applications onctueuses. — Les Anglais recommandent, comme la meilleure des pommades, la *vaseline* (1) dans laquelle on incorpore de l'acétate de plomb (4 p. 30), de l'acétate de morphine (1 p. 200), du chloroforme (1 p. 30), ou de l'acide cyanhydrique dilué (2 p. 30). Le nombre de ces pommades peut varier à l'infini.

Les lotions avec diverses solutions médicamenteuses ne

---

(1) La VASELINE provient de la distillation incomplète du pétrole brut; le goudron qui en résulte est purifié et décoloré par le noir animal; d'après M. Riche (*Bull. de la Soc. de phar. de Bordeaux*, 1880), elle serait constituée par un mélange d'hydrocarbures ou de *paraffines*, douées de points de fusion très différents.

La vaseline des pharmacies est de provenance américaine, quoiqu'on commence à en fabriquer en Europe et en France. Elle est incolore, inodore et d'une saveur à peine perceptible; à la température ordinaire elle ressemble à de la gomme adragante préparée à l'eau; elle se liquéfie complètement à 35°; elle est très onctueuse, insoluble dans l'eau, soluble dans l'éther et les essences; elle jouit de la propriété de ne pas se saponifier et de ne pas rancir comme les [corp sont pas moins utiles ni moins recommandées. Après avoir lavé soigneusement la vulve et le vagin avec de l'eau aussi chaude que possible, on fera des lotions avec une solution de sublimé corrosif (0^{gr},05 pour 150 gr.), de borate de soude (au 15e); le bromure de potassium en solution saturée a été récemment préconisé.

M. Chéron, attribuant le prurit à une excitation de la moelle lombaire qui devient alors le siège d'une action réfléchie sur la vulve, se préoccupe surtout de diminuer le pouvoir excito-moteur, l'état congestif de la moelle. Il conseille pour cela d'administrer le bromure de potassium à l'intérieur (de 1 à 6 gr. par jour), d'envelopper le bassin d'un linge humecté d'eau froide et d'entourer le tout d'une ceinture de laine et de taffetas gommé (1).

— Après la détermination et le traitement de la cause, quand il en existe, c'est donc sur le traitement local qu'il conviendra d'insister. Toutefois, on ne devra pas négliger le traitement général ; les purgatifs doux et les reconstituants seront parfois nécessaires. Le bromure de potassium à hautes doses (4, 6 et 8 gr. par jour), l'opium, le chloral, serviront à calmer l'excitation générale ; si l'élément nerveux prédomine, la quinine et l'arsenic pourront être d'une grande utilité.

gras ; c'est surtout cette dernière propriété qui la rend supérieure à tous les produits employés comme excipients dans la confection des pommades ; en Amérique et en Angleterre, on en fait un grand usage pour le pansement des plaies. — Dans les hôpitaux de Bruxelles, la *vaseline phéniquée* (acide phénique 1 gramme, vaseline 25 grammes) est même le seul cérat et le seul onguent en usage depuis près de deux ans.

En gynécologie, la vaseline a été employée pour le pansement des ulcérations du col, ainsi que de toutes les autres plaies et ulcères des voies génitales, tantôt seule, tantôt additionnée de substances médicamenteuses. Depuis l'Exposition de 1878, je m'en sers pour enduire le doigt, le spéculum et tous les autres instruments d'examen gynécologique, et je n'ai qu'à me louer de son emploi.

(1) Chéron, *Revue méd.-chir. des maladies des femmes*, sept. 1879.

§ II. — Coccyodynie.

Simpson (1) a décrit sous ce nom une affection douloureuse de la région du coccyx, dont la cause peut être très variable. Cette douleur augmente dans tous les mouvements de l'articulation sacro-coccygienne, pendant l'acte de la défécation, dans la position assise, et surtout dans l'action de s'asseoir.

Tantôt elle est un symptôme d'une lésion organique du coccyx ou de son articulation, et tantôt elle constitue, comme le prurit de la vulve, une véritable névrose réflexe dont le point de départ peut être du côté des organes génitaux, de l'anus ou du rectum. — Dans le premier cas, elle résulte généralement de la contusion des parties par l'accouchement ou par l'équitation. — Comme névrose, elle ne serait pas rare chez les femmes non mariées.

Le diagnostic est fourni par l'exploration attentive de la région coccygienne et par le toucher rectal ; on constatera dans certains cas la mobilité anormale du coccyx, son ramollissement, l'existence d'une arthrite chronique de l'articulation sacro-coccygienne, etc. Mais si l'exploration ne donne rien et que la maladie paraisse être une vraie névrose, on recherchera avec soin quel peut être le point de départ de cette douleur réflexe.

Le traitement sera donc essentiellement variable. Dans la forme nerveuse de la maladie, on combattra la cause première et on recourra aux injections sous-cutanées de morphine dans la région coccygienne même. S'il existe une inflammation locale, les sangsues pourront être utiles. Dans les cas rebelles, on pourra songer, à l'exemple de Simpson, à l'incision sous-cutanée de toutes les fibres tendineuses et musculaires qui s'attachent au coccyx, ou même à l'extirpation complète de cet os. Ce dernier moyen paraîtrait utile dans les cas de luxation, de fracture ou d'ankylose. Nous dirons toutefois, avec Scanzoni et la plupart des auteurs, que le traitement chirurgical ne devra être que très exceptionnellement employé.

(1) Simpson, *Medical Times and Gazette*, 2 July 1859.

DEUXIÈME SECTION

MALADIES DU VAGIN.

Le **vagin** est un conduit membraneux qui s'étend de la
vulve à l'utérus. Considéré dans ses connexions avec la vulve,
il constitue un organe de copulation qui reçoit le liquide fécondant ; considéré dans ses connexions avec l'utérus, il
représente un canal excréteur qui transmet au dehors le flux
menstruel, les divers liquides qui peuvent se former dans la
cavité utérine, ainsi que le produit de la fécondation. Ce
conduit est situé dans la partie inférieure, antérieure et médiane du bassin, au-dessus et en avant du rectum, au-dessous
de la vessie et de l'urèthre.

Sa direction est oblique de bas en haut et d'avant en arrière,
à peu près rectiligne, mais susceptible de changer suivant
l'état de vacuité ou de réplétion du rectum et de la vessie. Sa
longueur est essentiellement variable ; d'après Sappey, la
moyenne serait de 9 centimètres et demi pour la paroi postérieure et de 7 centimètres pour l'antérieure.

Le vagin se continue en bas avec la vulve ; il se présente
sous la forme d'une ouverture assez régulièrement circulaire
ou même aplatie transversalement ; à sa partie supérieure,
ses parois se recourbent pour aller s'insérer sur le col de
l'utérus, qui fait ainsi saillie dans sa cavité ; de là résultent
des *culs-de-sac* que l'on distingue en *antérieur, postérieur* et
latéraux. Le cul-de-sac postérieur est seul assez profond, et
permet d'explorer le corps même de l'utérus à travers les
parois vaginales.

Dans l'intervalle, le vagin ne forme pas une cavité cylindroïde, comme on le dit ; ses parois sont exactement appliquées l'une contre l'autre et d'avant en arrière, en sorte qu'il
représente plutôt une fente transversale. On ne saurai t
donc lui décrire quatre parois, une antérieure, une post

rieure et deux latérales ; ces deux dernières ne sont en réalité
que des bords.

La paroi antérieure, ou même antéro-supérieure, plane ou
légèrement concave, présente vers son extrémité inférieure
un renflement médian assez prononcé, *colonne antérieure*, qui
se termine par le tubercule dont j'ai déjà parlé. Cette paroi
est en rapport en haut avec le bas-fond de la vessie sur une
étendue de 2 ou 3 centimètres. Les deux cavités ne sont séparées que par une mince cloison susceptible de se rompre dans
une foule de circonstances et de donner lieu à des fistules
vésico-vaginales. Plus loin, la paroi antérieure du vagin est
parcourue dans toute sa longueur par le canal de l'urèthre.

La paroi postérieure ou postéro-inférieure est recouverte
tout à fait en haut et en arrière, au niveau du cul-de-sac
postérieur, par le péritoine dans une étendue n'excédant
guère 1 ou 2 centimètres ; au-dessous elle est en rapport avec
la face antérieure du rectum, auquel elle est unie par un tissu
cellulaire lâche qui permet le décollement assez facile des
deux conduits. C'est la *cloison recto-vaginale*, qui se dédouble
en bas pour constituer le *périnée* de la femme.

Les bords latéraux répondent en haut à la partie la plus
déclive des ligaments larges, au tissu cellulaire pelvien et de
l'aponévrose périnéale supérieure ; ils sont côtoyés dans toute
leur hauteur par les artères vaginales et les riches plexus
veineux qui les accompagnent, et qui proviennent soit des
corps caverneux du clitoris, soit des bulbes du vagin.

Le calibre de ce conduit est très variable : plus ou moins
resserré à son orifice vulvaire, il se dilate peu à peu et est
susceptible d'une distension plus ou moins grande, suivant
l'âge et les conditions de vie de la femme.

Le vagin est formé de trois couches superposées que l'on
distingue en externe conjonctive, moyenne musculaire et
interne muqueuse. Les deux couches extérieures ne nous intéressent que très peu au point de vue pathologique ; signalons
toutefois la laxité relative de la couche conjonctive qui nous
explique la possibilité d'une procidence isolée de ce conduit.

Quant à la couche muqueuse, elle a une importance plus

considérable. Sa couleur est rosée chez les vierges, d'un rouge plus pâle chez les femmes qui ont usé du coït, qui ont eu des enfants ou atteint l'âge de la ménopause ; elle est d'un rouge vif pendant la menstruation et d'un rouge livide pendant la grossesse. Sa surface est baignée par un liquide d'aspect blanchâtre et laiteux. Elle est remarquable par les saillies qui la surmontent, saillies à direction transversale, que l'on aperçoit très bien en appliquant ou en retirant un spéculum cylindrique. Elle est hérissée de petites papilles.

La muqueuse est revêtue d'une épaisse couche d'épithélium pavimenteux stratifié, qui repose sur un chorion fibreux très épais. Malgré l'assertion de plusieurs anatomistes, elle ne renferme aucun élément glandulaire, du moins au delà des limites de son orifice vulvaire. Elle se continue sans ligne de démarcation en bas avec la muqueuse de la vulve, en haut avec celle qui recouvre le col de l'utérus.

En dehors des parois proprement dites du vagin, mentionnons l'existence :

1° De fibres musculaires annulaires, qui entourent son extrémité inférieure et qui forment un véritable *muscle constricteur ;*

2° De deux petits organes érectiles, de la grosseur d'une amande, appliqués contre les branches du pubis, immédiatement en arrière des petites lèvres et en avant du muscle constricteur, les *bulbes du vagin.*

CHAPITRE PREMIER

VAGINITE.

Divisions. — La *vaginite*, que les auteurs allemands et anglais voudraient appeler *colpite* ou *érythrite*, se divise d'après la cause qui l'a engendrée : 1° en vaginite *vénérienne* ou *blennorrhagique* ; 2° en vaginite *non vénérienne* : c'est de cette dernière seule dont je dois m'occuper.

Une autre division se tire de la marche, et on distingue : 1° la vaginite *aiguë* ; 2° la vaginite *chronique.*

Étiologie. — La vaginite reconnaît la plupart des causes déjà assignées à la vulvite, qui l'accompagne le plus souvent. Ce sont toutes les irritations violentes ou de longue durée qui portent leur action sur le vagin. Elle peut être *primitive*, c'est-à-dire indépendante d'autres états pathologiques, ou bien *secondaire*, deutéropathique, c'est-à-dire être l'effet de diverses affections tant générales que locales. La première forme est le plus souvent aiguë, la seconde est chronique.

Comme causes de la vaginite aiguë primitive, nous signalerons l'*impression du froid*, surtout pendant la période menstruelle, les *divers traumatismes du vagin*, qu'ils soient dus à une contusion accidentelle ou à des abus de coït ; les auteurs ne manquent pas de signaler la *vaginite des nouvelles mariées* qui succède aux premiers rapprochements sexuels, et celle des filles publiques ; le *viol*, en raison des conditions où le coït s'exerce ; la *masturbation ;* les *injections trop chaudes ou trop irritantes* ; les *opérations chirurgicales* pratiquées sur le vagin ; l'introduction trop souvent répétée ou le séjour des *corps étrangers* solides, tels que sondes, canules, spéculums et surtout les pessaires.

On a encore rangé dans la catégorie des causes de la vaginite l'*abus des bains de pieds*, l'*équitation*, la *constipation habituelle*, la *présence d'oxyures vermiculaires chez les enfants*, la *station assise trop prolongée*, l'*usage des machines à coudre*, l'*abus des chaufferettes*, etc. Enfin, il est évident que l'existence antérieure d'une phlegmasie du vagin, qu'elle ait été ou non de nature vénérienne, expose au danger d'une récidive, sous l'influence de causes qui auraient été sans cela de nul effet.

La vaginite chronique succède quelquefois à la vaginite aiguë, mais le plus souvent elle se manifeste d'emblée. Les mêmes causes qui ont engendré la première peuvent, quand leur intensité est moindre, donner lieu à la seconde : toutefois la vaginite chronique est le plus souvent secondaire et liée à divers états morbides des organes voisins ; c'est ainsi qu'elle accompagne les divers degrés de la métrite, les néoplasmes de l'utérus, les tumeurs de l'ovaire, du rectum, de la vessie, en un mot toutes les maladies qui donnent lieu à l'écoulement de sécrétions plus ou moins irritantes à travers le vagin ou qui entravent la circulation du petit bassin.

Parmi les maladies constitutionnelles qui peuvent être la cause du catarrhe, nous citerons la *chlorose*; il est rare qu'une femme chlorotique ne présente, au moins à certaines époques, les symptômes d'une vaginite chronique. La *scrofule* joue aussi un certain rôle dans l'étiologie de la leucorrhée vaginale; la phthisie pulmonaire, que l'on a souvent accusée, a bien plus rarement une influence fâcheuse. Enfin, il est assez fréquent de rencontrer la vaginite aiguë pendant le cours d'exanthèmes aigus, et surtout dans la *rougeole*.

La *grossesse* entraîne fréquemment avec elle un certain degré de vaginite, qui cède d'ordinaire avec la cause qui lui a donné naissance.

La vaginite est de tous les âges, mais plus fréquente de dix-huit à trente-cinq ans.

Anatomie pathologique. — *a.* Dans la *vaginite aiguë*, la muqueuse est comme boursouflée, tuméfiée, turgescente : au lieu de se présenter avec la teinte gris rosée qui lui est habituelle, elle est rouge, rouge ardent, carmin, cerise, framboise; il semble dans certains cas que l'on ait affaire à une plaie à vif, à la surface d'un vésicatoire. Cette rougeur est générale ou partielle, par plaques ou par petites taches arrondies, souvent pointillées ou papuleuses. Il n'est pas rare d'y constater toute une série de petites granulations rouges, plus ou moins volumineuses, et plus ou moins analogues aux bourgeons charnus d'une plaie. Ces granulations, qu'on avait attribuées à la tuméfaction inflammatoire des follicules muqueuses du vagin (*psorélytrie* de Ricord) sont dues à la vascularisation et à l'hypertrophie des papilles de la muqueuse, ainsi que l'a démontré Ruge (1). Ces différents caractères anatomiques peuvent s'accompagner, si l'inflammation est très intense, d'éruptions phlycténoïdes, d'œdème sous-muqueux, d'érosions ou d'ulcérations peu profondes.

L'épithélium est boursouflé et bientôt tombe en abondance;

(1) Schrœder, *op. cit.*, 4ᵉ édit., p. 462.

ce phénomène ne se produit qu'au bout d'un ou deux jours ; pendant cette première période, il n'existe que peu ou point d'écoulement, et la muqueuse est plutôt sèche et rugueuse ; mais bientôt l'écoulement se manifeste ; le mucus vaginal, de laiteux et fluide qu'il est à l'état normal, devient muqueux, opalin, visqueux et enfin muco-purulent ; quelquefois il est verdâtre, épais et entièrement purulent. Cet écoulement est constitué par des cellules épithéliales en grand nombre, des globules de pus, quelques globules sanguins ; il n'est pas rare d'y rencontrer divers infusoires, tels que le **trichomonas vaginalis**, que Donné avait considéré comme distinctif de la vaginite blennorrhagique, et diverses espèces de **leptothrix**.

Quand la maladie est peu intense et doit se terminer par la guérison, ces diverses lésions s'amendent peu à peu ; l'épithélium se reforme ; la rougeur et l'écoulement diminuent et tout rentre dans l'état normal. Signalons toutefois la ténacité de la vaginite dans certains endroits, et principalement au niveau des culs-de-sac vaginaux. Cette ténacité est telle que M. A. Guérin (1) admet sa persistance pendant des années entières et explique ainsi la contagion que peuvent communiquer des femmes saines en apparence, mais qui ont eu une vaginite plus ou moins longtemps auparavant, et dont elles se croyaient à tort complètement guéries.

Mais si l'inflammation est très intense, et surtout si elle a été produite par le séjour longtemps prolongé d'un corps étranger ou bien par une cause générale constitutionnelle, de graves complications anatomiques peuvent survenir. Je ne parle pas seulement de la coïncidence fréquente de la vulvite, de l'uréthrite, de la métrite ou de l'ovarite, je veux surtout indiquer les lésions propres du vagin.

Outre la forme *granuleuse* de la vaginite aiguë, on a observé encore : 1° la forme *exfoliante*, dans laquelle la muqueuse est expulsée en lambeaux plus ou moins étendus, et comprenant parfois toute la muqueuse elle-même dont le moule est ainsi conservé.

2° La forme *ulcéreuse*, dans laquelle des ulcérations se pro-

(1) A. Guérin, *Maladies des organes génitaux externes de la femme*, Paris, 1864, p. 284.

duisent et peuvent être le point de départ d'adhérences et d'atrésies consécutives.

3° La forme *gangréneuse*, qui n'est que l'exagération en étendue de la précédente et peut donner lieu à des atrésies ou à des perforations graves.

4° La forme *disséquante* ou *périvaginite disséquante*. L'inflammation qui a eu son point de départ sur la muqueuse, se propage au tissu sous-muqueux, s'y développe avec intensité, et aboutit à la formation d'abcès sous-muqueux qui peuvent être circonscrits, ou bien se répandre dans tout le tissu cellulaire qui entoure le vagin, l'isoler en battant de cloche, tout comme les abcès de la région pelvi-rectale vis-à-vis du rectum, s'étendre au tissu cellulaire pelvien et devenir enfin d'une gravité considérable (1).

5° La forme *diphthéritique*, soit que la muqueuse du vagin se recouvre de fausses membranes diphthéroïdes, ou qu'elle soit envahie par la vraie diphthérie.

b. La *vaginite chronique* s'accompagne des mêmes lésions anatomiques que la vaginite aiguë, mais à un degré moins prononcé: la muqueuse est d'un rouge plus sombre, bleuâtre et comme livide; ce changement de coloration est tantôt général, mais le plus souvent disséminé par plaques. Il y a en outre de la tuméfaction ou plutôt de l'*épaississement*. A la suite de cet état congestif continu, la muqueuse peut se ramollir et se relâcher. De là des prolapsus plus ou moins prononcés et étendus, qui siègent le plus souvent sur la paroi antérieure du vagin (voir p. 91).

Elle revêt quelquefois une forme particulière, qui a été décrite par Deville (2) sous le nom de **vaginite granuleuse**. Celle-ci est caractérisée par des granulations hémisphériques de la grosseur d'un grain de millet, dispersées un peu partout. D'après Deville, cette forme serait spéciale à la grossesse; je l'ai rencontrée un certain nombre de fois en dehors de cet état, principalement dans la vaginite chronique d'origine vénérienne.

(1) Bizzozero, *Gazetta delle cliniche*, Torino, 1875.
(2) Deville, *De la vaginite granuleuse* (*Archives générales de Médecine*, 1844).

Mais ce qui caractérise plus spécialement la vaginite chronique, c'est l'écoulement ou la leucorrhée, en sorte qu'elle est à peu près synonyme de **leucorrhée vaginale**. M. Courty (1) s'est attaché à démontrer que cet écoulement provenait de la desquamation épithéliale de la muqueuse. Les caractères de la leucorrhée vaginale sont les suivants : liquide blanchâtre, peu épais, coulant et presque entièrement fluide, tandis que les écoulements provenant de l'utérus sont toujours épais, filants et visqueux. Il est accumulé principalement dans le fond du vagin et a une réaction acide ; on y trouve des infusoires en grand nombre. Scanzoni (2) a étudié avec soin le *trichomonas vaginalis* et montré qu'il existe presque toujours dans le cas d'altération morbide du mucus vaginal, tandis qu'on ne l'observe jamais à l'état sain.

M. Alfred Fournier a décrit une forme de vaginite chronique qu'il attribue à l'affection dartreuse, *vaginite herpétique*, et qui ne se caractérise anatomiquement par aucune lésion spéciale, si ce n'est qu'elle a été précédée le plus souvent d'éruptions dartreuses sur diverses parties du corps et notamment sur les parties génitales externes.

Symptômes. — *a*. Le début de la *vaginite aiguë* est variable suivant les cas ; tantôt brusque, le plus souvent lent et insidieux. Il n'existe pas de frisson, ni de symptômes généraux, mais les malades accusent une sensation de picotement, de démangeaison, de cuisson, d'ardeur et de brûlure au niveau de la vulve et du vagin ; la douleur est vive, pulsative ; elle est exaltée par la chaleur, le mouvement, la marche, qui est quelquefois très pénible. Les rapports sexuels, le toucher, l'examen au spéculum sont impossibles ou très douloureux. Il y a en outre une sensation de pesanteur dans les aines, de la constriction et de la douleur au passage, le tout accompagné de malaise général, de courbature et quelquefois même de fièvre.

Après le premier ou le second jour, l'écoulement se mani-

(1) Courty, article LEUCORRHÉE, *Dict. encycl. des sciences médicales*, t. IX.
(2) Scanzoni, *loc. cit.*, p. 453.

feste, d'abord muqueux, puis muco-purulent, enfin purulent ;
d'abord blanchâtre, il devient blanc-jaunâtre, verdâtre, plus
ou moins abondant, tachant le linge, d'une odeur fade,
fétide et repoussante. Cet écoulement a des propriétés irritantes, et détermine alors des excoriations au niveau de la
vulve et des parties avoisinantes.

Le plus souvent il y a de la dysurie, du ténesme vésical,
même en dehors de toute complication d'uréthrite.

L'examen local permet de constater l'état des parties, tel
qu'il a été décrit précédemment, et de déterminer exactement
le siège du mal.

La vaginite aiguë est rarement limitée au vagin ; elle s'é-
tend à la vulve, à l'urèthre, à la vessie, à l'utérus ; elle peut
même amener un retentissement inflammatoire du côté de
l'ovaire. Chacune de ces complications amène à sa suite de
nouveaux symptômes subjectifs et objectifs qu'un examen
attentif fera reconnaître.

b. La *vaginite chronique* ne détermine que rarement des
symptômes subjectifs intenses. Les malades accusent seulement des sensations légères de cuisson, de démangeaison et
de pesanteur au niveau de la vulve et du vagin, que l'on peut
tout aussi bien rapporter à l'irritation produite par le contact
de l'écoulement qu'à la congestion et à l'inflammation des
parties.

Si la forme chronique a succédé à la forme aiguë, toutes
les manifestations de cette dernière disparaissent, sauf l'écoulement qui persiste et qui devient alors à peu près le seul
caractère de la maladie. C'est donc à l'examen de celui-ci que
le médecin doit apporter la plus grande attention ; j'ai déjà
indiqué ses principaux caractères, et il n'est pas besoin d'y
revenir. L'examen local des parties, qui est du reste facile et
presque indolore, sera fait avec soin, afin de déterminer
l'étendue de la phlegmasie, ses caractères, la nature des
altérations de la muqueuse, etc.

Marche. — Durée. — Terminaisons. — La vaginite aiguë,
quelles qu'en soient les variétés, affecte ordinairement une

marche régulière ; les symptômes qui la caractérisent arrivent vite au maximum d'intensité ; puis ils vont diminuant progressivement, et le plus souvent la maladie passe à l'état chronique. C'est sa terminaison la plus habituelle ; très rarement elle se termine spontanément par résolution, à moins qu'il ne s'agisse d'une cause purement accidentelle, chez des femmes bien constituées d'ailleurs.

Dans certaines circonstances, la vaginite peut avoir une terminaison autrement grave, soit qu'il existe des ulcérations profondes et qu'il se forme des adhérences consécutives, soit qu'elle se fasse par gangrène ; mais ce sont des cas spéciaux qu'il suffit d'indiquer pour en comprendre toutes les conséquences.

Quant à la vaginite chronique ou leucorrhée vaginale, c'est une affection excessivement rebelle qui se perpétue pendant des années entières et dont il ne faut guère attendre la guérison spontanée. Dans son cours, elle est sujette à des exacerbations provoquées par la fluxion menstruelle ou par l'intervention de quelques-unes des causes qui lui ont donné naissance, et plus spécialement par les excès de coït, l'abus des injections irritantes, la grossesse, etc.

Diagnostic. — La vaginite, aiguë ou chronique, étant caractérisée par un écoulement muqueux, muco-purulent ou purulent à travers les parties génitales, c'est dans la détermination des caractères et du lieu d'origine de celui-ci que repose le diagnostic de la maladie ; l'examen au spéculum, quand il n'est pas rendu impossible par l'intensité de la douleur, permettra de résoudre la question. S'il est nécessaire, l'examen microscopique de l'écoulement sera fait, et on distinguera assez facilement les larges cellules épithéliales du vagin, mêlées ou non de pus, d'avec les cellules mucoïdes ou muco-purulentes qui caractérisent la leucorrhée utérine ; nous reviendrons du reste sur ce sujet.

La grande difficulté du diagnostic réside dans la détermination de la nature de la vaginite : à savoir si elle est ou non d'origine vénérienne. Malgré l'étude approfondie dont cette question a été l'objet, il me semble qu'elle n'est pas encore

5.

entièrement résolue et qu'il est convenable, dans les cas difficiles, de se tenir sur une prudente réserve. La coexistence d'une uréthrite fera sans doute penser à la nature blennorrhagique de la phlegmasie vaginale, mais l'inverse peut ne pas être vrai. On peut en dire autant de la plupart des autres signes, donnés successivement comme distinctifs de la vaginite simple et de la vaginite blennorrhagique ; ceux qui voudront étudier ce point de la question se reporteront avec intérêt aux travaux de MM. A. Guérin (1), A. Fournier (2) et Gallard (3).

Pronostic. — Dans l'immense majorité des cas, la vaginite, aiguë ou chronique, est une affection peu grave et ne compromettant pas l'existence ; toutefois, sa durée et sa ténacité méritent d'être prises en considération, par les troubles qu'elle apporte dans l'état général des malades et les complications qui peuvent survenir du côté des organes voisins. Malgré sa bénignité, la vaginite demande donc à être traitée avec soin et persévérance. La santé de la femme en dépend ; souvent aussi sa tranquillité sociale et la tranquillité de son ménage ; car, ne l'oublions pas, une leucorrhée vaginale non spécifique peut faire naître chez le mari des irritations et des écoulements uréthraux, qu'il pourrait parfaitement attribuer à une autre cause.

Traitement. — a. Le traitement de la *vaginite aiguë* est facile ; il consistera uniquement à enlever la cause qui a produit la maladie, quand cela est possible, et à tenir la malade au repos ; des bains de siège tièdes, des injections vaginales émollientes et sédatives, avec une décoction de graines de lin, de feuilles de mauves, ou de têtes de pavot, la malade étant dans son lit ; l'administration d'un laxatif léger, et les boissons rafraîchissantes constitueront tout le

(1) A. Guérin, *Op. cit.*, p. 284.
(2). A. Fournier, art. Blennorrhagie. *Dict. de médecine et de chirurgie pratiques*, 1866, t. V.
(3) Gallard, *Leçons cliniques sur les maladies des femmes*, 1879, p. 359.

traitement des premiers jours. Dès que la période d'acuité sera un peu passée, et que l'examen des parties sera possible sans trop de douleur, il conviendra de recourir aux astringents locaux, afin d'éviter le passage à l'état chronique.

L'intervention locale peut varier à l'infini, et chaque praticien adopte en cette circonstance un *modus faciendi* spécial. Voici celui qui m'a réussi le plus souvent.

Vers le quatrième ou cinquième jour de la vaginite, je remplace les injections purement émollientes par des injections légèrement astringentes, avec une faible décoction de feuilles de noyer ou d'écorce de chêne à laquelle on ajoute bientôt de l'alun (3 gr. par litre) ou du sous-acétate de plomb. Ces injections sont faites deux et trois fois par jour et durent de cinq à dix minutes environ : c'est dire que je rejette à peu près complètement l'irrigateur Eguisier qui est si communément employé, pour ne me servir que des irrigateurs vaginaux proprement dits, à pompe ou à poire, et dont l'**hydroclyse** est un des meilleurs modèles.

Ces injections astringentes sont continuées pendant une semaine environ, jusqu'à ce que tous les phénomènes de douleur soient calmés et qu'il ne reste plus que la leucorrhée. L'intensité et les caractères objectifs de celle-ci serviront de guide, pour savoir s'il convient de continuer le même traitement ou bien s'il est préférable de lui en substituer un autre plus énergique, de commencer en un mot le traitement de la vaginite chronique.

b. Qu'elle ait succédé ou non à l'état aigu, cette dernière s'accompagne le plus souvent de modifications ou de troubles de la santé générale, qui seront l'objet d'un traitement spécial. L'anémie, la scrofule, la diathèse herpétique seront successivement combattues à l'aide des préparations ferrugineuses, iodurées ou arsénicales ; le séjour au grand air, un bon régime, l'hydrothérapie ou les bains excitants et toniques, tels que les bains sulfureux ou alcalins, contribueront aussi à modifier la maladie et à abréger sa durée parfois interminable. En un mot, le traitement général, sur lequel j'insisterai à nouveau à propos de la leucorrhée utérine et de la métrite chronique, convient également à la leucorrhée vaginale.

Mais il ne faut point pour cela négliger le traitement local. Celui-ci consistera surtout dans les injections, astringentes d'abord, puis cathérétiques et même caustiques. Les injections astringentes seront faites avec de l'eau blanche, une solution d'alun ou de tannin (8 gr. par litre), de borax, de sulfate de zinc, une forte décoction de feuilles de noyer ou d'écorce de chêne, etc.

Beaucoup de praticiens conseillent, après avoir pratiqué les injections soit avec de l'eau tiède, soit avec les liquides médicamenteux sus-indiqués, de laisser à demeure dans le vagin un tampon de ouate imbibé d'une solution d'alun ou de tannin. C'est là un procédé le plus souvent mauvais, car, comme le dit M. Courty, les tampons à demeure sont plus nuisibles comme corps étrangers qu'utiles comme médicaments.

Si les injections astringentes ne suffisent pas à amener l'amélioration ou la guérison, il sera préférable de recourir aux injections cathérétiques ou caustiques, ou même aux badigeonnages de la surface de toute la muqueuse avec diverses solutions, dont la plus employée et la plus fidèle est la solution au nitrate d'argent (au 20e).

Pour faire ces badigeonnages, il faudra pratiquer un lavage préalable avec de l'eau froide et légèrement phéniquée, puis appliquer un spéculum de bois ou de verre, et toucher toutes les surfaces avec un pinceau imbibé de la solution caustique. Pour être sûr qu'aucune partie n'échappe au contact de l'agent médicamenteux, on peut encore verser au fond du spéculum deux ou trois cuillerées du liquide, incliner le spéculum dans tous les sens, et le retirer lentement, en ayant soin d'y introduire au préalable un petit tampon de coton, qu'on laisse dans le vagin pendant une ou deux heures; ce pansement peut être recommencé tous les deux ou trois jours. Dans les cas rebelles, et surtout si la muqueuse vaginale est hérissée de granulations, la solution argentifère sera plus forte (au 10e et au 5e).

C'est également dans les cas rebelles qu'on a proposé de saupoudrer la muqueuse vaginale avec des substances pulvérulentes, telles que le calomel, le tannin, l'alun. M. Bourgeois (1) assure qu'il est venu facilement à bout de toutes les leucorrhées vaginales à l'aide des injections de permanganate de potasse (0^{gr},20 pour 500 gr. d'eau).

CHAPITRE II

CICATRICES. — RÉTRÉCISSEMENTS. — ATRÉSIES.

Je réunis dans ce chapitre trois ordres de faits qui, pour ne pas être entièrement semblables, n'en ont pas moins un certain degré de parenté à cause de leur origine traumatique ou accidentelle, et forment en quelque sorte les divers degrés d'une même lésion pathologique. Il est bien entendu que dans les quelques paragraphes qui vont suivre, je laisse entièrement de côté toutes les malformations congénitales du vagin, qui peuvent se présenter sous une infinité d'aspects : depuis l'absence complète de l'organe jusqu'à son simple rétrécissement, en passant par les oblitérations partielles, le cloisonnement, le dédoublement, son embouchure dans les organes voisins, etc. : en un mot tout ce qui a trait à la tératologie de cet organe.

Étiologie. — Les cicatrices, rétrécissements et atrésies du vagin, de cause accidentelle, sont dus le plus souvent à l'accouchement, le travail se prolongeant outre mesure. Trask d'Ostaria (2) a réuni trente-six cas, sur lesquels quinze étaient le résultat d'un travail très long et très pénible. Les opérations obstétricales, et surtout l'application du forceps, les tentatives d'avortement sont encore des causes assez fréquemment observées.

(1) Bourgeois, *Bulletin général de Thérapeutique*, janvier 1880.
(2) Fleetwood Churchill et Leblond, 3ᵉ édit., *op. cit.*, p. 145.

En dehors du traumatisme de la parturition, on a noté successivement des chutes ou des blessures du vagin, l'application locale d'agents chimiques; la vaginite chronique scrofuleuse, ainsi que toutes les phlegmasies vaginales qui compliquent les états généraux, typhus, dysenterie, variole, etc. L'atrésie partielle ou totale est surtout à craindre dans la gangrène du vagin.

Enfin les ulcérations syphilitiques ou autres peuvent encore amener le même résultat. Du reste, les cicatrices, les rétrécissements et les atrésies sont dus presque toujours à l'inflammation et à l'ulcération des parties, dont la cicatrisation est mal conduite ou bien a été précédée d'une trop grande perte de substance : ce sont des lésions du tissu inodulaire, que l'on ne confondra pas avec les rétrécissements et les atrésies de nature organique, comme le cancer.

Anatomie pathologique. — La plus grande variété règne dans les observations qui ont été publiées. Tantôt il n'existe qu'une simple bride cicatricielle, qui réunit deux points voisins de la muqueuse vaginale, détermine un léger resserrement de calibre du vagin à son niveau, mais n'occasionne pas d'autres troubles. Tantôt la bride est plus prononcée, plus saillante, et tout en n'entraînant pas l'oblitération du conduit et son imperméabilité, n'en divise pas moins sa cavité en deux compartiments en formant une sorte d'écluse, en arrière de laquelle s'accumulent les produits de sécrétion de l'utérus. Tantôt enfin, comme j'en ai observé un cas, la membrane cicatricielle est circulaire, ne présentant qu'une ouverture à son centre, alors que le vagin au-dessus et au-dessous n'était nullement rétréci ; on aurait dit d'un second hymen remonté à moitié hauteur du conduit vaginal.

Mais il est rare que la lésion reste ainsi localisée sur une ligne transversale ; elle s'accompagne le plus souvent d'un certain degré de resserrement, de **sténose** du canal ; ce rétrécissement est plus ou moins étendu en hauteur ; n'occupant tantôt que la partie inférieure, depuis l'arcade du pubis jusqu'à la vulve, et tantôt se prolongeant sur toute son étendue. Fletwood Churchill et Leblond en rapportent divers exemples empruntés à des auteurs anglais, et dans lesquels on peut suivre tous les degrés du rétrécissement, pour arriver jusqu'à l'oblitération totale, à la véritable **atrésie**. Le cas le plus grave est sans contredit celui dans lequel le vagin rétréci et oblitéré sur toute sa hauteur forme une sorte de corde fibreuse, étendue de la vulve à l'utérus, nullement élastique et nullement dilatable, et s'accompagnant de l'atrophie des organes génitaux externes, tandis que l'utérus et les ovaires n'ont subi aucune modification.

L'atrésie du vagin peut résulter de ce rétrécissement total de l'organe : elle peut n'être due qu'à une membrane oblitérante de peu d'épaisseur.

Ces diverses lésions sont assez fréquemment accompagnées de fistules vésico ou recto-vaginales, ce qui est une complication grave pour le pronostic et le traitement.

Symptômes. — Diagnostic. — L'existence de l'une ou l'autre de ces affections n'est révélée que par la gêne ou l'impossibilité dans laquelle se trouve le vagin d'accomplir ses fonctions les plus importantes : la copulation et le passage du sang menstruel.

Si la maladie survient chez une jeune fille ou chez une vieille femme, elle peut passer inaperçue. Souvent quand il n'existe qu'une cicatrice peu étendue, elle peut n'occasionner que quelques troubles à peu près insignifiants, et n'être découverte qu'au moment où, par sa présence, elle met un obstacle à l'accouchement.

Le rétrécissement et l'atrésie, partielle ou totale, sont plus vite reconnus ; mais les femmes ne viennent ordinairement consulter le médecin que lorsque cet obstacle empêche le coït, et amène la rétention et l'accumulation du sang menstruel au-dessus de l'oblitération avec les accidents graves qui en sont la conséquence. J'y reviendrai au chapitre de l'atrésie du col et de l'hématométrie.

Lorsque l'oblitération n'est pas complète, ce sont les phénomènes de dysménorrhée qui prédominent : les règles ne coulent que goutte à goutte, *stillicidium mensium*. Quand elle n'est formée que par une membrane mince, il arrive quelquefois qu'elle se rompt sous la pression du sang, et que la malade est tout d'un coup délivrée de ses souffrances. On ne peut guère espérer une si heureuse terminaison quand les parois adhèrent dans une grande étendue, et une intervention chirurgicale est alors nécessaire.

Mis sur la voie de la possibilité d'une pareille lésion, autant par l'étude des anamnestiques que par la considération des phénomènes subjectifs précédents, le chirurgien devra procéder aussitôt à l'examen attentif des parties, afin d'apprécier la nature, le siège, l'étendue et les dimensions de l'obstacle ; c'est cet examen local qui est la seule base du diagnostic différentiel des diverses lésions du vagin entre elles et avec la lésion des autres organes, tels que la vulve, l'hymen ou l'utérus, qui peuvent produire les mêmes troubles. Grâce à lui, le chirurgien pourra apprécier les divers caractères de la lésion qu'il a sous les yeux, et conduire le traitement d'une façon convenable. En effet, chaque cas porte avec lui ses particularités, ses indications spéciales qu'il serait oiseux de détailler ici.

Le pronostic est aussi essentiellement variable ; disons toutefois que lorsque l'obstacle cicatriciel est étendu, considérable, le pronostic est grave, tant à cause de la lésion ellemême qui peut amener des conséquences redoutables au moment de la menstruation ou de l'accouchement, que par la difficulté, les dangers ou tout au moins l'inefficacité de l'intervention chirurgicale à laquelle on doit recourir.

Traitement. — Les brides cicatricielles qui rétrécissent ou cloisonnent le vagin seront traitées par l'incision et la dilatation consécutive, soit à l'aide de *dilatateurs* spéciaux, soit à l'aide de spéculums de différents calibres introduits tous les jours, soit à l'aide du pessaire de Hodge laissé à demeure.

Quand la cicatrice est étendue des parois du vagin au col de l'utérus, il faut s'occuper en premier lieu de détruire cette adhérence vicieuse, en sectionnant la bride falciforme qui relie les deux organes. Pour cela, les parois étant mises à découvert avec le spéculum, on disséquera avec soin l'extrémité de la membrane, en rasant aussi près que possible le tissu du col ; puis on fera sur son bord falciforme une série de petites incisions peu profondes, afin de ne pas dépasser les limites du vagin. Il sera nécessaire de revenir à ces incisions, afin d'éviter que la cicatrice ne se reforme, ou bien d'introduire dans le vagin des instruments dilatateurs, pour détruire les nouvelles adhérences qui pourraient se reproduire. Ces incisions multiples et superficielles sont sans aucun danger. Toutefois l'hémorrhagie qui en résulte a été parfois assez abondante pour nécessiter le tamponnement (R. Barnes).

Les oblitérations *membraneuses*, complètes ou non, seront traitées également par l'incision ou par la ponction. Il sera convenable de procéder à cette petite opération quelques jours après les règles, afin que la membrane oblitérante soit tendue par l'accumulation du sang en arrière d'elle. Toutefois, on peut voir survenir des accidents graves de septicémie, par suite de la pénétration de l'air dans la matrice ou dans la masse du sang arrêté par l'obstacle. Bernutz a observé quatre cas de mort, et recommande de ne ponctionner qu'avec un trocart capillaire (1).

Grâce aux injections antiseptiques, si répandues aujourd'hui, on pourrait éviter, je crois, tout danger et procéder à l'incision et à la dilatation de l'obstacle, ainsi qu'à l'évacuation du sang en une seule séance.

Le rétrécissement fibreux du vagin, quand il est étendu à toute la longueur du conduit sera traité par la dilatation progressive, si la perméabilité est assez grande pour permettre l'introduction d'instruments ; on pourra encore essayer quelques incisions, mais peu profondes, afin de ne pas blesser la vessie ou le rectum. La dilatation doit être faite graduellement, avec lenteur et persévérance, — j'ai vu employer avec succès le dilatateur de Beylard, construit surtout en vue du rétrécissement du rectum.

Lorsque le rétrécissement est considérable et qu'il arrive jusqu'à l'oblitération, à l'atrésie, l'intervention chirurgicale est

(1) Bernutz et Goupil, *Clinique médicale des maladies des femmes*, t. I, p. 303.

plus difficile, plus grave et trop souvent suivie de mort. Il faut faire appel à tout son jugement, dit Fleetwood Churchill (1), pour tracer en pareil cas une ligne de traitement. Il faudra tenir grand compte de l'âge et de la constitution de la malade, de l'étendue du rétrécissement, de l'existence d'une grossesse, de l'imminence d'un avortement. Voici l'opération telle que la décrit cet auteur, et qui pourrait servir d'exemple dans les cas semblables.

« La malade est placée sur le bord d'une table, et sur le dos, les cuisses écartées. Un aide écarte les grandes lèvres ; on reconnaît exactement la situation de l'urèthre, de la vessie et du rectum, et l'on pratique une incision soit latérale, soit perpendiculaire, suivant l'étendue et la profondeur nécessaires. Une fois la première incision faite, on écarte les parois du vagin avec une large spatule, de manière à voir les parties dans une certaine étendue et à pouvoir, au besoin, faire usage d'un petit spéculum de cristal. Chaque incision doit être peu profonde ; on ne peut prendre trop de précautions. Après chaque coup de bistouri, il faut, soit avec un doigt, soit avec le manche d'un scalpel, écarter les parties adhérentes, et à chaque pas il faut toucher le rectum. Ainsi peu à peu, moitié en incisant, moitié en déchirant, on arrive jusqu'au col de l'utérus. Là on devra s'assurer qu'il est perméable en introduisant un cathéter dans sa cavité ! »

On comprend tous les dangers d'une pareille opération, en même temps que toutes les variations que peut entraîner chaque cas particulier. Ces dangers sont tels que Scanzoni (2) ne propose rien moins que de la rejeter et de lui substituer la ponction de l'utérus à travers la paroi du rectum. N'est-ce pas dire que le chirurgien doit sérieusement réfléchir avant toute intervention et faire appel à tout son jugement ?

(1) Fleetwood Churchill et Leblond, *op. cit.*, p. 149.
(2) Scanzoni, *op. cit.*, p. 418.

CHAPITRE III

PROLAPSUS. — HERNIES.

Scanzoni. — *Traité pratique des maladies des organes sexuels de la femme*, Paris, 1858, p. 425 et suiv.

Définition. — Divisions. — Le *prolapsus du vagin* consiste dans l'abaissement et dans la chute au dehors de la membrane muqueuse : il est *partiel* ou *total*, suivant que tout ou partie de la muqueuse est déplacée.

Les *hernies* consistent dans les déplacements des organes adjacents à la suite desquels ceux-ci viennent faire saillie dans le vagin et y forment une tumeur plus ou moins considérable. La vessie, le rectum, l'intestin lui-même, peuvent ainsi faire hernie, et l'on distingue la **cystocèle**, la **rectocèle** et l'**entérocèle** vaginales.

Ces déplacements ne peuvent se faire qu'à la condition que le vagin les accompagne, en sorte qu'ils coïncident toujours avec le prolapsus partiel ou total de cet organe et qu'on les confond souvent sous la même dénomination ; certains auteurs nient même le prolapsus de la muqueuse vaginale à l'état de simplicité, et admettent toujours la coexistence d'une cystocèle ou d'une rectocèle, et plus souvent encore d'une chute de l'utérus. L'observation démontre que chacun de ces états morbides peut exister isolé, tout au moins pendant les premières périodes.

Étiologie. — La cause sans contredit la plus fréquente du prolapsus du vagin, de la cystocèle et de la rectocèle est l'abaissement, la chute et la précipitation de la matrice. Le vagin est alors entraîné mécaniquement par l'utérus auquel il servait de soutien, et il se renverse comme un doigt de gant, **inversion vaginale**. A mesure qu'il s'abaisse, il entraîne avec lui la vessie et le rectum auxquels il est intimement adhérent, et peu à peu on a une lésion excessivement compliquée, dans laquelle aucun des organes pelviens n'occupe sa place normale. Le déplacement du vagin et des organes adjacents n'est ici que secondaire : le déplacement de l'utérus est la lésion primitive et principale ; je reviendrai plus loin sur ces cas.

Mais, même en dehors de son état d'abaissement ou de chute, l'utérus peut, par les modifications dont il est le siège pendant la grossesse, modifier la tonicité du vagin et favoriser son prolapsus ; la grossesse amène en effet une dilatation et un allongement notables du canal vaginal, accompagnés toujours d'une certaine distension de ses parois. C'est pendant l'accouchement que cette distension atteint le degré le plus élevé, et le retrait pendant l'état puerpéral n'est pas toujours assez complet pour permettre aux parois de reprendre toute la tonicité qu'elles ont à l'état physiologique.

Lorsque les grossesses se répètent fréquemment, et surtout que les femmes ne gardent pas après l'accouchement un repos d'une durée convenable, ces parois restent souples, lâches, et il suffit de la pression des organes voisins, de la contraction des muscles abdominaux, de la pression d'un corset trop serré pour amener un commencement de prolapsus, qui peut aller en augmentant sous l'influence de causes nouvelles, telles que la constipation habituelle et les efforts de défécation, la réplétion trop grande de la vessie et les difficultés consécutives de la miction. Joignez à toutes ces causes la distension du périnée, les déchirures complètes ou incomplètes de ce plancher de soutien qui ne remplit plus ainsi son rôle, et on comprendra comment la grossesse et l'accouchement sont les causes incomparablement les plus fréquentes du prolapsus partiel ou total du vagin, simple ou compliqué de cystocèle ou de rectocèle, et comment la lésion en question ne s'observe guère que chez les femmes qui ont eu un ou plusieurs enfants, qu'elle est au contraire très rare chez les nullipares.

Indépendamment de la grossesse et de l'état puerpéral, l'utérus peut encore occasionner la procidence du vagin, lorsque des néoplasmes, comme par exemple des polypes fibreux ou des accumulations pathologiques de liquides, lui ont fait subir une augmentation considérable de volume qui, en disparaissant, laisse le vagin dans un état de relâchement et d'atonie.

La leucorrhée ou vaginite chronique peut également amener le même résultat ; le ramollissement de la muqueuse se communique à la tunique musculaire et au tissu cellulaire qui relie le vagin aux organes adjacents ; ce dernier perd sa tonicité, et la lésion est alors entièrement comparable au prolapsus du rectum, si fréquent chez les enfants à la suite de diarrhée chronique.

Je crois qu'il en est ainsi dans tous les cas de prolapsus avec ou sans hernie de la vessie et du rectum ; pour moi, ces organes sont entraînés par la paroi vaginale à laquelle ils adhèrent intimement, et la cystocèle et la rectocèle sont toujours consécutives au prolapsus ; Scanzoni pense cependant que la hernie de la vessie peut être primitive et résulter des contractions irrégulières des fibres du corps de cet organe, tandis que le col reste fermé ; cette succession des phénomènes ne s'est jamais produite dans les nombreux cas que j'ai déjà observés. Elle pourrait être plus vraie pour la rectocèle ; il arrive souvent que chez des femmes atteintes de cette infirmité, la tumeur ne se forme qu'au moment des secousses de toux, qui la font apparaître avec la même rapidité qu'une hernie commune.

Symptômes. — Il est nécessaire de distinguer le prolapsus *partiel* et le prolapsus *total*.

Le prolapsus *partiel* occupe tantôt la paroi antérieure seule et est généralement désigné sous le nom de *cystocèle*, tantôt la paroi postérieure et s'accompagne presque toujours de *rectocèle*.

a. Le *prolapsus antérieur* est caractérisé par la production d'une tumeur qui entr'ouvre les petites et les grandes lèvres, qu'elle dépasse rarement. Cette tumeur est rouge, plissée transversalement, tantôt excoriée et saignante, tantôt rude, sèche, presque entièrement cutisée, quand sa saillie au dehors est considérable et surtout permanente. Les malades se plaignent de gêne au passage, de douleurs ou de cuissons à ce niveau, de tiraillement dans les lombes, et se croient généralement atteintes d'une chute de matrice. L'examen local fait avec attention corrigera facilement cette erreur.

La tumeur qui entr'ouvre la vulve ne présente pas du tout les caractères du col de l'utérus; elle occupe la paroi antérieure; le doigt promené à sa surface distingue nettement qu'elle se continue avec la paroi antérieure du vagin dont elle est séparée en avant par une cavité plus ou moins profonde, tandis qu'en longeant la surface postérieure de la tumeur il rencontre le museau de tanche, quelquefois dans sa position normale, ordinairement un peu plus bas. Il est possible de la refouler à sa place, et de remettre le tout à l'état normal; la procidence se reproduit dès que la pression cesse.

Mais ce prolapsus du vagin seul, pour peu qu'il soit prononcé ou de date déjà ancienne, s'accompagne d'un déplacement concomitant de la vessie, de cystocèle. Les phénomènes locaux et réactionnels se modifient : la tumeur varie de volume, augmentant chaque fois que l'urine est retenue dans la vessie, disparaissant ou diminuant beaucoup après la miction ou le cathétérisme. Quand la vessie est pleine, la tumeur est molle, presque fluctuante; quand on introduit une sonde courbe en en dirigeant la concavité en arrière, le bec de l'instrument fait saillie dans le vagin et le doigt porté sur la surface de la tumeur le perçoit facilement. Il devient ainsi manifeste qu'une portion de la cavité de la vessie fait hernie dans le vagin et participe à la constitution de la procidence. En présence d'un prolapsus vaginal antérieur, l'examen avec le cathéter devra toujours être pratiqué; il fera vite constater s'il y a ou non cystocèle.

Comme suite de ce déplacement d'une portion de la vessie, on note du ténesme vésical, de la dysurie; la portion herniée de l'organe ne se vide qu'incomplètement; l'urine y séjourne, s'y altère, devient ammoniacale; de là des cystites, ou tout au moins des troubles de la sécrétion urinaire, qui mettront sur la voie du diagnostic, même avant tout examen.

Sauf dans les cas de précipitation de la matrice en dehors de la vulve et d'entraînement consécutif et considérable de tous les organes pelviens, la cystocèle n'acquiert pas un volume très considérable et ne dépasse guère l'ouverture de la vulve.

b. Le *prolapsus postérieur* occupe la demi-circonférence postérieure de l'entrée du vagin, où il fait une saillie plus ou moins considérable. La tumeur revêt l'aspect de la muqueuse vaginale; elle surplombe la commissure postérieure de la vulve, dont elle est séparée par une petite poche peu profonde pouvant loger à peine le bout du doigt. En glissant sur sa circonférence antérieure, l'index pénètre dans le vagin et arrive au museau de tanche qui généralement est aussi déplacé.

Le prolapsus postérieur, plus rarement que l'antérieur, existe à l'état isolé, à moins qu'il ne soit très léger, il ne consiste alors que dans la mobilisation de l'extrémité tout à fait inférieure du vagin, qui n'est plus soutenue par suite d'une déchirure du périnée. La hernie du rectum, ou *rectocèle*, l'accompagne presque inévitablement, et alors la tumeur peut acquérir un volume très considérable. Scanzoni parle d'un cas de rectocèle dans lequel la paroi postérieure du vagin formait entre les grandes lèvres une tumeur de la grosseur du poing, qui contenait l'extrémité de la paroi antérieure du rectum remplie de matières fécales arrondies et très dures.

J'ai observé deux cas où le volume était bien plus considérable, et notamment un dans le service de M. le professeur Courty, à Montpellier. La tumeur formée par la rectocèle était bien aussi grosse qu'une tête d'enfant de quatre ans, pendait entre les cuisses au-devant de l'anus et obstruait complètement l'entrée du vagin, en empêchant la précipitation de l'utérus qui reposait sur elle. La réduction et la contention même incomplète étaient impossibles. L'opération de Sims, tentée à deux reprises, échoua.

La rectocèle sera facilement reconnue par la présence dans la tumeur de matières fécales dures et arrondies et par le toucher rectal. Le doigt recourbé en forme de crochet dont la concavité est dirigée en avant, pénètre dans la tumeur, en parcourt toute l'étendue, et est facilement sentie à travers la paroi du prolapsus. Un lavement purgatif, en amenant l'expulsion des matières contenues dans la poche, achèvera de lever tous les doutes.

Outre les symptômes de gêne et de tiraillement occasionnés par la présence de la tumeur, la rectocèle s'accompagne d'irritation du rectum, de ténesme, de constipation, de leucorrhée anale et d'hémorrhoïdes, toutes complications dont on conçoit aisément la pathogénie.

c. Le *prolapsus total*, c'est-à-dire celui qui est constitué par le déplacement des parois antérieure et postérieure, n'est jamais indépendant du prolapsus de l'utérus qui en est la cause déterminante, soit que la matrice abaisse et pousse devant elle le vagin, soit que ce dernier organe ait subi une inversion complète par suite de l'abaissement exagéré et de la précipitation au dehors de la vulve de la matrice, qui entraîne avec elle tous les organes pelviens.

d. L'*entérocèle vaginale* est une affection excessivement rare et je n'en ai jamais observé d'exemple.

Lorsqu'une portion des anses de l'intestin pénètre dans le cul-de-sac recto vaginal, et que les parois du fond du vagin possèdent une souplesse anormale, celles-ci cèdent à la pression exercée sur elles et descendent dans le conduit vaginal. Il peut se faire une inversion complète, le fond du vagin est repoussé jusques entre les grandes lèvres où il forme alors une tumeur sphérique ou pyriforme, remplie d'anses intestinales. Aussi longtemps que la hernie ne paraît pas à l'extérieur, il est difficile de la distinguer d'un simple abaissement du vagin ; ce ne serait que lorsque la tumeur est très volumineuse que le toucher pourrait y faire reconnaître la présence de l'intestin ou de l'épiploon. Dès que la tumeur paraît à la vulve, la percussion ne permet plus aucun doute.

L'entérocèle vaginale ne paraît pas avoir été la cause de grandes incommodités ; toutefois cette hernie non réduite pourrait s'étrangler au moment de l'accouchement.

Cette hernie n'a jamais été observée entre l'utérus et la

vessie, dans le cul-de-sac antérieur ; la solidité des liens qui unissent ces deux organes l'explique suffisamment.

J'ai déjà dit que les divers prolapsus du vagin s'accompagnaient toujours d'un déplacement simultané de l'utérus ; il n'est pas rare non plus d'observer du côté de cet organe diverses altérations consécutives, telles que la métrite parenchymateuse, le catarrhe, les érosions, les ulcérations du museau de tanche, etc. Chacune de ces complications s'accompagne de symptômes locaux et généraux qui viennent s'ajouter à ceux du prolapsus vaginal, et qu'une observation attentive permettra de rapporter à leur véritable cause.

Diagnostic. — Facile dans tous les cas pour un observateur attentif, qui recourra aux divers procédés d'exploration que nous venons d'indiquer. Le cathétérisme d'un côté, le toucher rectal d'un autre, feront aisément reconnaître les cas de prolapsus compliqués de cystocèle et de rectocèle d'avec les cas de prolapsus simple. Quant à la chute de matrice, le toucher vaginal et au besoin l'examen au spéculum permettront de déterminer la situation de cet organe. Il sera plus difficile, dans les cas compliqués, de déterminer quelle a été la lésion initiale.

Marche. — Pronostic. — Ce n'a été que dans quelques rares circonstances que la maladie s'est produite rapidement et a eu un début brusque et aigu. On l'a observée après l'accouchement ; si la maladie est combattue aussitôt par des moyens appropriés et le repos prolongé, elle peut guérir rapidement et ne plus reparaître.

La forme chronique est la plus ordinaire : la lésion se produit lentement, progressivement ; elle passe inaperçue au début et le médecin n'est consulté que lorsque la maladie est déjà ancienne. Elle n'a alors aucune tendance vers la guérison ; au contraire le prolapsus augmente sans cesse et bientôt se complique d'une chute de l'utérus, si toutefois celle-ci ne s'est pas produite au début.

Le pronostic du prolapsus chronique n'est pas grave par lui-même, mais c'est une infirmité très désagréable et très

pénible, qu'on ne parvient que rarement à guérir, même à
l'aide d'interventions chirurgicales variées.

Traitement. — Je reviendrai plus loin avec détail sur les
moyens propres à combattre le prolapsus utérin, moyens qui
conviennent également au traitement du prolapsus et des
hernies vaginales ; je ne ferai qu'indiquer ici la ligne de
conduite qu'il convient de suivre dans les cas simples de
cystocèle ou de rectocèle.

Le prolapsus subit, que l'on observe quelquefois après
l'accouchement sera immédiatement réduit ; la vessie et le
rectum seront vidés ; la malade sera maintenue au repos prolongé, le bassin élevé, et l'on pratiquera des injections astringentes. — Dès que la période puerpérale sera passée, on
devra soutenir les parties à l'aide de pessaires, afin d'en empêcher le déplacement. La lésion, ainsi traitée dès le début,
pourra être guérie d'une façon radicale.

Le prolapsus chronique, au contraire, sera plus rebelle ;
les moyens employés seront les mêmes : les astringents locaux, les supports mécaniques.

a. L'emploi des *astringents* consistera en injections au
tannin, à l'alun, etc. S'il y a cystocèle, on videra la vessie de
temps en temps avec la sonde afin d'empêcher le séjour prolongé de l'urine dans le cul-de-sac hernié ; s'il y a rectocèle,
on donnera des lavements pour évacuer le contenu de la
hernie, qu'on fera suivre de lavements astringents et toniques, soit à l'eau froide, soit à l'extrait de ratanhia.

L'emploi prolongé de ces moyens a pu amener la guérison dans quelques cas légers et de date récente. J'ai essayé
dans les deux cas l'électrisation de la paroi prolabée ; l'extrême sensibilité de la vulve et du vagin, sous l'influence du
courant induit, m'a chaque fois obligé d'interrompre ces
tentatives.

b. Supports mécaniques. — Après avoir réduit la tumeur
par des pressions convenables et avoir vidé la vessie
et le rectum, on appliquera un appareil de support approprié,

destiné à maintenir la réduction. — C'est alors que les pessaires de formes variées, les éponges à demeure, les ceintures munies d'un coussin périnéal ou d'une tige surmontée d'une pelote concave ou convexe suivant les cas, les divers *hystérophores*, seront successivement essayés, tant pour maintenir la réduction que pour empêcher l'augmentation du prolapsus. L'emploi méthodique des divers appareils de support pourra dans beaucoup de cas favoriser la guérison ; toutefois ils échouent fréquemment, et la maladie n'en persiste pas moins. En effet, ce ne sont que des moyens palliatifs : et il conviendra peut-être, dans certains cas de prolapsus très accentué avec cystocèle ou rectocèle considérable, de tenter la cure radicale par les *procédés chirurgicaux*.

c. *Moyens chirurgicaux*. — L'incision d'une ou de plusieurs bandes longitudinales de la muqueuse vaginale avec suture des bords de l'incision (procédé de Jobert), l'application de serres-fines sur la muqueuse, qu'on laisse à demeure jusqu'à la mortification des tissus étreints (procédés de Vidal de Cassis), l'application de caustiques variés (acide nitrique, chlorure de zinc, fer rouge), l'**élytrorrhaphie**, ou suture du vagin par les procédés de Sims ou d'Emmet, l'**épisiorrhaphie** ou suture de la vulve, la **périnéorrhaphie**, peuvent être et ont été successivement tentées.

A propos des prolapsus utérins, pour lesquels ces diverses opérations sont surtout mises en usage, je dirai un mot de leur manuel opératoire et de leurs résultats.

L'entérocèle vaginale pourra être traitée avec plus de résultats, sinon pour sa cure radicale, du moins pour sa cure palliative : la hernie sera réduite et maintenue au fond du vagin à l'aide de pessaires ; quand elle est très volumineuse, une ceinture avec pelote périnéale suffira à la tenir enfermée dans le canal vaginal, où elle n'occasionne que peu ou point de conséquences. La réduction et et la contention exactes seront surtout faites avec soin, si la femme devient enceinte, afin de ne pas courir des chances d'étranglement, soit avant, soit pendant le travail.

CHAPITRE IV

CORPS ÉTRANGERS DU VAGIN.

POULET. — *Traité des corps étrangers en chirurgie*, Paris, 1879.
SERRE. — *Gazette hebdomadaire de Montpellier*, août 1879.

Les corps étrangers du vagin se rencontrent assez fréquemment ; ils sont presque toujours introduits directement dans la cavité de l'organe, tantôt par la femme elle-même sous l'influence d'une imagination déréglée ou de troubles intellectuels, tantôt par une main criminelle, comme chez cette jeune fille observée par Dupuytren, dans le vagin de laquelle, après l'avoir violée, des soldats avaient enfoui un petit pot de deux pouces de diamètre, tantôt par le médecin dans un but thérapeutique (pessaires).

La nature de ces corps étrangers est extrêmement variée ; les pessaires et les éponges oubliés depuis longtemps sont les plus fréquemment rencontrés ; on a également observé des cas, où il s'agissait de bobines de fils, d'étuis à aiguilles, de verres à boire, des aiguilles et épingles diverses, de fragments de seringue, etc. Serre a rapporté une observation très intéressante où le corps étranger était une tabatière que la malade s'était introduite six mois auparavant.

Ils sont situés le plus habituellement vers la partie profonde, au voisinage du col utérin, et dans une direction transversale, à cause de la plus facile distension de l'organe dans ce sens. Dans cette situation, ils sont assez aisément supportés ; quand ils sont volumineux, ou qu'ils prennent une situation verticale, des accidents sérieux d'inflammation et de gangrène ne tardent pas à survenir : de là des perforations et des fistules entre le vagin, d'une part, l'urèthre, la vessie ou le rectum, d'autre part.

Symptômes. — Diagnostic. — La tolérance de l'organisme pour les corps étrangers du vagin est quelquefois étonnante, et les observations de malades ayant! gardé un pessaire, une éponge, une bobine de fil pendant des mois et des années sans en ressentir presque aucun inconvénient, sont loin d'être très rares. J'observais dernièrement une femme qui portait depuis douze ans un pessaire qu'elle n'avait jamais ôté, et qui souffrait seulement depuis quelques mois d'un écoulement purulent et fétide, lequel cessa rapidement après l'extraction du corps étranger. Pearse (1) rapporte le fait d'une femme de 36 ans, qui depuis l'âge de 14 ans c'est-à-dire pendant 22 années, portait dans le vagin une bobine de fil ; il est vrai qu'il en était résulté une fistule uréthro-vaginale.

Mais le plus souvent les corps étrangers du vagin occasionnent des troubles divers, que les commémoratifs et surtout l'examen local permettront de rapporter à leur véritable cause. Les malades accusent de la gêne au passage, une sensation de poids et de douleur au niveau de l'hypogastre, des irradiations lancinantes du côté des reins et à la partie interne et supérieure des cuisses, du ténesme vésical et rectal ; bientôt un écoulement abondant et fétide se déclare, avec tous les caractères de la vaginite purulente. Cette vaginite s'accompagne fréquemment d'ulcérations et même de sphacèle des parois, d'où fistules consécutives. L'inflammation peut également se propager à l'utérus, au tissu cellulaire pelvien, au péritoine, et la mort peut survenir à la suite d'une péritonite aiguë.

Tous ces signes ne sont nullement caractéristiques, et le diagnostic ne peut être fait que par l'examen attentif des parties ; car souvent les renseignements manquent; soit que les femmes aient oublié l'introduction et la présence des corps étrangers, soit que la pudeur et la honte leur imposent silence.

Il semble que rien ne doit être plus facile que de reconnaître la présence des corps étrangers du vagin, et pourtant nombreuses sont les erreurs de diagnostic, auxquelles ils ont donné lieu. Souvent une éponge, oubliée dans le vagin,

(1) Pearse, *British Med. Jour.*, juin 1873.

6.

a été prise pour des végétations cancéreuses du col, et les praticiens les plus babiles s'y sont trompés.

Le toucher vaginal sera donc pratiqué avec la plus grande attention, aidé au besoin de l'examen au spéculum ; quand un corps étranger sera reconnu, le praticien tâchera d'en dé-terminer la nature (si toutefois les malades ne peuvent le renseigner sur ce point), le volume, les adhérences ou la mobilité, la situation exacte, ainsi que l'état des parties voi-sines, utérus, rectum, vessie, urèthre, tous renseignements de la plus grande utilité pour guider l'intervention théra-peutique.

Traitement. — Il comprend deux indications princi-pales : 1° extraire le corps étranger ; 2° remédier aux com-plications et aux désordres qu'a fait naître sa présence.

L'extraction des corps étrangers doit être tentée le plus promptement possible. On se servira pour cela d'un seul doigt recourbé en crochet, de plusieurs doigts ou même de la main tout entière. Si le corps est de forme allongée, on le saisira par une de ses extrémités ; toutefois la chose n'est pas toujours facile, surtout quand on a affaire à des corps volumineux séjournant depuis longtemps dans la cavité du vagin ; il sera quelquefois utile de recourir à des instruments spéciaux tels que pinces à pansements, pinces à grilles, tenettes, daviers, et même le forceps.

Ces instruments saisissent le corps suivant l'axe qui se présente le premier et l'attirent au dehors tout d'une pièce, ou bien, ce qui vaut mieux, l'entraînent par une de ses extrémités, en lui faisant subir un mouvement de conver-sion. Le chirurgien n'oubliera jamais de pratiquer les trac-tions avec une grande douceur, tout en leur donnant une impulsion soutenue ; il devra quelquefois imprimer à l'ins-trument des mouvements alternatifs de droite à gauche, de gauche à droite, de haut en bas, ou de bas en haut, tout comme pour l'extraction d'un calcul par la taille péri-néale.

Les corps trop volumineux ne peuvent être entraînés au dehors tout d'une pièce ; d'autres fois ils ont amené la perforation de la vessie et du rectum et se trouvent en partie engagés dans la cavité de ces organes. Il faudra alors recourir à la *fragmentation* à l'aide des pinces coupantes, des tenailles incisives, des ostéotomes. Mais cette fragmentation n'est pas sans danger ; et si elle est nécessaire, on y procédera avec la plus grande attention, afin de ne pas augmenter les désordres déjà existants.

Je n'en finirais pas si je voulais indiquer les interventions diverses auxquelles les praticiens ont dû recourir suivant les cas. Chez une femme qui portait depuis 25 ans un pessaire enfermé dans le vagin, et chez laquelle la vulve était presque oblitérée et une large fistule recto-vaginale était survenue, Bérard pratiqua l'extraction par le rectum et l'anus préalablement dilatés ; d'autres ont eu recours à l'extraction par l'urèthre, dont la dilatabilité est considérable, etc. Le tact et l'habileté du chirurgien serviront de guide pour chaque cas.

La seconde indication du traitement consiste à combattre les complications produites par la présence des corps étrangers. La vaginite et la vulvite, qui les accompagnent, seront combattues à l'aide du repos, des cataplasmes émollients, des injections vaginales émollientes, astringentes, détersives et surtout antiseptiques. S'il existe des désordres plus considérables, comme des ulcérations de l'utérus, et surtout des perforations de la vessie et du rectum, des fistules vésico- ou recto-vaginales, on devra songer à y remédier par les diverses méthodes de restauration, que nous décrirons plus loin.

CHAPITRE V

TUMEURS DU VAGIN.

§ I. — Tumeurs sanguines.

Les tumeurs sanguines, ou *thrombus* du vagin, coïncident presque toujours avec les tumeurs sanguines de la vulve ;

elles se développent dans les mêmes conditions que ces dernières et nécessitent les mêmes moyens de traitement (voir p. 53).

§ II. — Kystes.

HUGUIER. — *Mémoire sur les kystes de la matrice et les kystes folliculaires du vagin* (*Mémoires de la Société de chirurgie*, t. I, 1867).

EUSTACHE. — *Mémoire sur les kystes du vagin* (*Archives de Toxicologie*, 1878).

Étiologie. — Les productions kystiques du vagin sont assez rares ; Winkel en a rassemblé cinquante cas épars dans la science ; j'en ai observé cinq pour ma part. Pour moi, ce ne sont pas des produits d'origine glandulaire et dus à la rétention du produit de sécrétion, puisque le vagin ne possède pas de glandes, mais bien des produits de nature irritative résultant de l'impression offensante des corps extérieurs contre les parois du conduit.

La grossesse et les accouchements antérieurs ont été notés dans la presque totalité des cas. L'abus des rapprochements sexuels, le volume anormal de l'organe copulateur mâle, les chutes sur le périnée, les blessures des parois vaginales par un instrument piquant et notamment par les seringues à injection (Huguier), ont été également incriminés.

Les kystes du vagin accompagnent dans quelques circonstances les déplacements utérins et surtout la chute de matrice : l'élongation de la tunique fibreuse du vagin et l'élargissement des mailles du tissu conjonctif qui la relie aux organes voisins est en effet une prédisposition à la formation de ces kystes, qui rentrent dans la catégorie des hygromas.

Anatomie pathologique. — Huguier et A. Guérin (1) divisent les kystes du vagin en : 1° *superficiels* ; 2° *profonds* : chacun de ces deux ordres de kystes répondant à une variété

_____

(1) A Guérin, *Traité des maladies des organes génitaux externes de la femme*, Paris, 1864, p. 429.

particulière de glandes. Mais l'existence de ces glandes étant aujourd'hui controuvée, je ne saurais admettre les descrip-tions anatomo-pathogénétiques de ces auteurs. Toutefois la distinction des kystes en superficiels et profonds n'en est pas moins vraie.

a. Les *kystes superficiels* varient de la grosseur d'une lentille à celle d'une noisette ; leur surface est lisse, polie, luisante ; leur paroi est mince et transparente ; leur con-tenu est incolore, plus ou moins épais, filant et visqueux. La cavité n'est pas toujours parfaitement délimitée, et elle se trouve souvent parcourue par de petits trabécules fibril-laires qui la segmentent en une série d'alvéoles, dans les-quels est contenu le liquide muqueux qui les distend. Quand ces kystes se rompent, ce qui arrive sous le moindre frottement, ils ne se détachent pas en entier. Au niveau de leur point d'implantation, il reste comme une sorte de bourgeon gélatineux et rétiforme qui se continue directe-ment avec la couche épithéliale du vagin : d'autres fois l'ex-cision de ces petites tumeurs a montré un tissu mou, trem-blotant comme de la gélatine (Huguier). A ces caractères, on reconnaît aisément que ces petites tumeurs sont formées aux dépens de la tunique épithéliale, soit par prolifération hyperplasique de ses éléments, soit par soulèvement de ses couches les plus superficielles, et je n'hésite point à les ran-ger dans la catégorie des *myxomes.*

Les Allemands (Winkel, Nacke) ont décrit une maladie spé-ciale aux femmes enceintes, sorte de vaginite caractérisée par la production de nombreux petits kystes, ne dépassant pas le volume d'un pois, confluents, et à contenu liquide ou gazeux ; c'est la *calpohyperplasie cystique,* dont l'existence est liée à la grossesse et cesse avec elle.

b. Les *kystes profonds* sont situés au-dessous de la mu-queuse, dans les aréoles de la tunique fibreuse ou du tissu conjonctif sous-jacent, où ils prennent leur point de départ. Leur paroi est fibreuse, épaisse, tapissée à son intérieur d'un épithélium pavimenteux, ou plus souvent cylindrique aplati ;

leur contenu est liquide, séreux et transparent, quelquefois brunâtre et couleur chocolat. L'énucléation en masse de la tumeur kystique est souvent facile. Ce sont de véritables *ganglions* ou *hygromas*, entièrement comparables à ceux qui se forment dans les bourses séreuses normales ou accidentelles, et dont l'hygroma de la rotule est le type le mieux étudié.

Les kystes profonds du vagin sont le plus souvent uniques et occupent de préférence la paroi antérieure, à 4 ou 5 centimètres de la vulve, au-dessous de l'arcade des pubis ; chez une malade, j'en ai rencontré deux, l'un en avant, l'autre en arrière, qui s'envisageaient et oblitéraient presque la cavité vaginale : Kiwisch en a observé cinq chez la même femme.

Leur volume est également variable, depuis la grosseur d'une noisette jusqu'à celle d'une poire.

Ils peuvent entraîner à leur suite une inflammation plus ou moins intense de la muqueuse vaginale, de la leucorrhée utérine, et divers déplacements des organes pelviens. Ils sont également susceptibles de s'enflammer et de se transformer en véritables abcès, tout comme les kystes de la glande vulvo-vaginale, avec lesquels ils sont souvent confondus.

Symptômes. — Diagnostic. — La maladie passe souvent inaperçue au début, et ne s'accuse par quelques symptômes que lorsque la tumeur a acquis un certain volume. Les femmes ressentent alors de la gêne et de la pesanteur au périnée, accompagnées d'une certaine difficulté dans la miction et les rapprochements sexuels. La leucorrhée et la vaginite consécutives ne sont pas rares. A un plus haut degré de développement, la tumeur tend à descendre, à se rapprocher et même à sortir de la vulve, d'où des sensations analogues à celles qui se développent dans le cas de prolapsus utérin, et qui peuvent induire en erreur et les malades et le médecin. Ces phénomènes paraissent s'accentuer à chaque période menstruelle.

L'examen local est toujours nécessaire pour rapporter ces signes un peu vagues à leur véritable cause. Le toucher fait constater l'existence d'une grosseur, son siège, sa mobilité.

L'examen fait avec le spéculum univalve de Sims, ou mieux avec le spéculum univalve avec écarteurs latéraux de Denonvilliers, achèvera de renseigner sur l'aspect, le volume, le lieu d'implantation de la tumeur. Celle-ci est ordinairement régulière, indolente, molle et fluctuante ; elle fait une saillie hémisphérique sur laquelle glisse la muqueuse vaginale ; le plus souvent sessile, elle se pédiculise parfois et simule un polype.

Quand elle siège sur la paroi postérieure, le toucher rectal combiné avec le toucher vaginal en fera saisir tous les détails. Les kystes du vagin ne sont nullement modifiés à la suite de la miction ou de la défécation.

La marche est éminemment lente, chronique ; elle peut pourtant être traversée par des accidents inflammatoires sous l'influence de traumatismes divers, et notamment de l'accouchement qui, dans certains cas, a amené la guérison de la maladie en provoquant la rupture du kyste.

Il semble que rien n'est plus facile que le diagnostic de ces tumeurs, et pourtant des erreurs ont été commises. La chute de matrice sera aisément distinguée par ses caractères objectifs ; de même pour les polypes et les corps fibreux qui, ayant pris naissance soit dans le col, soit dans le corps de la matrice, viennent proéminer plus tard dans le conduit vaginal. Le toucher, le spéculum, le cathétérisme utérin successivement employés, redresseront toutes les erreurs. On ne saurait confondre davantage ces tumeurs avec le prolapsus vaginal, accompagné de cystocèle ou de rectocèle. Le toucher rectal d'un côté, le cathétérisme de la vessie de l'autre, doivent lever tous les doutes. En somme si des erreurs sont possibles, elles ne sauraient être que la conséquence d'un examen insuffisant.

Traitement. — Le pronostic des kystes du vagin étant essentiellement bénin, on ne songera à intervenir chirurgicalement que sur la demande des malades, alors que le volume de la tumeur et les accidents qu'elle entraîne auraient des inconvénients plus ou moins sérieux. J'ai rapporté un cas où l'ablation d'un kyste du vagin avait amené la guérison de la stérilité, qui était due à une déviation consécutive de l'utérus.

Le traitement sera purement chirurgical. La ponction simple du kyste a toujours été suivie de récidive, de même que la ponction suivie d'injection iodée. L'incision longitudinale expose à des récidives, ou bien à la formation de trajets fistuleux; l'incision, avec excision des bords peut donner lieu à des hémorrhagies; je préfère l'incision cruciale, suivie de la cautérisation du fond du kyste et des bords de la plaie avec le crayon de nitrate d'argent. Il va sans dire que cette petite opération sera pratiquée, le spéculum univalve étant en place, une sonde étant passée dans l'urèlhre s'il s'agit d'un kyste de la paroi antérieure, ou un doigt dans le rectum si la tumeur siège sur la cloison rectovaginale. Des injections détersives et de nouvelles cautérisations, s'il y a lieu, seront continuées pendant toute la durée du traitement.

Si le kyste est pédiculisé et flottant dans le vagin, on en pratiquera l'extirpation totale par une incision ovalaire à l'extrémité adhérente du pédicule, et on réunira les bords de cette incision par des points de suture métallique.

§ III. — Corps fibreux. — Polypes du vagin.

Toutes les tumeurs néoplasiques, qui s'observent si fréquemment dans l'utérus et sur lesquelles je dois m'étendre plus loin, sont également susceptibles de se développer dans le vagin, mais à un degré de fréquence bien moins considérable. On peut relever dans les auteurs un petit nombre d'observations dans lesquelles le vagin a été réellement le point de départ et d'implantation de *fibromes*, de *fibromyomes* et de *sarcomes*, dont l'évolution ne diffère guère de celle des lésions semblables de matrice.

Scanzoni (1) distingue deux genres de tumeurs fibreuses, suivant qu'elles sont arrondies et sessiles, *corps fibreux* proprement dits, ou bien pédiculées, *polypes fibreux*.

(1) Scanzoni, *op. cit.*, p. 461.

a. Les *corps fibreux* se développent soit dans le tissu cellulaire sous-muqueux, soit dans la tunique musculaire, soit enfin dans la couche cellulaire qui entoure cette dernière. Ils acquièrent rarement un volume considérable et restent stationnaires pendant un temps quelquefois très long (1). Kiwsch rapporte l'histoire d'un cas, dans lequel la tumeur pesait plus de 10 livres et naissait de la paroi postérieure du vagin par un pédicule de deux doigts de largeur.

Les corps fibreux du vagin sont généralement indolores, et n'occasionnent que de légers troubles dans les fonctions de l'organe. Leur augmentation de volume entraîne après elle des désordres variés, qui peuvent réclamer une intervention chirurgicale. Il faudra avoir le soin préalable de bien déterminer le point de départ de la tumeur, ce qui n'est pas toujours facile en présence d'un fibrome volumineux, d'en bien délimiter les contours, et, si l'extirpation est possible, la pratiquer.

b. Les *tumeurs fibreuses* ou *cellulo-fibreuses* du vagin ont beaucoup de tendance à se pédiculiser dès qu'elles acquièrent un certain volume; ce sont alors des **polypes**. Les observations n'en sont pas très rares; les auteurs anglais et allemands en rapportent plusieurs cas. Les symptômes qu'ils occasionnent sont les mêmes que ceux des polypes utérins, avec lesquels on les confond assez facilement. Le diagnostic consiste surtout à les distinguer des diverses tumeurs utérines, prolapsus, polypes et fibromes utérins, etc., qui viennent comme eux faire saillie dans le vagin, et s'échapper quelquefois hors de la vulve. Un examen attentif permettra le plus souvent d'assurer l'origine vaginale de la tumeur, en faisant constater la configuration normale du museau de tanche, qui n'est pas dilaté, ou du moins ne laisse passer par son orifice aucun corps étranger.

Comme ces polypes du vagin sont gênants pour la malade, et qu'ils occasionnent des hémorragies plus ou moins

_____

(1) West, *Leçons sur les maladies des femmes*, trad. Mauriac, Paris, 1870, p. 776.

répétées et plus ou moins graves, on devra intervenir dans presque tous les cas, et en pratiquer l'extirpation. Celle-ci sera faite à l'aide du bistouri, ce qui expose à des hémorrhagies, ou bien par la ligature. L'écraseur linéaire de Chassaignac, l'anse galvano-caustique ont été employés un certain nombre de fois avec succès.

J'ai vu employer dans un cas la ligature élastique; la tumeur du volume du poing se détacha au bout de quatre jours sans douleurs et sans trace de sang; ce procédé me paraîtrait donc préférable et l'on devrait y avoir recours.

c. Polypes muqueux. — Scanzoni dit que la structure des polypes du vagin peut être muqueuse, et on a affaire alors à des **polypes muqueux**, entièrement semblables aux polypes muqueux de l'utérus. D'après lui, ces tumeurs sont même plus fréquentes que les polypes fibreux. Quand elles ont acquis la grosseur d'une noisette ou d'un œuf, elles occasionnent une leucorrhée abondante et des hémorrhagies; le toucher et le coït sont très douloureux. Quand elles s'insèrent sur la paroi antérieure et surtout quand elles ont franchi l'entrée du vagin, elles donnent lieu à des sensations très pénibles de dysurie et de ténesme vésical. Leur extirpation devient alors nécessaire; la ligature du pédicule, et surtout la ligature élastique, me paraissent également préférables, à cause de la vascularité quelquefois très grande de ce genre de tumeurs.

d. Tumeurs néoplasiques. — Le docteur Breisky (1), de Prague, a rassemblé toute une série de faits plus rares que les précédents, et dans lesquels on peut voir que le vagin, à l'instar de l'utérus et de tous les autres organes à composition complexe, peut être envahi par les tumeurs néoplasiques les plus variées. Ces faits n'ayant qu'une importance clinique accessoire, nous n'y insisterons pas.

Klebs et Kaschewarona Rudnewa ont observé **un myome striocellulaire** et un **rhabdomyome myxomatoïde**.

(1) Breisky, *Die krankheiten der Vagina*, Stuttgart, 1879, p. 144.

Klob et Muller Klein ont noté l'existence de **papillomes**.

Kivisch parle d'une **hyperplasie partielle**, à forme poly-peuse.

Pelletan a vu une **lipome** de la cloison recto-vaginale.

Le **sarcome** du vagin, soit à l'état diffus, soit à l'état cir-conscrit, a été observé un plus grand nombre de fois, et confondu aisément avec le cancer, dont il ne se distinguera du reste que par l'examen histologique. Ces deux espèces de tumeurs ont rarement leur point primitif dans le vagin ; elles résultent de l'extension de la maladie venue du col de l'utérus.

Enfin Klob et Weigert ont constaté la présence de **tuber-cules** du vagin, coïncidant dans tous les cas avec la tuber-culose d'autres organes.

§ IV. — Cancer du vagin.

Étiologie. — Le cancer du vagin est *primitif* ou *consécutif*.

Le cancer primitif est rare, nié même par certains auteurs. West (1) affirme cependant que cette rareté a été exagérée : Kustner a réuni 22 cas de cancer primitif. Sur 10 malades atteintes de cancer du vagin que j'ai observées dans ces trois dernières années, chez une seule la lésion avait son point de départ dans le vagin et y était restée circonscrite, en ayant déterminé une fistule vésico-vaginale. Le cancer primitif paraît ne se développer qu'à un âge plus ou moins avancé.

Quant au cancer secondaire, il reconnaît la même étiolo-gie que le cancer de l'utérus, auquel il succède par envahis-sement progressif de la maladie.

Anatomie pathologique. — Les diverses formes de cancer ont été rencontrées dans le vagin : la forme squir-rheuse paraît être rare ; c'était celle que j'ai notée dans le cas précédemment cité. Le plus souvent c'est l'épithélioma que l'on observe ; la maladie paraît envahir de préférence la

(1) West, *op. cit.*, p. 177.

paroi antérieure, tandis qu'au contraire ce serait la paroi postérieure qui serait plus fréquemment atteinte dans le cancer primitif (West).

La lésion est rarement limitée et circonscrite, le plus souvent diffuse ; elle infiltre les parois vaginales dans une étendue plus ou moins considérable, tantôt poussant des végétations fongeuses du côté du vagin, tantôt creusant en profondeur et déterminant des perforations et des fistules qui donnent accès dans la vessie ou le rectum.

Chez une femme que j'observe en ce moment, l'épithélioma fongueux a débuté par la lèvre antérieure du col qui a pu être excisé à l'aide du thermo-cautère, mais qui a récidivé presque immédiatement après ; dans moins d'une année, la paroi antérieure du vagin, puis la paroi postérieure ont été envahies ; il en est résulté un cancer annulaire qui occupe toute la circonférence du vagin et se continue sans ligne de démarcation précise avec le col entièrement dégénéré. Toutes ces surfaces poussent des bourgeons cancéreux qui se pédiculisent et tombent successivement, en donnant lieu à des hémorrhagies graves.

Symptômes. — Les symptômes du cancer du vagin sont les mêmes que ceux du cancer de l'utérus, auquel il succède le plus souvent : mêmes douleurs, même écoulement sanieux, putride et d'une odeur infecte *sui generis*, mêmes hémorrhagies. Pour West, la douleur serait plus fréquente et plus précoce, plus continue et moins paroxystique ; la rachialgie, augmentée par la défécation et la miction, plus commune ; les hémorrhagies plus rares. La marche est également rapide dans les deux cas, et la cachexie ne tarde pas à se développer.

Le diagnostic est aisé, si l'on examine avec le doigt. Les parois rugueuses, dures, rétrécies du vagin donnent une sensation bien différente de celle de l'organe sain ou affecté d'une autre maladie.

Traitement. — Le traitement sera purement palliatif dans l'immense majorité des cas. Des injections astringentes et antiseptiques, avec l'alun, le permanganate de potasse ou l'eau fortement phéniquée, seront administrées avec persévérance pour combattre l'abondance et la fétidité de l'écoulement, et arrêter les hémorrhagies. Dans ce dernier but, on peut recourir à des injections hémostatiques avec l'eau de Léchelle ou l'eau de Pagliari, administrer à l'intérieur de l'ergotine ou pratiquer des injections hypodermiques avec cette dernière substance (ergotine 1 gr., eau distillée 5 gr.).

Quant à la destruction sur place de la lésion avec le chlorate de potasse, les divers caustiques, le nitrate acide de mercure (West), le thermo-cautère, on ne pourra que peu compter sur leur action, qui peut devenir facilement grave et mortelle à cause du voisinage de l'urèthre, de la vessie, du rectum et du péritoine. L'ablation de la tumeur ne sera tentée que quand elle est bien circonscrite, facile à pédiculiser, ce qui est le cas le plus rare. En somme, plus encore que dans le traitement du cancer du col de l'utérus, le traitement devra être à peu près exclusivement palliatif, et le médecin devra se contenter de combattre les symptômes sans songer à une intervention chirurgicale.

Le cancer du vagin a été traité dans ces deux dernières années par l'administration à l'intérieur de la térébenthine de Chio : j'indiquerai les résultats de cette nouvelle thérapeutique en parlant du cancer utérin.

CHAPITRE VI

FISTULES DU VAGIN.

On comprend sous le nom de *fistule du vagin* toute solution de continuité, toute ouverture anormale qui fait communiquer le vagin avec l'un des organes creux qui l'environnent, de sorte que le contenu de ceux-ci peut passer dans le conduit vaginal et s'échapper au dehors par la vulve. Cette communication peut être étroite et plus ou moins allongée, réaliser en un mot ce que l'on appelle généralement en chirurgie une *fistule* et un *trajet fistuleux*; ou bien être large, béante, consister dans la destruction plus ou moins complète de la cloison de séparation, en sorte que la cavité du vagin communique directement avec la cavité des autres organes, ou même est entièrement confondue avec elle. Vu la minceur des parois qui séparent les divers organes pelviens, ce dernier cas est le plus fréquent.

On distingue les fistules du vagin en deux grandes catégories :

1° Les fistules **urinaires**, qui sont toutes celles qui font communiquer les voies génitales avec l'un quelconque des points des voies urinaires, et dans lesquelles l'urine s'épanche dans le vagin et coule au dehors par la vulve;

2° Les fistules **fécales** ou **recto-vaginales**, où la solution de continuité siège sur la cloison de séparation du vagin d'avec le rectum.

De ces deux ordres de fistules, les premières sont les plus fréquentes et les mieux étudiées, je donnerai à leur étude les développements nécessaires ; les secondes sont moins fréquentes et je ne ferai que résumer quelques points de leur histoire ; du reste les considérations thérapeutiques, sur lesquelles je vais m'étendre avec quelques détails, conviennent également aux unes et aux autres.

Je n'indique que pour mémoire les ouvertures anormales, ou fistules, qui peuvent exister entre le vagin, d'une part, l'intestin grêle, le péritoine ou le périnée, d'autre part, et dont on pourra lire quelques rares exemples dans les publications périodiques sous les noms de fistules *entéro-vaginales*, *péritonéo-vaginales*, *périnéo-vaginales*, etc.

§ I. — Fistules urinaires. — Fistules vésico-vaginales.

M. Sims. — *American Journal of the médical sciences*, janvier 1852, et *Silver sutures in surgery*, New-York, 1857.

Courty. — *Traité pratique des maladies de l'utérus*, 3ᵉ édition.

Emmet. — *The principles and practice of gynecology*, London, 1879, p. 614-710.

Leblond. — *Traité élémentaire de Chirurgie gynécologique*, Paris, 1878, p. 380.

Siège. — Divisions. — Tous les points de la face antérieure du canal génital depuis l'utérus jusqu'à la vulve peuvent être le siège de solutions de continuité qui le font communiquer avec les voies urinaires, uretère, vessie, urèthre, d'où une grande diversité de siège et la nécessité de divisions multiples.

1° La plus fréquente de ces fistules est sans contredit la fistule **vésico-vaginale**, c'est-à-dire celle dans laquelle la cavité de la vessie communique plus ou moins largement avec le vagin. La situation de la cloison vésico-vaginale, son facile entraînement sous les pubis par la tête qui descend dans l'excavation, enfin l'étendue même des rapports du bas-fond de la vessie avec le vagin, suffisent à expliquer cette fréquence. C'est à cette variété que se rapportent presque tous les travaux importants publiés dans ces trente dernières années, et c'est elle seule que j'envisagerai dans tout ce qui va suivre :

2° La F. **uréthro-vaginale**, que son nom définit suffisamment ;

3° La F. **urétéro-vaginale**, très rare, dans laquelle l'un des uretères s'ouvre anormalement, au niveau des culs-de-sac latéraux du vagin ;

4° La F. **vésico-utérine** : il y a communication directe entre la vessie et l'utérus au-dessus du point d'insertion du vagin. Dans ce cas, la paroi vaginale est intacte et l'urine s'échappe par l'orifice du col utérin ;

5° La F. **urétéro-utérine**, qu'on pourrait distinguer de la précédente en faisant une injection colorée dans la vessie ; l'urine qui sort par le col étant modifiée dans sa couleur dans la fistule vésico-utérine, restant incolore s'il s'agit d'une fistule urétéro-utérine.

6° La F. **vésico-utéro-vaginale**, dans laquelle la lésion a porté à la fois sur la vessie, le vagin et l'utérus. Jobert décrit deux variétés de ces fistules : dans la première, qu'il appelle *vésico-utéro-vaginale superficielle*, le canal artificiel existe aux dépens de la paroi du col de l'utérus et l'urine s'échappe dans le vagin ; dans la seconde, ou *F. vésico-utéro-vaginale profonde*, la lèvre antérieure du museau de tanche est complètement détruite, et l'urine baigne la cavité de l'utérus avant d'arriver dans le vagin (1).

Étiologie. — La cause de beaucoup la plus fréquente et la plus puissante pour la production des fistules uro-génitales chez la femme est le travail de l'accouchement. La compression violente et prolongée des parties molles de la mère, entre la tête fœtale d'un côté et la ceinture osseuse du bassin de l'autre, entraîne alors la contusion, la déchirure ou la mortification de ces parties, d'où fistules consécutives. Les diverses opérations obstétricales, pratiquées pour terminer un accouchement qui traîne en longueur ou qui ne peut se terminer spontanément, peuvent également être incriminées dans un certain nombre de cas.

Il serait certainement intéressant de déterminer quelles sont les circonstances qui ont amené la production des fistules après l'accouchement; à ce titre, les recherches statistiques de Th. Ad. Emmet ont un grand intérêt.

Le célèbre gynécologiste américain a opéré 171 cas de fistules vésico-vaginales consécutives à l'accouchement. Sur ces 171 cas, 35 étaient survenus à la suite du premier accouchement, 24 lors du second, etc. La durée moyenne du travail avait été de cinquante-huit heures. Dans une série de tableaux très instructifs, il s'attache à combattre le préjugé populaire qui accuse le forceps de produire le plus grand nombre des fistules, et montre qu'il y a tout intérêt à terminer l'accouchement le plus promptement possible; les fistules sont moins grandes; leur traitement est plus facile et surtout plus court; la mortalité des enfants est moindre. Emmet attribue encore une grande importance à l'état de la vessie pendant le travail ou au moment des opérations, et établit par des chiffres que, lorsque cet organe est régulièrement vidé, le danger d'une fistule est bien moins considérable.

On comprend par là combien il est nécessaire de surveil-

---

(1) Jobert, *Traité des fistules vésico-utérines, vésico-utéro-vaginales*, etc.,Paris, 1852.

ler une femme en couches, et combien plus seront exposées à cette lésion les femmes des campagnes qui sont confiées à des accoucheuses ignorantes et prétentieuses, lesquelles ne réclament l'intervention d'un homme de l'art que lorsque la lésion est déjà produite ou tout à fait inévitable.

Mais le travail de l'accouchement et les opérations qu'il nécessite ne sont pas les seules causes qui peuvent entraîner une fistule vésico-vaginale. Emmet a opéré 202 malades ; voici le relevé de ces cas au point de vue étiologique.

Accouchement....................................	171
Ulcère syphilitique de la vessie...................	1
Perforation de la vessie par un pessaire............	1
Blessure par arme à feu...........................	1
Abcès de la cloison vésico-vaginale................	1
Perforation de la cloison par une seringue de verre..	1
Blessure accidentelle par instrument tranchant.......	3
Taille vaginale, pour l'extraction de calculs vésicaux..	7
Conséquences de cystite...........................	16
	202

Dans ce relevé, les causes, autres que l'accouchement, sont dans une proportion de 15 p. 100. Cette proportion serait certainement augmentée si l'auteur y avait compris les cas assez nombreux survenus à la suite des ulcérations cancéreuses, que le point de départ de la lésion ait été l'utérus, le rectum ou le vagin lui-même.

Des faits très variés ont été successivement rencontrés par les praticiens. Une jeune Arlésienne, que M. Courty a opérée plusieurs fois, avait une fistule très large qui s'était produite à la suite de l'introduction d'un étui à aiguille dans la vessie et de son élimination spontanée par le vagin.

J'ai opéré dernièrement une malade dont l'histoire était aussi curieuse. Trois mois après son premier accouchement, elle avait eu un phlegmon péri-utérin qui s'était ouvert du côté de la fosse iliaque ; plus tard on dut pratiquer le drainage de l'abcès à travers le cul-de-sac postérieur ; le trajet fistuleux fut cautérisé avec le thermo-cautère ; un mois après cette intervention, l'urine s'échappait des deux côtés par l'abdomen et le vagin ; quand la fistule abdominale fut guérie, celle du vagin persista ; elle consistait en un trajet étroit et long de plusieurs centimètres qui s'ouvrait sur la paroi latérale de la vessie à moitié de sa hauteur. La fistule résultait ici de la cautérisation, qui avait intéressé la paroi vésicale et produit une escharre.

Ainsi, accouchement, opérations obstétricales, ulcérations cancéreuses et syphilitiques, corps étrangers du vagin ou de la vessie, blessures accidentelles ou chirurgicales, abcès vaginaux ou pelviens, telles sont les causes que l'on rencontrera avec un plus ou moins grand degré de fréquence.

Diagnostic. — Le principal symptôme est l'écoulement de l'urine par le vagin. Quand la fistule est large, étendue, les malades sont sans cesse mouillées, et l'écoulement est continu comme la sécrétion elle-même. Toutefois il est certaines exceptions à cette règle. Ainsi l'on voit des femmes perdre l'urine quand elles sont debout et la retenir quand elles sont assises ou couchées ; pour d'autres, c'est l'inverse. Tantôt toute l'urine passe par le vagin, et tantôt une partie est encore gardée par la vessie et peut être rejetée volontairement par la miction. Dans les fistules uréthrales, les malades ne sont mouillées qu'à ce dernier moment. Il est évident que ces différences tiennent au siège de la fistule, à son étroitesse ou à son étendue, à l'ampleur de la vessie, etc.

L'urine, coulant sans cesse au dehors, entraîne des conséquences plus ou moins graves ; une des premières et la plus désagréable sans contredit est l'odeur ammoniacale que les femmes répandent autour d'elles et qui les force à s'isoler, pour ne pas être un objet de répulsion ou de dégoût pour tous ceux qu'elles approchent.

Les parties mises en contact avec l'urine s'irritent, s'enflamment ; la vulve, les grandes et les petites lèvres, le vagin, l'utérus, deviennent rouges, érythémateux, boursouflés, très sensibles. La peau du périnée et de la partie interne et supérieure des cuisses est assez fréquemment le siège de rougeur et d'excoriations très pénibles.

Les sécrétions muqueuses sont augmentées, et il n'est pas

rare d'observer des abcès de la vulve et de la glande de Bartholin, en même temps que des ulcérations de la vulve et
du vagin qui aboutissent à la formation de cicatrices ou bien
au resserrement, à l'atrésie de ces parties.

Bientôt aussi des phénomènes généraux se déclarent, tenant à l'irritabilité des malades, à leurs souffrances physiques et à leur état moral, etc., et il n'est pas rare de les
voir tomber dans un dépérissement progressif, la consomp-
tion et le marasme.

Mais tous ces symptômes, pourtant si caractéristiques, demandent à être complétés par l'examen des parties. Il n'est
pas difficile, dit M. Courty, de porter un diagnostic absolu,
il l'est davantage d'apprécier d'une façon exacte l'état présent, la dimension, la situation, les complications de la fistule, toutes choses indispensables pour entreprendre le traitement.

Le toucher vaginal combiné avec le cathétérisme suffit
quelquefois pour déterminer l'existence, le siège et la dimension d'une fistule vésico-vaginale ; mais l'examen au spéculum sera toujours nécessaire : on se sert pour cela du **spéculum de Sims.**

L'instrument introduit dans le vagin est appliqué contre la
paroi postérieure : on voit alors la paroi antérieure vésico-
vaginale sur toute son étendue, et il sera presque toujours
aisé de diagnostiquer les diverses solutions de continuité
qu'elle présente, leur siège, leur direction, leur dimension.
On complètera le diagnostic en introduisant une sonde par
l'urèthre et en la faisant ressortir par l'orifice anormal. Ainsi,
aucune difficulté si la fistule est large et si la cloison vésico-
vaginale n'a contracté aucune adhérence vicieuse qui en ait
changé les rapports.

La fistule est-elle très petite, et son orifice vaginal est-il
caché par quelque bride cicatricielle ou par un repli de la
muqueuse, on fera une injection colorée (on se sert généralement de lait) dans la vessie ; si elle ressort par le vagin, il y
a fistule ; en examinant avec attention les différents points de
la cavité vaginale, on pourra voir sourdre le lait par un point
qui sera le siège de la fistule ; ce point bien déterminé, on

complètera le diagnostic à l'aide de sondes, de stylets, etc.

Quelquefois à la suite d'adhérences vicieuses, la paroi vésico-vaginale et la fistule avec elle se trouvent remontées derrière les pubis, et se cachent aux yeux de l'explorateur. Dans ce cas, il sera utile de changer la position de la femme, de la faire coucher sur le dos, sur le côté, ou bien en avant sur les coudes et les genoux : l'exploration deviendra ainsi plus facile et plus complète.

Les fistules uréthro-vaginales sont généralement simples, peu larges ; elles se présentent sous l'aspect d'un petit trou arrondi, à bords saillants, analogues aux ouvertures fistuleuses qui siègent à la peau, elles sont généralement situées un peu à gauche de la ligne médiane, par suite de la plus grande fréquence des ponctions O. I. G.

Les fistules vésico-vaginales sont situées plus profondément, généralement à 1 ou 2 centimètres de l'insertion du vagin sur le col. Elles présentent des dimensions et des formes très variables : d'ordinaire la solution de continuité est transversale ou un peu oblique d'avant en arrière et de droite à gauche : les bords, tantôt réguliers, tantôt sinueux et comme déchiquetés, sont légèrement boursouflés et forment un bourrelet assez facile à distinguer par sa dureté et sa coloration bleuâtre, qui tranche sur le fond rouge des autres parties.

La fistule est habituellement en infundibulum, à base vaginale, à sommet vésical.

Si elle est suffisamment étendue, la muqueuse vésicale rouge et hypertrophiée la recouvre en manière d'opercule, et peut même faire hernie dans le vagin ; le doigt passé à travers la fistule ou une sonde introduite dans l'urèthre parvient aisément à la relever.

Assez souvent un des angles de la fistule se prolonge en arrière et vient jusqu'au col de l'utérus, qui borne la solution de continuité quand il n'a pas été lui-même intéressé.

Ce type général des fistules vésico-vaginales est susceptible de varier à l'infini, et chaque cas présente en quelque sorte sa physionomie particulière.

Complications. — Toutefois il importe de mentionner les complications les plus fréquentes que l'on observe dans la pratique, et sans la connaissance et l'exacte détermination desquelles on risque de voir échouer toutes les tentatives de traitement. Car, on doit tâcher avant tout de les faire disparaître ou de les simplifier.

La vulvite et la vaginite, un rétrécissement plus ou moins prononcé de la vulve, de l'urèthre et du vagin, l'érythème ou les ulcérations du périnée et de la partie supérieure des cuisses se rencontrent presque toujours, surtout quand les soins de propreté ne sont pas suffisants et continus.

L'étendue de la fistule peut être telle que la paroi supérieure de la vessie fasse hernie dans le vagin, et que sa cavité se trouve presque entièrement annihilée.

Les lésions utérines sont également très fréquentes, même en dehors des cas où la fistule est vésico-utérine.

Les adhérences et brides cicatricielles, qui bordent les bords de la vessie, les tiraillant dans un sens ou dans un autre, les rattachant au col utérin plus ou moins dévié, à l'arcade pubienne, aux parties latérales du bassin, constituent, d'après M. Courty, la plus fâcheuse et la plus défavorable des complications, et rendent souvent tonte opération impossible ; j'en dirai autant de l'occlusion presque complète du vagin.

L'état local des parties est donc susceptible de varier à l'infini ; la destruction des tissus peut être plus ou moins étendue, plus ou moins irrégulière, et quelquefois être telle qu'on ne peut songer à aucune opération autoplastique ; c'est dans ces conditions qu'on a conseillé l'oblitération du vagin ou de la vulve. En effet, si Marion Sims a pu dire que « l'affection est toujours curable quand la suture est praticable », il faut convenir que la suture n'est point praticable dans certains cas compliqués et que par conséquent la guérison ne saurait alors être obtenue.

Pronostic. — Les fistules vésico-vaginales n'ont aucune tendance à guérir spontanément ; elles ne compromettent pas directement la vie, mais elles entraînent à leur suite des inconvénients tels qu'elles deviennent une source d'ennuis, de désagréments et de dangers.

« Elles constituent une infirmité douloureuse et dégoûtante. L'écoulement continu de l'urine, difficilement pallié par les urinaux ou réservoirs de diverse sorte, les éponges, les linges dont se garnissent les malades, les bandes épaisses dont elles entourent leurs cuisses, etc., est une incommodité qui non seulement les prive de travailler pour subvenir à leurs besoins ou de s'acquitter des soins du ménage, de participer aux occupations ou aux distractions qui sont les conditions de toute vie sociale, mais qui en font encore, par la mauvaise odeur qu'elles répandent, un objet de dégoût pour tous ceux qui les entourent, pour leurs familles, pour leurs maris, qui rompent enfin toutes leurs relations avec le monde et jettent dans le désespoir les jeunes femmes devant lesquelles semblaient s'ouvrir tous les enchantements de la vie : j'en ai vu que ce désespoir portait au suicide. » (Courty.)

Il y a trente ans à peine, les fistules vésico-vaginales pouvaient être considérées comme incurables ; les nombreux essais tentés en France et en Allemagne n'étaient guère suivis que d'insuccès. Depuis 1852, le pronostic est singulièrement modifié, et s'il est encore des fistules que leur étendue et leurs complications rendent nécessairement incurables, le plus grand nombre peuvent être opérées et suivies de guérison. Voici quelques chiffres empruntés à divers auteurs.

Sur 261 malades, observées par Sims, 216 ont été complètement guéries par la suture métallique ; 36 améliorées ; 9 seulement étaient incurables.

Emmet a opéré 202 malades : 172 ont été guéries ; 17 ont éprouvé une notable amélioration ; 9 n'ont retiré aucun bénéfice de l'intervention chirurgicale ; 4 sont mortes.

M. A. Puech (1) a rassemblé 228 observations, empruntées à Wilms, Baker-Brown, Heppner, Schuppert, Simon, Deroubaix, Spiegelberg, et qui donnent les résultats suivants : 188 guérisons, 14 améliorations, 14 insuccès, 12 morts.

Si nous résumons ces trois statistiques nous avons 691 cas sur lesquels il y a eu :

(1) A. Puech, *Annales de Gynécologie*, février 1877.

576 guérisons................. soit 83 p. 100.
67 améliorations............. — 9 —
32 insuccès.................. — 5 —
16 morts.................... — 3 —
_____
691

On voit par ces données statistiques que le pronostic des fistules vésico-vaginales est aujourd'hui singulièrement favorable, puisque le chirurgien arrive à guérir 83 p. 100 des femmes atteintes de cette déplorable infirmité, et que les dangers graves que fait courir l'opération sont peu nombreux; en effet nous n'avons qu'une moyenne de 3 p. 100 de morts, moyenne certainement inférieure à celle de la plupart des interventions chirurgicales par le bistouri.

Traitement. — Je ne saurais décrire toutes les méthodes de traitement mises successivement en usage pour la guérison des fistules vésico-vaginales, ainsi que les divers procédés et les diverses modifications nécessités par chaque cas particulier; je me contenterai de décrire une opération en quelque sorte *type*, telle que je la comprends, que je l'ai vue pratiquer un très grand nombre de fois par mon maître, M. Courty, et que je l'ai déjà pratiquée moi-même. Cette opération type servira de guide pratique au chirurgien, qui la modifiera dans quelques-uns de ses détails d'après les circonstances, le siège, l'étendue, les complications de chaque fistule, tout autant de points qu'il est impossible de prévoir d'avance.

Historique. — L'opération de la fistule vésico-vaginale, telle que je vais la décrire, date de notre temps et on peut dire, avec M. Verneuil (1), qu'elle est une des plus belles conquêtes de la chirurgie moderne; pourtant les tentatives diverses n'avaient pas manqué soit dans la première moitié de ce siècle, soit même dans les deux siècles précédents, et

_____
(1) Verneuil, *Des perfectionnements apportés à l'opération de la fistule vésico-vaginale par la chirurgie américaine*, in Gazette hebdomadaire, 1859. — *Note sur deux fistules vésico-viginales opérées et guéries par le procédé américain* (Bull. de l'acad. de méd. 1860-61, tome XXVI. — *Chirurgie réparatrice*, Paris, 1877, p. 731.

beaucoup de chirurgiens peuvent prétendre à une part de la découverte, quoique le principal honneur en revienne à *Marion Sims*. Celui-ci a eu l'insigne mérite de combiner les divers éléments de succès, employés séparément avant lui, de régler et de réussir l'opération, de la vulgariser, en sorte qu'il peut en être en réalité considéré comme l'inventeur et que la méthode mérite vraiment le nom de *méthode de Sims*, ou de *méthode américaine*, ainsi qu'elle est désignée ordinairement.

Sans parler des tentatives faites par la cautérisation des bords de la plaie, tentatives infructueuses dans l'immense majorité des cas, la suture avait été depuis longtemps essayée. *Roonhuysen* (1660), *Vœlter* (1720), *Nægelé* (1812), *Roux* (1829), *Gosset* (1834), *Votzer* (1838), avaient successivement employé avec plus ou moins de succès l'avivement et la suture des bords. *Jobert (de Lamballe)* (1839) eut recours à l'autoplastie et prit des lambeaux sur les lèvres, les fesses et les cuisses. En 1840, *Hayward*, de Boston, réalisa un progrès signalé en recommandant l'avivement des surfaces, au lieu de l'avivement des bords qui avait été seul pratiqué jusque-là ; il fut suivi dans cette pratique par *Jobert*, *Metzler* et presque tous les chirurgiens. Enfin, en 1852, *Marion Sims*, en inventant le spéculum qui porte son nom, et en combinant ensemble l'application du spéculum univalve, l'*avivement en surface*, les *sutures métalliques* entrecoupées, le *cathéter à demeure*, régla définitivement l'opération et obtint un grand nombre de succès.

S'il avait été précédé dans cette voie, il fut surtout suivi par une phalange innombrable de chirurgiens, qui adoptèrent sa méthode, en y introduisant toute une série de modifications de détail : en tête de ceux-ci signalons *G. Simon* (d'Heildeberg) et *Bozeman* (de Londres), qui ont prétendu contester à Sims le mérite de la priorité. Je n'ai pas à entrer dans ces querelles d'Allemands et d'Anglais, sur lesquelles on trouvera des renseignements très détaillés dans le mémoire déjà cité de M. Verneuil, ainsi que dans les indications bibliographiques qui sont en tête de ce paragraphe.

Depuis 1852, l'opération de la fistule vésico-vaginale est à

peu près universellement pratiquée et a été l'objet d'une
quantité considérable de travaux, de la part de MM. Follin,
Verneuil, Bourguet, Desgranges, Duboué, Hergott, Dubrisay,
Chassaignac, Foucher, Courty, etc., en France ; MM. G. Simon, Roser, Freund, Heppner, Kaltenbach, Bandl, Schrœder,
en Allemagne ; MM. Deroubaix, Bouqué, en Belgique ;
MM. Baker-Brown, Simpson, Bozeman, Spencer Wells, Hayes,
en Angleterre ; MM. Hayward, Sims, Emmet, etc., en Amérique.

Voici la conclusion de M. Gaillard Thomas (de New-York) :
« La France a l'honneur de la conception du procédé ; l'Angleterre a fait la découverte sans avoir su l'apprécier ; l'Amérique et l'Allemagne ont le mérite de l'avoir perfectionné et
pratiqué et d'en avoir rendu certain le succès (1). »

Procédés opératoires. — *a.* La **cautérisation** des
bords de la fistule avec le crayon de nitrate d'argent, avec le
cautère actuel ou le thermo-cautère ne saurait guère convenir qu'aux fistules très petites, surtout à celles qui sont
uréthro-vaginales. L'insuccès est la règle, et cette méthode
est généralement abandonnée.

b. La **réunion secondaire**, qui consiste à pratiquer l'ac-
colement des bords de la fistule, après avivement préalable
par la cautérisation, a été réglée dans ces derniers temps par
le docteur Amabile (de Naples) et a été divulguée en France
par le docteur Leblond (2).

Cette méthode, qui est loin d'être nouvelle puisqu'elle remonte à Lallemand, a été tout récemment préconisée par M. le
professeur Verneuil (3). Afin d'éviter les difficultés et les dangers du temps d'avivement, il pratique la cautérisation des
bords avec le thermo-cautère, et, quand la surface est bourgeonnante et granuleuse, il place les sutures comme dans la
méthode américaine ; mais les essais de cet habile chirurgien
sont encore trop peu nombreux pour que la méthode de la

(1) Gaillard Thomas, trad. Lutaud, *p. cit.*, op. 168.
(2) Leblond, *Chirurgie gynécologique*, p. 389.
(3) Verneuil, *Bulletin de la Société de chirurgie*, février 1880.

réunion immédiate secondaire puisse être jugée définitivement.

   c. La **réunion immédiate par la suture** est la seule
généralement employée aujourd'hui ; je vais la décrire dans
ses temps principaux.

   1° *Traitement préparatoire.* — On n'opérera les malades
qu'après les avoir mises dans de bonnes conditions de santé
générale, à l'aide des toniques, des amers, des bains répétés ; on s'attachera également à combattre l'irritation des
parties produite par la présence continue de l'urine, à l'aide
de bains de siège, de fomentations émollientes et astringentes, et d'une très grande propreté. Ce premier résultat obtenu, on examinera la malade à plusieurs reprises afin d'établir un diagnostic local complet ; et s'il existe quelque complication, telle que l'atrésie de l'urèthre ou le rétrécissement du
vagin, on s'occupera de la combattre par les moyens appropriés. Toutes les difficultés de l'opération doivent être exami-
nées et déterminées d'avance, et le chirurgien ne doit pas être
surpris au moment de l'opération par une complication qui
lui aurait échappé jusque-là, par manque d'exploration suffisante.

   Le moment le plus favorable est la première semaine qui
suit la cessation des règles. La veille de l'opération, la malade sera purgée, et le matin même de l'opération, on lui
administrera un lavement purgatif, afin de vider entièrement
le tube intestinal, de ne pas être gêné par l'accumulation des
matières fécales dans le rectum, et de pouvoir entretenir sans
difficultés une constipation ultérieure de plusieurs jours.

   2° *Opération.* — a. *Instruments.* — *Aides.* — *Position de la malade.* — L'arsénal chirurgical qu'il faut pour une opération de
fistule vésico-vaginale est assez complexe ; il comprend : une
ou plusieurs *valves de Sims*, de dimensions différentes ; plusieurs *bistouris, droits* ou *coudés*, montés sur un long manche ;
des *ciseaux droits* et *coudés* ; une ou plusieurs *petites érignes ;*
des *pinces à dents de souris* et *à mors plats* ; une série de petites

aiguilles droites ou courbes, armées de fil d'argent; une ou plusieurs *aiguilles tubulées de Startin*, ou bien l'*aiguille chasse-fil* de Mathieu avec ses diverses armatures; une petite sonde cannelée à manche très long (*fulcrum*); enfin toute une série de petites *éponges* montées soit sur des pinces à coulant, soit attachées à l'extrémité de petits bâtons de bois. On aura en outre deux ou trois bassins pleins d'eau pour laver les éponges, faire des injections dans le vagin à l'aide d'un *irrigateur vaginal* ou d'une *hydroclyse*, ainsi que de l'eau hémostatique (de Léchelle ou de Pagliari), une *sonde* de femme et une *sonde sigmoïde*. Tout cet appareil sera placé sur une table à côté du lit d'opération.

Quatre aides au moins sont nécessaires.

Le premier, qui tiendra le spéculum en place en l'appliquant fortement sur la commissure de la vulve, sera placé en avant et à gauche du chirurgien, assis sur un tabouret de hauteur moitié moindre que celui de l'opérateur; il devra suivre attentivement tous les temps de l'opération et varier la position du spéculum pour que les parties soient toujours bien exposées.

Le second sera chargé des éponges qu'il doit toujours avoir en nombre considérable entre les mains, afin d'éponger soigneusement les surfaces au fur et à mesure des indications de l'opérateur; il sera également placé à gauche, mais un peu en arrière de celui-ci.

Le troisième fera passer les instruments; le quatrième enfin veillera à avoir toujours de l'eau propre et à laver les éponges qu'il fera tenir à celui qui en est chargé. Un cinquième aide sera nécessaire si l'on a recours à l'anesthésie.

La position à donner à la malade varie suivant les opérateurs; les chirurgiens anglais la placent dans le *décubitus latéral gauche*; Bozeman la fait coucher en avant, les coudes et les genoux maintenus par un lit spécial; nous conseillons, avec M. Courty, la *position sacro-dorsale*, ou position de la taille. On place la malade sur une table de hauteur convenable; le bassin est amené au bord; les cuisses sont fortement fléchies sur l'abdomen, les jambes fléchies sur les cuisses; elle est maintenue dans cette position par deux aides.

Il est de toute nécessité d'opérer au grand jour, devant une fenêtre. L'opération étant peu douloureuse par elle-même, on ne recourra aux anesthésiques que sur la demande expresse des malades. Les temps de l'opération proprement dite sont au nombre de trois : 1° avivement; 2° passage des fils ; 3° affrontement et fixation des sutures.

1er *Temps.* — *Avivement.* — La malade et les aides étant dans la position indiquée, le chirurgien introduit le spéculum et commence l'avivement. Les bords de la fistule sont saisis et tendus à l'aide des pinces à griffes, et on fait une incision à 1 centimètre de la fistule, délimitant la surface à aviver : on commencera évidemment par la partie postérieure afin de ne pas être gêné par l'écoulement du sang.

Cette première incision faite, on en soulève le bord avec une érigne, et on dissèque le lambeau soit avec les bistouris, soit avec les ciseaux, jusqu'à l'un des angles de la fistule. Souvent ce lambeau se rompt, et on pratique l'avivement en plusieurs fois ; d'autres fois, la dissection de la muqueuse vaginale n'est pas possible et on doit se contenter d'une sorte d'abrasion de la surface, en ayant soin de bien aviver toute l'étendue.

Il est aujourd'hui généralement admis que l'avivement doit se faire sur toute ou presque toute l'épaisseur de la muqueuse vaginale, sans en dépasser les limites, et surtout sans intéresser la muqueuse vésicale.

A l'approche des bords de la fistule, l'avivement sera un peu plus profond, et devra comprendre toute l'épaisseur du tissu cicatriciel qui la borde ; on agrandit peut-être ainsi l'ouverture, mais on obtient une réunion plus certaine.

En résumé, l'avivement sera fait en *entonnoir* évasé du côté du vagin, aigu du côté de la vessie, dont il ne devra pas intéresser l'épaisseur.

Ce temps de l'opération est très long et très délicat ; de sa parfaite exécution dépend le succès. On étanchera le sang avec des éponges pendant toute sa durée ; on s'assurera ensuite que les surfaces dénudées sont bien saignantes dans toute leur étendue, et enfin on s'occupera de faire cesser l'hémorrhagie soit par des injections d'eau froide ou d'eau hémostatique ; si l'hémorrhagie continue, on mettra au contact de la plaie une éponge imbibée d'eau hémostatique pure qu'on laissera en place pendant quelques minutes.

Si l'avivement a été fait convenablement, l'hémorrhagie cesse assez rapidement et on procède au second temps.

2e *Temps*. — *Passage des fils*. — On emploiera de préférence les fils métalliques d'argent, moyennement fins ; les aiguilles tubulées simples de Startin, ou mieux l'aiguille chasse-fil, constituent un perfectionnement instrumental qui abrège considérablement ce temps de l'opération.

L'un des bords de la fistule étant saisi et tendu avec des pinces, l'aiguille est portée à quelques millimètres au delà de la limite de l'avivement ; elle sera enfoncée d'abord perpendiculairement à la surface de la muqueuse vaginale pour comprendre une épaisseur suffisante de tissus. Changeant ensuite sa direction, on lui fait suivre dans l'épaisseur de la cloison un trajet oblique qui vient en faire sortir la pointe au niveau du liséré, limite de la muqueuse vésicale. On la fait saillir légèrement dans l'axe de la fistule ; puis reportant la pince fixatrice sur le bord opposé de la fistule, on enfonce l'aiguille sur un point situé exactement vis-à-vis, et on lui fait parcourir le même trajet qu'avant, mais en sens inverse, en en faisant ressortir la pointe un peu au delà de la limite de la surface avivée. On n'a alors qu'à pousser le fil soit à l'aide de la main, soit avec le chasse-fil pour le faire saillir dans le vagin ; on le saisit avec des pinces, on l'attire au dehors, et on retire ensuite l'aiguille en sens inverse de la direction qu'elle a suivie : l'anse est placée. Les extrémités de l'anse sont nouées ensemble et confiées à l'aide qui tient le spéculum.

Le passage de la première anse de suture est d'une importance capitale, car elle pourra servir de guide et de conducteur pour le placement des anses suivantes.

Les autres sutures sont placées successivement de la même façon ; il est recommandé de les rapprocher l'une de l'autre à une distance maximum de 1 demi-centimètre ; leur nom-

bre, variant entre 4 et 12 ou 15, devra être toujours suffisant
pour fermer l'orifice fistuleux et même en dépasser les limites.

Une fois les sutures en place, et ce n'est pas toujours chose
facile, on éponge de nouveau, on s'assure que le sang est
bien arrêté, on vide la vessie ; si elle renferme du sang ou
des caillots, on peut en pratiquer le lavage, et on procède
immédiatement au troisième temps.

3ᵉ *Temps.* — *Affrontement et fixation des sutures.* — Ce temps
a subi nombre de modifications, qui me paraissent n'avoir
guère qu'un intérêt historique. Voici la façon la plus ordinaire
de le pratiquer.

Les anses de fil ayant été séparées les unes des autres, le
chirurgien prend de la main gauche un petit crochet mousse,
et de la main droite les extrémités d'une anse ; il tire légèrement les deux bouts pour rapprocher les surfaces qu'il
redresse au besoin avec le crochet mousse du côté de la vessie ; quand le redressement est effectué et que le rapprochement des deux lèvres est à peu près exact, il abandonne le
crochet et prend la petite sonde cannelée ou *fulcrum*, dans
la fente de laquelle il passe les deux fils de l'anse. Le fulcrum
est remonté au contact de la fistule.

Le chirurgien confie alors les fils à un aide qui maintient
la traction, et, prenant de la main droite une pince à mors
plats, il saisit les fils à 2 centimètres environ au-devant de la
plaque et en pratique la torsion, non sans quelques ménage-
ments pour ne pas étrangler les tissus. J'ai vu plusieurs fois
la suture échouer pour cette dernière raison. Les fils ainsi
tordus sont ensuite coupés à 1 centimètre de la plaie, et
aplatis à l'aide d'une pince, pour qu'ils ne puissent léser les
parois du vagin.

On agit ainsi pour toutes les autres sutures ; si l'on s'aperçoit que l'affrontement n'est pas exact, il ne faut pas craindre
de placer un ou plusieurs points de suture superficiels ; de
même, si les bords de la plaie sont tendus et tiraillés, on
pourra songer à faire quelques débridements sur les parties
voisines ; quoique ces débridements soient une complication

regrettable, il sera utile d'y avoir recours dans certaines circonstances. J'ai vu à plusieurs reprises M. Courty pratiquer
une incision semi-circulaire autour du méat pour relâcher la
lèvre antérieure.

Des injections détersives sont ensuite pratiquées dans
le vagin, la vessie est vidée et la femme reportée dans
son lit.

Soins consécutifs. — Ils sont de la plus haute importance. La femme est couchée sur le dos, la tête légèrement
relevée, les cuisses légèrement fléchies sur le bassin et les
jambes sur les cuisses ; on met sous les genoux un coussin
ou un traversin qui maintient les membres inférieurs dans
cette position.

On place dans la vessie une sonde à demeure, soit la sonde
sigmoïde de Sims, soit la sonde ordinaire de trousse, dont le
bec fait saillie au dehors de la vulve et repose sur un petit
récipient destiné à recevoir l'urine à mesure qu'elle s'é-
coule.

Toutes les deux heures, on examinera la sonde pour voir
si elle n'est pas obstruée, et on videra l'urine du petit vase.
La sonde sera laissée en place pendant les sept à huit premiers jours, jusqu'à l'enlèvement des fils ; les jours suivants,
la malade sera sondée toutes les quatre heures, et on ne lui
permettra d'uriner elle-même que vers le dixième jour.

Il est nécessaire d'entretenir la constipation pendant la
première semaine ; pour cela, on surveillera le régime qui
sera exclusivement composé de viandes saignantes, d'œufs, de
lait et pas de pain ni de légumes ; on donnera à l'opérée une
pilule d'opium de 1 centigramme toutes les deux heures (5 à
6 par jour) pendant les cinq à six premiers jours, pour suspendre ensuite.

Il est non moins important d'assurer l'extrême propreté du
vagin, et on fera matin et soir pendant quelques minutes une
injection vaginale avec de l'eau coaltarisée ou phéniquée ; à
chaque injection on enlèvera la sonde, pour en replacer une
propre aussitôt après.

Vers le huitième jour, on enlèvera les fils de la façon suivante : la malade placée comme pour l'opération, le spéculum introduit, le chirurgien saisit, avec des pinces tenues de la main gauche, l'extrémité tordue du fil, l'attire doucement à lui et coupe l'un des côtés de l'anse au ras de la muqueuse. Il n'y a plus qu'à exercer une légère traction, pendant qu'avec les ciseaux on soutient la ligne de réunion pour amener l'anse au dehors.

Il ne sera pas prudent de s'assurer dans la même séance si l'opération a complètement réussi ; il faut au préalable ramener le cours des matières fécales par la suspension des opiacés, la reprise d'un régime normal, l'administration à plusieurs reprises de faibles doses d'huile de ricin et de lavements huileux.

Vers le douzième ou quinzième jour, la femme peut se lever ; au vingtième, elle peut reprendre ses occupations. C'est alors que l'on doit examiner les parties pour savoir le résultat obtenu. La vue suffit généralement, mais on n'obtient la certitude qu'en poussant une injection colorée dans la vessie, et en observant si rien ne passe dans le vagin.

Une première opération ne suffit pas toujours pour guérir radicalement une fistule, et il est parfois nécessaire de recourir à une seconde et à une troisième. Je connais une malade qui n'a été guérie qu'à sa septième.

Telle est la description exacte, mais succincte, d'une opération que j'appellerai *type* ; elle convient dans un grand nombre de cas, et si l'on en suit minutieusement tous les détails, on pourra compter sur la moyenne de résultats heureux que j'énonçais précédemment.

Il faut convenir toutefois que cette pratique ne saurait convenir, dans sa simplicité, à certains cas complexes et compliqués, où la lésion est très considérable et s'accompagne de désordres très étendus, surtout du côté de l'utérus. Les fistules vésico-utéro-vaginales sont souvent inopérables ; ou, si l'on tente une opération, il faut alors recourir à un procédé bien plus difficile, qui consiste à prendre le col de l'utérus lui-même comme lèvre postérieure de la fistule, à l'aviver, et à le saturer, en enfermant le museau de tanche dans la vessie : l'écoulement des règles se fait alors par l'urèthre.

Dans les cas de destruction très étendue de la paroi vésico-vaginale, et quand il est impossible d'avoir des surfaces à aviver et à suturer, on peut recourir à l'oblitération des voies génitales, et pratiquer l'**élytroplastie** ou occlusion du vagin par formation de lambeaux autoplastiques, la **kol-pokleisis** (G. Simon) ou occlusion du vagin par avivement des parois antérieure et postérieure de ce conduit et suture des surfaces avivées, ou enfin l'**occlusion de la vulve** par le même procédé, quand la cavité du vagin a été complètement détruite.

Il est évident que ces cas compliqués donneront une proportion d'insuccès considérable, et que ces dernières tentatives ne seront souvent suivies d'aucun résultat.

§ II. — Fistules recto-vaginales.

Les développements que je viens de donner à l'étude des fistules vésico-vaginales me dispenseront d'entrer dans les détails de l'histoire des fistules recto-vaginales, qui n'en diffèrent guère que par le siège et les symptômes propres à la communication anormale du vagin avec le rectum.

Les causes sont à peu près les mêmes : toutefois ces fistules sont moins fréquentes à la suite des accouchements. Emmet établit, d'après le résultat de sa propre observation, que, sur 100 fistules développées sous cette cause, 5,84 seulement sont recto-vaginales. Elles sont plus souvent le résultat d'abcès, du séjour prolongé de pessaires dans le vagin, et du cancer. Elles succèdent parfois à l'opération de la périnéorrhagie, quand la réunion a réussi partout, excepté à l'angle supérieur de la déchirure.

Les symptômes sont évidemment le passage du contenu de l'intestin dans le vagin ; les matières solides et liquides, et surtout les gaz passent ainsi d'une cavité dans l'autre ; l'attention des malades est vite attirée de ce côté par l'odeur infecte qui se dégage du vagin, ainsi que par la sortie des matières fécales.

Le toucher vaginal et rectal, pratiqués isolément ou mieux combinés, feront reconnaître la fistule ; l'examen au spéculum (valve de Sims, dont la convexité sera appuyée contre la paroi antérieure du vagin) permettra d'en déterminer exactement toutes les particularités.

Les fistules recto-vaginales sont généralement plus petites, et donnent lieu à moins d'incommodités graves ; on en a vu guérir spontanément ; toutefois l'intervention chirurgicale est le plus souvent nécessaire, et le plus souvent aussi suivie de succès.

La cautérisation est susceptible de réussir dans les cas de fistules petites, et à bords peu indurés : le cautère actuel et le crayon de nitrate d'argent ont donné des succès entre les mains de Cloquet, de Jobert, de Scanzoni, etc.

Mais quand la fistule est un peu grande et que les bords en sont calleux, il faut recourir à la suture. Le meilleur procédé sera encore d'agir comme pour une fistule vésico-vaginale, en plaçant bien entendu le spéculum contre la paroi antérieure du vagin : opération et soins consécutifs devront être exactement les mêmes dans les deux cas. Cette conduite me paraît préférable à celle de G. Simon, Scanzoni et Léon Lefort. Celui-ci (1), après avoir pratiqué l'avivement des bords, passe les ligatures avec une seule aiguille du vagin dans le rectum et du rectum dans le vagin, et fait des incisions libératrices sur les côtés des grandes lèvres, du périnée et sur le sphincter de l'anus.

CHAPITRE VII

AFFECTIONS NERVEUSES DU VAGIN.

§ I. — Prurit du vagin.

Les démangeaisons violentes et parfois irrésistibles qui ca-

(1) Malgaigne et Lefort, *Manuel de médecine opératoire*, 1878, t. II, p. 690.

ractérisent le prurit de la vulve, peuvent dans certains cas siéger non seulement aux grandes et aux petites lèvres, mais encore à l'entrée du vagin, au-dessus de l'hymen ou des caroncules myrtiformes, et même sur toute la hauteur de ce conduit : c'est-à-dire que le prurit de la vulve peut coïncider et coïncide souvent avec le prurit du vagin. Ce dernier reconnaît absolument les mêmes causes que le prurit de la vulve ; il est tantôt symptomatique, tantôt idiopathique ; il se rencontre assez fréquemment chez les femmes âgées et déjà sur le retour. Ses symptômes, son diagnostic, son pronostic, n'en diffèrent guère.

Les mêmes moyens thérapeutiques conviennent aux deux affections, qu'elles existent simultanément, ou à l'état isolé ; je renvoie à ce qui a été déjà dit au sujet du prurit de la vulve (voir p. 57).

§ II. — Spasmes non douloureux du vagin.

Chez quelques femmes jeunes encore et très nerveuses, on observe parfois des contractions spasmodiques qui se développent pendant l'acte de la copulation, sans éveiller de douleur chez elles et ne produisant qu'une augmentation de l'éréthisme génésique. Ces sortes de crampes indolores surviennent soit au moment de l'intromission, à laquelle elles opposent un obstacle momentané, soit pendant le coït ; elles revêtent le plus souvent la forme clonique et sont suffisantes pour amener de la douleur chez l'homme.

Elles sont dues évidemment à la contraction spasmodique des diverses couches musculaires qui entourent l'entrée de la vulve et du vagin (muscles constricteurs), ou bien encore à celle du muscle releveur de l'anus, dont l'excitabilité réflexe est déterminée par le contact du pénis et par l'éréthisme général.

Quand cet état convulsif existe dans des limites modérées, il n'entraîne après lui que peu ou point d'inconvénients, et on ne saurait, avec Hildebrandt, le considérer comme une cause de stérilité, par suite de l'expulsion presque instantanée

du liquide spermatique. A un degré plus élevé, il devient
une incommodité réelle, en mettant un obstacle plus ou moins
considérable à l'exercice du coït, surtout de la part du mari,
et réclame une intervention.

Celle-ci consistera uniquement dans le repos, la cessation
ou la répétition moins fréquente des rapprochements sexuels
et l'emploi de bains généraux. Si l'on néglige ces précautions
élémentaires, bientôt le spasme augmente d'intensité; il devient tonique; la contraction devient contracture; la femme
à son tour éprouve des douleurs; les rapprochements sexuels
deviennent alors impossibles et on est en présence d'un véritable vaginisme.

§ III. — Vaginisme.

MARION SIMS. — Communication à la Société obstétricale de Londres
1862, et *Chirurgie utérine*, p. 384.
R. BARNES. — *Op. cit.*, p. 87.
DEMARQUAY et SAINT-VEL. — *Traité clinique des maladies de l'utérus*,
Paris, 1876, p. 572.

Définition. — Le vaginisme consiste dans une contraction
spasmodique et douloureuse des muscles de la vulve et du
vagin, qui entraîne la gêne et le plus souvent l'impossibilité
des rapprochements sexuels, et se développe à la suite de
l'hyperesthésie des nerfs de la muqueuse vulvo-vaginale.

L'élément primordial de la maladie est la douleur; le
spasme en est la conséquence; c'est un phénomène d'ordre
réflexe, qui ne forme en quelque sorte qu'une partie secondaire de la maladie, quoiqu'il attire surtout l'attention des
malades et du médecin, et que ce soit lui qui est visé dans
l'appellation de vaginisme, généralement adoptée depuis
Marion Sims, qui en est l'inventeur.

Pour cet auteur, la contraction spasmodique et la fermeture
consécutive du vagin sont toute la maladie; on admet aujourd'hui que le spasme n'est qu'un élément du vaginisme,
que par lui-même il ne saurait produire l'impotence fonctionnelle et tous les désordres consécutifs; et comme corol-

laire, que le traitement ne doit pas envisager uniquement ce simple côté de la question.

Etiologie. — Le vaginisme est symptomatique ou idiopathique.

Le **vaginisme symptomatique** est le plus fréquent ; d'après la plupart des auteurs modernes, il serait même le seu que l'on ait véritablement constaté. Les affections qui le provoquent sont toutes les maladies de la vulve et du vagin, et principalement les ulcérations et les fissures qui siègent de préférence au niveau de la commissure postérieure et sur les débris de l'hymen, d'autres fois à la partie antérieure entre le clitoris et le méat. Les éruptions des grandes et des petites lèvres, la vulvite et même la vaginite peuvent entraîner le même résultat. On a signalé plusieurs cas dans lesquels les excroissances fongueuses et les caroncules irritables de l'urèthre étaient la cause déterminante du vaginisme. M. Trélat a montré qu'il pouvait dépendre d'une lésion de l'utérus et des ovaires ; dans plusieurs cas il a pu constater que le vaginisme disparaissait et se reproduisait avec les ulcérations du col.

En somme, toutes les maladies de la sphère génitale, en déterminant une hyperesthésie morbide de l'entrée de la vulve et du vagin, peuvent amener à leur suite la contracture et l'impossibilité du coït. On a pu également le rattacher dans un certain nombre de cas à la présence de névromes (Simpson), de fissures à l'anus (Dower), etc.

Hildebrand (1) a établi une corrélation entre le siège de la lésion et le point où se produit la contracture. D'après lui, les lésions superficielles du voisinage de la vulve donneraient lieu au vaginisme *inférieur*, causé par la crampe du constricteur vulvo-vaginal. Au contraire, les affections de l'utérus et des ovaires amèneraient plutôt le vaginisme *supérieur* ou spasme du muscle releveur de l'anus. La contracture douloureuse du vagin remonterait alors à une profondeur de 5 à 6 centimètres.

Ces différentes causes ne déterminent le vaginisme que

(1) De Sinety, *Manuel de Gynécologie*, Paris, 1879, p. 221.

8.

dans des circonstances particulières qu'il est assez difficile de déterminer. Un tempérament hystérique, une imagination exaltée, un état névropathique général y prédisposent. Les femmes nouvellement mariées y sont plus sujettes que les autres, à cause des contusions, des éraillures et aussi de l'appréhension que déterminent les premiers rapprochements, surtout s'ils sont incomplets. M. Gallard, dans une leçon finement écrite (1), a développé ces considérations et en a déduit quelques conseils prophylactiques à l'usage des nouveaux conjoints, conseils qui ne sauraient trouver place ici.

Le **Vaginisme idiopathique** est bien plus rare, et on ne devra l'admettre que lorsqu'on aura procédé à un examen détaillé et minutieux, pour lequel il sera presque toujours besoin de recourir au chloroforme. L'hyperesthésie vulvo-vaginale, et la contracture qui en est la suite, prennent alors les allures d'une véritable névralgie, **névralgie vulvo-vaginale**; cette forme s'observe chez les femmes nouvellement mariées, chez les filles encore vierges, mais de constitution faible et névro-pathique.

Il pourrait être une des manifestations de l'hystérie.

Le docteur Neftel (de New-York) a publié quelques observations qui tendraient à prouver que le vaginisme pourrait être sous la dépendance de l'intoxication saturnine.

M. Chéron (2) a rapporté plusieurs cas dans lesquels la maladie s'était développée à la suite d'une contusion de la colonne vertébrale; l'irritabilité réflexe avait son point de départ au niveau de la moelle.

En résumé, si le vaginisme peut être une véritable névrose, sans lésion sensible des organes qui en sont le siège ou qui en sont voisins, disons que ces cas sont une exception très rare, et que toujours ou presque toujours on en trouvera la cause dans une lésion appréciable de ces différentes parties.

(1) Gallard, *Leçons cliniques sur les maladies des femmes*, 2ᵉ édition, Paris, 1879.

(2) Chéron, *Revue méd. chir. des mal. des femmes*, juin 1879.

Symptômes. — La maladie débute progressivement, mais rapidement et arrive en peu de jours à être entièrement constituée par ses trois symptômes : la douleur, l'impossibilité des rapprochements sexuels ou *dyspareunie* (R. Barnes) et la contracture.

La *douleur* est très vive, paroxystique ; elle se développe au moment du coït, avec une intensité telle que les femmes se refusent à supporter les approches de leurs maris, se débattent et augmentent ainsi leurs souffrances. Le moindre attouchement pratiqué sur les parties sexuelles fait renaître ces crises, qui rendent toute approche, toute exploration très difficiles et souvent même impossibles. Elle diffère de la douleur ordinaire de la vulvite, de la vaginite ou de la métrite par son intensité, son retour sous forme d'accès sous l'influence de la moindre cause provocatrice, enfin par la vive et parfois insurmontable appréhension qu'ont les malades pour les rapprochements conjugaux.

La *difficulté ou l'impossibilité des rapprochements sexuels* en est la conséquence ; mais Gallard admet qu'elle résulte uniquement de la douleur, et que, si la femme avait assez de force de caractère pour supporter celle-ci sans se débattre, l'intromission serait possible. La plupart des auteurs pensent au contraire que l'obstacle à l'intromission provient encore de la contraction tonique des fibres musculaires qui entourent la vulve et le vagin, et qui ferment ainsi l'entrée des organes génitaux.

Le *spasme* existe dans tous les cas de vaginisme vrai ; sans doute il est provoqué par la douleur qui est le fait initial ; mais la douleur ne résulte pas du spasme ; celui-ci l'augmente tout au plus lorsqu'il a été provoqué par elle. Non seulement la femme et le mari peuvent s'en rendre compte, et c'est du reste le fait principal qu'ils accusent quand ils vont consulter un médecin, mais celui-ci peut lui-même le constater *de visu* et *tactu.*

Quand il procède à une exploration, dès que le doigt est mis en contact avec la vulve et plus particulièrement avec les caroncules myrtiformes, la malade pousse des cris, se retire vivement et accuse les plus vives douleurs. Si l'examen est.

continué, l'introduction du doigt est à peu près impossible, tellement l'orifice du vagin est coarcté, dur et rigide ; je ne dis point que cet obstacle soit invincible, mais les efforts qu'on est obligé de faire alors contrastent singulièrement avec la dimension normale des parties, qui ont permis auparavant le libre exercice des fonctions génésiques, et qui permettent la pénétration et du doigt et d'instruments bien plus volumineux quand les malades sont chloroformisées et que toute contraction musculaire se trouve ainsi détruite. Ce dernier fait est remarquable, et il est toujours indiqué de l'utiliser pour le diagnostic.

La maladie peut ne consister, pendant un certain temps du moins, que dans ces crises douloureuses et spasmodiques qui surviennent au moment des rapprochements sexuels : l'irritation est toute locale, mais les autres fonctions s'accomplissent régulièrement et la malade reste en bon état. On cite des femmes qui n'ont consulté le médecin qu'après un, cinq, dix ou vingt ans, et qui, grâce à la continence absolue, avaient pu pendant tout ce temps jouir d'une santé générale à peu près intacte.

Toutefois ces faits sont l'exception, surtout chez les femmes jeunes et nouvellement mariées : elles accusent en même temps des troubles du côté des organes du petit bassin : pesanteur et tiraillement continus, ténesme vésical et rectal ; ces divers phénomènes tantôt s'exaltant, tantôt s'amendant au moment des règles.

Généralement aussi, la douleur, le spasme, les désirs non satisfaits amènent des désordres physiques et moraux très graves : c'est l'inquiétude, l'insomnie, l'inappétence, l'amaigrissement; c'est la stérilité avec ses conséquences morales si fâcheuses souvent dans la vie des époux ; ce sont les refroidissements de l'affection, les antipathies, les sévices même selon le degré d'éducation et la délicatesse des sentiments ; c'est pour la femme une cause de troubles généraux plus ou moins profonds du système nerveux conduisant à la tristesse, à la mélancolie et pouvant aller même jusqu'au suicide (Demarquay).

Diagnostic. — Le vaginisme ne peut guère être confondu avec aucune autre affection ; la maladie, telle que nous l'avons définie, présente des caractères particuliers qui la feront distinguer de la simple *dyspareunie* liée à un vice de conformation congénitale ou acquise des organes génitaux.

Le seul point difficile à élucider consiste dans la détermination de la cause ; c'est à la recherche de celle-ci qu'il faut s'attacher principalement, car, ai-je dit, dans la presque totalité des cas le vaginisme est symptomatique d'une lésion tangible et appréciable. On devra donc étudier avec soin les commémoratifs et surtout procéder à un examen minutieux de tous les organes pelviens.

L'examen direct par le toucher et par le spéculum sont presque toujours impossibles ; on ne devra pas craindre de recourir à l'anesthésie pour les rendre complets.

La valve de Sims appliquée successivement en avant, en arrière, ou sur les côtés, rendra sous ce rapport de très grands services. Grâce à cette exploration, on pourra déterminer la cause et en induire des conséquences importantes pour le traitement.

Pronostic. — Durée. — La durée de la maladie est généralement très longue ; livrée à elle-même, elle ne semble avoir aucune tendance à guérir et c'est ce qui fait la gravité du pronostic. Pourtant, si un traitement convenable est institué, la guérison survient le plus souvent, au bout d'un temps plus ou moins long, suivant la résistance de la cause qui l'a engendré.

M. Lawson Tait a décrit, comme cause assez fréquente de vaginisme chez les femmes au delà de quarante ans, une atrophie de la muqueuse vaginale, qui s'accompagne de taches rougeâtres très tendres, au milieu desquelles les fibres nerveuses sont hypertrophiées et saillantes : cette forme serait complètement incurable.

Traitement. — Le traitement du vaginisme a dû varier selon l'idée qu'on se faisait de la nature de la maladie, c'est pour cela que les méthodes les plus différentes ont été prônées et données par leurs auteurs comme exclusives. Un traitement éclectique, basé sur l'examen de chaque fait en particulier, sera plus rationnel.

La première indication, c'est le repos et la cessation des rapprochements sexuels : une médication générale sédative, le bromure de potassium à l'intérieur, les bains tièdes et un régime tempérant seront immédiatement prescrits.

On s'occupera aussi de bien déterminer la cause de la maladie, en se rappelant qu'elle est presque toujours symptomatique, et quand une cause tangible sera découverte soit du côté de la vulve, du vagin, de l'utérus ou des ovaires, soit du côté de l'urèthre ou de l'anus, on combattra cette cause par des moyens appropriés.

Les lotions émollientes et plus tard astringentes, les cautérisations superficielles avec le nitrate d'argent, les badigeonnages à la teinture d'iode, ou bien la poudre d'iodoforme (Tarnier), modifieront l'état de la vulve et guériront les fissures, cause première de la maladie. L'extirpation de certaines excroissances polypeuses de l'urèthre sera parfois nécessaire. En un mot le traitement *causal* doit être institué tout d'abord et continué jusqu'à complète guérison.

Toutefois cela ne suffit pas, et on devra songer aussi au traitement de la contracture, soit que celle-ci persiste après la guérison de la cause, soit que par son intensité elle nécessite une indication spéciale. Divers moyens ont été indiqués pour cela ; nous allons les rapporter dans l'ordre qu'il convient de suivre, ne recourant au suivant que lorsque l'insuccès du précédent a été manifeste.

Les *injections hypodermiques de morphine*, faites au voisinage de la vulve, n'ont pas été, selon nous, suffisamment essayées, soit comme moyen curatif, soit comme moyen palliatif et pour faciliter le traitement de la cause.

La *dilatation* est généralement employée ; elle peut être graduelle ou brusque.

La dilatation *graduelle* se fait avec des mèches de charpie dont on augmente progressivement le volume, ou avec des éponges préparées. M. Gallard recommande beaucoup le procédé des mèches, qu'il oint d'une pommade belladonée ou bien d'une pommade à l'iodoforme (Poudre d'iodoforme, beurre de cacao, āā 2 gr. ; axonge, 15 gr.).

M. Sims fait usage d'un dilatateur conique, de métal ou de cristal, que les malades gardent deux heures de suite matin et soir. Fleetwood Churchill emploie des bougies de verre arrondies et de volume gradué,

La dilatation graduelle pourra rendre de grands services quand déjà l'hyperesthésie est calmée ; les mèches médicamenteuses, en agissant à la fois et comme agent modificateur et comme agent dilatateur, sont préférables.

La dilatation *brusque* a donné de nombreux succès, surtout dans les cas de fissures rebelles au traitement. Se fondant sur l'analogie du vaginisme avec la fissure à l'anus, M. Courty a depuis longtemps recommandé d'agir dans les deux cas de la même façon. La femme étant anesthésiée, on introduit dans le vagin les deux pouces opposés par leur face dorsale, qu'on écarte ensuite violemment, de façon à amener un élargissement considérable de l'ouverture vulvo-vaginale ; une grosse mèche de charpie, imbibée de pommade de belladone, est ensuite maintenue à demeure à l'aide d'un bandage en T ; les jours suivants, on passe un spéculum cylindrique, de manière à maintenir les dimensions acquises. Ce procédé est également recommandé par Depaul, Scanzoni, etc.

Les *opérations sanglantes* ont été aussi mises en usage : M. Sims y procède d'emblée. Déjà Huguier et Michon avaient pratiqué des incisions sur la muqueuse, afin de sectionner quelques fibres du sphincter. M. Sims va beaucoup plus loin. Après avoir anesthésié la malade, il commence par enlever les restes de l'hymen avec une paire de ciseaux courbes : puis il tend la fourchette et fait de chaque côté de la ligne médiane une incision profonde dirigée de haut en bas et se terminant au raphé périnéal. Une troisième incision intéresse le périnée, et présente par sa réunion avec les deux incisions précédentes la forme d'un Y. Les branches de cet Y ont un demi-pouce, tandis que l'incision périnéale atteint presque 2 pouces. Immédiatement après, on introduit un spéculum dilatateur pendant deux heures le matin, trois ou quatre heures le soir jusqu'à complète guérison.

Le procédé du chirurgien américain a été à peu près complètement rejeté. M. Gosselin (1) admettrait que dans certains cas d'ulcération ou d'hyperesthésie des caroncules hyménales on procédât à leur section, mais jamais au delà.

D'après ce que je disais au commencement de ce paragraphe, ce ne saurait être qu'un moyen employé *in extremis*, et et quand tous les autres auraient échoué : cette extrémité ne se présentera certainement pas.

M. Chéron (2) et ses élèves ont rapporté plusieurs cas de vaginisme traités avec succès par les applications irritantes et révulsives sur la colonne vertébrale, au niveau des 7e et 8e vertèbres dorsales. Ces applications ont consisté tantôt en frictions avec le liniment chloroformique, tantôt en vésicatoires, et tantôt en pointes de feu. La faradisation énergique de cette région a également amené d'excellents résultats.

(1) Gosselin. *Clinique chirurgicale de la Charité.* 3e édition, Paris, 1878.

(2) Chéron, *Revue médico-chirurgicale des maladies des femmes,* 1880.

TROISIÈME SECTION

MALADIES DE L'URÈTHRE ET DE LA VESSIE (1).

WEST. — *Leçons sur les maladies des femmes*, Paris, 1870, p. 739.
BLUM. — *Des affections de l'urèthre chez la femme* (*Archives générales de médecine*, août et septembre, 1877).

Exploration de l'urèthre et de la vessie. — Jusqu'à ces dernières années, les chirurgiens se sont contentés du toucher vaginal et du cathétérisme pour explorer l'urèthre et la vessie de la femme : il faut reconnaître que ces deux moyens suffisent dans la majorité des cas, et qu'ils peuvent fournir des renseignements à peu près complets. Toutefois, on a essayé à diverses reprises d'explorer la cavité de ces organes à l'aide de la vue : on a eu recours pour cela à la dilatation et aux spéculums.

La *dilatation* peut être faite lentement et progressivement avec l'éponge préparée, la laminaire, etc., ou bien d'une manière rapide à l'aide de dilatateurs à plusieurs branches, et même simplement du doigt. Simon de Heidelberg pratique deux petites incisions latérales sur le méat et introduit en une séance une série de spéculums en caoutchouc durci, dont le plus gros ne doit pas dépasser 2 centimètres de diamètre, sous peine de voir survenir une incontinence d'urine consécutive.

(1) Il pourra paraître étrange que je traite ici de ce genre de maladies, qui ne présenteraient rien de spécial chez la femme et dont l'histoire est faite dans les *Traités de pathologie*. Il y a cependant, dirai-je avec M. West, quelques désordres de l'appareil urinaire propres aux femmes, qui n'ont chez elles ni les mêmes causes, ni la même marche que chez les hommes, et c'est sur ceux-là seulement que je me propose de donner quelques renseignements rapides et concis, qui pourront être de quelque utilité pour le diagnostic et le traitement.

EUSTACHE. — Mal des femmes.   9

Les *spéculums* ont été surtout employés par les Américains. Le Dr Jackson, de Chicago, se sert d'un tube conique en verre, fermé par un bout, et portant une fenêtre sur le côté. Le Dr Skene, de Brooklyn (1), emploie un tube également en verre, cylindrique, dans lequel glisse une section de cylindre peinte en noir qui porte à son extrémité un petit miroir placé à angle aigu. L'appareil étant introduit dans l'urèthre, on projette dans son axe, à l'aide d'un miroir concave, un rayon lumineux qui vient frapper sur le miroir du spéculum. En faisant mouvoir dans tous les sens la section cylindrique, on pourra explorer les canaux ou cavités où il aura été introduit.

Ces divers spéculums ne sont que des modifications de l'endoscope, sur l'inutilité duquel les praticiens sont depuis longtemps fixés.

CHAPITRE PREMIER

MALADIES DE L'URÈTHRE.

§ I. — Uréthrite. — Uréthrocèle.

L'uréthrite chez la femme est le plus souvent de nature blennorrhagique ; elle peut alors exister seule, mais elle est bien plus fréquemment accompagnée de vaginite ou de vulvite. Sur 480 cas, Sigmund, de Vienne, n'a constaté que 5 fois l'uréthrite à l'état isolé : on sait que la coïncidence d'une uréthrite avec un écoulement vaginal est donnée comme le signe le plus certain de la virulence de la maladie.

Mais l'uréthrite peut dépendre d'autres causes : elle est tantôt traumatique (frottements répétés, contusions, intro-

---

(1) Skene, *American Journal of Obstetrics*, octobre 1878.

duction de corps étrangers), tantôt consécutive à des troubles circulatoires (période menstruelle, grossesse).

Les symptômes sont aisément reconnaissables, et le diagnostic facile : quant au traitement il sera surtout local, et se confond avec celui de l'inflammation de la vulve ou du vagin qui l'accompagne presque toujours. La brièveté et la direction presque rectiligne de l'urèthre chez la femme font que les *corps étrangers* et les *rétrécissements* y sont très rares : j'en dirai autant de la dilatation morbide ou *uréthrocèle*.

Celle-ci a été observée un assez grand nombre de fois à la suite de coït anormal sur des femmes atteintes d'atrésie du vagin congénitale ou consécutive à un accouchement. Plus rarement elle est partielle ; elle siège alors à la partie moyenne du canal où elle donne lieu à de la pesanteur vulvaire accompagnée de douleurs plus ou moins vives au moment du passage des urines. Vers la fin de la miction, il y a écoulement involontaire d'une certaine quantité de liquide. L'examen permet facilement de reconnaître sur la paroi antérieure du vagin une tumeur molle, fluctuante, dépressible et qui à la pression donne lieu à l'issue de l'urine par le méat. L'excision semble être la meilleure méthode de traitement et avoir amené dans tous les cas la guérison définitive.

§ II. — Prolapsus de la muqueuse.

Entièrement comparable au prolapsus du rectum ou à celui du vagin, le prolapsus de la muqueuse uréthrale est rare : il succède à une uréthrite chronique, ou bien se développe consécutivement à la présence d'une tumeur dans le canal : il paraît surtout fréquent dans le jeune âge, chez les petites filles de constitution faible et obligées à des efforts réitérés (toux, coqueluche, constipation).

Il se présente sous la forme d'une tumeur allongée ou cylindrique, qui entoure et masque le méat ; cette tumeur rouge, fongueuse, sensible au toucher, facilement saignante, présente à son centre ou sur ses parties latérales, caché au

milieu des replis de la muqueuse, un orifice à travers lequel
on peut faire pénétrer une sonde jusque dans la vessie. La
miction est nécessairement gênée ; il y a du ténesme. Le
canal est plus ou moins dilaté, et souvent la cystite survient.

On distinguera la tumeur formée par le prolapsus de la
muqueuse d'avec la simple hypertrophie de celle-ci, les polypes du canal ou de la vessie par l'observation directe ; on
ne comprend pas comment une tumeur de ce genre ait pu
être confondue avec le col de l'utérus (Tavignot).

La réduction, le cathétérisme répété, les ablutions froides,
les cautérisations seront employés avec persévérance, et ce
ne sera qu'après leur échec bien constaté qu'on pourra songer à l'excision des parties prolabées. Emmet préfère pratiquer une boutonnière, à travers laquelle la muqueuse est
attirée et maintenue à l'aide de quelques sutures.

§ III. — Tumeurs de l'urèthre.

L'orifice de l'urèthre est assez fréquemment le siège de
petites tumeurs qui prennent naissance soit au pourtour
même du méat, soit sur le trajet du canal, mais toujours au
voisinage de sa terminaison. Les deux caractères principaux
de ces tumeurs sont leur exquise sensibilité et la facilité
avec laquelle elles saignent, d'où les noms de *caroncule irritable* ou de *tumeur vasculaire* sous lesquelles elles sont généralement décrites. Mais on confond dans ces noms une foule
de lésions qui, si elles ne sont pas cliniquement différentes,
le sont du moins tant au point de vue de leur constitution
anatomique qu'à celui de leur lieu d'origine.

Anatomie pathologique. — Certaines prennent naissance sur le pourtour de l'orifice du méat, en bas ou sur les
parties latérales, rarement en haut. Elles consistent dans la
simple hypertrophie des papilles (**papillomes**), accompagnée
d'un développement plus ou moins considérable de vaisseaux dans l'épaisseur des papilles hypertrophiées (**tumeur
vasculaire, excroissance fongueuse, hémorrhoïdes de**

l'urèthre, angiomes) : ces faits sont incontestablement les plus fréquents. Ces tumeurs sont tantôt sessiles, à base large, obstruant en partie la lumière du canal qui se trouve cachée par elles et remontée en haut : d'autres fois elles sont pédiculées, et ainsi projetées plus ou moins loin de l'orifice du méat, auquel elles correspondent par l'implantation de leur pédicule.

D'autres fois leur structure vasculaire est encore plus évidente, et elles ne sont formées que par un lacis de vaisseaux recouverts par une ou plusieurs couches de cellules épithéliales : du reste, disons-le pour ne plus y revenir, toutes les variétés de tumeurs uréthrales sont remarquables par leur richesse en vaisseaux, par leur constitution vasculaire, ce qui explique les hémorrhagies dont elles sont le siège.

On a trouvé quelques-unes de ces tumeurs constituées par du tissu fibreux ou fibro-musculaire (*fibromes* et *fibromyomes*), par du tissu embryonnaire (*sarcome*), quelquefois par une hypertrophie et une hyperplasie des filets nerveux (*névromes*); en somme, l'analyse microscopique a fait retrouver là toutes les variétés de productions néoplasiques, sans que la clinique ait permis d'en préciser auparavant l'exacte composition, tant d'après l'examen local que d'après les symptômes auxquels elles donnaient lieu.

Une autre forme trouvée assez fréquemment, surtout parmi celles qui naissent dans le trajet du canal et se pédiculisent le plus facilement, est la forme muqueuse (*myxome, polypes muqueux de l'urèthre*), différant des précédentes par une vascularité peut-être moins grande.

Symptômes. — L'aspect de ces tumeurs est essentiellement variable : tantôt pédiculées, tantôt sessiles, formées de franges irrégulières, aplaties, bosselées, lancéolées, de volume variable depuis la tête d'une épingle jusqu'à une framboise. Leur couleur est généralement rouge, rouge vif ou violacée : elles sont lisses ou rugueuses, tendues ou flasques, souvent exulcérées à leur sommet ou bien au niveau de leur implantation dans la rainure de séparation d'avec les tumeurs voisines. En effet, celles qui naissent sur le méat sont rarement uniques, et forment une sorte de bouquet en demi-couronne à concavité supérieure qui cache l'orifice du conduit ; dans un cas, j'en ai compté huit ainsi disposées. Celles qui proviennent de l'intérieur du canal sont presque toujours uniques, dilatent le méat en l'obstruant, et font au dehors une saillie pyriforme. L'urèthre présente un certain degré de rétrécissement dû soit à la présence de la tumeur et à l'épaississement des parois, soit à la contraction spasmodique de sa tunique musculaire au moment de l'examen.

Les symptômes réactionnels sont aussi très variables suivant les cas : quelques-unes de ces tumeurs se développent d'une façon indolente, et ne s'accusent que par quelques douleurs de cuisson au moment de l'émission des urines. C'est souvent dans les rapports sexuels que se montrent les premiers troubles de la sensibilité, qui sont du reste toujours plus accentués à ce moment, ainsi qu'à l'époque des règles.

Consistant d'abord en un simple prurit ou bien en une sensation de gêne et de pesanteur, la douleur devient le plus souvent très vive, et provoque une irritation réflexe du côté de la vessie, de l'utérus, du rectum, dont la vraie cause peut rester méconnue sans l'examen attentif des parties : le vaginisme en est souvent la conséquence.

L'émission des urines est difficile, pénible, s'accompagne d'un écoulement sanguin qui d'autres fois ne se manifeste qu'au moment où la malade s'essuie, et est surtout fréquent pendant le coït : j'observais dernièrement un cas d'incontinence d'urine qui avait été attribuée à une fistule, et qui était due à cette unique cause.

Les douleurs vives, généralisées, les hémorrhagies qui se produisent, amènent bientôt un trouble général de la santé qui s'accuse par de l'excitabilité nerveuse, de l'abattement, et peuvent entraîner des troubles intellectuels plus ou moins graves.

Étiologie. — Les causes sont très obscures : on les observe aussi bien chez les jeunes filles que chez les vieilles femmes, chez les mariées comme chez les célibataires, chez celles qui ont eu des enfants comme chez les nullipares. Les uréthrites antérieures, la blennorrhagie, la syphilis ont été également incriminées, sans trop de raison. M. Terrillon (1) pense que dans un grand nombre de cas elles sont symptomatiques de la tuberculisation des organes urinaires.

Diagnostic. — L'examen local est absolument nécessaire, si l'on veut ne pas confondre ces lésions avec une maladie de la vessie ou de l'utérus : on distinguera ainsi la présence d'une ou plusieurs tumeurs uréthrales, dont l'aspect, la sensibilité, etc., pourront faire pressentir la nature. A l'aide du toucher, du cathéter, de la dilatation de l'urèthre, on pourra toujours déterminer leur lieu d'implantation, et ne pas les confondre soit avec le simple prolapsus de la muqueuse uréthrale, soit avec des polypes vésicaux faisant saillie dans l'urèthre. Les végétations syphilitiques s'en distingueront par leur insensibilité à peu près complète.

Traitement. — Pour toutes ces tumeurs, le traitement sera le même : il consiste dans l'ablation. Celle-ci est faite à l'aide de ciseaux courbes sur le plat, qui sectionnent la base d'implantation de la tumeur qu'on a fait saillir préalablement en la saisissant à l'aide de pinces. La surface de section est souvent le siège d'hémorrhagies qu'on arrêtera à l'aide de caustiques : nitrate d'argent, perchlorure de fer et mieux cautère actuel. Quand ces tumeurs sont volumineuses, on recourra de préférence à la ligature, et mieux encore à l'anse galvanique ou au couteau du thermo-cautère. L'opération est assez douloureuse pour réclamer l'anesthésie.

On peut aussi, pour éviter toute hémorrhagie, se contenter de la destruction par les caustiques : l'acide azotique fumant a été souvent employé : je lui préfère une solution saturée d'acide chromique.

Si la tumeur a son point d'implantation plus ou moins haut dans le canal, on pratiquera la torsion et le broiement à l'aide de pinces à polypes, puis on cautérisera avec le crayon de nitrate d'argent. Un certain degré de dilatation préalable est souvent nécessaire afin d'aller saisir la tumeur à sa racine et de pouvoir en détruire tous les vestiges.

(1) Terrillon, *Progrès médical*, février 1880.

Ces petites opérations ne sont pas toujours sans difficultés ni dangers; l'hémorrhagie et la douleur sont parfois considérables et il est bon d'en être prévenu afin de les combattre à l'aide de moyens appropriés. On devra aussi veiller aux récidives qui sont fréquentes : les lotions, et les injections astringentes seront longtemps continuées.

§ IV. — Cancer de l'urèthre.

Rare et presque toujours secondaire ; l'histoire du cancer de l'urèthre se confond avec celle du cancer du vagin et de l'utérus, auquel il succède par envahissement progressif des parties.

CHAPITRE II

MALADIES DE LA VESSIE.

§ I. — Cystite.

L'inflammation de la vessie est assez fréquente chez les femmes : je ne veux pas parler de la cystite commune, qui se développe dans les mêmes conditions que chez l'homme, à la suite de traumatismes, de plaies, de la blennorrhagie, de l'absorption des cantharides, d'une maladie des reins, etc. ; les causes, les symptômes, la marche, le traitement, ne diffèrent pas ici des faits enseignés dans les traités de pathologie : ce que je veux envisager seulement, c'est la cystite en rapport avec les maladies spéciales aux femmes.

Les troubles des organes urinaires coïncident fréquemment avec les lésions des organes génitaux : ils peuvent se développer consécutivement à ceux-ci, mais bientôt prendre une telle importance, une telle fixité qu'ils réclament une intervention spéciale : c'est ce qui a lieu pour la cystite ; dans ces conditions, la cystite est chronique d'emblée.

On la voit survenir à la suite de la vaginite, de la métrite, qu'elle succède ou non à l'accouchement; il n'est pas rare encore de l'observer dans les cas de déplacements de l'utérus, soit par compression comme dans les versions, soit par déplacement comme dans les chutes de matrice avec cystocèle; enfin elle accompagne assez souvent les fistules vésico-vaginales, ainsi que les opérations pratiquées pour leur guérison.

Dans tous ces cas, les signes de la cystite sont manifestes : ténesme vésical, dysurie, douleurs hypogastriques, urines troubles, alcalines, riches en phosphates ou en oxalates, muqueuses ou muco-purulentes.

Quand la lésion vésicale est ancienne, elle survit à la cause qui l'a engendrée : les exemples de femmes qui ont vu leur cystite ainsi que les troubles divers de l'excrétion urinaire persister bien longtemps après une métrite ou une antéversion sont loin d'être rares; elles croient que la lésion utérine persiste, et trop souvent le médecin le croit avec elles. J'ai guéri par l'administration des diurétiques, des sels de lithine et des injections intra-vésicales une malade qui était depuis longtemps soignée pour une antéversion, qui n'existait certainement pas au moment où elle vint me trouver. Ces faits sont peut-être moins rares qu'on ne le croit : d'où l'importance d'un examen attentif pour reconnaître la vraie maladie et ne pas s'égarer dans un traitement tout au moins inutile et inefficace.

West fait observer avec raison que l'accouchement détermine au certain degré de cystite, qui disparaît presque toujours dans les classes aisées de la société, grâce au repos et à un traitement approprié, mais qui dans les classes pauvres peut persister indéfiniment et devenir l'origine d'altérations profondes, qui se propagent parfois aux uretères et aux reins (1).

On a parlé de la *cystite des femmes enceintes* ou *cystite de la grossesse*; mais c'est là une lésion, le plus souvent passagère qui disparaît avec la cause qui l'a engendrée (Terrillon et Monod) (1).

Traitement. — Il importe de bien déterminer la nature

(1) *Bulletin de la Soc. de Chir.* 1880.

de la maladie, la cause qui l'a produite et l'entretient, et enfin la prédominance relative de la cause et du résultat : le traitement sera conduit d'après ces données préparatoires. Si la cystite prédomine, un régime approprié, les tisanes diurétiques ou balsamiques (*uva ursi, pareira brava*, bourgeons de sapin), les alcalins, les eaux minérales de Vichy et de Contrexeville seront immédiatement administrés ; les injections intra-vésicales avec de l'eau alunée, ou bien une solution de nitrate d'argent au 50ᵉ et au 30ᵉ seront faites chaque jour ; la persévérance est une condition de succès.

Les sels de lithine seront aussi très utiles ; on les administrera sous forme de carbonate dissous dans l'eau de seltz (1 à 2 gr. par siphon), pris pendant les repas.

Emmet conseille de traiter la cystite chronique des femmes par la taille vaginale. Ce procédé est, paraît-il, assez répandu en Amérique, et l'auteur en fait grand éloge. Je ne crois pas qu'il soit jamais besoin de recourir à une pareille extrémité, dont les conséquences peuvent être graves par là formation d'une fistule vésico-vaginale qu'il sera plus tard difficile de guérir.

§ II. — Cystalgie. — Fissures du col de la vessie.

La *cystalgie*, ou sensibilité exagérée de la vessie, est caractérisée par des envies fréquentes d'uriner accompagnées de douleurs violentes au moment de la miction. Ce phénomène s'observe quelquefois chez les femmes hystériques, atteintes d'aménorrhée, de dysménorrhée ou d'hyperesthésie de l'utérus ; il peut être également symptomatique d'une uréthrite, d'une cystite, d'un calcul, de polypes uréthraux, etc. Le cathétérisme est très douloureux, le ténesme est presque continu : l'urine reste normale. Cette affection est-elle une névralgie du col de la vessie, ou bien est-elle due à une fissure siégeant à ce niveau ? La question est encore pendante.

Les symptômes étant entièrement analogues à ceux que détermine la fissure à l'anus, le même traitement, c.-a.-d.

la dilatation brusque, lui a été appliqué et avec succès dans quelques cas cités par Réliquet et Spiegelberg ; toutefois la démonstration anatomique n'est pas faite jusqu'à présent, et le traitement reste incertain.

§ III. — Calculs vésicaux.

Les calculs vésicaux sont rares chez la femme ; la brièveté, la direction à peu près rectiligne et la grande dilatabilité du canal en rendent suffisamment compte. On peut les observer toutefois comme accompagnement de la cystite, comme conséquence de l'introduction de corps étrangers dans la vessie par la femme elle-même, ou bien encore à la suite de certaines lésions purement gynécologiques comme la cystocèle ou l'opération de la fistule vésico-vaginale. Ces calculs sont presque toujours formés par des phosphates, tandis que les urates prédominent dans l'autre sexe.

Les symptômes sont connus et le diagnostic ne présente guère de difficultés.

Le traitement employé dans presque tous les cas sera la lithotritie que l'on pourra faire complète *en une seule séance* : quelquefois la taille vaginale est nécessaire, comme lorsque le calcul s'est développé sur un corps étranger qu'il importe de ménager. J'ai vu le professeur Moutet pratiquer cette opération chez une demoiselle vierge encore, qui s'était introduit dans la vessie un étui rempli d'aiguilles, autour duquel s'était développé un calcul très volumineux : la malade mourut de pyohémie. Dans un grand nombre de cas, la taille vaginale a réussi, même sans fistule consécutive.

QUATRIÈME SECTION

DÉCHIRURES DU PÉRINÉE. — PÉRINÉORRHAPHIE.

J. Roux. — *Gazette médicale de Paris*, 1834.

Verneuil. — *Gazette hebdomadaire*, 1862, et *Mémoires de chirurgie*, t. I (*Chirurgie réparatrice*), 1877, p. 954.

F. Churchill et A. Leblond. — *Traité des maladies des femmes* 3ᵉ édit., Paris, 1881.

J. Hue. — *Archives de Tocologie*, et *Bulletins de la Société de chirurgie*, 1875.

Malgaigne et Le Fort. — *Manuel de médecine opératoire*, Paris, 1877, t. II, p. 684.

G. Eustache. — *Bulletin général de thérapeutique*, juillet et août 1878.

G. Granville Bantock. — *On the treatment of rupture of the female perineum*, London, 1878.

T. A. Emmet. — *Op. cit.*, p. 384.

Gaillard Thomas. — *Traité clinique des maladies des femmes*, Trad. Lutaud, Paris, 1879, p. 106.

Etiologie. — Les déchirures de périnée sont dans l'immense majorité des cas consécutives à l'accouchement soit naturel, soit artificiel. Les ouvrages d'obstétrique renferment des détails minutieux sur le mode de production de cette lésion et sur les moyens de l'éviter. Ce même accident peut se présenter à la suite de quelques opérations gynécologiques, telles que l'ablation de tumeurs volumineuses ; ce fait est de la plus grande rareté.

Divisions. — Les déchirures du périnée sont divisées en *incomplètes* ou *complètes*, suivant que la déchirure atteint tout ou partie du plancher périnéal. La déchirure est incomplète, tant qu'elle n'intéresse pas le sphincter de l'anus ; complète quand le constricteur anal et la cloison recto-vaginale sont intéressés.

Cette division est insuffisante, tant pour expliquer les conséquences qui en résultent que pour servir de guide dans le choix de l'intervention thérapeutique. Envisagées surtout à ce dernier point de vue, les déchirures peuvent être distinguées en 4 degrés.

1er *degré*. — La rupture est superficielle; elle porte sur la fourchette et la peau du périnée jusqu'à une petite distance de l'orifice de l'anus qu'elle n'atteint pas : ce cas est heureusement le plus fréquent; il est presque inévitable dans les positions occipito-postérieures persistantes et à la suite de l'application du forceps.

2e *degré*. — La déchirure comprend toute l'épaisseur du plancher périnéal, peau et muscles, et s'étend jusqu'au sphincter anal, dont les fibres périphériques seules sont atteintes.

3e *degré*. — La déchirure s'étend jusqu'au sphincter de l'anus qui est également divisé, en sorte que la vulve et l'anus communiquent ensemble; la cloison recto-vaginale seule a résisté et établit la séparation du vagin d'avec le rectum.

4e *degré*. — La cloison recto-vaginale est divisée à son tour sur une plus ou moins grande hauteur; le vagin et le rectum n'en forment plus qu'une seule cavité béante, un véritable cloaque.

Pronostic. — Le pronostic des déchirures au premier degré est ordinairement bénin, et cette lésion peut n'entraîner aucune conséquence. Au moment de l'accouchement, les lèvres de la plaie sont tuméfiées, saillantes, et la déchirure paraît plus ou moins considérable; mais bientôt, même en dehors de toute intervention thérapeutique, les parties se dégorgent, s'affaissent et se réunissent spontanément; le périnée se reconstitue en partie, et il ne reste d'autre inconvénient que celui d'une ouverture vulvaire trop large et peut-être une prédisposition à l'abaissement de l'utérus. Ces déchirures sont généralement livrées à elles-mêmes, et, sauf quelques cas d'inconvénients ultérieurs, l'accoucheur et le chirurgien ne pratiquent aucune intervention.

Le pronostic des autres degrés de déchirure est autrement sérieux. Dans aucun, il n'y a de tendance à la réunion spontanée; on peut dire même que l'écartement va en augmentant par suite de la rétraction des fibres musculaires divisées: avec le temps, les accidents ne font que s'aggraver.

Au second degré, la femme n'en éprouve momentanément que de légers inconvénients : la vulve reste large, béante, immense; mais bientôt les organes pelviens, n'étant plus soutenus, tendent à descendre; le prolapsus du vagin et de l'utérus, la rectocèle, ne reconnaissent pas souvent d'autres causes. Ces accidents ne se produisent que lentement, progressivement et le chirurgien n'est consulté que lorsqu'ils sont déjà accomplis, tandis qu'une opération préventive aurait pu en empêcher le développement.

Le troisième degré présente évidemment les mêmes conséquences que le second, à un plus haut degré encore. La division du sphincter, et la béance consécutive de l'ouverture anale entraînent après elles un certain degré d'incontinence des matières fécales, principalement des liquides et des gaz, que les malades retiennent bien le plus souvent, par suite de la persistance du sphincter interne, mais qui s'échappent aussi par moments, sous l'influence du moindre effort, de la toux, etc. : de là des inconvénients sérieux, qui sont marqués au plus haut degré quand la déchirure atteint la cloison recto-vaginale.

Au quatrième degré, la pesanteur pelvienne, la chute de l'utérus et des autres organes du petit bassin, enfin l'incontinence des matières fécales et le prolapsus du rectum sont portés au plus haut point. « La femme, dit Roux, est dans la plus horrible position : perdant continuellement des gaz intestinaux et des matières fécales, elle est obligée de vivre à l'écart, loin du monde, d'abandonner toutes ses habitudes. Pour diminuer autant que possible la quantité des fèces, elle contente à peine son appétit. De toutes ces privations, il résulte que la malheureuse dépérit chaque jour de plus en plus et supporte difficilement une vie qu'elle voudrait voir s'éteindre. »

En résumé, le pronostic des déchirures au 1er degré est n; la lésion guérit assez souvent d'une façon spontanée sans accidents consécutifs : dans les trois autres degrés, et surtout dans les deux derniers, la guérison spontanée ne se produit jamais ; de graves inconvénients en résultent et il est indiqué d'intervenir.

Traitement. — Le traitement des déchirures du périnée est essentiellement chirurgical, et aujourd'hui une seule méthode est employée, la *suture*.

I. *Époque de l'opération.* — Quand le chirurgien assiste à la production de la lésion, il a à choisir entre une intervention immédiate ou bien une intervention plus ou moins retardée. En France l'intervention immédiate est généralement condamnée, ainsi qu'en témoigne une récente discussion à la Société de chirurgie (1875). A l'étranger, au contraire, elle est considérée comme préférable, et la plupart des accoucheurs y ont recours.

J'ai développé ailleurs (1) les avantages incontestables de la périnéorrhaphie pratiquée immédiatement après l'accouchement, et montré que toutes les objections soulevées contre elle ne reposent guère sur un fondement sérieux ; j'ai montré en outre que le succès était possible et presque certain, même pour des déchirures au quatrième degré, quand le septum vagino-rectal est déchiré sur une grande étendue. La même opinion se trouve développée dans les traités récents de Gaillard Thomas et d'Emmet, et dans l'excellent mémoire du Dr Granville Bantock. Par conséquent, si le chirurgien assiste à la production de la déchirure, que celle-ci lui paraisse dépasser le premier degré, il recourra immédiatement à la suture, et je ne serais pas éloigné de dire avec Simon (de Liège) que l'accoucheur devrait toujours être muni de tout ce qu'il faut pour faire une suture du périnée, si la déchirure venait à se produire au moment du travail.

Si l'opération immédiate n'a pas été faite, il sera convenable de retarder de trois ou quatre mois jusqu'à ce que les parties pelviennes aient subi leur involution complète. Le

(1) G. Eustache, *Étude sur la périnéorrhaphie pratiquée immédiatement après l'accouchement, in Bulletin de Thérapeutique*, août 1878.

plus souvent la femme ne vient consulter que longtemps après, on n'aura alors qu'à attendre une période menstruelle pour intervenir dans les 8 ou 10 jours qui suivent.

II. *Opération.* — L'opération de la périnéorrhaphie, comme toutes les opérations d'autoplastie en général, est encombrée d'une foule de procédés et d'une foule de noms d'auteurs au milieu desquels il est difficile de se reconnaître. Roux, Dieffenbach, Langenbeck, Richet, Demarquay, Verneuil, Deroubaix, Baker-Brown, Le Fort, Emmet, etc., ont introduit toute une série de détails en relation avec chaque cas observé, détails le plus souvent insignifiants et qu'il serait trop long d'énumérer. Il est préférable d'envisager le sujet à un point de vue exclusivement pratique, laissant de côté l'historique de la question, qu'on pourra lire tout au long dans les annotations à l'ouvrage de Fl. Churchill, déjà cité.

Au point de vue pratique, l'opération est immédiate ou retardée.

a. L'opération *immédiate* consiste uniquement dans l'application et la fixation des sutures, les surfaces tout récemment déchirées étant avivées et saignantes et ne demandant guère qu'une régularisation à peu près insignifiante. Quant au mode de suture, il différera suivant que la déchirure est complète ou incomplète et j'y reviendrai dans un instant. Toutes les précautions préliminaires consistent à diminuer l'hémorrhagie utérine *post-partum*, afin de ne pas être gêné par elle au moment de l'opération : quelques doses d'ergot de seigle mettront aisément à l'abri de cet inconvénient. Pour des raisons faciles à comprendre, les soins consécutifs seront donnés avec plus de soin peut-être, afin de contrebalancer l'influence nocive de l'état puerpéral et de l'écoulement des lochies.

b. L'opération *retardée* sera plus complexe. Les surfaces divisées sont recouvertes de tissu de cicatrice, rétractées, irrégulières, peu mobiles. Il faut au préalable aviver ces surfaces et quelquefois recourir à des incisions libératrices pour les mobiliser : de là un temps préliminaire, l'*avivement* ; la suture ne vient qu'après.

L'opération de la périnéorrhaphie se décompose alors en trois temps, tout comme l'opération de la fistule vésico-vaginale, avec laquelle elle a de grandes analogies. Comme pour celle-ci, il sera utile de recourir à un traitement préliminaire, à des soins préparatoires, qui seront, du reste, exactement les mêmes (voir p. 126).

L'arsenal chirurgical n'en diffère guère, sauf que les spéculums de Sims sont remplacés par de simples écarteurs, et encore, quand la déchirure a porté sur la cloison recto-vaginale, ces spéculums deviennent-ils nécessaires pour dilater convenablement le vagin et le rectum : un simple gorgeret peut remplir le même emploi.

La malade est anesthésiée ou non ; elle est placée sur le bord d'une table comme pour l'opération de la taille : les aides et le chirurgien sont également disposés de la même façon. Tous les détails qui vont suivre se rapportent à l'opération retardée.

Le traitement chirurgical sera différent suivant le degré de la déchirure.

1° *Déchirures au 1er degré*. — Rien à faire. Tout au plus peut-on, pour éviter une trop grande ouverture de la vulve, appliquer quelques serres-fixes (Vidal de Cassis) qu'on laissera en place pendant 3 ou 4 jours, et pratiquer ensuite quelques légères cautérisations au nitrate d'argent.

2° *Déchirures au 2e degré*. — Sont les plus fréquentes ; les malades ne s'en plaignent que lorsqu'il y a procidence de l'utérus ou du vagin, et c'est pour remédier à ces conséquences que la périnéorrhaphie est indiquée et pratiquée. L'opération se divise alors en deux temps : **avivement, suture**.

L'**avivement** est un temps de la plus grande importance : c'est sur lui que repose le succès ; il est pratiqué à l'aide du bistouri ou de ciseaux courbes sur le plat. Il doit consister en une abrasion de tout le tissu cicatriciel qui recouvre les surfaces déchirées, de façon à ce qu'elles soient saignantes dans toute leur étendue : cet avivement ainsi pratiqué représente un triangle isocèle, à base cutanée, à sommet vaginal, dont les côtés seront plus ou moins écartés suivant l'étendue de la déchirure et la rétraction cicatricielle des tissus.

Cet écartement est parfois assez considérable pour justifier des incisions libératrices : Dieffenbach conseille une incision cutanée de chaque côté ; d'autres auteurs recourent à la division du sphincter anal afin de mobiliser les surfaces suturées ; enfin quelques chirurgiens, Jobert, Richet, etc., dissèquent un lambeau cutané ou muqueux avec lequel ils recouvrent une partie des surfaces avivées. Toutes ces manœuvres sont des complications auxquelles on ne devra avoir recours que dans les cas de nécessité, lorsque l'écartement des lèvres de la plaie est tel que le rapprochement ne peut en être opéré qu'au prix de tiraillements considérables : l'incision du sphincter est aujourd'hui entièrement rejetée.

La **suture** peut être pratiquée de diverses façons : on a eu recours successivement aux sutures entrecoupées, entortillées, en 8 de chiffre, en surjet ; la meilleure, dans le cas qui nous occupe est la suture *enchevillée* (procédé de Roux).

Prenant une aiguille ronde et courbe d'environ cinq centimètres de longueur, chargée d'un fil de soie double, le chirurgien passe un premier point sur le milieu même des surfaces avivées, en enfonçant l'aiguille à un centimètre environ en dehors de la plaie, lui faisant parcourir un trajet oblique dans l'épaisseur des tissus jusqu'au sommet du triangle. Il la conduit ensuite dans l'épaisseur de la lèvre opposée, pour la faire ressortir sur un point correspondant a celui par où elle a pénétré. Un second et un troisième point de suture sont placés de la même façon aux deux extrémités de la déchirure ; ils suffisent généralement.

Les fils étant ainsi en place, on les dédouble, et on les serre assez fortement sur un bout de sonde en gomme ; si les bords sont entrebâillés dans l'intervalle, on devra appliquer un ou plusieurs points de suture entrecoupée, tout à fait superficiels, afin d'assurer la parfaite occlusion de la plaie.

La suture enchevillée en exerçant une compression générale et profonde sur toute l'étendue de l'avivement assure plus que toute autre le succès.

3° *Déchirures au 3ᵉ degré*. — Quand le sphincter est divisé, il importe d'en comprendre les deux bouts dans la suture afin d'assurer le rétablissement de ses fonctions ; par suite de cette déchirure, la cloison recto-vaginale, peu ou point atteinte primitivement, est remontée en haut, et si l'on n'y prend garde, la réunion peut se faire superficiellement, en sorte qu'il reste un intervalle entre le sphincter et la cloison, d'où la persistance d'une fistule recto-vaginale, située immédiatement au-dessus du sphincter. Ainsi, rétablir les fonctions sphinctériennes, éviter la persistance d'une fistule recto-vaginale, tels sont les deux desiderata qu'il importe de remplir, en même temps qu'on pratiquera la restauration du périnée.

La femme étant placée dans le décubitus dorsal, on applique le spéculum de Sims dont la convexité répond au pubis et l'on procède à l'avivement comme précédemment, mais en ayant soin de prolonger cet avivement en haut le long des bords de l'éperon que forme la cloison recto-vaginale, et en bas de chaque côté de l'anus jusqu'au delà du bord supérieur de cet orifice, afin de comprendre les extrémités des fibres du sphincter divisé.

Une fois cet avivement en *entonnoir aigu* pratiqué, la suture sera faite de diverses façons.

a. Si la cloison descend très bas, on pourra se contenter d'un seul plan de sutures périnéales, comme dans le cas précédent ; on fait pénétrer une aiguille au niveau du bord inférieur de l'anus, et on le dirige obliquement en haut et en dedans de manière à atteindre l'éperon de la cloison recto-vaginale, à travers laquelle on la fait cheminer, pour la faire ressortir au niveau d'un point correspondant à son entrée : une seconde et une troisième suture sont appliquées de la même façon.

Ces sutures décrivent ainsi un trajet courbe, qui comprend les deux bouts du sphincter divisé et l'extrémité inférieure de la cloison, en reliant ensemble ces trois parties qui sont froncées comme l'ouverture d'une bourse quand on serre les fils. Ces trois ligatures postérieures étant ainsi placées, on en passe d'autres en avant pour achever la restauration du périnée proprement dit.

La manière de fixer ces sutures peut être différente. Emmet, qui insiste surtout sur ce trajet sinueux des fils postérieurs, les serre isolément de manière à avoir un affrontement exact des parties superficielles ou profondes ; il serait peut-être préférable de pratiquer la suture entrecoupée pour les fils postérieurs et la suture entortillée pour les antérieurs.

b. Si la cloison est tant soit peu remontée par suite des adhérences cicatricielles ou d'une déchirure primitive, le passage des fils devient très difficile ; les tissus sont tiraillés au moment de la constriction des fils ; l'opération peut alors échouer ou bien être suivie d'une fistule recto-vaginale. Dans ces conditions, il sera toujours préférable de considérer ces cas comme appartenant aux déchirures du 4e degré, et pratiquer la double opération suivante qui seule peut donner des succès.

4° Déchirures au 4e degré. — Quand la cloison recto-vaginale a été fendue sur une étendue plus ou moins grande, et que les bords en sont écartés et cicatrisés isolément, les diverses opérations qui précèdent ne sauraient suffire, et on doit faire porter l'avivement et les sutures sur la cloison elle-même ; ce n'est plus alors une simple opération que l'on doit faire, mais bien une opération double, dont la première aura pour but de restaurer la cloison, la seconde de restaurer le périnée : ces deux opérations étant pratiquées simultanément et dans la même séance et se prêtant l'une à l'autre un mutuel appui. C'est en se rendant bien compte de ce dédoublement que l'on peut arriver à comprendre les divers procédés opératoires décrits dans les auteurs, et à les pratiquer soi-même le cas échéant.

La malade étant placée dans le décubitus dorsal, anesthésiée ou non, un spéculum de Sims contre la symphyse, un petit gorgeret métallique contre la paroi postérieure du rectum, on fait l'avivement triangulaire du périnée comme plus haut, en ayant le soin de le prolonger en arrière un peu au delà des bords écartés du sphincter.

Ce premier temps accompli, on prolonge l'avivement en haut au niveau de la déchirure de la cloison ; on y procède

comme pour l'opération de la fistule vésico-vaginale, en enlevant une mince couche de tissus sur toutes les surfaces cicatrisées, sans oublier l'angle supérieur aigu de la déchirure.
Faut-il comprendre dans l'avivement toute l'épaisseur de la
cloison, jusques et y compris la muqueuse rectale? ou bien
faut-il respecter cette dernière et faire un avivement exclusivement vaginal? Il importe d'être fixé d'avance sur la déci-
sion que l'on veut prendre, car la suite de l'opération est un
peu différente dans les deux cas.

En effet, dans le second cas, la restauration de la cloison
sera poursuivie par les mêmes moyens que pour la fistule
vésico-vaginale ; les surfaces vaginales seules seront adossées
à l'aide d'un seul plan de sutures entrecoupées dont les chefs
ressortiront par le vagin : c'est ce qui se pratique dans les
procédés de Dieffenbach, Deroubaix, Richet, Verneuil, etc.

Dans le premier cas, au contraire, l'avivement est porté
jusque sur la muqueuse rectale, dont le liséré cicatriciel est
enlevé : les surfaces latérales d'avivement sont plus larges ;
on doit même opérer une légère séparation des deux muqueuses vaginale et rectale, de manière à pouvoir les réunir
isolément. Les choses étant ainsi disposées, on fait un double
plan de sutures entrecoupées, dont les unes servent à réunir
la muqueuse rectale et sortent par l'anus, dont les autres
réunissent la muqueuse vaginale et font saillie dans le vagin.
Tels sont les procédés de Bouisson, de Demarquay, de Le
Fort, de Granville Bantock et celui que j'ai mis en pratique
avec succès ; il est donc naturel que je le croie préférable,
quand la cloison est divisée sur une hauteur assez grande.

Dans l'un comme dans l'autre cas, les sutures sont passées
et fixées comme pour la fistule vésico-vaginale. Une précaution essentielle, c'est de restaurer ainsi toute la cloison
jusque près de la peau, afin de transformer une déchirure
compliquée en une déchirure simple du périnée. Quand ce
premier temps sera fini, les cavités du vagin et du rectum
doivent être respectivement distinctes.

Une fois ce résultat obtenu, on suturera les surfaces périnéales comme s'il s'agissait d'une déchirure au second degré,
c'est-à-dire que l'on aura recours à la suture enchevillée.

Généralement trois points suffisent : le premier correspondant à la commissure postérieure de la vulve, le second à la partie moyenne du périnée, le troisième à la partie antérieure de l'anus.

Par suite de la suture de la cloison telle que je viens de la décrire, déjà les parties profondes se trouvent réunies : les sutures périnéales n'auront pour but que d'éviter les tiraillements dans ces parties et de déterminer la réunion de la peau.

Pour assurer la complète réunion de toutes ces parties et éviter une fistule consécutive, il faut que les fils, qui sont enfoncés à 1 centimètre et demi ou 2 centimètres des bords de la déchirure, passent par la partie moyenne de leur anse, dans l'épaisseur de la cloison déjà reformée, et autant que possible au-dessus du dernier point de cette cloison : le premier venant au-dessus du dernier point vaginal, le second traversant l'espèce de triangle formé par l'écartement inférieur du vagin et du rectum, le troisième occupant la partie la plus postérieure du septum et reconstituant le sphincter.

En résumé, quand la déchirure du périnée est complète, on emploiera : 1º la suture entrecoupée, à 1 ou 2 plans, pour la cloison ; 2º la suture enchevillée pour le périnée.

III. *Soins consécutifs.* — Tous les soins consécutifs, régime, lavages, administration des opiacés, maintien de la constipation pendant une semaine, qui ont été indiqués à la suite de l'opération de la fistule vésico-vaginale, seront également observés après la périnéorrhaphie. Le cathétérisme de la vessie sera pratiqué toutes les quatre heures pendant cinq à six jours.

L'ablation des fils doit se faire du sixième au huitième jour, en commençant par les fils rectaux dont la recherche peut être parfois difficile ; quant aux fils vaginaux et périnéaux, leur ablation ne présente aucune difficulté.

Plus encore que dans l'opération de la fistule vésico-vaginale, on surveillera la première selle que l'on favorisera par l'administration de faibles doses d'huile de ricin et de lavements huileux dès le sixième jour, et on maintiendra des selles liquides pendant les quinze jours suivants.

CINQUIÈME SECTION

MALADIES VÉNÉRIENNES DES ORGANES GÉNITAUX DE LA FEMME.

La fréquence de la localisation des maladies vénériennes sur les organes génitaux de la femme est suffisamment expliquée par la fonction de ces organes et par leur disposition anatomique : non seulement ils reçoivent, mais encore ils gardent pendant un temps plus ou moins long le principe contagieux, et la contamination est presque inévitable.

CHAPITRE PREMIER

BLENNORRHAGIE.

La blennorrhagie chez la femme a pour siège le canal de l'urèthre et le conduit vulvo-utérin. Habituellement, une partie seulement de cette surface est envahie, et la blennorrhagie se trouve limitée à la vulve, au canal de l'urèthre, au vagin, au col de l'utérus. D'autres fois, l'inflammation blennorrhagique passe successivement de l'une à l'autre de ces régions en s'étendant de proche en proche : ce n'est que par exception que toutes ces parties sont affectées simultanément.

On observe et on peut étudier chez la femme la blennorrhagie vulvaire, la blennorrhagie uréthrale, la blennorrhagie vaginale et la blennorrhagie utérine ; j'ai décrit la vulvite, la vaginite et l'uréthrite.

Symptômes. — Les symptômes que présentent ces maladies, quand elles sont de nature contagieuse, ne diffèrent point de ceux qui leur ont été assignés déjà ; l'inflammation virulente revêt la forme franchement aiguë et a beaucoup de tendances à passer à l'état chronique. L'inflammation et les abcès de la glande vulvo-vaginale (*Cowpérite* ou *Bartholinite*) sont très fréquents.

La multiplicité des causes qui peuvent provoquer des écoulements muqueux ou muco-purulents sur les surfaces internes et externes des organes génitaux de la femme, rend la question de la blennorrhagie beaucoup plus obscure chez elle que chez l'homme ; le diagnostic, du moins le diagnostic absolu, en est souvent très difficile, pour ne pas dire impossible.

J'ai déjà, à propos de la vulvite (voir p. 40), indiqué sur quelles bases pouvait reposer ce diagnostic différentiel : le développement rapide, l'intensité des phénomènes inflammatoires, la turgescence des vaisseaux, la coïncidence d'un écoulement uréthral avec l'écoulement vaginal ou vulvaire, les anamnestiques donneront une certitude très grande, presque absolue ; mais il faut se rappeler que les mêmes symptômes peuvent se présenter en dehors de la contagion vénérienne. De plus, tous les cas ne se présentent pas avec ce cortège de signes à peu près certains : la blennorrhagie a beaucoup de tendance à passer à l'état chronique; elle peut même être chronique d'emblée, et alors les difficultés augmentent.

On peut croire, et beaucoup croient, que la contagiosité est un élément de diagnostic incontestable. M. A. Guérin (1) se fonde sur elle pour admettre la nature blennorrhagique d'écoulements peu abondants, très anciens, localisés dans les culs-de-sac supérieurs du vagin. Mais ne peut-on pas dire qu'un catarrhe utéro-génital, né sous l'influence de causes indépendantes de toute contamination blennorrhagique, peut acquérir un degré de virulence qui le rend transmissible? Et les écoulements uréthraux, quelquefois très abondants et très tenaces, qu'on observe chez les nouveaux mariés ou chez les maris qui voient leurs femmes au moment des règles, sont-ils de nature contagieuse? Question bien difficile à trancher.

Quoiqu'il en soit, la blennorrhagie chez la femme, qu'elle soit diagnostiquée d'une façon certaine ou qu'elle soit simplement soupçonnée dans les cas difficiles, demande à être

_____

(1) Guérin, *op. cit.*, p. 284.

soignée jusqu'à guérison complète, afin d'éviter les conta-
gions ultérieures, ainsi que les complications, parmi lesquelles une des plus graves est sa propagation à l'utérus et à tous
les organes de la sphère génitale interne.

Traitement. — Le traitement ne diffère point de celui de
la vulvite, de la vaginite ou de l'uréthrite, et consiste presque exclusivement en moyens locaux : émollients au début,
astringents, cathérétiques et caustiques à la fin. Les badigeonnages des surfaces enflammées avec la teinture d'iode ou une
solution concentrée de nitrate d'argent seront presque toujours nécessaires au déclin de la maladie.

La **blennorrhagie utérine** affecte le col de l'utérus, soit
d'emblée par contagion directe et primitive, soit par extension de la maladie du vagin aux parties plus profondes. La
muqueuse du col est rouge, gonflée, quelquefois excoriée, souvent parsemée de granulations ; l'affection est tantôt limitée à
la muqueuse du museau de tanche, tantôt étendue à celle
qui tapisse l'intérieur de la cavité du col.

Elle peut affecter l'organe plus profondément, c'est-à-dire
amener un engorgement inflammatoire du col ou même du
corps de l'utérus, et diverses autres complications encore plus
graves, telles que la métrite, l'ovarite, la pelvi-péritonite.
Sur 95 femmes atteintes de blennorrhagie, Bernutz et Goupil
ont noté 28 fois la pelvi-péritonite, c'est-à-dire près du tiers
du nombre total.

La blennorrhagie utérine a beaucoup de ressemblances
avec les inflammations simples, ulcéreuses ou granuleuses du
col, avec la leucorrhée simple et le catarrhe utérin, affections
dont il sera parlé plus tard ; le diagnostic ne pourra, dans un
certain nombre de cas, être porté qu'à l'aide de moyens indirects, tels que la coïncidence d'écoulements de même aspect
et de même nature sur les autres parties des organes génitaux,
l'urèthre surtout.

Elle sera traitée par des moyens directs : injections astringentes, cautérisations de la surface et de la cavité du col, avec
le crayon de nitrate d'argent ; injections intra-utérines avec
une solution de nitrate d'argent au 1/100 (?).

CHAPITRE II

CHANCRE SIMPLE.

Le chancre simple ou chancre mou, s'observe assez fréquemment sur les organes génitaux de la femme : la lésion, quoique bénigne, passe rarement inaperçue à cause de sa multiplication parfois très grande. En effet, les parties sont disposées de manière que les conséquences de la longue période de réinoculabilité du chancre sont difficiles à éviter ; de là ce nombre parfois considérable d'ulcérations chancreuses que l'on rencontre chez la femme, principalement au niveau des parties déclives, de l'entrée du vagin et surtout de la fourchette. On en observe d'ordinaire 4, 6 et 8 ; Alfred Fournier, dans un cas, n'en compta pas moins de 74 (1).

Siège. — Par rapport à leur siège, je rappellerai les deux statistiques suivantes :

RICORD. — 193		DEBAUGE. — 204	
Ch. de la vulve.. 139	Ch. de la fourchette.... 78	Ch. du clitoris.. 1
— du vagin.... 2		— de l'entrée du vagin. 17
— du col utérin. 12	— des grandes lèvres.... 19	— du vagin.... 7
— extra-génitaux..... 40	— des petites lèvres.... 16	— du col de l'utérus..... 1
	— du méat.... 23	— extra-génitaux..... 39
	— du vestibule. 4	

Ainsi les plus fréquents sont ceux de la fourchette ; puis viennent ceux des grandes et des petites lèvres, de l'entrée du vagin et du col de l'utérus. Les chancres mous des parois du vagin paraissent être les plus rares.

Il résulte de là que si la plupart des chancres simples génitaux sont saisissables par la seule inspection des parties, il en est d'autres qu'on ne peut voir et reconnaître qu'à l'aide

(1) A. Fournier, *Leçons sur la syphilis*, Paris, 1873, p. 75.

du spéculum ; c'est pourquoi le chancre du col n'avait pas été observé avant Ricord.

Les chancres mous sont aisément reconnaissables : bords taillés à pic, décollés, à surface grisâtre, sanieuse, abondance de l'écoulement purulent et auto-inoculabilité, tels sont les caractères qui permettent de les distinguer d'avec les ulcérations liées à la blennorrhagie et à l'herpès.

Les complications sont plus rares que chez l'homme : le bubon inguinal suppuré est presque une exception ; le phagédénisme a été observé quelquefois.

Il est une forme spéciale que l'on a décrite sous le nom de *chancre chronique* et dans laquelle l'ulcération persiste indéfiniment sans douleur, en ayant même perdu ses propriétés contagieuses.

Traitement. — Le traitement du chancre simple doit être essentiellement local, sauf dans certains cas de phagédénisme et de débilité générale. Chez la femme peut-être encore plus que chez l'homme, il faudra veiller aux pansements et éviter le contact du pus chancreux avec les parties voisines, pour éviter une trop grande et presque incessante réinoculation.

CHAPITRE III

SYPHILIS.

A. Fournier. — Leçons sur la syphilis étudiée plus particulièrement chez la femme, Paris, 1873.

§ I. — **Chancre dur ou infectant.**

L'accident initial de la syphilis, le **chancre dur** ou **infectant** semble assez fréquemment faire défaut chez la femme, et l'affection constitutionnelle paraît débuter d'emblée par les accidents secondaires. Cette opinion a été combattue par les syphiliographes, et est entachée d'erreur.

Si le chancre passe souvent inaperçu chez la femme, cela

est dû à ce qu'il est bien plus souvent extra-génital que chez
l'homme, que sa constatation est plus difficile par suite de la
conformation des parties, que son existence est presque toujours ignorée de la femme elle-même qui ne va trouver le médecin que longtemps après, lorque les accidents secondaires
apparaissent et que l'accident primitif est guéri. Les anamnestiques peuvent alors seulement être de quelque utilité, en rapprochant l'époque du coït infectant avec l'apparition *d'un simple bouton*, auquel la malade n'a prêté aucune attention, et
qui pourtant est le chancre lui-même, l'accident primitif.

Le chancre génital est plus rare chez la femme. D'après
les statistiques de Alfred Fournier, 25 p. 100 s'observeraient
en dehors des organes génitaux. Quant à leur localisation sur
les diverses parties de l'appareil générateur, le tableau suivant emprunté à Alfred Fournier peut en donner une idée :

Chancres des grandes lèvres	....	114
— des petites lèvres	....	55
— de la fourchette	....	38
— du col utérin	....	13
— de la région clitoridienne	..	10
— de l'entrée du vagin	....	9
— du méat et de l'urèthre	....	7
— de la com. supér. de la vulve	.	2
— du vagin (proprement dit)	.	1 (?)
		249

Le chancre dur est presque toujours unique chez la femme
comme chez l'homme ; toutefois lorsqu'il s'agit de chancres
génitaux, il n'est pas rare d'en rencontrer plusieurs chez la
première. Sur 203 cas de chancres syphilitiques observés chez
la femme, Alfred Fournier a noté 134 fois un chancre unique,
52 fois où il en existait 2, et 17 fois où il y en avait 3, 4, 5 et 6.

Le chancre syphilitique vulvaire, le plus fréquent, est aussi
généralement et aussi manifestement induré que chez l'homme.
L'induration est parfois très accentuée sur les grandes lèvres,
sur les petites lèvres, sur le clitoris, au méat où domine pourtant le chancre dit *parcheminé*. Au delà de l'anneau vulvaire,
l'induration perd de sa résistance, de sa netteté ; toutefois
le chancre du col présente une induration très manifeste.

Le chancre génital chez la femme a la même période d'in-
cubation et s'accompagne du même engorgement (pléïade)
ganglionnaire de l'aine que le chancre syphilitique en général.
La lésion locale est peut-être moins accentuée. Le plus souvent elle ne consiste qu'en une érosion superficielle, plate,
rougeâtre, presque insignifiante au début, présentant plus
tard une ulcération communément arrondie ou ovalaire, peu
profonde, à fond lisse, égal et uni, suppurant peu et reposant sur une base rénitente à des degrés divers, tantôt
noueuse, tantôt parcheminée ou simplement foliacée.

Après une période d'*état* d'une durée variable, l'ulcération
se déterge, devient rosée, bourgeonnante, le fond s'exhausse,
la cicatrisation s'opère : l'induration diminue et disparaît
même avec une plus grande rapidité chez la femme que chez
l'homme. Il devient alors difficile, pour ne pas dire souvent
impossible, d'en retrouver des vestiges. 4 fois sur 5, dit
M. Alfred Fournier, il disparaît entièrement, absolument, sans
cicatrice, sans macule consécutive.

Si on recourt aux anamnestiques, qu'on note l'induration
concomitante des ganglions de l'aine, et que la lésion locale
se présente avec les caractères précédemment indiqués, le
diagnostic sera possible et jusqu'à un certain point facile :
toutefois il faut être prévenu que l'on peut confondre le
chancre génital de la femme avec les diverses et nombreuses
érosions et ulcérations dont ces parties sont si fréquemment
le siège. Une simple écorchure, l'herpès et le chancre simple
peuvent donner lieu à des erreurs, d'autant plus que ces
diverses lésions peuvent coïncider ensemble. M. A. Fournier
a dressé les tableaux suivants de diagnostic différentiel (1).

HERPÈS.	CHANCRE
1. Pas de retentissement ganglion-naire.	1. Adénopathie constante (indo-lente, dure, persistante, mul-tiple).
2. Base souple, sans induration.	2. Base indurée.
3. Contour *polycyclique* de l'éro-sion, constitué par des *segments réguliers de petites circonfé-rences*.	3. Contours ne présentant jamais les segments réguliers de pe-tites circonférences propres à l'herpès.

(1) A. Fournier, *op. cit.*, p. 261 et 281.

HERPÈS.	CHANCRE.
4. Limitation rapide.	4. *L.* Moins rapide.
5. Cicatrisation hâtive.	5. *C.* Plus lente.
6. Lésion prurigineuse (ardeur).	6. *L.* indolente *aprurigineuse.*
7. Erosions habituellement multiples.	7. Lésion presque toujours unique.

CHANCRE SIMPLE	CHANCRE SYPHILITIQUE
1. Presque toujours multiple, confluent.	1. Presque toujours unique, jamais confluent.
2. Ulcère vrai, creux, concave.	2. Lésion habituellement plate, souvent élevée et papuleuse, rar. ulcéreuse.
3. Bords à pic, abrupts, décollés.	3. Pas de bords, contour adhérent.
4. Fond inégal, anfractueux, vermoulu.	4. Fond lisse, verni, luisant, irisé.
5. Teinte jaunâtre, d'un ton clair, animé.	5. Teinte grise ou rouge, d'un ton sombre, foncé.
6. Sécrétion abondante de pus véritable.	6. Sécrétion minime, séro-sanieuse.
7. Base molle.	7. Base indurée à des degrés divers.
8. Pas de bubon ou bubon inflammatoire (simple ou chancreux).	8. Bubon constant (indolent, non-inflammatoire, polyganglionnaire).
9. Pus inoculable au malade.	9. Pus non-inoculable au malade.

L'existence assez fréquente du chancre du col utérin nécessite l'examen au spéculum dans tous les cas. Si l'on arrive assez à temps, on pourra le reconnaître à la plupart des caractères qui précèdent ; plus tard, à la période de cicatrisation, il ne présente rien de particulier.

Le pronostic et le traitement du chancre induré, sont connus.

§ II. — Accidents secondaires.

La muqueuse génitale de la femme est le siège de prédilection des syphilides secondaires : celles-ci s'y développent avec une fréquence excessive, et récidivent un grand nombre de fois soi au début de l'affection constitutionnelle, soit à diverses époques de la maladie. Elles sont généralement désignées sous le nom de *plaques muqueuses*, quoique ce nom soit assez défectueux dans un grand nombre de cas.

Sous le rapport du siège, on la distingue en *S. vulvaires, S. vaginales, S. du col utérin.*

1° Les *syphilides vulvaires* occupent tantôt la face externe ou cutanée des grandes lèvres, et tantôt leur face interne ou muqueuse, les nymphes, le clitoris, le vestibule et l'entrée du vagin. Les premières ressemblent parfois aux accidents secondaires cutanés proprement dits (S. papuleuses sèches, papulo-squameuses, papulo-croûteuses, ecthyma, impetigo, etc.), et d'autres fois aux syphilides muqueuses avec lesquelles il est commun de les voir coïncider.

Je ne saurais insister sur les diverses et presque innombrables formes de syphilides cutanées ou muqueuses que l'on rencontre à la vulve, et dont la classification est aussi très variable : les uns les distinguent en *S. hypertrophiques* et en *S. ulcéreuses*, les autres admettent des *S. érosives, papulo-érosives, papulo-hypertrophiques, ulcéreuses*; d'autres enfin distinguent des formes composées et complexes. Les follicules de la vulve participent également à l'irritation spécifique et on observe assez fréquemment des *Folliculites hypertrophiques, abcédées, ulcéreuses.*

Toutes ces syphilides, avec leurs formes et leur aspect varié, se développent de bonne heure, avec ou sans troubles locaux, évoluent lentement, creusent ou cicatrisent spontanément ou sous l'influence d'un traitement général et local approprié, et guérissent en ne laissant aucune trace ou bien en entraînant des adhérences vicieuses, des déformations ou des atrésies de la vulve et de l'entrée du vagin.

2° Autant les syphilides de la vulve sont fréquentes, presque inévitables, autant les *syphilides vaginales* sont rares et exceptionnelles. Pour 522 cas de S. vulvaires, A. Fournier n'a observé que 9 fois des S. du vagin. Elles siègent à l'anneau vagino-vulvaire (et là elles sont tout aussi bien vulvaires que vaginales) et dans l'ampoule supérieure du vagin ; on ne les a jamais rencontrées à la partie moyenne.

A l'anneau vagino-vulvaire, elles revêtent la forme ulcéreuse, et il est souvent très difficile de les différencier d'avec
le chancre simple. Dans l'ampoule vaginale, elles sont
papuleuses, rondes ou ovalaires, rosées, ou bien blanchâtres et opalines, bordées d'un liséré rougeâtre ou carmin.

3° Les *syphilides du col utérin*, relativement rares, se présentent généralement sous la forme *d'érosions* petites, lenti-
culaires, d'un rouge vif. Quand elles sont *excentriques* par
rapport à l'orifice du col, qu'elles affectent bien nettement la
forme *cerclée* ou *semi-annulaire*, on peut presque à coup sûr
affirmer leur nature spécifique. Plus rarement les *S.* du col
revêtent la forme ulcéreuse. D'une façon générale, les syphilides du col sont remarquables par leur facile et rapide cu-
rabilité.

La syphilis peut, outre les lésions en surface dont je viens
de donner une idée aussi succincte que possible, déterminer
d'autres troubles du côté des organes génitaux, troubles fonctionnels plus ou moins graves qui sont justiciables du traitement spécifique ; ce sont la leucorrhée chronique, la névralgie utérine, les désordres de la menstruation, la chloro-
anémie et divers symptômes névropathiques plus ou moins
généralisés ; mais ce n'est pas ici le lieu de détailler plus
longuement les conséquences de la syphilis constitutionnelle,
conséquences que chacun connaît.

§ III. — Accidents tertiaires.

A la période tertiaire, on observe parfois des **tumeurs
gommeuses** dans l'épaisseur des grandes lèvres. Elles surviennent sans excitation locale, sans douleur, et mettent un
certain temps à se développer. Leur première période, ou
période de formation et d'induration, est assez vague, et,
n'étaient les renseignements fournis par les malades, la
constatation de tumeurs de même nature sur d'autres parties
du corps, l'épreuve souvent victorieuse du traitement spécifique, le diagnostic serait bien difficile. A la période de ramol-

lissement et surtout d'ulcération, les mêmes difficultés se présentent et seront tranchées de la même façon. Il est toutefois intéressant à noter que les désordres, parfois très grands, résultant de la fonte des gommes se réparent très vite sous l'influence de l'iodure de potassium, ce qui ne se produit pas lorsqu'il s'agit d'un chancre simple, d'un ulcère scrofuleux, d'un lupus ou esthiomène de la vulve, toutes maladies avec lesquelles on pourrait confondre la gomme ulcérée.

Le traitement de la syphilis chez la femme doit être administré avec le plus grand soin : quoiqu'on en ait dit, le mercure et l'iodure de potassium sont des remèdes héroïques, auxquels on aura toujours recours. L'indication est d'autant plus urgente que, s'il s'agit d'une femme enceinte ou en situation de le devenir, on peut sauvegarder ainsi le produit de la conception, et certainement diminuer le nombre des **syphilis héréditaires.**

TROISIÈME PARTIE

MALADIES DE L'UTÉRUS.

L'utérus, ou **matrice**, est un organe creux, destiné à la gestation, situé dans l'excavation du bassin, au-dessus du vagin avec lequel il se continue, au-dessous des circonvolutions de l'intestin grêle qui flottent à sa périphérie, entre la vessie en avant et le rectum en arrière.

Il est fixé dans cette position par divers replis membraneux qui, de ses bords latéraux, vont s'insérer sur les parois latérales, antérieure et postérieure de l'excavation pelvienne, et qui sont connus en anatomie descriptive sous le nom de **ligaments.**

Grâce à ses ligaments, à ses rapports de continuité avec le vagin, etc., l'utérus est maintenu dans une position à peu près régulière ; toutefois il jouit d'une assez grande mobilité physiologique dépendant de l'état de réplétion ou de vacuité des organes voisins, mobilité qui est le point de départ d'une série de déplacements pathologiques sur lesquels nous aurons à insister plus tard.

L'utérus a la forme d'un cône aplati d'avant en arrière, dont la base regarde en haut et le sommet tronqué en bas. Sur la surface de ce cône, on remarque immédiatement au-dessous de sa partie moyenne une légère dépression circulaire, **isthme**, qui la divise en deux parties : l'une supérieure, plus volumineuse, constitue le **corps** de l'organe, l'autre inférieure porte le nom de **col.**

Le corps est conoïde ; le col est cylindroïde, un peu renflé à sa partie moyenne.

Le col est lui-même séparé en deux portions par l'insertion de la muqueuse vaginale sur son pourtour et l'on y distingue une portion **sus-vaginale** et une portion **sous** ou **intra-vaginale**. Cette dernière est aussi désignée sous le nom de **museau de tanche** ; elle présente à son sommet inférieur un orifice de forme et de dimensions variables suivant les cas, c'est l'**orifice externe du col**, parfaitement accessible à la vue et au toucher.

Volume et dimensions. — L'utérus est un organe essentiellement variable suivant l'âge de la femme, les divers moments de sa vie physiologique, les diverses conditions qu'elle a présentées aux périodes successives de son existence ; il est donc difficile, pour ne pas dire impossible, de donner des proportions qui soient exactement la représentation de l'état de santé, et en dehors desquelles on puisse dire qu'il y a maladie. Les quelques données qui vont suivre ne sont que des chiffres représentant les moyennes de nombreuses mensurations.

Examiné dans son ensemble, l'utérus présente trois diamètres :

Longueur ou diamètre vertical......... $0^m,060$ à $0^m,070$.
Largeur ou diamètre transversal....... $0^m,035$ à $0^m,045$.
Épaisseur ou diamètre antéro-postérieur. $0^m,020$ à $0^m,025$.

(COURTY.)

Les dimensions respectives du corps et du col diffèrent chez la femme qui n'a pas eu d'enfant et chez la femme mère. Chez les nullipares, la longueur de l'organe étant de 60 millimètres, celle du corps varie de 32 à 36, et celle du col de 28 à 24. Chez les femmes uni- ou multipares, le corps s'allonge et atteint de 36 à 40 millimètres.

Après la période de la ménopause, le rôle de l'utérus est terminé : aussi cet organe diminue-t-il de volume ; chez les vieilles femmes, il s'atrophie. L'atrophie porte sur le corps plus encore que sur le col et ramène jusqu'à un certain point la proportion relative de ces deux parties à ce qu'elle était chez la jeune fille (Courty).

Cavité de l'utérus. — La cavité de l'utérus affecte la forme d'un canal aplati d'avant en arrière, plus large au niveau du corps, étranglé au niveau de l'isthme : d'où, trois parties, *cavité du corps*, *cavité du col*, et une *portion intermédiaire*, *orifice interne du col*.

La *cavité du corps* est triangulaire, à base supérieure; les deux angles supérieurs ou latéraux répondent à l'embouchure des trompes, l'angle inférieur à l'orifice interne du col; ses faces sont planes, appliquées l'une à l'autre, et séparées quelquefois par une mince couche de mucus.

La *cavité du col* est également aplatie d'avant en arrière, renflée à la partie moyenne; les deux parois antérieure et postérieure, sont parcourues par une saillie longitudinale de laquelle naissent à droite et à gauche des saillies secondaires transversales ou obliquement ascendantes, ce sont les *arbres de vie*.

Le col s'ouvre dans le vagin par l'*orifice externe*, arrondi et étroit chez les vierges et les nullipares, béant et mamelonné par l'effet des cicatrices qui ont succédé aux déchirures de l'accouchement chez les multipares.

La cavité du col est en continuité avec celle du corps par l'intermédiaire d'une portion rétrécie, correspondante à l'isthme, et généralement désignée sous le nom d'*orifice interne*. C'est un vrai détroit de 5 millimètres de longueur dans lequel les arbres de vie, dépouillés de leurs branches, s'emboîtent si bien que, vu l'étroitesse de l'orifice, ils le remplissent entièrement et s'opposent au cathétérisme. Cette difficulté est encore augmentée par la sensibilité de cette partie, l'amas de fibres musculaires circulaires qui semblent former un véritable sphincter et le léger changement de direction de la cavité du corps par rapport à celle du col. Une fois que le cathéter l'a franchi, il pénètre librement jusqu'au fond de l'utérus (Guyon) (1).

Les dimensions moyennes de ces cavités, d'après Sappey, sont les suivantes :

	Nullipares	Multipares
Longueur totale	52 millim.	57 millim.
— de la cavité du corps	22 —	28 —
— de la cavité du col	25 —	24 —
— de l'isthme	5 —	5 —

(1) F. Guyon, *Etudes sur les cavités de l'utérus à l'état de vacuité*, Thèse de Paris, 1858.

Quant aux dimensions antéro-postérieure et transversale, elles sont très petites et ne présentent aucun intérêt clinique.

La capacité totale des cavités de l'utérus est de 2 à 3 centimètres cubes chez les nullipares, et de 3 à 5 chez les multipares.

Le poids total de l'utérus est en moyenne de 45 grammes.

Rapports. — L'utérus, situé en partie dans la cavité abdominale, en partie dans le vagin, présente à considérer deux faces, deux bords et deux extrémités.

La *face antérieure*, convexe, libre et unie dans la partie correspondante au corps, est tapissée dans toute cette étendue par le péritoine qui s'arrête au niveau de l'union du corps et du col pour se réfléchir en avant sur la vessie (*cul-de-sac vésico-utérin*) : elle est en rapport médiat avec la face postérieure de la vessie.

Au-dessous de l'isthme, la face antérieure du col est en rapport immédiat avec la partie inférieure et postérieure de la vessie, à laquelle elle est rattachée par du tissu cellulaire ; enfin à l'union du tiers inférieur avec les deux tiers supérieurs, le col est tapissé par la muqueuse vaginale, qui par sa réflexion forme le cul-de-sac vaginal antérieur. Entre le cul-de-sac vaginal et le cul-de-sac péritonéal ou vésico-utérin, il existe donc une partie intermédiaire, d'une hauteur de 15 millimètres environ, comblée par du tissu cellulaire, et traversée par les nombreux vaisseaux et ganglions lymphatiques qui émergent du col : c'est là qu'est le siège du phlegmon péri-utérin.

La *face postérieure* est également tapissée par le péritoine qui de l'utérus se réfléchit sur le rectum (*cul-de-sac utéro-rectal*) : le péritoine descend plus bas et recouvre non seulement le corps, mais la portion sus-vaginale du col et ne se réfléchit qu'après avoir atteint la partie supérieure du vagin. Par suite de l'adossement du péritoine avec le vagin, il s'en suit que l'épaisseur de la cloison membraneuse qui sépare la cavité abdominale de celle du vagin est bien moins considérable qu'en avant, d'où les dangers considérables de toute intervention au niveau du cul-de-sac vaginal postérieur.

Dans l'état de vacuité de la vessie, la face postérieure de la matrice répond médiatement au rectum, dont elle est séparée par quelques circonvolutions de l'intestin grêle, et regarde alors en haut et en arrière : dans l'état de plénitude, elle se dirige en bas et en arrière et repose immédiatement sur le rectum.

Les *bords latéraux* répondent aux interstices des deux feuillets péritonéaux antérieur et postérieur qui en s'adossant forment les ligaments larges.

L'*extrémité supérieure* ou *fond de l'utérus*, qui n'atteint pas généralement le plan du détroit supérieur, est en rapport avec les anses intestinales qui le recouvrent complètement.

L'*extrémité inférieure*, ou *col*, par sa portion sous-vaginale, fait dans le vagin une saillie plus ou moins prononcée suivant l'âge de la femme, suivant son état de virginité, de nulliparité ou de multiparité, etc. Elle est tapissée par la muqueuse vaginale.

On sait que l'on distingue au museau de tanche deux *lèvres*, l'une *antérieure*, l'autre *postérieure*, et deux *commissures* latérales. Cette description ne convient guère qu'au col des multipares, car, chez les vierges et chez les nullipares, le col est cylindrique et son orifice régulièrement arrondi.

Structure. — L'utérus est un organe creux à parois épaisses, formé de trois couches ou tuniques : une *externe* ou *séreuse*, une *moyenne* ou *musculaire*, une *interne* ou *muqueuse*.

La *tunique externe* est une dépendance du péritoine, qui contracte une adhérence intime avec le tissu utérin proprement dit, et dont nous avons déjà indiqué les limites. Comme toutes les tuniques séreuses, elle est constituée par de grandes cellules endothéliales à sa surface libre et une couche de tissu conjonctif, *chorion* de la séreuse.

La *tunique moyenne* ou *musculaire*, *tissu propre de l'utérus*, est formée par une intrication de tissu cellulaire, de vaisseaux, de nerfs et de lymphatiques, mais surtout par des fibres musculaires lisses, qui en sont la partie essentielle et dominante. A l'état de vacuité, le tissu musculaire est en quelque sorte imparfait : il est d'un blanc rosé et d'une densité remarquable qui le rend comparable au tissu fibreux. Ses fibres, *fibres cellules, fibres à noyau*, ne mesurent guère que 5 à 7 millièmes de millimètre ; sous l'influence de la gestation elles triplent et quadruplent de volume et augmentent en nombre ; leur mode d'arrangement devient un peu plus apparent. Parmi les nombreux travaux faits en vue d'élucider ce point d'anatomie, je signalerai ceux de Hélie de Nantes (1) et de M. Rouget (2).

Voici quelle est la formule généralement admise aujourd'hui : la tunique musculaire se compose elle-même de trois couches :

L'une, superficielle, comprend un faisceau médian à fibres longitudinales et des faisceaux à direction transversale ;

L'autre, moyenne, plus épaisse, est formée de fibres sans direction déterminée ; elle est *réticulée*, plexiforme, ne se prolonge pas sur le col et embrasse la plus grande quantité de vaisseaux : elle joue, par sa disposition, le principal rôle dans le phénomène de l'*érection* de l'utérus, si bien décrit par M. Rouget.

La troisième enfin est formée de fibres à direction obliquement circulaire, qui devient horizontale au niveau de l'isthme. Là les faisceaux sont annulaires, s'entre-croisant à angle aigu et constituant un agent constricteur, qui rend compte de l'occlusion de l'utérus pendant et hors l'état de la grossesse, de la difficulté du cathétérisme à ce niveau, etc.

La *tunique interne* ou *muqueuse*, la plus importante au point de vue pathologique, revêt toute la surface interne de l'utérus, se continue en haut avec la muqueuse des trompes, se réfléchit en bas sur le museau de tanche pour se confondre avec la muqueuse vaginale proprement dite. Elle présente des différences notables sur le corps et sur le col.

(1) Hélie de Nantes, *Recherches sur la disposition des fibres musculaires de l'utérus, développée par la grossesse*, Paris, 1865.
(2) Rouget, *Recherches sur les organes érectiles de la femme et sur l'appareil tubo-ovarien*, in *Journal de physiologie de Brown-Séquard*, t. I, 1859.

La *muqueuse du corps* est d'un blanc rosé, d'une épaisseur variable de 1 à 6 millimètres, suivant le moment auquel on l'examine : elle est très adhérente à la couche musculaire. Sa surface libre est lisse et unie pendant la période inter-menstruelle, tomenteuse et boursouflée au moment de la menstruation. Elle est criblée d'une multitude d'orifices qui représentent l'embouchure d'autant de glandes en tube, rectilignes ou légèrement flexueuses, cylindriques, et se terminant par un cæcum arrondi, simple ou bifide.

La muqueuse est formée : 1° d'une couche de cellules épithéliales cylindriques, avec (Robin) ou sans (de Sinéty) cils vibratiles, qui s'enfonce au niveau des glandes pour former leur revêtement intérieur ; 2° d'une couche choriale composée de tissu conjonctif embryonnaire, riche en noyaux, et de quelques rares faisceaux fibrillaires de tissu lamineux (Robin). Elle semble être toujours en instance d'organisation, comme le prouvent du reste les nombreuses et incessantes modifications physiologiques dont elle est le siège.

La *muqueuse du col* est plus blanche, plus adhérente et plus mince (1 à 2 millimètres, Sappey). Elle est ridée (arbres de vie) ; tapissée d'une couche d'épithélium à cils vibratiles sur les parties saillantes, à cellules caliciformes dans les anfractuosités (de Sinéty) (1) ; le substratum est formé par un tissu conjonctif fibrillaire et très peu de tissu conjonctif embryonnaire. Elle présente dans sa partie inférieure des papilles très petites, voilées par la couche épithéliale, et dans toute son étendue une multitude d'orifices glandulaires. Les glandes de la muqueuse du col sont de véritables glandes en grappe, sécrétant un liquide épais et visqueux, du *mucus alcalin*. Quand leur orifice s'oblitère, le fond se dilate et il se forme de véritables kystes par rétention, vulgairement connus sous le nom d'**œufs de Naboth**.

Au niveau de l'orifice externe, la muqueuse intra-utérine se réfléchit pour tapisser la surface externe du col et se continue avec la muqueuse vaginale, dont elle prend tous les caractères. Elle devient alors riche en papilles, mais elle est

(1) Sinéty, *Comptes rendus de la Société de Biologie*, 1875.

dépourvue de glandes et son revêtement est formé d'épithélium pavimenteux stratifié.

Outre ces trois tuniques, l'utérus renferme du tissu cellulaire en petite quantité (d'où la rareté des abcès des parois utérines), des vaisseaux et des nerfs. La distribution et le mode de terminaison des nerfs sont encore discutés : quant aux vaisseaux, leur disposition est aujourd'hui parfaitement connue, grâce aux travaux de M. le professeur Rouget. Artères hélicines, réseaux péri-glandulaires de la muqueuse, veines efférentes traversant la couche musculaire plexiforme, plexus latéraux embrassés par les mailles du tissu musculaire des ligaments larges : tels sont les faits aujourd'hui connus de tous et à l'aide desquels M. Rouget a donné l'explication des divers phénomènes de l'ovulation, de l'adaptation du pavillon à l'ovaire, de l'*érection* de l'utérus et de la menstruation.

Les lymphatiques ne sont pas moins nombreux et les recherches de M. J. Lucas-Championnière (1) en ont montré toute l'importance relativement à la pathogénie des inflammations péri-utérines, comme je le dirai plus loin.

Position et direction normales de l'utérus. — Il est important de déterminer aussi exactement que possible la position et la direction normales de l'utérus, car un des plus importants chapitres de la pathologie utérine repose sur les changements survenus dans la statique de l'organe.

L'utérus, à l'état de santé et en dehors de la gestation, est très mobile : le corps n'est guère maintenu que par les ligaments larges et les ligaments ronds, qui sont très lâches, et il peut facilement se porter en avant et en arrière. L'organe se meut alors autour d'un axe fictif représenté par l'insertion du vagin sur le col, par les ligaments utéro-sacrés et par son union intime avec la vessie et médiatement avec les pubis : sorte d'anneau suspenseur qui limite ses déplacements soit en bas, soit en avant ou en arrière, soit sur les côtés.

Toutefois les déplacements physiologiques de l'organe,

_____

(1) J. Lucas-Championnière, *Lymphatiques utérins et lymphangite utérine*, Thèse de Paris, 1870.

quoique restreints à une certaine limite, n'en sont pas moins possibles dans tous les sens, et on ne saurait assigner une position ou une direction normales à la matrice. L'état de réplétion ou de vacuité de la vessie, du rectum et même des anses intestinales qui pressent sur son fond et peuvent s'engager dans les culs-de-sac péritonéaux, la station debout, le décubitus, la pesanteur de l'organe, le relâchement de ses attaches sont tout autant de causes qui peuvent agir à tout instant et entraîner des changements plus ou moins étendus. Je dois donc me borner à des indications qui représentent la moyenne générale des cas.

Par rapport à la profondeur à laquelle l'utérus est situé au fond du vagin, les observateurs ne s'accordent pas : elle peut varier en effet, suivant que l'on pratique le toucher, la femme étant debout ou étant couchée, que le périnée est plus ou moins résistant ou plus ou moins dépressible, et aussi suivant l'habitude et l'habileté de l'examinateur. D'une façon générale, le col doit être distant de l'entrée de la vulve de 6 à 8 centimètres environ. M. Bernutz indique les mensurations suivantes : chez les nullipares, le col est éloigné de la partie antérieure de l'orifice vaginal de 55 millimètres, le cul-de-sac antérieur de 62 et le postérieur de 75 à 80. Les accouchements ne font pas beaucoup varier ces chiffres qui restent les mêmes, à 1 ou 2 millimètres près, la femme étant examinée couchée. Mais dans la station debout, tandis que chez la nullipare on n'observe que des changements inappréciables, chez la multipare l'orifice du col et les culs-de-sac se rapprochent de l'anneau vulvaire de 10 à 12 millimètres, sans amener pour cela ni gêne ni trouble d'aucune sorte.

La direction de l'utérus, dans son ensemble, est une direction légèrement oblique en bas et en arrière, perpendiculaire au plan du détroit supérieur, parallèle à l'axe de l'excavation ; le fond regarde en avant et en haut, le col en bas et en arrière. Le vagin ayant son axe parallèle à celui du détroit inférieur, qui est oblique d'avant en arrière et de bas en haut, il s'ensuit que ces deux organes doivent former par leur rencontre un *angle ouvert en avant*.

Le col devrait conséquemment regarder en arrière ; or, dans la généralité des cas, le col occupe l'axe même, ou le centre du vagin, ce qui est dû à la direction curviligne de ce conduit qui tend à suivre vers sa partie profonde la courbure du sacrum et à se rapprocher de l'axe de l'excavation.

L'axe de la matrice n'est pas absolument rectiligne, et le corps et le col sont légèrement fléchis l'un sur l'autre au niveau de leur jonction : l'angle de courbure, souvent à peine appréciable, regarde en avant. Par suite de cette *antéflexion* normale, le col se porte au-devant du vagin, tandis que le corps continue à regarder la paroi abdominale antérieure.

Enfin, le plus ordinairement, le fond de l'utérus n'est pas exactement sur la ligne médiane ; il est un peu incliné à droite, tandis que le col est inversement entraîné à gauche : déviation peu sensible à l'état normal, mais qui s'accentue pendant la grossesse.

En résumé, l'utérus est situé à une profondeur d'environ 7 centimètres : son axe longitudinal est oblique d'avant en arrière et de haut en bas, en présentant une légère courbure en avant ou au niveau de l'isthme et présente une inclinaison peu prononcée de droite à gauche : ce que l'on exprime en disant que l'utérus présente à l'état normal un léger degré d'*antéversion*, d'*antéflexion* et de *latéro-version droite*.

Division des maladies utérines. — Les maladies de l'utérus sont nombreuses et variées, et il est difficile d'en établir la classification : cette difficulté est accrue par le degré de complexité qu'elles présentent dans presque tous les cas. « Les maladies utérines, dit M. Courty (1), conservent leur simplicité dans l'utérus moins que dans tout autre organe. Outre la complexité et les complications qui les caractérisent, on remarque entre elles un enchaînement, une associa-

(1) Courty, *op. cit.*, 3ᵉ édition, p. 378.

tion qui les font en quelque manière s'ajouter l'une à l'autre : de sorte qu'au bout d'un certain temps il est plus ou moins difficile de reconnaître la maladie originelle, de distinguer quelle est la plus importante et de déterminer si l'indication principale doit prendre sa source dans la première ou dans les suivantes.

« Tantôt, en effet, les déplacements entraînent des troubles menstruels et des actes pathologiques plus ou moins complexes ; tantôt les troubles menstruels, la congestion persistante et l'augmentation de poids qui en résultent, entraînent des déplacements. D'autres fois des altérations diathésiques, des lésions organiques, des tumeurs néoplasiques déterminent une altération fonctionnelle ; ailleurs l'altération fonctionnelle est suivie au bout d'un certain temps d'altérations diathésiques et du développement de tumeurs. Les déplacements favorisent l'apparition des actes pathologiques simples, la manifestation des états morbides les plus complexes, même le développement des lésions organiques. Ce qu'il y a de pire, c'est que ces maladies s'ajoutent l'une à l'autre, et qu'il faut déterminer, dans le nombre, quelle est celle qui cause les accidents les plus sérieux et qui doit être attaquée la première. Il faut toujours chercher l'enchaînement, la filiation des actes pathologiques et déterminer, parmi les éléments morbides, celui qui prime tous les autres à un moment donné. »

Si l'isolement des actes morbides est rare en pratique, et si la distinction de l'acte morbide fondamental y est parfois et même souvent difficile, théoriquement cet isolement et cette distinction sont possibles, et on peut décrire chacune des maladies utérines en particulier. Il me suffira donc d'avoir prévenu le lecteur, au début de l'étude des maladies utérines, de leur complexité en quelque sorte normale, et de la nécessité de porter dans chaque cas un diagnostic qui comprenne à la fois et l'affection principale et les affections secondaires qui viennent s'ajouter à la première.

Mais la description des maladies utérines doit-elle être faite au hasard, et n'est-il pas possible d'établir dans cette étude de grandes divisions qui serviront de point de repère à l'esprit qui veut en embrasser l'ensemble? Les auteurs de gynécologie semblent s'en être peu préoccupés. M. Courty a pensé néanmoins que cette division est utile et nécessaire ; pour lui, les maladies utérines se distinguent en quatre sections, savoir :

Première section. — Altérations fonctionnelles.

Deuxième   —   — Changements de situation.

Troisième   —   — États morbides sans néoplasmes.

Quatrième   —   — Altérations organiques.

Si la première, la seconde et la quatrième de ces sections sont bien définies et jusqu'à un certain point bien limitées, il n'en est pas de même de la troisième sur laquelle plane un certain vague. Elle embrasse une foule d'états morbides divers, qui n'ont d'autres caractères communs que de ne pas entraîner à leur suite la production d'éléments organiques nouveaux, du moins persistants. Les *états morbides sans néoplasmes* de M. Courty étaient autrefois décrits sous le nom de *lésions vitales* ; ils sont souvent désignés aujourd'hui sous le nom de *lésions inflammatoires*, ou de *troubles de la circulation*.

De ces diverses appellations, quelle est la meilleure ?

Pour ma part je choisirai la plus ancienne, et j'appellerai **lésions vitales** de l'utérus les maladies de cet organe caractérisées par des troubles de la circulation et de l'innervation, et reliées entre elles par une certaine communauté de processus de développement.

Sauf cette différence dans l'appellation, j'admettrai complètement la division de M. Courty, et comme lui je diviserai les maladies utérines en quatre sections, que je décrirai dans l'ordre suivant :

1° **Lésions vitales** ;

2° **Changements de situation** ;

3° **Lésions organiques** ;

4° **Lésions fonctionnelles** ;

ces dernières étant conservées pour la fin, parce que leur point de départ est aussi souvent dans une affection des autres parties sexuelles, des ovaires surtout, que de la matrice elle-même.

PREMIÈRE SECTION

LÉSIONS VITALES DE L'UTÉRUS.

CHAPITRE PREMIER

HYPÉRÉMIE DE L'UTÉRUS. — CONGESTION.

La richesse vasculaire de l'utérus, les modalités physiologiques dont il est périodiquement le siège, et en tête desquelles il convient de placer la menstruation, les nombreuses excitations auxquelles il est exposé, et enfin ses maladies entraînent à leur suite des modifications presque incessantes de la circulation qui tantôt est en défaut, le plus souvent en excès, et toujours en oscillation.

Doit-on considérer ces variations circulatoires comme constituant une maladie? non, sans doute, et je dirai avec M. Jaccoud (1) « qu'elles ne sont un phénomène pathologique que lorsque la quantité du sang en circulation dans l'organe dépasse le maximum des oscillations physiologiques. » — A côté de l'hypérémie physiologique, fonctionnelle, normale, il peut donc exister une hypérémie pathologique, connue en pathologie générale comme en pathologie utérine sous le nom de **congestion**.

Mais cette congestion peut-elle exister seule, et parcourir ses diverses périodes comme une véritable entité morbide? ou bien n'est-elle que le premier degré d'une autre affection dont elle sera nécessairement suivie, de l'**inflammation** ?

---

(1) Jaccoud, *Traité de pathologie interne*, t. I, p. 2.

En un mot la congestion peut-elle exister indépendamment de l'inflammation, et en pathologie utérine la **congestion de l'utérus** peut-elle et doit-elle être décrite en dehors de la **métrite** ? Question très controversée, et résolue différemment par les auteurs les plus autorisés.

Me plaçant au point de vue purement pratique, celui qui importe le plus au médecin appelé à donner des soins aux malades, je dirai que la congestion peut exister et existe en dehors de l'inflammation, que sa description symptomatologique peut être faite, et que sa distinction est utile au praticien, en lui fournissant une série d'indications thérapeutiques, auxquelles ne répondrait pas aussi bien l'idée de l'inflammation.

Sans doute la congestion forme toujours le premier degré de l'inflammation de l'utérus, et elle en est très souvent suivie, surtout si elle persiste longtemps ; mais soit spontanément, soit sous l'influence d'un traitement anti-congestif bien ordonné, l'hypérémie peut rétrocéder, avant que l'*exsudation*, ce caractère positif de la phlogose, soit survenue, et alors on n'a eu en réalité que de la **congestion utérine, sans métrite.**

Du reste, les auteurs distinguent l'hypérémie de l'inflammation des organes, tant au point de vue étiologique et symptomatologique qu'au point de vue du traitement, et il n'y a pas de raison pour qu'une exception soit faite pour l'utérus.

Divisions. — La congestion utérine est **active** ou **aiguë, passive** ou **chronique** : on peut encore la distinguer en **idiopathique** et **symptomatique.**

M. Courty décrit dans un chapitre spécial la *fluxion utérine*, qu'il distingue de la congestion ; mais malgré l'habile argumentation du savant gynécologiste, il ne me paraît pas utile en pratique de maintenir cette distinction, et je m'en tiendrai à la congestion, si bien décrite par Aran (1).

_____

(1) Aran, *Leçons cliniques sur les maladies de l'utérus et de ses annexes.* Paris, 1858, p. 339.

Étiologie. — *Causes prédisposantes.* — a. *Locales.* — Situation déclive de la matrice, sa grande vascularité, absence de valvules dans les veines de l'utérus ; pression des anses intestinales sur le fond de la matrice ; fluxions périodiques de la menstruation ; développement de l'utérus, et surtout de son système vasculaire pendant la grossesse ; son retour incomplet à l'état normal après l'accouchement, décrit sous le nom de *subinvolution*, etc.

b. *Générales.* — L'âge y prédispose singulièrement. Rare avant la puberté et après la ménopause, la congestion est fréquente pendant la période de la vie sexuelle tout le temps que les femmes sont réglées ; en dehors de cet âge, elle provient de causes occasionnelles diverses.

On l'observe parfois chez les jeunes filles à la suite de l'abus des plaisirs solitaires et chez les femmes âgées atteintes de quelque lésion organique.

Le tempérament sanguin prédispose à la congestion active ; le tempérament lymphatique à la congestion passive. Une constitution pléthorique amène souvent le même effet, de même que la chlorose.

On pourrait encore citer comme prédisposant à la congestion utérine l'habitation des grandes villes et les exigences sociales qu'elle entraîne, les excitations et les fatigues d'une existence mondaine et agitée, la fréquentation des spectacles, les lectures licencieuses, les vêtements ou corsets trop serrés, la constipation, la marche, etc. : toutes causes qui amènent une fluxion active du côté de l'utérus, ou bien portent obstacle à la circulation des organes pelviens et gênent le libre retour du sang veineux.

La congestion **idiopathique** ou **primitive** est celle qui survient en dehors de l'existence de toute affection utérine, ou de lésion de tout autre organe. Aran observe qu'elle résulte des troubles apportés à la menstruation par les rapports sexuels trop répétés, les chutes sur le siège, la présence de corps étrangers dans le vagin, et toutes les causes qui peuvent supprimer brusquement l'écoulement menstruel : le froid, les émotions morales vives, etc.

De même, toutes les circonstances qui viennent gêner l'involution normale de l'utérus après l'accouchement sont causes de congestion idiopathique et active : le retour prématuré aux occupations du ménage, les émotions morales tristes, le refroidissement, la reprise précoce des rapports sexuels, etc.

Dans ces dernières conditions, il est rare que la congestion se présente seule et elle n'est que trop souvent suivie de métrite. Au moment de la ménopause, la congestion utérine active et idiopathique s'observe encore, mais le plus souvent elle revêt la forme passive et est due à diverses lésions de l'utérus et des organes du voisinage.

La congestion **symptomatique** est sans contredit la plus fréquente. Presque toutes les maladies de l'utérus, en déterminant une irritation anormale de cet organe, ou en gênant la libre circulation du sang dans ses veines, entraînent une congestion, tantôt active et aiguë, le plus souvent passive et chronique, et on peut dire que cette dernière en est la compagne et la complication la plus fréquente.

Les ulcérations du col, les diverses tumeurs, surtout quand elles siègent dans le segment inférieur, manquent rarement de produire ce résultat. Les maladies du vagin, de la vulve, des ovaires, du péritoine pelvien, de la vessie et du rectum, pour peu qu'elles aient une certaine durée, se compliquent également de congestion utérine. Enfin les maladies du foie, de la rate, des poumons et du cœur, en ralentissant la circulation abdominale, amènent une congestion veineuse générale, à laquelle l'utérus ne tarde pas à participer.

En résumé, la multitude des causes prédisposantes, déterminantes et occasionnelles indique combien la congestion utérine est fréquente, et quel rôle elle joue dans la pathologie de l'utérus, soit qu'elle reste purement à l'état de congestion, soit qu'elle devienne le point de départ de maladies nouvelles ; c'est ainsi, par exemple, qu'une tumeur du fond de l'utérus amène une congestion de l'organe, et que, si celle-ci n'est pas soignée à ses débuts, la métrite avec toutes ses conséquences (ulcérations, hypertrophie, pelvi-péritonite, etc.) pourra se développer et aggraver singulièrement la situation.

Anatomie pathologique. — L'utérus congestionné est augmenté de volume, mais à un degré moindre sur le cadavre que sur le vivant. Ses vaisseaux sont distendus, gorgés de sang; son tissu est turgide et comme ramolli, parsemé de points rouges qui sont les orifices des petits vaisseaux. La muqueuse, épaissie et gonflée irrégulièrement, remplit la cavité utérine qui est agrandie : cette muqueuse est d'un rouge violacé; celle du col est généralement peu colorée, quelquefois même tout à fait pâle; au contraire, la muqueuse qui tapisse extérieurement la surface du col est rouge livide, gonflée et ramollie, tout comme celle du vagin jusqu'à la vulve.

Dans la forme chronique, le gonflement, le ramollissement du tissu utérin, principalement au niveau de la muqueuse du corps, la dilatation des vaisseaux et l'agrandissement des cavités sont plus marqués et plus persistants. Souvent aussi la congestion n'est pas limitée à la matrice, et la turgescence vasculaire s'étend à tout l'appareil génital interne, aux trompes et aux ovaires.

Symptômes. — Les femmes atteintes de congestion utérine, que celle-ci soit idiopathique ou symptomatique, éprouvent un sentiment de malaise dans le petit bassin, une sensation de plénitude et de pesanteur avec irradiations jusqu'à la région lombo-sacrée, vers le périnée, l'anus et jusque dans les aines. — Si la congestion est passive, cet ensemble de phénomènes reste stationnaire en subissant un léger degré d'augmentation à la période des règles, qui sont d'ordinaire un peu plus difficiles, plus abondantes et plus longues.

Si la congestion est active, ou bien si elle présente des exacerbations, ces symptômes prennent plus d'intensité et les malades accusent des douleurs pelviennes, une sensation de brûlure, de chaleur intérieure, du ténesme vésical ou rectal.

Il n'est pas rare à ces moments de les voir se plaindre de difficultés pendant la marche, de sensations de descente et même d'échappement de la matrice, alors que celle-ci n'a pas quitté sa situation normale. La position assise est parfois difficile, pénible, et les femmes ne procèdent à cet acte qu'avec précaution et lenteur.

Cette aggravation des symptômes peut n'être que momentanée, comme à la suite de fatigues, de rapprochements sexuels ou de toute autre excitation physique ou morale, et bientôt la maladie reprend son aspect habituel, qui est jusqu'à un certain point compatible avec une santé relativement bonne. Si leur intensité persiste, et si elle ne cesse pas au bout de quelques jours sous l'influence du repos ou d'un traitement approprié, il faudra craindre l'invasion de la métrite.

La congestion simple s'accompagne encore d'autres phénomènes subjectifs qui font rarement défaut, tels que la sensation de douleur en éternuant ou en se mouchant, la constipation, la dysurie, le prurit vulvaire, etc. Elle est toujours apyrétique.

Les *modifications imprimées à la menstruation* sont variables : tantôt celle-ci n'est pas changée et n'est qu'un peu plus difficile ; plus souvent elle devient plus abondante et peut constituer une véritable ménorrhagie ; tantôt enfin, l'écoulement sanguin devient presque continu pour augmenter seulement au moment correspondant des règles.

Cette congestion *hémorrhagique* s'observe assez fréquemment chez les femmes fortes et pléthoriques, de trente-cinq à quarante-cinq ans, même en l'absence de fongosités utérines. Un fait remarquable dans ces cas, c'est que la perte de sang ne décongestionne pas l'utérus ; bientôt même, si on ne combat pas à la fois et la congestion et les hémorrhagies, l'anémie survient et exagère encore l'état morbide qui l'a engendrée.

Quand la congestion utérine est peu intense, récente, elle peut n'entraîner que peu ou point de phénomènes réactionnels éloignés ; est-elle au contraire plus marquée et plus ancienne, on voit alors survenir les symptômes généraux propres à toutes ou presque toutes les maladies utérines, tels que malaise, courbatures, névralgies, dyspepsies, névroses, etc.

Lorsqu'elle survient pendant le cours d'une autre lésion utérine, elle a pour effet constant et immédiat d'en augmenter l'intensité et de provoquer une recrudescence dans ses symptômes.

Tous ces signes subjectifs peuvent faire soupçonner la maladie ; l'examen local la confirme.

La palpation seule, ou mieux combinée avec le toucher vaginal, dénote une augmentation de volume et de poids de l'utérus. A l'aide du doigt placé dans le vagin, on peut déplacer l'utérus et le soulever, mais avec plus de difficulté qu'à l'état normal, et en déterminant une sorte de malaise, et même de douleur qui siège dans les organes voisins plutôt que dans l'utérus lui-même. Le col est un peu abaissé, légèrement porté en arrière, tandis que le corps s'incline en avant et peut être senti à travers le cul-de-sac vaginal antérieur.

Cette antéversion, qui est la règle, va en s'exagérant à mesure que la maladie se prolonge ; facilement réductible au début, elle devient bientôt plus difficile et surtout plus douloureuse à corriger. Elle s'associe parfois avec la latéro-version ou la latéro-flexion droite, c'est-à-dire que les courbures naturelles de l'organe tendent à augmenter. Inversement, si la congestion est survenue consécutivement à une rétroversion ou à une rétroflexion, elle ne fera qu'exagérer ce déplacement préexistant.

D'une manière générale, l'augmentation de l'utérus congestionné porte à peu près uniformément sur toutes ses parties, quoique le corps paraisse en être le principal siège.

Le doigt explorateur peut encore constater que l'orifice du col est entr'ouvert, et quelquefois percevoir des battements à sa surface, phénomène qui est quelquefois ressenti par les malades elles-mêmes.

Si l'on applique le spéculum, on voit le col tuméfié, rouge, violacé, les lèvres de l'orifice renversées en arrière, et l'on constate de la leucorrhée utérine. Enfin, par le cathétérisme, on note encore l'agrandissement de la cavité utérine dans tous les sens.

Marche, Terminaisons. — La congestion utérine aiguë

et accidentelle a souvent une marche rapide et se termine par la guérison, sous l'influence du repos ou d'un traitement approprié. Mais si elle est négligée, elle est sujette à de fréquentes récidives et passe à l'état chronique.

Celle-ci a une marche essentiellement lente, coupée de loin en loin par des poussées aiguës ; sa durée est illimitée, si un traitement dirigé ne vient y mettre un terme.

Sa persistance au delà d'un certain temps, qu'il est bien difficile de préciser et qui dépend autant de la cause provocatrice que des conditions de santé des malades, entraîne des modifications dans les tissus utérins, modifications que certains gynécologistes décrivent sous le nom d'**engorgement**, mais qui rentrent mieux dans le cadre de la métrite chronique.

Le *pronostic* de la congestion utérine est donc essentiellement variable ; il dépend et de la forme de la congestion, et de la cause qui lui a donné naissance, et du traitement dirigé contre elle.

Diagnostic. — A l'aide des symptômes objectifs et subjectifs précédemment indiqués, le diagnostic de la congestion utérine sera aisé. Toutefois on pourrait la confondre avec la métrite, et la confusion est d'autant plus facile que beaucoup ne distinguent pas ces deux affections. Je reviendrai plus loin sur ce diagnostic différentiel.

Mais une fois la congestion reconnue, il importe de bien établir si elle existe seule, ou bien si elle n'est qu'un élément morbide surajouté à une autre affection ; si elle est le phénomène initial ou si elle n'est que secondaire ; enfin si elle est active ou passive.

Il est impossible de tracer d'avance les éléments précis de ces distinctions, pour lesquelles il est indispensable de connaître exactement l'histoire des malades, de leurs antécédents, de l'époque d'apparition des premiers symptômes et de procéder à une exploration minutieuse pour constater l'état d'intégrité ou de maladie soit des organes génitaux eux-mêmes, soit des organes éloignés. Il convient de procéder ici par élimination successive, en se rappelant que si la congestion est quelquefois idiopathique et primitive, le plus souvent elle est symptomatique.

Traitement. — Le traitement de la congestion utérine ne consiste pas uniquement à amener la déplétion sanguine à l'aide des divers moyens usités pour cela ; trop souvent le médecin verrait échouer ses efforts, et la maladie se reproduire avec une désespérante ténacité.

En gynécologie, autant et peut-être plus que dans les autres parties de la médecine, on doit se guider d'après les notions de la pathologie générale, et ne commencer un traitement qu'après avoir établi les *indications thérapeutiques*, avoir déterminé leur *degré d'importance* et *l'ordre de succession* dans lequel elles devront être remplies.

Sous ce rapport il importe avant tout de reconnaître si la congestion utérine est symptomatique ou idiopathique (1).

1° Si elle est symptomatique, c'est à la **cause** qu'il faudra d'abord s'adresser. Or deux cas peuvent se présenter : ou la cause est accessible et curable ; ou elle est inaccessible et incurable.

La cause étant *accessible*, on devra la combattre aussitôt et négliger momentanément la congestion, pour ne penser à elle que si elle avait une trop grande intensité (et alors on

---

(1) La plupart des traités de gynécologie comprennent un chapitre préliminaire intitulé : *Du Traitement des maladies utérines en général*, dans lequel chaque auteur expose sa manière de concevoir cette importante question. Je ne ferai pas de même, mais je profiterai de quelques chapitres, tels que celui de la *congestion utérine* et de la *métrite*, pour tracer les règles de la thérapeutique gynécologique.

Ces règles ne reposent pas sur la détermination anatomique de la lésion, ainsi que le prétendent les adeptes de l'organicisme pur ; elles reposent sur la conception de la maladie, sur sa *pathogénie*, dans laquelle on fait intervenir à la fois et l'état général et l'état local, en accordant une importance aussi grande, sinon supérieure, au premier sur le second.

Posées par Barthez et ses disciples, ces règles de thérapeutique générale ont été supérieurement adaptées à la gynécologie par mon savant maître, M. le professeur Courty, dans son *Traité des maladies de l'utérus*.

Elevé moi-même dans ces doctrines, je développerai les enseignements qui en découlent, en en faisant l'application au traitement des maladies des femmes.

recourt à un traitement simultané de la cause et de l'effet), ou bien si elle persiste après la diminution ou la disparition de la maladie première qui l'a engendrée.

Ainsi la congestion utérine est-elle sous la dépendance d'un changement de position de l'utérus, d'une rétroversion par exemple, ce sera cette dernière qu'il conviendra de modifier aussitôt. Si la congestion est récente, elle disparaîtra d'elle-même par le repos. Au contraire la congestion est-elle intense, elle gêne et quelquefois empêche le retour de l'organe à sa situation normale, il faudra agir simultanément sur la cause et sur l'effet afin d'obtenir la diminution de l'un et de l'autre et de pouvoir arriver au traitement de la maladie première.

Celle-ci a-t-elle été heureusement modifiée, et la congestion persiste-t-elle soit en raison de son intensité première, soit en raison de son ancienneté, et cette persistance entraîne-t-elle des accidents et surtout expose-t-elle à la reproduction de la première maladie, on devra la traiter à son tour, afin d'obvier à ces diverses conséquences.

La cause est-elle *inaccessible* ou *incurable*, la congestion devra être traitée directement et la première, dans le double but de simplifier la maladie compliquée et de diminuer l'intensité des symptômes subjectifs. Si l'on peut arriver à faire disparaître ou à amoindrir la congestion symptomatique, souvent la maladie première deviendra accessible et même sera susceptible de guérison.

Ainsi les tumeurs du corps de l'utérus s'accompagnent souvent d'un état congestif intense, qui en aggrave les symptômes, gêne le diagnostic, et empêche de songer à leur traitement et à leur guérison. Que l'on fasse disparaître cette congestion symptomatique, et la tumeur deviendra plus nettement délimitée, plus accessible, mieux supportée si elle est inopérable, ou bien pourra être radicalement enlevée.

Nous pourrions multiplier à l'infini des exemples semblables ; tirons-en cette première conclusion : que la congestion utérine symptomatique doit être toujours traitée, tantôt primitivement, tantôt secondairement, et que le moment

d'intervention dans ce sens doit être soigneusement déterminé dans chaque cas.

2° Si la congestion utérine est idiopathique, ou si, étant
symptomatique, elle doit être combattue seule et la première,
on procédera au traitement sans retard, se rappelant que la
maladie est peu grave et facilement curable au début, mais
qu'elle passe facilement à l'état chronique, qu'elle est alors
difficile à guérir, et qu'elle peut dégénérer aisément en métrite, avec toutes ses conséquences.

Même dans ces cas, le traitement ne saurait être toujours
le même, et il conviendra de se rappeler les deux formes cliniques que nous avons admises, la forme *active* et la forme
passive.

I. CONGESTION ACTIVE, AIGUE, OU CHRONIQUE. — Les deux indications thérapeutiques à remplir sont :

1° Produire la déplétion du système sanguin de l'utérus ;

2° Maintenir cette déplétion.

A. *Produire la déplétion du système sanguin de l'utérus.* —
Pour remplir la première indication, nous avons des moyens
directs et des moyens indirects :

a. **Moyens directs de déplétion sanguine.** — Dans la
forme active et aiguë, c'est à eux qu'on doit avoir recours
en premier lieu ; ils pourront être également employés
dans la forme passive et chronique, quand l'hyperémie s'accompagne de métrite, ou bien quand la douleur locale
est intense.

Sauf de rares cas de congestion utérine traumatique chez
des malades jouissant d'une santé générale excellente et présentant les attributs de la vraie pléthore, la saignée générale sera abandonnée au profit des émissions sanguines
locales.

Celles-ci seront pratiquées directement sur le col : *scarifications* et *sangsues*.

Les **scarifications** peuvent être faites à l'aide d'un bistouri
ou d'une lancette montée à l'extrémité d'une longue pince,

ou bien du poinçon d'un trocart. Le *scarificateur de M. Meyer*, avec ou sans l'application de la *ventouse utérine* de Collin, a été également recommandé. Mais, outre la difficulté et les dangers de ces opérations, on n'obtient avec elles qu'une quantité de sang restreinte et les sangsues sur le col devront être préférées : Scanzoni et M. Courty ont surtout contribué à vulgariser l'application de ce moyen.

Les **sangsues sur le col de l'utérus** seront appliquées par le médecin lui-même. Le col étant exactement embrassé par un spéculum cylindrique, et celui-ci étant maintenu bien appliqué en contact immédiat avec les culs-de-sac, le chirurgien l'essuie soigneusement et place dans l'orifice un petit tampon d'ouate afin d'empêcher les sangsues de pénétrer dans l'utérus. On projette alors les sangsues au fond du spéculum, où on les maintient au moyen d'un tampon d'ouate ou de charpie. Cinq ou dix minutes après, on enlève le tampon afin de permettre l'écoulement du sang au dehors et d'empêcher la formation des caillots, qui gênent les sangsues et les détachent prématurément.

Au bout de vingt ou vingt-cinq minutes, les sangsues sont tombées ; on les compte avec soin, on nettoie le vagin, et la malade reste couchée sur le dos, jusqu'à ce que l'hémorrhagie, qui persiste pendant trois ou quatre heures, soit complètement arrêtée. Si la perte de sang était excessive, ce qui est très rare, on devrait faire des lotions vaginales froides et vinaigrées, appliquer sur le col un tampon imbibé de perchlorure de fer, et finalement pratiquer le tamponnement.

Quatre à six sangsues sont nécessaires pour obtenir une déplétion convenable et on les appliquera de préférence immédiatement après les règles, en y revenant huit ou dix jours après, et en recommençant après la période menstruelle suivante, si c'est nécessaire. M. Courty recommande de recourir le lendemain à l'administration d'un purgatif.

b. **Moyens de déplétion indirects.** — Quand pour une raison quelconque, comme chez les vierges par exemple, les émissions sanguines locales ne peuvent être appliquées directement sur l'utérus, et que l'acuité de la lésion indique la déplétion vasculaire, on recourra encore à l'application des sangsues, mais sur l'hypogastre et non à la vulve ou à la partie interne des cuisses ou aux malléoles, ce qui aurait pour effet d'augmenter la congestion pelvienne : elles seront alors appliquées en plus grand nombre et répétées comme précédemment, s'il y a lieu.

Les autres moyens d'obtenir la déplétion indirecte du système sanguin de l'utérus sont : les *purgatifs* doux, salins ou huileux, administrés à des doses petites mais fréquentes, tels que l'huile de ricin, la magnésie, la rhubarbe, les eaux minérales purgatives, eaux de Sedlitz, de Pullna, d'Hunyadi Janos, de Vacqueyras-Montmirail ; les *révulsifs cutanés* et les *sudorifiques*, et enfin les *astringents* locaux.

Les Anglais recommandent l'application sur le col d'un *tampon fortement imbibé de glycérine*, qu'on laisse en place pendant douze ou vingt-quatre heures. M. le docteur Chéron (1) revient avec insistance sur l'emploi de ce moyen, auquel il attribue un pouvoir exosmotique très considérable (dix fois le poids de la glycérine employée) et qui, en amenant le dégorgement de l'utérus sous l'influence de l'évacuation d'une grande quantité de lymphe, permet aux vaisseaux de reprendre leur tonicité et s'oppose ainsi à leur distension passive.

A ces premiers moyens qui pourront être employés dans la plupart des cas, il conviendra d'ajouter : le *repos absolu* et la *continence complète*. Dans les cas de congestion active et aiguë, les *irrigations vaginales tièdes* et émollientes, les bains généraux, les boissons rafraîchissantes, délayantes et diurétiques, les lavements simples ou légèrement laxatifs compléteront le traitement de la première période.

B. *Maintenir la déplétion* est la seconde indication qui se présente dans presque tous les cas, car la maladie disparaît rarement de prime abord, a beaucoup de tendance à récidiver et à passer à l'état chronique.

Les mêmes moyens seront continués jusqu'à complète gué-

---

(1) J. Chéron, *Traitement de la congestion utérine, pansement osmotique* (*Revue méd.-chir. des mal. des femmes*, 1879).

rison : nous avons déjà dit que les sangsues seront appliquées plusieurs fois et à divers intervalles ; il convient non moins d'insister sur l'administration des révulsifs intestinaux et cutanés. — La liberté du ventre est un précepte de thérapeutique gynécologique sur lequel il faut insister, tant au point de vue de l'action révulsive que de son action sur la circulation des organes du petit bassin. — Bien souvent, fait observer Aran, on peut rattacher la réapparition ou l'aggravation des accidents à la constipation. — Pansements glycérinés (Chéron).

Le décubitus horizontal sera prescrit au moment des règles, quand les phénomènes auront encore de l'acuité ; mais dans l'intervalle on conseillera aux malades de petites promenades, soit à pied, soit en voiture, au grand air et en plein soleil, afin d'augmenter et de régulariser les forces. — La proscription des rapports sexuels sera maintenue.

Plus tard, quand la congestion est passée à l'état chronique, et que, soit sous l'influence du traitement, soit sous l'influence de la maladie, les réactions physiologiques sont diminuées et les forces altérées, les indications changent et deviennent alors celles de la congestion passive (voir plus bas).

Mais, en même temps que ces divers moyens locaux, on ne doit pas négliger les moyens généraux. — Le *régime* sera surveillé avec soin ; si la congestion est intense, la diète est de rigueur ; si elle est modérée, il sera doux et peu substantiel ; les aliments excitants et épicés, les boissons stimulantes, seront interdits. — Quelques *médicaments* pourront être prescrits soit au début, soit à la période de déclin pour combattre quelques-uns des symptômes les plus marqués, et principalement la douleur et l'hémorrhagie.

Le *bromure de potassium*, qui agit comme sédatif des systèmes nerveux et vasculaire, paraît avoir une action spéciale sur les organes pelviens, en diminuant l'excitabilité sensuelle ; on l'administrera à la dose de un à quatre grammes par jour ; ce remède est utilement employé dans presque tous les cas : le bromure d'ammonium et l'acide bromhydrique, dont l'action est à peu près semblable, sont bien moins usités.

On a proposé aussi, dans le but de diminuer l'impulsion

circulatoire du côté de l'utérus, de recourir à la *digitale*, et
dans le but de faire contracter l'organe et d'en amener ainsi
la déplétion, la *strychnine* et l'*ergot de seigle*. Ces moyens médicamenteux sont inutiles et le plus souvent nuisibles dans
la forme active de la maladie ; ils peuvent tout au plus être
essayés dans la forme passive, ou bien quand l'hémorrhagie
qui accompagne parfois la congestion est très grave.

II. CONGESTION PASSIVE. — Qu'elle ait été primitivement passive, ou qu'elle ne le soit devenue qu'après une longue durée, la congestion utérine présente alors de nouvelles indications et réclame d'autres moyens de traitement.

La première indication est d'enlever, si possible, toutes les
causes directes de gêne de la circulation, et particulièrement
de corriger les déplacements utérins primitifs ou consécutifs.
La *régularisation des fonctions intestinales* est de la plus grande
importance, et on veillera avec soin à ce que les malades
aient au moins une évacuation alvine par jour ; on pourra
donner dans ce but des purgatifs salins ou des eaux minérales purgatives à doses fractionnées.

Dans tous les cas, on recommandera aux malades d'éviter
de garder trop longtemps la même position, soit debout, soit
assise, de renoncer aux chaises garnies de coussins et aux
lits de plume, de se coucher sur un lit uni, plat et presque
dur, tantôt sur le dos, tantôt sur le côté et mieux encore
dans une position intermédiaire de demi-pronation (1). — Les
Anglais insistent avec raison sur ce point (*postural treatment*).

Mais l'indication principale se tire de l'*état général* : c'est
lui qu'il faut tâcher de modifier par tous les moyens stimulants et toniques que nous possédons. — L'appauvrissement
du sang, l'anémie, la débilité seront combattus par un régime
tonique, substantiel, les amers, les ferrugineux, le grand air,
le séjour à la campagne ou aux bords de la mer.

On aidera l'action de ces reconstituants généraux par l'emploi des bains et surtout de l'*hdyrothérapie*.

Les bains généraux seront donnés tièdes, presque frais ;

(1) Aveling, *The influence of posture on women*, in-8, London, 1878,
p. 47.

leur durée ne devra pas excéder vingt ou vingt-cinq minutes ; on pourra aussi recourir aux bains alcalins, sulfureux, aux bains de mer chauffés, afin de les rendre plus excitants et plus toniques, révulsifs et résolutifs à la fois.

L'hydrothérapie, administrée convenablement, est un remède souvent héroïque dans ces cas. — La douche froide générale, suivie d'une friction énergique et d'une réaction convenable, est surtout indiquée ; on pourra essayer d'obtenir une action plus directe sur l'utérus en faisant porter la douche sur les lombes, les fesses et les flancs.

Mais ce traitement général ne doit pas être employé seul, et on devra songer à agir directement sur l'utérus. La déplétion sanguine n'étant point de mise ici, c'est à l'aide des excitants toujours appliqués directement sur l'organe qu'il convient d'agir.

Les bains de siège froids, d'une durée de huit à quinze minutes, pris au lever du lit, ont un effet incontestable ; afin d'éviter l'échauffement de l'eau, le bain sera donné à eau courante ; pendant le bain, on fera une injection vaginale de façon à porter l'application du froid *intus* et *extrà* ou mieux encore on se servira du *spéculum de bain*, petit tube cylindrique, présentant des trous sur tout son pourtour, et que la malade peut appliquer et enlever elle-même.

Ce dernier moyen est de beaucoup préférable à la douche vaginale, parfois dangereuse et capable de faire revenir la maladie à sa forme active.

Si le bain de siège était difficilement supporté, on pourrait recommander des applications, sur la vulve et sur le périnée, d'éponges imbibées d'eau tantôt chaude, tantôt froide, afin de ranimer la vitalité et la contractilité de l'utérus.

Les injections vaginales froides ou à peine tièdes, astringentes (déc. de feuilles de noyer, alun, tannin), les lavements froids (1/4 de lav. pris le soir en se couchant) constituent encore d'excellents adjuvants locaux et seront longtemps continués. Il en est de même des injections vaginales chaudes, dont il sera question plus loin.

L'ergot de seigle pourra aussi être administré afin d'amener la déplétion des sinus sanguins en excitant leur contractilité ; donné à la dose de un gramme par jour, par paquets de quinze ou vingt centigrammes, il produit de bons effets, surtout quand la congestion passive s'accompagne de métrorrhagie.

Dans le même but, M. Chéron recommande l'application de l'électricité, l'un des rhéophores étant mis en contact avec le col, l'autre porté sur la colonne vertébrale lombaire, ou mieux sur la région hypogastrique.

Je suis convaincu que le traitement de la congestion utérine domine la thérapeutique des affections de l'utérus, que c'est par elle qu'il faut commencer presque toujours, et que souvent le traitement rationnel, dirigé contre elle, suffira non seulement pour améliorer l'affection utérine, mais encore pour la guérir.

CHAPITRE II

MÉTRITE.

Divisions. — La **métrite** est l'inflammation de l'utérus ; quand l'inflammation porte sur la membrane muqueuse interne, on l'appelle **endométrite** ; si elle occupe la muqueuse qui revêt la surface extérieure de la portion vaginale du col, c'est la **M. externe** ; et enfin on dit qu'il y a **M. parenchymateuse** si c'est le tissu propre de l'utérus qui est intéressé.

Dans beaucoup de cas, et surtout dans les formes aiguës de la maladie, tous les tissus de l'organe participent à l'inflammation, ceux du corps comme ceux du col, c'est la **M. générale** ; d'autres fois le processus morbide peut être limité à un segment de l'organe, et on a la **M. partielle**, **M. du corps**, **M. du col**, qui peut porter tantôt sur le tissu propre de l'organe et tantôt sur la muqueuse, d'où **M. parenchymateuse** et **Endométrite du corps** et **du col**.

Telles sont les divisions anatomiques de la maladie. Il en est d'autres basées sur la cause et sur la marche.

On distingue la métrite en **puerpérale, post-puerpérale** et **non puerpérale** (les deux premières ne nous occuperont pas).

La **M. non puerpérale** peut être **essentielle** ou **symptomatique, simple** ou **compliquée**.

Enfin, les diverses formes de métrite précédemment nommées peuvent être chacune **aiguë** ou **chronique**.

On voit à cette simple énumération combien l'histoire de la métrite est complexe, et en combien de chapitres et de sous-chapitres on pourrait la diviser, sans compter encore les diverses modalités cliniques, *hypertrophique, hémorrhagique, ulcéreuse, purulente, kystique,* etc., qui ont été quelquefois décrites à part.

Je n'admettrai que deux grandes divisions dans l'histoire de la métrite : la **métrite aiguë** et la **métrite chronique.** L'étude de cette dernière sera subdivisée en **métrite interne** ou **endométrite : 1º du col; 2º du corps**; et en **métrite parenchymateuse.**

ARTICLE PREMIER

MÉTRITE AIGUE.

L'inflammation aiguë de l'utérus est assez rare en dehors de l'état puerpéral; le plus souvent la maladie débute sous la forme subaiguë et est chronique d'emblée. Les auteurs distinguent l'*endométrite aiguë* ou *métrite interne* de la *métrite parenchymateuse* : malgré les caractères différentiels assignés à ces deux localisations de l'inflammation, je ne crois pas devoir conserver cette distinction.

Incontestablement l'inflammation débute le plus souvent par la muqueuse ; mais, pour si peu qu'elle soit aiguë et intense, elle envahit rapidement le parenchyme, et les deux lésions sont concomitantes.

Que dans certains cas les lésions parenchymateuses soient plus prononcées, que l'augmentation du volume et du poids de l'organe l'emporte sur les modifications de sécrétion, cela

est incontestable; mais alors l'inflammation parenchymateuse marche de pair avec l'altération de la muqueuse, et
il est difficile de les séparer. Dans l'un comme dans l'autre cas,
le traitement est le même et cette raison doit être déterminante pour les confondre dans une même description.

Étiologie. — La métrite aiguë est quelquefois le résultat de
certaines *opérations* pratiquées sur l'utérus, comme les injections intra-utérines, l'application de pessaires ou redresseurs intra-utérins, la cautérisation du col ou de la cavité
de la matrice : je l'ai observée à la suite des débridements
latéraux du col et peut-être que, dans ces cas, à l'action
traumatique vient se joindre l'influence de l'absorption de
certains matériaux septiques : la métrite est alors générale,
muqueuse et parenchymateuse, et présente une tendance
très marquée vers la septicémie.

Les diverses causes assignées à la congestion utérine peuvent amener la métrite aiguë, qui n'est qu'un degré supérieur de l'hypérémie. L'impression du froid, surtout au
moment de la période menstruelle, la suppression brusque
des règles, les excès de coït, la masturbation, etc., la produisent souvent. On l'observe à tous les âges ; elle se présenterait quelquefois chez les vierges (*métrite virginale*) ;
M. A. Guérin accuse le voyage de noces.

Elle se développe parfois dans le cours des fièvres éruptives : rougeole, variole.

Enfin elle peut être la suite de l'extension aux parties
profondes d'une inflammation simple ou spécifique du vagin.
La *métrite aiguë blennorrhagique* est peut-être plus fréquente
qu'on ne le croit.

Anatomie pathologique. — On a assez rarement l'occasion de faire l'autopsie de femmes mortes de métrite aiguë,
en sorte qu'on n'est pas bien fixé sur la nature des lésions
anatomiques de la maladie.

A. — La muqueuse est rouge, hypérémiée ; cette rougeur
est plus ou moins vive, uniforme ou pointillée, se présentant
sous la forme d'herborisations très fines qui s'enfoncent

dans le parenchyme. Elle est épaisse, tuméfiée, ramollie, se détache plus facilement des tissus sous-jacents, dont elle est séparée parfois par des ecchymoses ou par une infiltration purulente. Elle perd son épithélium sur les points les plus-enflammés, d'où résultent des ulcérations peu profondes, et dont la surface est hérissée de petites papilles, très visibles sous l'eau, qui lui donnent l'aspect d'un velours coupé ras (Gallard) (1).

La cavité de l'utérus, qui est légèrement dilatée dans le plus grand nombre de cas, contient un liquide plus ou moins transparent et mucilagineux au début, jaunâtre, verdâtre, purulent ou roussâtre plus tard, dans lequel le microscope révèle, outre les globules de pus et de sang, des milliers de cellules et de follicules utriculaires provenant de l'exfoliation de la muqueuse.

Ces lésions de la muqueuse sont surtout prononcées au niveau du corps de la matrice ; elles sont moins accentuées ou presque nulles sur le col ; il en est du reste ainsi pour toutes les altérations de la métrite aiguë, qui envahit principalement le corps de l'organe.

B. — Le parenchyme de l'organe participe toujours plus ou moins à la vascularisation, au gonflement et aussi au ramollissement de la muqueuse : il est d'un rouge foncé, gorgé de liquide ; par la pression on en fait sourdre une sérosité trouble et sanguinolente.

L'utérus est augmenté de volume dans son ensemble, et surtout dans ses diamètres vertical et antéro-postérieur, ce qui lui donne une forme globuleuse. La portion vaginale du col est épaissie et d'un rouge sombre : l'orifice est entr'ouvert, et sur les femmes qui ont eu des enfants, ses bords sont renversés en dehors.

En général, dans les formes non puerpérales de la maladie, on ne trouve pas de pus dans l'épaisseur du parenchyme ; toutefois, dans les inflammations d'origine traumatique ou septique, on a rencontré de petites gouttelettes de pus,

(1) Gallard, *op. cit.*, 2ᵉ édition, p. 465.

interposées entre les fibres musculaires, occupant plus souvent la cavité des sinus veineux, et se prolongeant jusque dans l'épaisseur des ligaments larges.

Les **abcès** proprement dits sont rares. Scanzoni en rapporte un cas, et on pourrait en trouver quelques-uns dans la science : le peu d'abondance du tissu cellulaire dans le parenchyme utérin explique cette rareté de la suppuration.

Les lésions ne sont pas toujours limitées à la muqueuse et au parenchyme de l'utérus ; elles s'étendent à la séreuse péritonéale, au tissu cellulaire des ligaments larges et aux ovaires : d'où les signes anatomiques de la péritonite, du phlegmon péri-utérin et de l'ovarite, complications assez fréquentes de la métrite aiguë, qui peut se terminer alors par la pyohémie.

Symptômes. — La métrite aiguë débute tantôt par des symptômes locaux, tantôt par des phénomènes généraux, suivant la cause et l'intensité de la maladie.

Le frisson et la fièvre, qui sont la règle au moment de l'invasion de la métrite puerpérale, sont très rares au début de la métrite liée aux diverses autres causes ; quand ils existent, ils sont ordinairement peu intenses et peuvent même passer inaperçus, à moins de complications péritonéales.

Le symptôme le plus marqué est l'état de gêne, de pesanteur du côté de la région hypogastrique, accompagné de douleurs vives, lancinantes, continues, s'irradiant dans les aines, les cuisses et du côté de l'anus. Les douleurs sont augmentées par la pression, les mouvements, la miction ou la défécation.

Les malades accusent en outre une sensation ardente de chaleur à l'hypogastre, au vagin, à la vulve, du ténesme vésical et rectal, et quelquefois des battements artériels au fond du vagin avec douleurs utérines expulsives.

Que la maladie ait débuté ou non par un frisson initial, la fièvre ne tarde pas à se déclarer ; modérée si la maladie est plus ou moins limitée à la muqueuse utérine, plus intense si le parenchyme est envahi, et enfin très grave si le péritoine et les autres organes pelviens participent à la phlogose.

Si la maladie débute pendant la menstruation, son premier effet est de suspendre l'écoulement sanguin, qui ne reprend que difficilement et avec beaucoup de douleurs. Les règles sont toujours modifiées pendant le cours de la métrite aiguë ; tantôt nulles, ou bien peu abondantes, d'autres fois plus ou moins copieuses (métrite hémorrhagique), toujours difficiles, douloureuses (dysménorrhée).

La leucorrhée peut manquer pendant les premiers jours de l'invasion, surtout s'il s'agit d'une métrite parenchymateuse. Bientôt elle se manifeste, d'abord rare et presque séreuse, bientôt profuse et muco-purulente, purulente, tachée de sang, et d'une odeur plus ou moins fétide. Généralement cet écoulement est irritant, enflamme le vagin et la vulve, et produit des excoriations à la partie interne et supérieure des cuisses.

Le ventre est tendu, chaud, douloureux à la pression ; l'utérus ne déborde pas la symphyse pubienne, mais son volume est légèrement accru, ainsi qu'on peut le constater en pratiquant le toucher pendant que l'autre main appuie sur la région hypogastrique.

Au toucher, on constate la chaleur sèche du vagin, une certaine augmentation du volume du col qui est chaud et douloureux, et dont l'orifice est presque toujours entr'ouvert.

Si le doigt, appuyé sur le col, cherche à déplacer l'utérus en le soulevant, il en résulte une vive douleur : le poids de l'organe est augmenté ; sa mobilité est moindre. En explorant les culs-de-sac du vagin, surtout le postérieur, on peut constater plus directement l'augmentation de volume et l'endolorissement du corps de l'utérus, qui deviennent plus évidents encore par le toucher rectal.

On peut aussi, par le toucher vaginal, noter un certain degré de déplacement de l'organe, en avant et sur le côté droit.

Enfin le spéculum fera voir la tuméfaction, la rougeur du col ; sa surface est quelquefois lisse, tendue ; d'autres fois mamelonnée, rugueuse, ulcérée ; si l'orifice est entr'ouvert, la muqueuse fait hernie en dehors et présente de petites saillies jaunâtres ou rougeâtres, formées par l'hypertrophie et le gonflement des glandes.

Mais l'application de cet instrument est parfois douloureuse, impossible, et, dès que le diagnostic sera fixé, on ne devra guère y recourir ; à plus forte raison doit-on s'abstenir, dans la métrite aiguë, d'introduire une sonde utérine, qui aurait inévitablement pour effet d'augmenter l'intensité de la maladie.

Les symptômes généraux sont d'ordinaire peu prononcés ; la fièvre est modérée ; les malades accusent une lassitude générale qui les oblige à garder le lit ; elles ont de l'agitation, de l'insomnie, de l'anorexie, de l'inappétence, des nausées, rarement des vomissements, de la diarrhée au début bientôt suivie de constipation.

Ils revêtent un caractère de gravité exceptionnelle, quand le péritoine participe à l'inflammation, ou que, développée sous l'influence du traumatisme, elle a des tendances vers la septicémie.

Complications. — La métrite aiguë est généralement simple, surtout si elle se développe du côté de la muqueuse : ses complications ne sont pourtant pas rares et présentent toutes une certaine gravité.

D'après M. Martineau (1), elle s'accompagnerait toujours de lymphangite et d'adénite péri-utérine, et on trouverait dans les culs-de-sac latéraux du vagin de petites tumeurs, arrondies ou allongées, douloureuses, formées par le gonflement des ganglions péri-utérins ; j'y reviendrai à propos des inflammations des ligaments larges.

Très souvent l'inflammation de l'utérus s'étend aux organes voisins, d'où vaginite, salpyngite, ovarite, cystite, etc. Mais l'extension la plus grave est celle qui a lieu du côté du péritoine : on sait qu'elle est la règle dans la métrite puerpérale ; elle s'observe encore dans la métrite suite de blennorrhagie, et dans celle qui succède au traumatisme.

On comprend aisément les modifications symptomatiques

(1) Martineau, *op. cit.*, p. 459.

que font naître ces complications, ainsi que les différences
du pronostic et du traitement.

Durée. — Terminaisons. — La métrite aiguë simple,
reconnue à son début et soumise à un traitement convenable, n'est pas de longue durée et guérit généralement au
bout de trois à cinq semaines. Mais, si elle a été méconnue
ou si elle n'a pas été l'objet d'un traitement, elle est exposée
à de fréquentes récidives, qui se montrent à chaque période
menstruelle, et finit par passer à l'état chronique, ce qui est
malheureusement le cas le plus fréquent. Elle peut également se terminer par la mort, quand l'inflammation se propage aux trompes, à l'ovaire, au péritoine et aux ligaments
larges.

Diagnostic. — La métrite aiguë est souvent méconnue à
son début, à cause du peu de développement des phénomènes généraux, qui pourraient faire croire à une simple
hypérémie. Toutefois, dans cette dernière, le frisson et la
fièvre manquent presque toujours, ainsi que la douleur hypogastrique et la chaleur ardente des parties génitales profondes.

Le toucher, en permettant de constater la sensibilité, la
chaleur âcre et brûlante du col, l'empâtement des parties voisines, fera aisément reconnaître que l'hypérémie a atteint un
degré plus élevé, et qu'il s'agit d'une véritable inflammation.

La *thermométrie utérine* pourrait, dit-on, fournir un autre
signe diagnostique : le thermomètre ne s'élevant que
de quelques dixièmes de degré dans la congestion, et pouvant atteindre 2, 3 et 5 degrés dans la métrite (Martineau).

On pourrait également confondre la métrite aiguë avec la
vaginite et la cystite, dont les symptômes fonctionnels se
rapprochent d'autant plus de ceux de l'inflammation utérine
que ces lésions sont souvent concomitantes. Une étude un
peu attentive et l'examen local permettront de les distinguer,
ou de rapporter à chacune de ces maladies ce qui lui appartient en propre.

L'avortement, dit M. Gallard, pourrait être confondu avec
une métrite interne pendant les trois premiers mois de la

grossesse, l'embryon pouvant passer inaperçu au milieu des caillots hémorrhagiques. Mais la métrorrhagie abortive est tout à fait accidentelle ; elle a une durée limitée et ne se prolonge ni ne se reproduit comme celle qui est sous la dépendance d'une métrite : il ne faut pas oublier toutefois qu'un avortement peut en être le point de départ.

Les tumeurs fibreuses interstitielles se rapprochent de la métrite chronique.

Les phlegmasies péri-utérines et les hématocèles se reconconnaîtront, par le toucher, à la tumeur qu'elles forment au pourtour de l'utérus et qui n'existe pas dans la métrite simple.

Quant aux complications inflammatoires qui l'accompagnent souvent, périmétrite, péritonite, ovarite, etc., elles revêtent des caractères locaux et généraux, sur lesquels nous aurons à insister plus tard, et qui les feront reconnaître assez aisément dans presque tous les cas.

Traitement. — La métrite aiguë simple sera traitée comme toutes les inflammations : diète, repos, émissions sanguines, antiphlogistiques divers, émollients, résolutifs. Ces divers moyens seront proportionnés à l'intensité des phénomènes locaux et de la réaction générale.

Beaucoup de métrites sont légères, bénignes, et se résolvent au bout de quelques jours sous l'influence du repos et de quelques boissons délayantes. Mais, pour peu que les phénomènes soient intenses, il faudra recourir à un traitement plus énergique.

La première indication est toujours le repos ; la malade gardera le décubitus dorsal qu'elle ne quittera pas jusqu'à l'amélioration des symptômes : on recourra aux émissions sanguines locales.

Huit à quinze sangsues seront appliquées sur l'hypogastre ou sur les régions inguinales ; on peut également en appliquer quatre ou cinq sur le col, si l'introduction du spéculum est possible et facile. Ces émissions sanguines seront répétées suivant la violence et l'opiniâtreté plus ou moins grande de la maladie, en se rappelant bien qu'elles n'auront un effet utile que tout autant que la quantité de sang retiré est assez considérable pour que l'organe soit décongestionné par l'hémorrhagie.

Les grands bains tièdes et prolongés seront également administrés.

Les émollients ont été employés sous toutes les formes : embroçations huileuses, cataplasmes de farine de lin sur le ventre, injections vaginales émollientes avec de l'eau de mauve tiède, du lait ou un mélange d'huile et d'eau, etc.

On a beaucoup vanté dans ces derniers temps les cataplasmes intra-vaginaux, qui consistent à bourrer le vagin avec de la farine de graines de lin ou de la fécule de pommes de terre (Aran), les cataplasmes au fucus cripus de Lelièvre, et le porte-topique vaginal de Delisle qui sert à bien les mettre en place ; je ne crois pas que ces moyens, incommodes au premier chef, produisent un effet meilleur que les simples injections tièdes répétées deux ou plusieurs fois par jour.

Si l'inflammation est intense, et si l'on craint l'envahissement du péritoine, on fera des frictions sur la région hypogastrique avec la pommade mercurielle belladonée (axonge 50 gr. Onguent mercuriel 10 gr. Extrait de belladone 5 gr.) tout comme pour le traitement de la péritonite.

Au début de la maladie, un purgatif salin et puis quelques lavements huileux serviront à assurer la liberté des intestins.

Si l'on joint à ces moyens l'action d'un régime sévère, de boissons rafraîchissantes et délayantes, du repos complet de l'esprit et du corps, et de quelques médicaments sédatifs, tels que l'opium, l'aconit, la belladone, pour calmer les douleurs et procurer du sommeil, la maladie diminue d'intensité, sa période d'acuité cesse. Il convient de ne pas cesser trop tôt le traitement, afin d'éviter le passage à l'état chronique. C'est alors qu'il faudra recourir aux révulsifs intestinaux et cutanés et aux astringents locaux.

Les purgatifs légers, les laxatifs huileux ou salins, tels que l'huile de ricin, les sels de soude, de magnésie, les eaux de Pullna, de Sedlitz, etc., sont surtout indiqués : on les donne à petites doses tous les deux ou trois jours, afin d'obtenir une révulsion constante. On ne négligera pas non plus les révulsifs cutanés portés principalement sur l'hypogastre, et notamment les frictions à la teinture d'iode.

Localement, on rendra les injections légèrement astringentes, en y ajoutant du sulfate de zinc, de l'alun, du tannin, etc. ; on pourra aussi remplacer les grands bains tièdes du début par des bains de siège frais et à eau courante, mais en rejetant complètement les douches vaginales qui ne manqueraient pas d'amener un retour aigu de la maladie.

Ces différents moyens seront continués avec persévérance jusqu'à la guérison complète de la maladie : ce qu'il importe surtout de surveiller, c'est le retour des règles qui amènent souvent une recrudescence ou une récidive de la maladie ; si elles surviennent régulièrement, le repos, un régime modéré et quelques émollients suffisent ; sont-elles difficiles, douloureuses ou bien n'arrivent-elles pas en temps opportun, une nouvelle émission sanguine locale est alors nécessaire.

Quand malgré toutes ces précautions, la maladie est passée à l'état chronique, c'est au traitement de celle-ci qu'il faut procéder sans retard.

Dans la métrite **septique**, la première indication est de faire disparaître la cause occasionnelle. Ce peut être un débris de placenta, un caillot, un polype gangréné ou toute autre tumeur, à l'extraction de laquelle on procédera immédiatement.

Si l'inflammation est franchement établie, et qu'on ne puisse faire pénétrer le doigt dans la cavité utérine, doit-on pratiquer la dilatation artificielle ? Si l'écoulement est fétide et que l'on suspecte la présence d'un corps étranger, il sera préférable d'y recourir. Mieux vaut alors anesthésier la malade et dilater avec le doigt que de se servir des tentes-éponges dont l'action est trop lente. Une fois arrivé dans la cavité utérine, on la débarrassera de tout son contenu et on y fera une injection phéniquée, en ayant le soin d'éviter l'introduction de l'air. Plus tard, la quinine, l'opium, les antiseptiques divers seront administrés à haute dose, afin d'enrayer les symptômes de septicémie.

Inutile de dire que les complications diverses, dont la

métrite peut s'accompagner, réclament un traitement spécial, d'autant plus important que ces complications sont plus graves et mettent la vie des malades en danger.

ARTICLE II

MÉTRITE CHRONIQUE.

Je distinguerai la métrite chronique en : 1° **Métrite interne** ou **muqueuse**, ou **endométrite chronique**, et 2° **Métrite parenchymateuse**.

La première est aussi désignée sous le nom de **catarrhe utérin**, la seconde sous celui d'**engorgement chronique**, d'**induration**, et d'**hypertrophie**.

Ces deux modalités sont suffisamment distinctes sous le rapport de leur étiologie, de leurs lésions anatomiques, de leurs symptômes et de leur traitement local. Quant au traitement général qui convient à l'une et à l'autre, il est le même ; et, soit pour éviter des répétitions, soit en raison de l'importance considérable de cette partie du sujet, elle sera l'objet d'un paragraphe spécial, commun aux deux précédents.

§ I. — Endométrite chronique.

Synonymie. — *Catarrhe utérin.* — *Métrite interne chronique.* — *Endométrite catarrhale.* — *Leucorrhée utérine.*

Étiologie. — L'endométrite chronique est la plus fréquente des maladies utérines ; elle se développe assez souvent à la suite de la métrite aiguë et reconnaît les mêmes causes prédisposantes et occasionnelles que j'ai déjà énumérées.

Comme elle, elle se montre surtout pendant la période de l'activité sexuelle, de vingt à quarante-cinq ans, et chez les femmes qui ont eu un ou plusieurs accouchements.

Un tempérament lymphatique, une constitution délabrée et plus ou moins entachée de vices diathésiques prédisposent singulièrement à ce passage de l'état aigu à l'état chronique,

que le défaut de soins ou d'une hygiène convenable rend en quelque sorte permanent et presque incurable.

La fréquence de l'endométrite chronique à la suite des accouchements et des avortements est importante à noter ; son mode de développement dépend autant des états inflammatoires aigus qui surviennent alors et qui ne sont pas suffisamment traités, que de l'**arrêt d'involution** de la muqueuse ; je reviendrai sur ce point à propos de la métrite parenchymateuse.

Une autre cause, dont l'importance a été mise en lumière par T.-A. Emmet (1), c'est la **lacération du col utérin**, pendant l'accouchement, et le renversement en dehors des lèvres et de la muqueuse, **ectropion du col.** Si cette déchirure est superficielle, et qu'elle siège en avant ou en arrière, elle guérit plus ou moins complètement ; mais si elle est profonde et bilatérale, les deux lèvres du col se renversent, et la muqueuse cervicale fait saillie dans le vagin, où elle est exposée à toutes sortes d'irritations. Elle se tuméfie, se congestionne ; sa surface devient granuleuse, et cette endométrite a d'autant moins de tendance à guérir que bientôt la muqueuse herniée est comme étranglée à sa base.

Pourtant beaucoup de catarrhes utérins ne se relient point à des accouchements antérieurs : la congestion chronique de l'utérus, les excès génésiques, la masturbation, le défaut de propreté, etc., peuvent les produire.

Des causes toutes locales influent sur la production de l'endométrite chronique et l'entretiennent lorsqu'elle existe déjà. Telles sont les maladies diverses de l'utérus et des organes voisins, les phlegmasies péri-utérines, les affections chroniques des ovaires et des trompes, les déviations, les déplacements de l'utérus, les corps fibreux, le cancer, etc. La présence d'un corps étranger dans le vagin (un pessaire par exemple), la vaginite chronique, le toucher pratiqué d'une manière indiscrète, c'est-à-dire trop fréquemment, peuvent également l'amener.

Enfin toutes les causes de débilitation générale influent

_____

(1) Emmet, *American Journal of Obstetrics*, 1874 et *Principles and practice of Gynæcology*, p. 445.

aussi sur sa production. Ces causes peuvent être simplement extérieures, comme un mauvais régime, l'habitation dans une demeure malsaine et humide, les climats brumeux, une vie sédentaire, etc. ; elles peuvent dépendre d'un vice général de l'organisme, d'une affection diathésique. Le catarrhe utérin est en quelque sorte la règle chez les chlorotiques, les phthisiques ; il n'est pas rare non plus chez les malades atteintes d'herpétisme ou de syphilis.

L'attention du médecin doit se porter avec soin sur la détermination de ces causes prédisposantes générales, car elle est indispensable pour mener à bien la thérapeutique si difficile de cette maladie.

Anatomie pathologique. — Les altérations de la métrite chronique interne portent surtout sur la muqueuse du col ; celle du corps est plus rarement atteinte (Bennett). Les lésions sont différentes suivant le siège, et aussi suivant l'ancienneté et la gravité de la maladie.

Au premier degré, la muqueuse est épaissie, d'une coloration rougeâtre ou ardoisée plus ou moins uniforme ; au niveau du corps, sa surface est rarement lisse, plus souvent hérissée de petites saillies serrées qui lui donnent l'aspect velouté. Sur le col elle est plus pâle, mais plus fortement tuméfiée. Les plis des arbres de vie sont très saillants ; dans les anfractuosités formées de la sorte on découvre de nombreuses glandes de la grosseur d'un grain de millet à celle d'un pois, renfermant un contenu translucide et connues sous le nom d'**œufs de Naboth.**

Ordinairement, la cavité agrandie du corps de l'utérus est remplie de mucosité crémeuse ou puriforme qui, après un séjour prolongé dans la matrice, devient plus liquide, légèrement colorée en jaune et transparente. Celle du col est remplie d'une sécrétion vitrée, transparente, très consistante, sous la forme d'un bouchon qui adhère fortement aux parois (Scanzoni).

M. de Sinéty (1), étudiant les caractères microscopiques

(1) De Sinéty, *Anatomie pathologique de la métrite chronique,* in *Annales de Gynécologie,* août 1878.

de la métrite chronique interne, a vu l'épithélium cylindrique normal de la muqueuse disparaître de sa surface et ne persister que dans quelques glandes. Dans les parties superficielles, le tissu est formé par des éléments embryonnaires ; dans les parties profondes on rencontre des cellules plates de tissu conjonctif, mais jamais de l'épithélium pavimenteux, comme le prétend Scanzoni. Il y a eu en outre une dilatation, avec hypertrophie, des glandes de la muqueuse.

Suivant les cas, c'est l'hypertrophie glandulaire qui domine, ou bien le développement exagéré des vaisseaux, ou bien encore la production de véritables bourgeons charnus peu vasculaires qui s'ulcèrent et se détruisent. Cette variété de lésions anatomiques explique pourquoi tel cas d'endométrite chronique se caractérise par un écoulement muqueux, tel autre par un écoulement purulent, tandis que dans un troisième c'est l'hémorrhagie qui domine.

Mais là ne se bornent pas les altérations possibles de la muqueuse ; si les lésions qui précèdent sont constantes, il en est d'autres qui sont variables, quoique procédant toujours de l'endométrite.

1° Dans quelques cas, surtout d'endométrite cervicale, les glandes s'hypertrophient au point de former de véritables kystes qui oblitèrent la cavité du col et font saillie à l'orifice externe. Plusieurs cas de polypes muqueux n'ont pas d'autre origine.

2° D'autres fois, les petites saillies ou villosités qui existent au premier degré de la phlogose prennent un développement considérable, et forment de véritables **végétations** ou **fongosités utérines**, le plus souvent sessiles, quelquefois pédiculisées. Elles siègent un peu partout sur la muqueuse utérine, plus souvent sur le corps que sur le col, quoiqu'il ne soit pas rare de les rencontrer au niveau de l'orifice externe. L'origine inflammatoire des fongosités utérines est aujourd'hui à peu près généralement admise, et leur étude rentre dans celle de l'endométrite chronique.

3° Les cavités de l'utérus, ai-je dit, sont généralement agrandies dans tous les sens ; toutefois il n'est pas rare de constater une coarctation, quelquefois une oblitération plus ou moins complète de l'orifice interne du col, de son orifice externe, ou bien, fait plus difficile à constater, l'atrésie de l'orifice utérin des trompes. Ce rétrécissement, ou cette oblitération, qui sera étudié dans un chapitre spécial, est dû tantôt à l'épaississement de la muqueuse, tantôt à la présence de brides cellulo-fibreuses étendues de l'une à l'autre paroi.

4° La surface externe du col est souvent le siège d'altérations diverses, dont la pathogénie n'est pas encore bien fixée : ce sont les **granulations** et les **ulcérations du col**, dont je parlerai plus loin : elles existent dans la moitié des cas (Gallard).

Sont-elles le point de départ ou la conséquence de la métrite chronique ? telle est la question qui a été souvent agitée, non seulement au point de vue théorique, mais surtout au point de vue pratique. Car, si l'ulcération est primitive, c'est elle qu'il faut tout d'abord traiter et guérir ; si elle est secondaire, on pourra et on devra même la négliger, au profit de l'endométrite, dont la guérison entraînera celle de l'ulcération. West (1) admet cette dernière manière de voir, et son opinion est partagée par la plupart des gynécologistes d'aujourd'hui.

5° Dans toutes les autopsies d'endométrite chronique, on a rencontré des lésions simultanées du parenchyme, c'est-à-dire que l'endométrite a toujours coïncidé avec un commencement de métrite parenchymateuse ; mais ces lésions sont moins prononcées que dans les cas qui font l'objet du paragraphe suivant.

— Le catarrhe chronique de l'utérus s'étend ordinairement aux organes voisins ; il affecte particulièrement la muqueuse du vagin, les ovaires, plus rarement l'urèthre et la vessie. Il accompagne presque toujours les altérations profondes de la matrice, comme les corps fibreux, les polypes, le cancer, et enfin la plupart des maladies des autres organes sexuels, avec lesquelles il s'est primitivement développé, ou dont il est la conséquence.

(1) West., *op. cit.*, p. 154.

Symptômes. — a. Subjectifs.

1° *Locaux.* — Dans beaucoup de cas, l'endométrite *cervicale* chronique ne donne lieu qu'à peu ou point de phénomènes subjectifs ; les malades éprouvent une pesanteur légère du côté du bassin, continue ou plus souvent intermittente, s'exaspérant après la marche, la fatigue, le coït ; la maladie peut durer des mois et des années, sans qu'il en résulte d'autres signes que la leucorrhée à laquelle les femmes ne prêtent pas grande attention.

Il en est de même de l'endométrite chronique du corps de l'utérus qui peut rester méconnue pendant un temps plus ou moins long ; toutefois les signes paraissent devoir être un peu plus accentués. La douleur est sourde, gravative, accompagnée d'une sensation de gêne et de plénitude plus considérable, par suite de l'augmentation du volume de l'organe ; elle s'irradie dans les lombes, les aines et l'hypogastre, généralement plus prononcée à gauche : sensation de brûlure au niveau du pubis et au fond du vagin : prurit vaginal et vulvaire fréquent.

Ces symptômes s'exaspèrent de temps en temps, principalement au moment des règles qui sont toujours plus ou moins troublées, plus ou moins douloureuses.

Tantôt le retour de l'écoulement menstruel se fait régulièrement, mais est accompagné de phénomènes de douleur, de dysménorrhée ; tantôt il est retardé, le plus souvent avancé de quelques jours. L'abondance de la perte sanguine est généralement augmentée pendant les premières périodes de la maladie, et constitue de véritables métrorrhagies (*M. chronique hémorrhagique*) qui jettent les malades dans un état de faiblesse très grande.

Ces métrorrhagies se répètent un grand nombre de fois ; leur durée va en augmentant progressivement, et bientôt la femme perd continuellement en rouge.

A côté de ces cas où l'on observe la dysménorrhée ou la ménorrhagie, on peut en voir d'autres où se produit l'aménorrhée.

La métrite donne également lieu à des symptômes de voisinage qui se rapportent à la vessie et au rectum : constipation fréquente, dysurie, catarrhe vésical, etc.

2° *Généraux.* — Bientôt la constitution est altérée à son tour, et l'on observe toute une série de troubles généraux plus ou moins graves, qui masquent presque complètement les symptômes de l'affection utérine et peuvent induire en erreur les malades et le médecin, si celui-ci ne savait point que les lésions utérines en général, et la métrite chronique en particulier, sont susceptibles de produire les désordres les plus variés dans toutes les parties de l'organisme.

Ces troubles généraux, connus sous le nom de phénomènes **sympathiques** ou **réflexes**, sont de trois ordres : troubles **digestifs**, troubles **nerveux**, troubles **nutritifs**.

Les troubles *digestifs* sont ceux qui généralement apparaissent les premiers : *dyspepsie* sous ses différents types ; *anorexie, nausées, vomissements, lithiase biliaire* et *coliques hépatiques* (Aran).

Les troubles *nerveux* varient à l'infini : ils sont dus tantôt à l'affection utérine elle-même, et tantôt à l'anémie qui en est la conséquence presque nécessaire. Ils portent sur la sensibilité et sur la motilité. Les *névralgies* s'observent le plus fréquemment : névralgies intercostales, migraines, etc.

On observe non moins souvent des *palpitations de cœur,* de la *cardialgie,* de l'*entéralgie,* etc. ; l'*anesthésie cutanée,* les *convulsions,* les *contractures,* les *paralysies musculaires,* et notamment la *paralysie des membres inférieurs* (1), ont été également notées comme pouvant se développer à la suite de la métrite chronique, et en telle relation de cause à effet avec elle qu'elles ne s'améliorent ou ne guérissent que concurremment avec l'affection utérine.

Si nous joignons à cela l'*hystérie* et ses diverses modalités cliniques, on admettra que tous les phénomènes nerveux possibles sont susceptibles de se développer chez les femmes atteintes de métrite chronique.

(1) Brown-Séquard, *Leçons sur les paralysies des membres inférieurs,* trad. par Gordon. Paris, 1860.

Enfin la *nutrition* est le plus souvent altérée : les troubles de l'assimilation et de l'hématopoïèse entraînent l'*anémie*, la disparition prématurée des forces, l'*amaigrissement* et peu à peu l'émaciation et le *marasme*. On sait que les femmes atteintes d'affections chroniques de l'utérus ont la physionomie pâle, terreuse, inquiète et triste, les yeux cernés, les traits tirés : **facies utérin.**

Du reste, ces troubles généraux s'observent dans toutes les maladies utérines, quand elles sont de longue durée ; si nous les mentionnons à propos de la métrite chronique, c'est que cette maladie est la plus fréquente de toutes. Observons toutefois avec M. Courty qu'ils ne sont que des signes de présomption de maladies utérines en général et de la métrite chronique en particulier. A eux seuls, ils permettent de soupçonner, mais non d'affirmer l'existence d'une métrite ; ils conduisent à l'examen de l'organe, qui seul peut donner des signes de certitude.

b. **Objectifs.** — Le principal, et quelquefois l'unique symptôme de la métrite chronique est l'écoulement, la *perte blanche*, la *leucorrhée*. J'ai déjà indiqué les caractères qui différencient la leucorrhée utérine de la leucorrhée vaginale et je reviendrai plus tard sur ce sujet. Je rappellerai seulement ici qu'un mucus visqueux, filant, vitré, indique presque toujours une affection de la muqueuse du col ; tandis que, lorsque la sécrétion est puriforme et crémeuse, elle peut dépendre d'une inflammation chronique de la muqueuse du corps de l'utérus ou de celle du vagin, ce dont on s'assure par l'examen au spéculum.

Le toucher ne donne que peu ou point de renseignements dans les cas d'endométrite simple, non compliqués de métrite parenchymateuse. Le col est dans sa situation normale, habituellement augmenté de volume, entr'ouvert, et l'on sent à sa surface des inégalités dues aux granulations.

Lorsqu'on le soulève à l'aide du doigt, on provoque une douleur en général peu vive. Dans les cas d'endométrite limitée au corps, le toucher ne perçoit quelquefois aucune modification du côté du col, mais en soulevant d'une main l'organe pendant que de l'autre on appuie sur la région hypo-gastrique, on détermine une sensibilité particulière qui, coïncidant avec une leucorrhée profuse, doit faire supposer l'existence de cette dernière lésion.

Le spéculum vient confirmer les données fournies par le toucher, en montrant le col tuméfié, entr'ouvert, par lequel s'échappe en abondance un mucus filant, adhérent, et que l'on a quelque peine à détacher.

Les lèvres sont rouges, gonflées, renversées en dehors (*ectropion*), et présentent des *granulations* et des *ulcérations* plus ou moins marquées. La muqueuse utérine est saillante, turgide, faisant hernie à travers l'orifice et est le siège de *vé-gétations* ou de *fongosités*.

Enfin le cathétérisme utérin nous montre la dilatation de la cavité du col et du corps, son augmentation dans tous les sens et principalement dans le sens vertical qui atteint 7 et 8 centimètres. Souvent l'introduction de la sonde est difficile à cause du gonflement de la muqueuse, du resserrement des orifices ou de la flexion du corps sur le col de l'utérus.

Par ce moyen encore, on arrive à apprécier plus ou moins bien l'état anatomique de la muqueuse, sa sensibilité, sa fria-bilité, son état fongueux ou végétant, etc., en un mot à déter-miner les diverses transformations anatomiques dont il était question plus haut.

Le cathétérisme entraîne presque toujours dans ces cas une petite hémorrhagie, et il est recommandé d'y procéder avec précaution, afin d'éviter tous accidents, au nombre desquels on compte la **perforation de l'utérus**, par suite du ramol-lissement de ses parois.

C'est à l'aide de ces diverses explorations employées seu-les ou combinées ensemble, que le médecin pourra non seulement constater les lésions caractéristiques de l'endo-métrite chronique, mais déterminer encore les diverses particularités relatives à chaque cas, soit comme variétés de lésions, soit comme coexistence d'autres maladies siégeant dans l'utérus lui-même ou dans les divers organes voisins. Il suffit de savoir que le catarrhe utérin, déjà ancien et

s'accompagnant de phénomènes subjectifs tant soit peu
sérieux, est rarement isolé, pour que l'attention et l'habitude
nous renseignent exactement sur les cas les plus difficiles.

Marche. — La métrite chronique interne a une marche
essentiellement lente : elle peut durer des années sans présenter le moindre danger pour les malades. Elle guérit
rarement d'une manière spontanée, en sorte que sa durée
dépend presque toujours du traitement et des conditions
dans lesquelles se trouve la malade.

Scanzoni (1) dit qu'il n'a jamais vu guérir complètement
une leucorrhée utérine abondante et durant depuis plusieurs
années ; beaucoup de médecins ont sans doute été plus
heureux que lui.

Quoi qu'il en soit, cette maladie est tenace, rebelle ; et si
elle n'est pas convenablement traitée, elle se complique
souvent d'autres lésions, qui sont susceptibles d'accélérer sa
marche et d'amener quelquefois une terminaison fatale.
L'engorgement, l'hypertrophie, la métrite parenchymateuse
en un mot, viennent souvent la compliquer, rendre sa guérison plus difficile, et augmenter les désordres locaux et
généraux.

Pronostic. — Le pronostic varie donc suivant les cas :
tantôt bénin, quand le catarrhe est peu abondant, de date
encore récente, que la menstruation n'est point troublée et
que l'état général n'est pas atteint ; il est dans d'autres circonstances moins favorable, si la constitution est altérée,
pour devenir grave et même mortel dans la forme hémorrhagique de la maladie, ou bien quand elle n'est qu'un
symptôme consécutif à une lésion utérine irrémédiable.

Sous ce rapport l'endométrite simple et primitive sera
plus facilement curable que l'endométrite symptomatique,
pourvu que le médecin et les malades ne se découragent
point devant la résistance du mal.

D'une manière générale, l'endométrite limitée au col sera

(1) Scanzoni, *op. cit.*, p. 159.

plus facilement curable et d'un pronostic meilleur que celle du corps de l'utérus.

Elle amène souvent la stérilité.

Diagnostic. — Le diagnostic de l'endométrite chronique n'est en général pas difficile ; l'examen local fait avec quelque soin, en permettant de constater le point de départ de l'écoulement, sa nature, les lésions du col et de la muqueuse, lèvera aisément tous les doutes sur l'existence ou la non-existence de la maladie.

La congestion donne lieu à un écoulement moins abondant ; la douleur à la pression est presque nulle, la chaleur moins prononcée, le col moins dur ; les diverses lésions de la muqueuse ne s'y observent pas ; enfin la fièvre et les symptômes réactionnels graves ne se montrent point, à moins que la maladie ne se transforme en véritable métrite.

On a fait aussi le diagnostic différentiel de la métrite chronique avec le cancer, les polypes, les corps fibreux, etc. ; j'aurai l'occasion d'y revenir.

Le diagnostic clinique d'une maladie ne consiste pas uniquement à reconnaître celle-ci (*diagnostic anatomique*), il faut encore en rechercher la cause et la nature.

Si la métrite existe seule, elle est évidemment primitive ; mais, même dans ce cas, elle a pu se développer sous l'influence d'une cause purement locale, ou d'une cause générale, constitutionnelle, qu'il faut déterminer. Si elle existe concurremment avec une autre lésion de l'utérus ou des organes voisins, dans quelles relations d'origine, de date, d'influence réciproque est-elle vis-à-vis de celle-ci ? Ce sont là les côtés difficiles du problème diagnostique.

Traitement local. — Le traitement de l'endométrite chronique doit être local et général. Devant revenir bientôt sur le traitement général, je n'indiquerai ici que les moyens locaux employés contre cette maladie.

Ils sont de divers ordres.

a. Les **émissions sanguines** locales, sur lesquelles j'ai

insisté à propos de la congestion et de la métrite aiguë, ne seront que très rarement employées, et seulement au début de la maladie, quand les symptômes conservent encore une forme paroxystique et que la santé générale n'est nullement atteinte. D'une façon générale, les toniques et les reconstituants sont bien plus indiqués.

b. Injections vaginales. — Elles sont journellement mises en usage ; au début, et si l'on a affaire à des malades très sensibles et sujettes à des refroidissements, on emploiera de l'eau tiède, dont on diminuera progressivement la température pour arriver à l'eau complètement froide.

On ne manque pas de rendre ces injections froides plus astringentes en y ajoutant de l'alun, du tannin, du perchlorure de fer, ou bien en se servant d'une décoction d'écorce de chêne, de ratanhia ou de feuilles de noyer.

Ces injections seront faites matin et soir pendant une durée de 10 à 15 minutes. L'irrigateur Eguisier, généralement employé, me semble un instrument peu recommandable, et je lui préfère les divers *irrigateurs vaginaux* à pompe, ou à boule, qui lancent le jet de liquide avec moins de force, et permettent de continuer l'injection pendant un temps plus ou moins long.

Les injections vaginales sont surtout détersives en chassant les produits de l'écoulement utérin et en les empêchant de stagner dans le conduit vaginal. Elles n'agissent guère que sur le vagin et un peu sur la surface du museau de tanche ; elles n'arrivent pas à modifier efficacement la muqueuse utérine elle-même.

Aux injections vaginales tièdes d'abord et puis complètement froides, on pourra substituer avec avantage les **injections chaudes** et même **très chaudes** (40° à 45° c.). Leur effet anti-congestif et astringent sera dans beaucoup de cas bien plus efficace et surtout bien plus persistant. L'emploi de ce moyen devant être étudié plus tard à propos du traitement des *Hémorrhagies utérines* et des diverses *Lésions péri-utérines*, je me contente de l'indiquer ici.

c. Dilatation du col. — Elle est le plus souvent inutile, la dilatation de l'orifice cervical étant la règle; mais quand il existe un rétrécissement ou une coarctation tant soit peu marquée, il faut y procéder au début du traitement, à l'aide d'éponges préparées ou de tiges de laminaire (1). Il est à remarquer en effet que dans ces cas l'endométrite est beaucoup plus difficile à guérir, tant à cause du séjournement des liquides dans les cavités utérines qu'à cause de la difficulté d'appliquer les modificateurs locaux sur la muqueuse elle-même : la dilatation remédie à ce double inconvénient.

d. Cautérisation de la cavité du col. — Elle est surtout indiquée dans les cas d'endométrite cervicale.

Après avoir débarrassé la cavité du col de tous les produits de sécrétion qu'elle contient, à l'aide de tampons, d'injections d'eau tiède, d'une petite seringue aspiratrice, ou d'un pinceau de charpie préalablement trempé dans un jaune d'œuf (Pajot) (2), on porte au contact de la muqueuse les diverses substances astringentes, altérantes ou escharotiques.

Ces cautérisations peuvent être faites de trois manières différentes :

1º En badigeonnant les parois du canal avec un pinceau imbibé d'une solution médicamenteuse (teinture d'iode au tiers ou au quart, solution de nitrate d'argent au 30e ou au 15e, glycérine saturée de tannin) ;

2º En touchant les parties malades avec un caustique solide (crayon de nitrate d'argent monté sur un porte-nitrate ou sur un porte-caustique spécial que l'on tourne et retourne de manière à toucher toutes les parois de la cavité) ;

3º En laissant pendant un temps plus ou moins long un caustique solide en contact avec les parois du canal (crayons intra-utérins). On a employé successivement divers crayons faits avec de la gomme adragante, de la mie de pain et du

(1) La dilatation du col par l'incision de l'une de ses lèvres ou de l'une de ses commissures présente parfois de sérieux dangers et je connais des cas de mort survenue à la suite de cette petite opération. Il importe, avant d'y avoir recours, de s'assurer de l'état des parties voisines, et d'y renoncer s'il existe des traces de péri-métrite ou de pelvi-péritonite antérieure (voir p. 34).

(2) Pajot, *Annales de Gynécologie*, juin 1876.

sulfate de cuivre, du sulfate de fer, du sulfate de zinc, du tannin : ce sont ces derniers qui me paraissent préférables dans la majorité des cas. On fait des crayons de 3 centim. de long et de 3 à 4 millim. de diamètre que l'on porte dans le col à l'aide d'une pince utérine et que l'on maintient en place à l'aide d'un tampon glycériné : le crayon ne tarde pas à se dissoudre.

Dans quelques circonstances, où la muqueuse cervicale est épaissie, végétante, fongueuse ou kystique, on peut, sans inconvénients et plutôt avec avantage, laisser dans le col un crayon de nitrate d'argent qui, au moment de sa dissolution, agit plus profondément et plus énergiquement que les précédents. M. Courty recommande ce procédé et j'ai eu pour ma part à m'en louer dans quelques cas de métrite fongueuse et hémorrhagique.

e. **Cautérisation de la cavité du corps** (1). — Quand les lésions existent au-dessus de l'orifice interne, c'est dans la cavité du corps que doit être porté l'agent modificateur; mais, pour se résoudre à une pareille intervention il faut que les symptômes soient sérieux ; c'est ce qui arrive dans les cas de métrite fongueuse, à forme hémorrhagique, qui résiste à un traitement plus simple.

On a eu recours pour cela à l'emploi de pinceaux imbibés de liquide caustique.

Pour introduire un pinceau dans la cavité de l'utérus, on peut se servir de l'*applicateur* de Wodburg, tube de verre deux fois recourbé en sens inverse, comme une sonde sigmoïde, dans lequel glisse une tige flexible en fil de cuivre recouvert de gutta-percha, dont l'extrémité utérine est garnie d'ouate. On imbibe la ouate de la substance médicamenteuse; puis l'instrument est introduit fermé jusque dans la cavité du corps de l'utérus; on n'a qu'à pousser la tige pour faire saillir le pinceau, et en imprimant des mouvements de latéralité, on badigeonne ainsi toute la surface de la muqueuse utérine.

(1) Pour tout ce qui concerne la médication intra-utérine, consulter le *Traité de chirurgie gynécologique*, du docteur Leblond, p. 220 et suiv.

Après avoir retiré l'instrument, on applique sur le col un tampon d'ouate imbibé de glycérine pour recevoir l'excès de liquide qui pourrait s'écouler et pour prévenir la cautérisation du vagin.

Quel que soit l'instrument dont on se serve, on peut ainsi porter sur la muqueuse divers liquides : teinture d'iode, perchlorure de fer, solution de nitrate d'argent au tiers ou au quart, acide nitrique, acide chromique (Gallard). Ce dernier agent est surtout recommandé et a donné d'excellents résultats (1).

La cautérisation à l'aide des pinceaux est surtout indiquée dans l'endométrite chronique légère, dans la forme qui n'est que peu ou point accompagnée de métrorrhagie : on conçoit, en effet, que la petite quantité de liquide qui imbibe le pinceau, venant à être diluée par le fait de l'écoulement du sang, ne saurait avoir d'effet utile sur les lésions de la muqueuse.

f. **Injections intra-utérines.** — Acceptées par les uns, rejetées par les autres, les injections intra-utérines de liquides caustiques méritent de fixer l'attention. En France, MM. Gallard et Courty en sont partisans. Si j'ai vu pour ma part un cas de métro-péritonite suraiguë, qui heureusement ne fut pas mortelle, survenir à la suite d'une injection intra-utérine d'une solution de nitrate d'argent, j'ai vu dans d'autres cas des résultats vraiment encourageants : chaque gynécologiste pourrait rapporter aujourd'hui des faits semblables.

Les injections intra-utérines sont faites à l'aide d'une seringue, munie d'un ajutage conique pouvant s'adapter sur une canule en gomme, de 3 à 4 millimètres de diamètre : *seringue de Braun*. M. Pajot a fait construire une seringue à canule de vermeil, dont les jets sont multiples et récurrents afin d'éviter la projection du liquide contre la paroi supérieure de la matrice.

La sonde est introduite jusque dans la cavité utérine ; on s'assure qu'elle joue librement dans l'orifice interne du col, afin que le liquide injecté puisse facilement refluer au pour-

(1) Gallard, *Annales de Gynécologie*, novembre 1875, et *Leçons cliniques sur les maladies des femmes*, 2e édition. Paris, 1879.

tour de la sonde. Une première injection est faite avec de l'eau tiède, autant pour laver la cavité que pour déterminer exactement sa capacité ; puis la seringue est remplie de liquide à injecter, adaptée de nouveau sur la sonde qu'on a laissée en place et on pousse le piston de la seringue d'une quantité équivalente à la capacité déjà connue de la cavité de la matrice. Quand la récurrence du liquide a lieu facilement, on peut, sans inconvénient, continuer l'injection, l'excès de liquide s'écoulant au pourtour de la sonde.

Les liquides les plus fréquemment employés sont le nitrate d'argent, la teinture d'iode, le perchlorure de fer dissous dans la glycérine (Liebman), l'iodoforme dans un mélange de glycérine et d'huile d'amandes douces (Leblond).

Les injections intra-utérines peuvent donner lieu à des accidents très graves et même mortels, soit que le liquide pénètre dans le péritoine à travers les trompes de Fallope, soit qu'elles provoquent dans la matrice une inflammation suppurative ; on ne devra y recourir que si les orifices sont parfaitement perméables et s'il n'existe pas de phlegmasie aiguë au voisinage de l'utérus.

Leur indication se tire de la gravité de l'hémorrhagie qui accompagne certaines formes de métrite fongueuse, alors que des moyens plus doux ont échoué. M. Courty, qui a observé quelquefois des accidents sérieux, à la suite de ces injections, serait aujourd'hui disposé à y renoncer (1), et préférerait recourir à l'introduction d'un petit fragment de nitrate d'argent solide dans la cavité du corps.

g. Curage de la cavité utérine. — Récamier conseilla et pratiqua le premier cette opération, qui consiste à racler la cavité utérine avec une *curette* pour enlever les fongosités qui se développent sur la muqueuse utérine à la suite de l'endométrite chronique, et donnent lieu à des hémorrhagies graves.

On se sert généralement aujourd'hui de la *curette de Sims,* à bords tranchants, ou de celle de Simon, formée d'une petite cupule de dimensions variables montée sur un man-

---

(1) Courty, *op. cit.*, 3ᵉ édit., t. I, p. 333.

che. Ce moyen, préconisé par Récamier, Marjolin, Robert, Nélaton, etc., expose à de très grands dangers, et notamment à la perforation des parois utérines qui sont ramollies.

M. Courty, quoique appréciant tous les dangers de cette intervention, dit qu'on ne doit pas en proscrire l'application. Je crois même, ajoute-t-il, qu'on ne peut s'en passer. Lorsqu'il n'y a pas de fongosités, la curette promenée légèrement sur la muqueuse ne peut pas produire de grands désordres, et lorsqu'il y en a, elle seule peut en débarrasser promptement et sûrement les malades.

Il est nécessaire d'opérer au préalable la dilatation des orifices ; on imprime à l'instrument de légers mouvements de circumduction ; on le retire lorsqu'on a détaché une certaine quantité de fongosités, et on répète la manœuvre à huit ou dix jours d'intervalle, s'il y a lieu.

h. **Applications locales du froid.** — Quand l'endométrite s'accompagne d'hémorrhagies plus ou moins abondantes, on recourra aux applications locales du froid. Les compresses d'eau fraîche sur l'abdomen, les injections et les lavements d'eau froide, l'introduction de fragments de glace dans le vagin sont des moyens excellents, pourvu qu'ils soient continués un certain temps, autrement la réaction risque d'être trop forte et de produire un effet opposé.

Les bains de siège sont aussi très utiles. S'ils sont chauds et prolongés, ils congestionnent l'utérus et présentent des inconvénients ; mais s'ils sont frais (25° à 28°) ou même froids, d'une durée de 15 à 20 minutes et si, pendant leur durée, les malades pratiquent simultanément une irrigation vaginale avec l'eau du bain, ils peuvent rendre de grands services.

M. Gallard (1) vante beaucoup les *bains de siège froids à courant continu* prolongés pendant une durée de 5 à 20 minutes, pourvu qu'on ait le soin préalable de remplir le bain, et que les conduits d'arrivée et de départ soient ouverts d'une quantité égale, de telle façon qu'il s'établisse un véritable courant dans lequel la malade puisse s'asseoir sans ressentir le choc des jets d'arrivée, comme dans le bain de siège hydrothéra-

(1) Gallard, *op. cit.*, p. 521.

pique proprement dit. J'ai vu dans beaucoup de circonstances des endométrites subaiguës, à paroxysmes mensuels accompagnés de ménorrhagies abondantes, être notablement améliorées par ces bains de siège à eau courante.

i. **Révulsifs cutanés.** — Nous rangeons encore dans la catégorie des moyens locaux les divers révulsifs cutanés que l'on peut appliquer sur l'hypogastre, et en tête desquels il convient de placer les *badigeonnages avec la teinture d'iode*, répétés tous les deux ou trois jours jusqu'à ce que l'on ait obtenu le soulèvement de l'épiderme, les *vésicatoires volants* également répétés, les frictions avec l'*huile de croton* ou la *pommade stibiée*. Ce sont des moyens trop souvent négligés dans l'endométrite chronique, et qui produisent de très bons effets.

Je viens d'énumérer rapidement les divers éléments de traitement local du catarrhe utérin. Si certains de ces moyens peuvent être employés à peu près indistinctement dans tous les cas, il en est certains autres qui ne doivent être mis en usage que dans des circonstances toutes particulières.

C'est ainsi que le repos, l'application de l'eau froide, les injections astringentes suffiront s'il n'existe que de la rougeur, de la congestion de la muqueuse; si celle-ci est épaisse, ulcérée, si elle commence à se couvrir de végétations et de fongosités, on devra modifier sa vitalité par les divers modes de cautérisation, et recourir au curage de la cavité utérine si les végétations sont considérables.

L'hémorrhagie est le symptôme principal qui, par son abondance et sa durée, fournit l'indication la plus urgente, et oblige même dans certains cas à recourir au *tamponnement*.

§ II. — Métrite chronique parenchymateuse.

Synonymie. — *Engorgement de l'utérus.* — *Hypertrophie, Induration, Métrite interstitielle.*

Étiologie. — La métrite chronique parenchymateuse reconnaît les mêmes causes que la métrite aiguë à laquelle elle succède souvent, et que l'endométrite chronique qu'elle accompagne presque toujours (V. p. 208 et 217).

Cet état morbide peut résulter de trois conditions pathologiques différentes : 1° d'un arrêt de la métamorphose rétrograde de l'utérus après l'accouchement ; 2° d'une congestion longtemps entretenue par une cause mécanique, un déplacement, par exemple ; 3° de l'hypernutrition résultant d'une endométrite, de l'existence d'une tumeur fibreuse, etc. (Gaillard Thomas) (1).

La métamorphose rétrograde de l'utérus après l'accouchement est désignée sous le nom d'**involution**; quand cette métamorphose est insuffisante, on dit qu'il y a **subinvolution**, et **hyperinvolution** si elle est tellement active qu'elle entraîne une véritable atrophie de l'organe. Depuis Simpson (1852) qui a appelé l'attention des médecins sur ce sujet, il a été l'objet de nombreux travaux (R. Barnes (2), A. Guérin (3), Fauquez (4), G. Thomas), qui ont montré la réelle influence de l'arrêt d'involution sur le développement de la métrite chronique parenchymateuse.

La plupart des cas de cette maladie peuvent être rattachés à des accouchements ou à des avortements antérieurs, à la suite desquels, soit par imprudences commises, soit pour toute autre raison, le processus d'involution subit un arrêt : la matrice reste volumineuse et peu à peu s'enflamme.

Toute lésion mécanique, en changeant les conditions de statique de l'utérus, favorise la congestion partielle et générale de l'organe, et amène finalement les lésions de la métrite. Il faut citer en tête les flexions utérines. On a longtemps discuté et on discute encore (5) pour savoir si tous les cas de flexions utérines ne sont pas la conséquence de l'inflammation, ou si l'inflammation est seulement consécutive aux

(1) Gaillard Thomas, *op. cit.*, p. 250.
(2) R. Barnes, *op. cit.*, p. 398.
(3) A. Guérin, *Traité des maladies des org. génit. internes*, p. 145.
(4) Fauquez, *Revue méd.-chir. des mal. des femmes*, 1879.
(5) Graily Hewit, *The Mechanical system of uterine pathology*, in *The Lancet*, décembre 1877.

flexions : nous croyons que les deux causes peuvent être primitives et par conséquent on doit admettre une opinion mixte qui n'exclut ni l'une ni l'autre de ces deux pathogénies.

Le développement de la métrite chronique est singulièrement favorisé par l'existence d'un vice diathésique ou constitutionnel, dont la recherche est de la plus haute importance pour le traitement.

Anatomie pathologique. — La matrice est augmentée de volume et peut atteindre les dimensions du poing d'un adulte et même davantage ; les parois sont épaissies, surtout vers le fond de l'organe, où elles ont jusqu'à 3 et 4 centimètres. Tout l'organe est dur et résistant : tantôt il a conservé sa couleur naturelle, tantôt il est rougeâtre, livide, mais presque toujours régulier.

Il n'est pas rare de rencontrer des cas où l'augmentation de volume porte à peu près exclusivement sur l'une des parois, l'antérieure principalement (à la suite des antéflexions). L'hypertrophie limitée au col et même à l'une des lèvres s'observe également.

Quand on pratique la coupe de l'organe, on voit que le tissu est dur, résistant, criant sous le scalpel ; il est pâle, décoloré, anémié (Aran) ; une teinte jaunâtre semble infiltrer l'organe dans toute son épaisseur. Ce dernier aspect ne se rencontre que dans les cas anciens ; dans les premières périodes, au contraire, le tissu de l'utérus est congestionné, mou, rempli de sang et de sucs plastiques ; les sinus utérins ont des dimensions considérables. Quelquefois la mollesse du tissu est telle qu'il se déchire sous l'influence de la moindre traction.

Il y a en somme deux formes ou plutôt deux périodes dans la métrite parenchymateuse : la première d'*infiltration* et de *ramollissement*, la seconde d'*induration* et de *sclérose* : quelquefois, mais très rarement, survient une troisième période : celle de *suppuration*.

L'hypertrophie est excentrique : les dimensions des cavités utérines sont augmentées, surtout dans le sens du diamètre vertical. Les cas d'hypertrophie concentrique avec diminution des cavités paraissent être très rares. La muqueuse présente les lésions plus ou moins marquées de l'endométrite, et est recouverte par un liquide purulent ou puriforme, sanieux.

Les complications que l'on trouve à l'autopsie sont excessivement variables. Outre les lésions de la muqueuse et les diverses productions néoplasiques situées dans l'épaisseur des parois de l'utérus, telles que corps fibreux, polypes ou cancer, on constate souvent la dilatation variqueuse des veines des organes voisins, principalement des ligaments larges, du vagin, de la vessie et du rectum, le catarrhe chronique de la muqueuse du vagin, de la vessie, des trompes, des adhérences de l'utérus, des congestions chroniques ou des kystes de l'ovaire, etc.

Quelle est la caractéristique histologique de la métrite chronique parenchymateuse? Elle est assez difficile à donner dans les premières périodes de la maladie, et de là vient la diversité d'opinions touchant la distinction de la congestion, de l'engorgement, de l'inflammation.

Je dirai que la congestion existe tant qu'il n'y a que dilatation des vaisseaux, stase sanguine, caractérisée par l'agglomération des globules rouges et blancs dans les capillaires : mais s'il y a exsudation, prolifération d'éléments nouveaux, on est en présence de l'inflammation.

Au début, à la période décrite sous le nom d'*engorgement*, ces éléments nouveaux sont constitués par de simples cellules embryonnaires épanchées dans l'épaisseur de la paroi ; mais si la maladie continue son cours, la lésion se caractérise, ces éléments s'organisent, et la caractéristique vraie de l'inflammation confirmée devient indiscutable : c'est l'**hypertrophie ou l'hyperplasie du tissu conjonctif** : le mot **hyperplasie**, qui implique l'idée de formation de cellules nouvelles, étant plus exact que celui d'**hypertrophie** qui signifie seulement augmentation de volume des cellules déjà existantes.

Le processus morbide au niveau de l'utérus est donc l'analogue de ce qui existe dans les autres organes, le poumon, le cœur, le foie : on a affaire dans l'un comme dans les autres à une *sclérose* d'abord hypertrophique, et qui plus tard peut devenir atrophique.

On n'admet guère aujourd'hui que le tissu musculaire participe à l'hypertrophie et à l'hyperplasie du tissu conjonctif. Dans quelques autopsies pratiquées avec soin, Gallard (1) dit avoir constaté l'atrophie et même la disparition des fibres musculaires, le tissu propre de la nature n'étant plus constitué que par une gangue très dense de tissu connectif.

M. de Sinéty (2) a trouvé que l'hyperplasie était localisée au tissu conjonctif circum-vasculaire, et qu'il existait une dilatation considérable des espaces lymphatiques ; il définit la métrite chronique une *sclérose circumvasculaire*.

Symptômes. — Les symptômes *subjectifs* de la métrite chronique parenchymateuse sont à peu de chose près les mêmes que ceux de l'endométrite chronique (V. p. 222). Ils sont *locaux* et *généraux*.

Parmi les premiers je signalerai surtout la plénitude et la pesanteur du côté du bassin, qui est plus considérable et plus continue : les femmes éprouvent en outre une sensation d'abaissement de la matrice ; il leur semble qu'elle va sans cesse s'échapper au dehors, quoique au toucher on constate qu'elle n'a que peu ou point changé de place. Les symptômes de voisinage, tels que ténesme vésical et rectal, dysurie, constipation, hémorroïdes, sont aussi plus accentués à cause de l'augmentation de volume de l'organe.

Les douleurs dans les lombes et dans les aines, la difficulté de la marche, de la défécation et du coït, les troubles de la menstruation et surtout la dysménorrhée, souvent l'aménorrhée, les phénomènes de congestion des ovaires, la douleur et le gonflement des seins avant et après la menstruation, s'accentuent d'autant plus que la lésion est plus intense, et qu'elle porte sur le corps ou sur la totalité de l'utérus.

(1) Gallard, *op. cit.*, p. 568.
(2) De Sinéty, *Société de Biologie*, 1878.

La leucorrhée est moins abondante; la métrorrhagie est rare, tandis qu'elle est le phénomène prédominant de l'endométrite; quand elle survient dans le cours de la maladie, on peut être à peu près certain que la muqueuse est attaquée à son tour. Quelquefois, à la suite de règles peu abondantes et douloureuses, on voit les malades rendre des membranes blanchâtres, qui sont le signe distinctif de la *dysménorrhée membraneuse*, dont les relations de cause à effet avec la métrite chronique sont aujourd'hui incontestées.

Ces différents troubles locaux s'accompagnent bientôt des troubles généraux, qui accompagnent presque toutes les maladies utérines chroniques et que j'ai énumérés déjà (p. 223).

Les symptômes *objectifs*, ou signes physiques, sont assez nettement accentués. L'abdomen est tendu, douloureux à la pression, présentant une légère augmentation de température (?) à la région hypogastrique. Par la palpation abdominale, on sent parfois l'utérus qui dépasse un peu le rebord du pubis. Combiné avec le toucher vaginal, ce mode d'exploration permet d'apprécier le degré de sensibilité et l'augmentation de volume de l'organe, qui est généralement un peu abaissé, d'autres fois situé très haut et plus ou moins difficile à atteindre à cause de l'antéversion.

Le toucher vaginal fait en outre constater l'augmentation de volume du col, qui est plus cylindrique, quelquefois renflé à son extrémité inférieure en battant de cloche : l'orifice est généralement agrandi; les lèvres sont renversées en dehors (ectropion), ou bien la lèvre supérieure surplombe sur l'ouverture qui est plus ou moins inaccessible ; le doigt perçoit des irrégularités et même des bosselures, dues à la présence de granulations ainsi que des cicatrices résultant d'accouchements antérieurs.

A travers les culs-de-sac du vagin, on sent le corps de l'utérus plus ou moins volumineux, plus ou moins sensible, et au pourtour du segment inférieur des lignes noueuses, irrégulières, aboutissant sur les parties latérales à une petite tumeur extra-utérine située à la base des ligaments larges : *lymphangite* et *adénite péri-utérine*.

Le spéculum permet de contrôler les résultats fournis par le toucher; l'état du col est variable : ulcérations, granulations, coloration rouge et violacée à la première période, plus ou moins pâle, anémique, grisâtre et comme fibreuse à une période plus avancée.

La sonde utérine révèle l'agrandissement des cavités; son introduction n'est pas toujours facile quand il y a resserrement des orifices ou flexions de l'organe, aussi faut-il pratiquer le cathétérisme avec précaution et savoir y renoncer au besoin.

Marche. — La métrite parenchymateuse a une marche essentiellement lente; elle est d'une très longue durée. Elle serait même incurable d'après quelques auteurs, en ce sens que l'utérus n'a que peu ou point de tendance à revenir à sa structure normale, quand une fois il a été sclérosé. Toutefois les symptômes réactionnels peuvent s'amender tellement qu'on peut considérer les malades comme guéries; c'est ce qui arrive assez fréquemment à la *ménopause*.

Elle présente, de temps à autre, des recrudescences, des poussées inflammatoires qui surviennent au moment où la maladie paraissait entrer en résolution. Ces recrudescences se montrent surtout sous l'influence des époques menstruelles, d'une fatigue, d'un accouchement, d'un avortement ou même de la ménopause.

J'ai noté à plusieurs reprises que ces exacerbations s'accompagnaient d'un changement dans la composition des urines, qui devenaient excessivement riches en acide urique et en urates, et renfermaient souvent du sucre. Ces troubles de la sécrétion urinaire se produisent en dehors de toute altération de la vessie et disparaissent quand la malade est revenue à sa torpeur habituelle.

Pronostic. — Cette maladie est bien rarement mortelle par elle-même : elle n'en est pas moins une chose grave, autant par son retentissement sur toute l'économie et son incurabilité presque complète, que par les complications utérines et abdominales qu'elle peut développer, ou bien à la suite desquelles elle a pris naissance.

Diagnostic. — La métrite chronique parenchymateuse est caractérisée surtout par l'augmentation de volume de l'utérus, et à ce titre on pourrait établir son diagnostic différentiel d'avec tous les états physiologiques ou pathologiques qui entraînent cette augmentation de volume : par exemple, la grossesse, les diverses tumeurs néoplasiques, et les in-flammations ou tumeurs de la région pelvienne ; j'aurai l'occasion de revenir sur ce point à propos de chacune de ces lésions.

Une grossesse au début peut être confondue avec la métrite chronique ; dans les cas douteux, il est indiqué de s'abstenir de tout moyen thérapeutique violent et surtout de ne pas recourir au cathétérisme ; au bout de peu de temps, le dia-gnostic s'imposera de lui-même.

La métrite aiguë se distingue par la durée de l'affection, l'intensité des symptômes, la fièvre.

L'endométrite chronique, quand elle existe seule ou qu'elle est la lésion prédominante, ne s'accompagne pas d'une aug-mentation aussi considérable du volume de l'organe ; la leu-corrhée est plus abondante, et surtout les métrorrhagies, qui sont l'exception dans la métrite chronique parenchymateuse, se font remarquer par leur répétition et leur intensité.

Quant à la congestion, elle n'amène point cet état d'indu-ration et de sclérose de l'utérus, qui reste mou, pâteux, comme infiltré, et présente une teinte violacée caractéris-tique. De plus on n'observe pas la lymphangite et l'adénite péri-utérines, qui sont la règle dans la métrite.

Traitement local. — Plus encore que l'endométrite chro-nique, la métrite chronique parenchymateuse sera trai-tée par les moyens généraux, qui seuls sont susceptibles de modifier l'état constitutionnel et d'agir sur la lésion de nutrition qui est la caractéristique principale de la maladie. Toutefois les moyens locaux ne doivent pas être négligés, et, grâce à eux, on pourra hâter ou affermir la guérison.

Les *émissions sanguines locales*, les *injections vaginales*, l'*ap-plication locale du froid*, les *bains de siège* seront employés comme il a été dit précédemment (p. 227 et suiv.). Ils ont pour indication et pour effet de favoriser la diminution des accidents inflammatoires, la résolution des produits épanchés, et de combattre les complications vaginales ou péri-utérines.

Quant aux moyens qui s'adressent plus particulièrement à la lésion du parenchyme, ils sont peu nombreux.

1° *Pansements utérins.* — Ceux-ci sont surtout sédatifs et résolutifs. On peut appliquer au contact du col des tampons d'ouate recouverts d'onguent napolitain pur ou bien additionné d'un dixième ou d'un cinquième d'extrait de belladone, de pommades à l'iodure de plomb, de potassium, etc. Ces pommades peuvent être plus ou moins complexes, et renfermer une ou plusieurs substances médicamenteuses : la suivante est fréquemment recommandée : Axonge, 30 grammes. Iodure de potassium, 10 grammes. Extrait de belladone, 5 grammes. La substitution de la glycérine à l'axonge sera toujours préférable. Ces tampons ainsi imbibés seront appliqués tous les soirs et laissés en place pendant la nuit.

M. Courty introduit souvent ces pommades résolutives dans le rectum, et je l'ai vu à maintes reprises prescrire de véritables lavements d'onguent mercuriel belladoné.

Aran appliquait des vésicatoires sur le col, mais ce moyen ne paraît pas avoir été suivi de succès.

On a également conseillé de recouvrir cette partie de la matrice d'un *emplâtre de Vigo cum mercurio*, ou d'en badigeonner la surface avec de la teinture d'iode ou le crayon de nitrate d'argent. Ces deux derniers moyens ne doivent guère être employés que lorsqu'il existe des granulations ou des ulcérations du col, et ne sauraient par conséquent être rangés parmi ceux qui s'adressent aux lésions du parenchyme.

M. Chéron recommande l'emploi des *tampons glycérinés*, ainsi qu'il a été dit à propos de la *congestion* utérine. On peut les rendre plus efficaces en incorporant à la glycérine du tannin dans la proportion de 1 p. 30.

2° *Injections interstitielles.* — Elles ont été surtout pratiquées dans les cas de cancer ou de tumeurs fibreuses.

Récemment le docteur Collins (1) les a employées dans le traitement de la métrite chronique parenchymateuse et dit en avoir obtenu de bons résultats : il s'est servi d'une solution d'ergotine.

3° *Caustiques*. — Afin d'obtenir une révulsion plus énergique, et de favoriser ainsi la résorption des produits plastiques déposés au sein des tissus utérins, on a eu recours aux caustiques énergiques, qui détruisent les tissus au niveau de leur application en produisant des eschares plus ou moins profondes. Le *caustique Filhos*, la *potasse caustique*, la *pâte de Vienne*, l'*acide nitrique fumant*, l'*acide chromique* ont été successivement recommandés.

Mais ces divers caustiques ont l'inconvénient de fuser et d'atteindre des parties sur lesquelles la cautérisation ne doit pas porter ; ils agissent de plus en surface, et très peu sur le tissu de l'organe, en sorte que, du moins en ce qui concerne la métrite parenchymateuse, il sera préférable de remplir la même indication à l'aide du cautère actuel, du fer rouge.

4° *Cautérisation actuelle*. — Celle-ci peut être pratiquée à l'aide de *fers rougis au feu*, du *cautère à gaz de Nélaton*, du *galvano-cautère* et du *thermo-cautère de Paquelin* ; ce dernier instrument, grâce aux cautères de diverses formes qui y sont aujourd'hui adaptés, me paraît préférable à tous les autres.

La cautérisation actuelle sera pratiquée en dehors de la période menstruelle : on ne devra pas y recourir s'il existe une grossesse, une phlegmasie péri-utérine ou une cystite ; enfin elle sera contre-indiquée par un certain degré d'acuité de la métrite.

Pour pratiquer cette petite opération, il faut embrasser exactement le col avec un large spéculum plein en bois ou en ivoire, bien absterger les surfaces, agir rapidement et faire suivre la cautérisation d'une injection d'eau froide. Les malades garderont le lit pendant tout le cours de la journée qui suit l'opération.

(1) Leblond, *op. cit.*, p. 255.

La cautérisation est faite en *surface*, avec un cautère nummulaire, si l'on veut seulement modifier la vitalité de l'organe. Elle sera *profonde*, si l'on veut produire la destruction des tissus et amener la formation de tissu inodulaire : on se servira alors de cautères olivaires que l'on appuie fortement contre le col en y revenant une ou deux fois.

Enfin on pourra recourir à l'**ignipuncture**, en enfonçant dans le tissu du col à une profondeur de 5 ou 10 millimètres des aiguilles à tricoter rougies au feu, ou bien en se servant du cautère en aiguille de l'instrument de Paquelin : pour l'ignipuncture, il est besoin de pratiquer cinq ou six ponctions ignées, moitié sur les deux lèvres ; l'opération peut être faite dans l'espace d'une minute au plus.

On a beaucoup abusé du cautère actuel dans le traitement de la métrite chronique : Jobert l'employait dans tous les cas ; il convient de ne pas suivre ces errements, surtout en ce qui concerne la cautérisation profonde. Mais pour la cautérisation en surface et pour l'ignipuncture, les dangers sont presque nuls, l'opération est indolente, et on en retire d'excellents effets soit à la première, soit à la seconde période, quand le col est volumineux, gonflé, et qu'il ne présente aucune tendance à la diminution. A l'exemple de M. Courty, j'ai souvent employé l'ignipuncture avec d'excellents résultats.

5° *Électricité*. — M. Tripier a appliqué au traitement de la métrite chronique l'électrisation par les courants continus, dans le but de ranimer la nutrition de l'organe et de provoquer la résorption des produits de nouvelle formation. Un des pôles, le pôle positif de préférence, est appliqué dans la cavité du col, pendant que le pôle négatif est placé sur la région hypogastrique. Le courant devra être de faible intensité, 2 ou 3 éléments Leclanché, et maintenu pendant une heure ou deux chaque jour. Les faits signalés par M. Onimus [1] sont en faveur de cette méthode, qui semble convenir surtout à la seconde période de la maladie, à la période d'hypertrophie et d'induration.

(1) Onimus et Legros, *Traité d'électricité médicale*. Paris, 1872, p. 209.

Un des plus fervents adeptes du traitement de la métrite chronique parenchymateuse par les courants continus est sans contredit M. le docteur Chéron. Pour lui, la maladie est justiciable de ce traitement à ses diverses périodes, autant à la première, *période de congestion, d'infiltration, d'état fougueux et d'engorgement*, qu'à la seconde, *période de prolifération du tissu conjonctif, de sclérose*. Les séances d'électrisation durent de 10 à 12 minutes, elles doivent être continuées pendant des mois entiers. Au début du traitement le courant est simplement continu; plus tard on peut essayer de quelques intermittences.

Il est incontestable que d'excellents effets ont été ainsi obtenus, surtout si, à l'instar de notre éminent confrère et ami, on joint au traitement par l'électricité l'application des tampons glycérinés, et si l'on remplit simultanément les diverses indications tirées de l'état général.

6° *Amputation partielle du col.* — Sims et Gaillard Thomas (1), dans les cas où l'augmentation de volume du col engendre des désordres plus ou moins graves, conseillent d'enlever une portion du col, afin d'obtenir une diminution des tissus qui restent, sous l'influence de la vive irritation atrophique qui suit une opération de ce genre. A l'aide d'une paire de ciseaux droits, on pratique deux incisions qui se réunissent en V, et on enlève ainsi un fragment qui laisse une surface saignante qui se cicatrise lentement en produisant un certain degré de rétraction dans les tissus : on conçoit qu'un pareil moyen ne soit indiqué que dans les cas où le col est considérablement volumineux, et où l'hypertrophie proprement dite est le fait principal.

7° *Révulsifs cutanés.* — Les frictions avec la teinture d'iode ou l'huile de croton tiglium, les vésicatoires volants sur la région hypogastrique, etc., ont ici les mêmes indications que dans l'endométrite chronique.

(1) Gaillard Thomas, *op. cit.*, p. 273.

§ III. — Traitement général de la métrite chronique.

COURTY. — *Traité pratique des maladies de l'utérus*, etc., 3ᵉ édit.,
p. 215.
GALLARD. — *Leçons cliniques sur les maladies des femmes*, 2ᵉ édit.,
Paris, 1879, p. 674.
MARTINEAU. — *Traité clinique des affections de l'utérus*, 1879, p. 610.

La métrite chronique, quoique étant une affection d'organe
et quoique les lésions restent le plus souvent limitées à l'utérus, peut se développer sous l'influence d'une cause générale, constitutionnelle, diathésique ou bien être entretenue
par elle, et présenter ainsi une durée aussi longue que la cause
génératrice.

Quelle qu'ait été la cause du début, la métrite, par son
existence, sa durée, son retentissement sympathique sur
toute l'économie, ne tarde pas à amener un trouble, une
viciation dans les divers actes fonctionnels de l'organisme, à
créer par elle-même une sorte d'*état constitutionnel* qui réagit
à son tour sur la marche, la durée de l'affection utérine, à
tel point que celle-ci ne saurait plus être modifiée, avant que
l'état général qu'elle a engendré n'ait été lui-même amendé
ou guéri.

Dans l'un comme dans l'autre cas, le traitement général
est nécessaire ; s'il doit précéder ou tout au moins marcher
sans cesse de pair avec les moyens locaux dans le premier
cas, il ne doit pas être négligé dans le second, et souvent
même il doit prendre le pas sur les moyens locaux qui ont
été déjà indiqués.

« J'éprouve un certain embarras, dirai-je avec M. le professeur Courty, à traiter cette question ; car, s'il est difficile
de tracer de la métrite chronique un tableau parfaitement
ressemblant, il est plus difficile encore d'en formuler un traitement exact. Il faut toujours se souvenir que dans la pratique on n'a pas à traiter des maladies, mais des malades.
Quelque précision que l'on mette dans les descriptions et les
préceptes, on ne représente jamais que des types, ou des à

peu près, subissant des modifications qu'il est impossible de prévoir et de signaler d'avance, et laissant toujours au jugement éclairé du médecin une large part d'initiative dans l'application des règles générales à chaque cas particulier. »

On a classé différemment les moyens nombreux qui composent le traitement général de la métrite chronique ; afin de rester fidèle à la nature de ce manuel, qui est plutôt un répertoire qu'un livre de discussions et de doctrines, je me contenterai de les ranger sous quatre chefs principaux, en faisant suivre leur énumération de quelques mots, résumant succinctement les indications auxquelles ils répondent. Je distinguerai ainsi :

1° Les *moyens hygiéniques* ;
2° Les *moyens médicamenteux*;
3° L'*hydrothérapie* ;
4° Les *eaux minérales*.

I. — *Moyens hygiéniques.*

L'hygiène des personnes atteintes de métrite chronique doit être attentivement surveillée pendant toute la durée du traitement, et à partir de la convalescence. Grâce à elle, on évitera l'action des diverses causes prédisposantes locales qui peuvent entraver la guérison de la métrite, ou bien en déterminer les rechutes et les récidives, au moment où la guérison est sur le point d'être obtenue.

Une **nourriture** fortifiante, reconstituante et tonique, le séjour à la campagne, au grand air, le repos d'esprit sont les meilleurs moyens à conseiller pendant tout le cours de la maladie ; ces bonnes conditions générales ont autant pour effet de combattre les conséquences de la maladie que de modifier la constitution et le tempérament, sous l'influence desquels la maladie a pris naissance et est constamment entretenue.

Le **repos** du corps n'est pas moins nécessaire, mais les prescriptions varieront suivant la période et l'époque de la maladie.

Pendant tout le temps qu'il existera des symptômes aigus
ou subaigus, les malades resteront couchées dans leur lit
ou sur une chaise longue ; mais après, un peu d'exercice
est nécessaire, soit à pied, soit en voiture bien suspendue.
Cet exercice devra être modéré, de courte durée, et inter-
rompu aux premiers symptômes de fatigue.

On proscrira absolument l'équitation, la danse, les courses
prolongées, les ascensions de montagnes, etc., en un mot
tous les exercices qui ont l'inconvénient d'imprimer à l'utérus malade des mouvements trop violents.

Afin d'éviter les secousses à l'organe malade, le médecin
recommandera l'emploi journalier d'une **ceinture hypogastrique**, qui, en s'opposant à la pression des viscères abdominaux sur l'utérus, soulage la malade et facilite la marche.
Les ceintures à *pelotes articulées* ou non sont éminemment
nuisibles, même quand il existe de l'antéversion. Celles qui
sont en tissu élastique, en tricot de caoutchouc sans couture,
sont infiniment préférables.

Au moment des règles, le repos au lit devra être prescrit,
s'il y a de la douleur ; on recommandera vivement à la femme
d'éviter toutes les causes qui pourraient troubler l'accomplis-
sement normal de la menstruation, fatigues, émotions, refroidissement, et on interviendra pour favoriser ou modérer
l'écoulement sanguin selon son abondance.

Les rapports sexuels seront défendus pendant la première
période de la métrite, alors que l'utérus est volumineux, que
le col est sensible, ulcéré, saignant, et qu'il existe encore
des poussées inflammatoires ; plus tard, quand le tissu utérin est devenu dur, anémié, insensible, ils pourront être
repris, mais avec modération et mesure, en quelque sorte en
tâtonnant. Leur proscription absolue serait plutôt nuisible
qu'utile, tant au point de vue de la maladie elle-même que
de la moralité et du bonheur de la famille.

La survenance d'une grossesse doit faire redoubler d'attention et de précautions, afin d'éviter l'avortement. Après la
parturition, on prescrira un repos plus prolongé que d'ordinaire, on surveillera l'involution de l'organe ; souvent on a vu
ainsi survenir une guérison inespérée.

Quant à la métrite chronique des jeunes filles, elle ne saurait être un empêchement absolu au mariage, si elle est franchement chronique, sans ulcérations ou avec des ulcérations très superficielles. Mais, dit M. Gallard (1), si le médecin ne doit pas s'opposer à un mariage projeté, il ne doit jamais le conseiller et le provoquer, dans l'espoir de voir s'ensuivre la guérison.

II. — *Moyens médicamenteux.*

Tous ou presque tous les agents de la matière médicale ont été employés dans le traitement de la métrite chronique; leur choix dépend des indications spéciales à chaque cas.

Toniques. — D'une manière générale, aux prescriptions hygiéniques précédemment énumérées et qui ont pour but de combattre l'affaiblissement, la perte de forces et l'anémie qui apparaissent dès le début de la maladie, il est utile de joindre l'administration de toniques à l'intérieur. Le **quinquina** et le **fer** sont indiqués dans tous les cas. Ces médicaments peuvent être administrés sous toutes les formes; il est même utile de les varier pour ainsi dire à l'infini, afin de permettre aux malades de les supporter pendant longtemps.

L'*iodure de fer*, sous forme de sirop ou de pilules de Blancard, sera surtout administré aux malades scrofuleuses; on pourrait encore leur ordonner de l'*arséniate de fer*, ou bien du *tartrate ferrico-potassique*. Chez celles qui sont chlorotiques on insistera encore plus sur les diverses préparations ferrugineuses, en cherchant en quelque sorte celle qui est le mieux supportée.

Quand la métrite est accompagnée d'hémorrhagies répétées, le *perchlorure de fer* produit d'excellents résultats, en agissant à la fois comme reconstituant et comme hémostatique. Le *peroxychlorure de fer* du Prof. Béchamp constitue la meilleure préparation à administrer en pareille circonstance; il se donne à la dose de 10, 15 et 20 gouttes par jour.

(1) Gallard, *op. cit.*, p. 757.

Souvent la médication, aidée du reste par les tendances naturelles de la maladie, entraîne la constipation ; c'est là un inconvénient qu'il convient d'éviter, en associant le fer avec d'autres préparations médicinales laxatives. M. Courty prescrit fréquemment l'association du carbonate de fer (pil. de Blaud) avec la rhubarbe.

A l'action tonique et reconstituante du régime, de l'hygiène, des préparations diverses de fer et de quinquina, il faut, dans certains cas de débilitation considérable, joindre l'action stimulante d'autres médicaments, tels que les préparations *arsenicales*, les préparations *sulfureuses*; il faut surtout surveiller avec le plus grand soin les fonctions de l'estomac, les exciter quand elles sont languissantes, calmer les douleurs de la digestion, combattre la gastralgie ou la dyspepsie sous leurs diverses formes, recourir en un mot à tous les médicaments **eupeptiques** (*amers, opium, pepsine, boissons fermentées* et surtout le *vin*, les *épices*, etc.).

Pour remplir l'indication de soutenir et de relever les forces, indication à peu de chose près générale, il faudra donc recourir aux divers agents de la matière médicale qui, directement ou indirectement, favorisent ce résultat. Si la médication tonique et reconstituante est indiquée dans les cas de métrite chronique simple, survenant chez des femmes bien portantes, à plus forte raison est-elle de mise lorsqu'il existe concurremment une affection constitutionnelle, une diathèse, soit que celle-ci ait amené la maladie utérine, soit qu'elle l'entretienne ; telles sont : la scrofule, la tuberculose, le cancer, etc.

Altérants. — La médication altérante est très souvent utile, dans les cas de métrite parenchymateuse ; on se propose d'obtenir à l'aide des altérants la résorption des produits nouvellement formés dans les parois de la matrice.

Les diverses *préparations d'iode*, et surtout l'*iodure de potassium*, sont indiqués dans la plupart des circonstances. On administre ce dernier médicament à la dose quotidienne de 0gr,50 à 2 et 3 grammes pendant vingt jours ou un mois, après quoi on suspend pendant une semaine ou deux, pour y revenir ensuite. On y insistera bien davantage si la malade est atteinte de syphilis, et si l'on pense avoir affaire à une métrite, que l'on peut appeler *métrite syphilitique*. L'iodure de potassium sera également indiqué chez les malades scrofuleuses et arthritiques, quoique dans ce dernier cas les alcalins paraissent être préférables.

A l'intérieur, l'iodure de potassium sera la seule préparation iodée à laquelle on aura recours; à l'extérieur on peut employer les diverses pommades iodurées en onctions sur la région hypogastrique. Les *badigeonnages à la teinture d'iode*, qui, outre l'effet altérant résultat de l'absorption du métalloïde, déterminent une irritation révulsive sur la partie malade, seront toujours préférés, aussi bien dans les cas de métrite parenchymateuse que dans l'endométrite chronique.

Les *alcalins* produisent également une action altérante très souvent utile, si on a affaire à des malades atteintes de rhumatisme ou de goutte, présentant des troubles dyspeptiques plus ou moins intenses, ou bien offrant des troubles de la sécrétion urinaire. A l'intérieur, on recourt le plus souvent aux *eaux minérales alcalines*, de Vichy, de Vals, etc. ; mais on peut également employer le *bicarbonate de soude* à la dose de 2 à 4 grammes par jour, pris en solution. On a également employé les autres sels de soude, tels que le *benzoate*, le *silicate* et le *salycilate :* ce dernier moyen serait surtout utile si l'engorgement utérin était douloureux.

Les sels à base de *lithine*, et surtout le *carbonate de lithine* (à la dose de $0^{gr},25$ à 2 grammes en solution dans un siphon d'eau de Seltz que l'on boit au moment des repas), m'ont donné d'excellents résultats, chez des malades arrivées à la période de la ménopause, et présentant une métrite parenchymateuse accompagnée d'une sécrétion exagérée d'acide urique et d'urates, alors même qu'il n'y avait aucun symptôme d'arthritis.

Les alcalins seront aussi administrés sous forme de bains; j'y reviendrai à propos des eaux minérales.

Antifluxionnaires. Révulsifs et dérivatifs. — Les antifluxionnaires directs, c'est-à-dire les émissions sanguines, ne conviennent guère au traitement de la métrite chronique. La *saignée générale* sera complètement abandonnée, et ce ne sera que dans quelques rares circonstances, quand les phénomènes de congestion active se développent d'une façon évidente, que l'on pourra recourir avec quelque avantage aux *émissions sanguines locales* (sangsues sur l'hypogastre, à la partie interne des cuisses, aux malléoles ou même sur le col de l'utérus).

Le traitement antiphlogistique proprement dit ne saurait convenir qu'aux premiers temps de la maladie, alors que l'état général n'est que peu ou point atteint. Plus tard les antifluxionnaires indirects, *révulsifs et dérivatifs*, sont seuls indiqués.

Au premier rang de ces moyens, il faut placer les **purgatifs**. Ils agissent comme révulsifs internes, et leur intervention est d'autant mieux justifiée que la constipation est un symptôme fréquent de la métrite chronique.

Employés comme révulsifs, les *drastiques* paraîtraient devoir mieux convenir que les *laxatifs*. Aran préconise l'emploi de l'*aloès*, de la gomme-gutte et des autres purgatifs résineux. Toutefois, ces moyens ont le grand inconvénient de déterminer une congestion active des organes du petit bassin, et leur action a été beaucoup plus souvent nuisible qu'utile. Il sera mieux de ne demander à ces médicaments que leur effet *évacuant*, et d'obtenir la *révulsion* à l'aide d'autres moyens qui portent plus spécialement leur action sur la peau.

Les *révulsifs cutanés*, tels que les badigeonnages à la teinture d'iode, les frictions avec l'huile de croton tiglium, avec la pommade stibiée, appliqués sur l'hypogastre, les aines, à la partie externe et interne des cuisses, et continués pendant un temps plus ou moins long, donnent de bons résultats.

J'en dirai autant des **vésicatoires**, pourvu qu'ils soient larges, volants et fréquemment répétés. On obtient, grâce à eux, une dérivation énergique et un amendement notable de la plupart des symptômes locaux.

Dans un ordre d'idées à peu près semblable, quoique toutefois le but et le résultat soient un peu différents, on pourrait conseiller aux malades de s'envelopper tout le bassin d'une couche assez épaisse d'onguent napolitain belladoné, maintenue en place par un caleçon de bain. J'ai vu M. Courty prescrire fréquemment ces applications : mais je dois dire qu'il en résulte de telles incommodités que peu de malades consentent à les continuer plus ou moins longtemps.

Traitement médicamenteux de certains symptômes. — Il arrive assez souvent que l'un ou l'autre des symptômes les plus habituels de la métrite chronique vienne à prédominer pendant le cours de cette maladie, de façon à constituer soit par sa persistance, soit par son intensité, une aggravation telle dans l'état de la patiente qu'il devient essentiel de le combattre par des moyens spéciaux ; sans attendre, comme on est autorisé à le faire quand il s'agit d'une affection moins rebelle, que ce symptôme disparaisse de lui-même sous l'influence du traitement dirigé contre la maladie dont il dépend (Gallard). C'est ce que M. Martineau désigne sous le nom de *traitement des diverses modalités cliniques de la métrite*.

Parmi ces symptômes, je signalerai en premier lieu la **douleur**, qu'elle soit profonde, gravative, ou qu'elle se manifeste sous forme d'accès **névralgiques**, siégeant dans les nerfs du plexus lombaire ou sacré (névralgie lombo-abdominale, sciatique, intercostale, etc.). Les vésicatoires *loco dolenti*, les injections hypodermiques de morphine en viennent assez facilement à bout.

Un des symptômes les plus pénibles de la métrite chronique, c'est la *névralgie lombo-abdominale*. On la combat avec succès par des frictions avec un liniment chloroformique (chloroforme, 10 gr., éther, 15 gr., laudanum, 6 gr., alcool camphré, 9 gr.), et par l'application des courants continus, un des pôles étant placé sur les dernières vertèbres lombaires, et l'autre au niveau des flancs ou de la région hypogastrique. On obtient également de bons résultats en couvrant toute la région des flancs de plusieurs couches de papier Fayard, afin d'éviter les refroidissements de cette partie.

On peut aussi recourir à l'administration des sédatifs par

la bouche, et recourir à l'opium, à l'extrait de belladone, à l'hydrate de chloral, au bromure de potassium. Ce dernier médicament paraît réunir le plus d'avantages ; il peut être et il sera continué pendant longtemps, à la dose de 50 centigrammes, 1, 2, 3 et 4 grammes par jour, pris dans la journée et le soir en se couchant. Il semble qu'à son effet calmant il joigne une action élective sur les organes génitaux, dont il diminue à la fois et la sensibilité et la congestion.

L'hémorrhagie, dans certaines circonstances, acquiert un degré de fréquence et d'intensité qui mérite de fixer l'attention. Son traitement local a déjà été mentionné, et j'y reviendrai encore au chapitre des hémorrhagies utérines. Outre les moyens locaux précédemment indiqués, ce symptôme réclame souvent un traitement médical, dont le seigle ergoté, les astringents, les ferrugineux et surtout le **perchlorure de fer** constituent la base.

On s'attachera à diminuer l'abondance de la *leucorrhée* et des autres sécrétions qui baignent la vulve et qui sont une cause d'aggravation des divers symptômes et de la maladie elle-même. Les inflammations et les catarrhes de la vessie, du rectum, la constipation, etc., seront également combattus par des moyens appropriés.

Mais ce ne sont pas seulement les symptômes **prochains** de la maladie, dont le médecin devra s'attacher à combattre l'existence et diminuer l'intensité, la même attention sera accordée aux symptômes **éloignés** ou **sympathiques**. Ceux-ci sont liés sans doute à l'existence de la métrite, et disparaissent avec la cause qui les tient sous sa dépendance. Mais quelquefois leur intensité est telle qu'il est de toute nécessité de ne pas les négliger, et de les attaquer avec des moyens énergiques.

Je ne puis évidemment pas passer en revue tous ces symptômes sympathiques et donner l'indication de leur traitement : il faudrait parcourir toute la thérapeutique. La gastralgie, la dyspepsie, les coliques hépatiques ou néphrétiques, les palpitations, l'anémie, la chlorose, l'hystérie, les paralysies, etc., seront successivement traitées énergiquement à l'aide des divers moyens de la matière médicale.

III. — *Hydrothérapie.*

L'hydrothérapie, qui dans sa plus large acception signifie l'emploi de l'eau froide à la surface du corps soit en applications générales soit en applications locales, est un des moyens les plus puissants et les plus en vogue dans le traitement de la métrite chronique. En effet, elle active la circulation générale et locale, elle modifie profondément l'innervation, elle détermine une nutrition plus rapide, une résorption plus facile des exsudats plastiques, des engorgements viscéraux inflammatoires.

Elle produit tantôt des effets toniques, révulsifs ou résolutifs, tantôt des effets sédatifs et calmants ; c'est-à-dire qu'elle répond à la plupart des indications thérapeutiques que l'on a à remplir en pareil cas. Le tout est de savoir s'en servir afin d'atteindre le but désiré, sans rester en deçà ni aller au delà, auquel cas la médication par l'eau froide serait infiniment plus nuisible qu'utile.

Si les indications de l'emploi de l'hydrothérapie sont nombreuses et variées, les contre-indications ne sont pas moins importantes. M. Courty (1) les résume d'une façon saisissante en disant : « L'eau froide agit dans les maladies utérines à certaines conditions : par exemple, à condition qu'on aura éteint les accidents aigus, les exacerbations, qu'on emploiera l'hydrothérapie dans la mesure des forces de la malade, de son impressionnabilité et de celle de sa matrice ; qu'on déterminera les réactions chez une malade d'une façon, chez l'autre d'une autre, par la marche, l'exercice, la chaleur humide, l'étuve sèche, les frictions, etc. En un mot, l'eau froide doit être dosée, son application variée, les moyens de réaction modifiés, tout le système de traitement enfin approprié, accommodé à la malade et à la maladie. »

La **douche générale, en cercle,** avec la **lance** ou mieux avec la **pomme d'arrosoir,** est le mode d'application le plus

(1) Courty, *op. cit.*, 3ᵉ édit., p. 265.

usité et le plus favorable. Le jet est d'abord porté sur les pieds, puis remonté le long des membres inférieurs, du bassin et des lombes, où on le maintient quelques instants ; on arrive ensuite à la région dorsale que l'on frappe obliquement vers les épaules, d'abord d'un côté, puis de l'autre, pour recommencer ainsi à plusieurs reprises. La douche sera continuée une minute environ ; plus tard on pourra en prolonger la durée pendant deux, trois, quatre et cinq minutes.

Les **douches locales** ne conviennent presque jamais; il faudra surtout se garder des **douches intra-vaginales**, qui doivent être rayées de la thérapeutique des maladies utérines.

Le **bain de siège hydrothérapique**, avec plusieurs systèmes de douches (**perinéales, hypogastriques, lombaires, en cercle, pelviennes**), pourra, dans certains cas de métrite franchement torpide, donner quelques bons résultats, à la condition qu'on évite le refroidissement de la malade. Ce dernier point est difficile à obtenir avec le bain de siège hydrothérapique ordinaire, qui laisse tout le bassin en dehors de l'eau ; je lui préfère de beaucoup le **bain de siège à eau courante**, dans lequel le bassin plonge entièrement dans l'eau et où l'apport du liquide est en rapport exact avec le déversement, de telle façon que la malade est assise dans un bain continuellement renouvelé. M. Gallard (1) vante beaucoup ce procédé, dont il a retiré les meilleurs résultats.

L'hydrothérapie peut être faite *à domicile*, ou bien dans les *établissements spéciaux*, dont le nombre va en se multipliant de jour en jour. Si les médecins directeurs de ces établissements savent bien diriger leurs malades, augmenter, diminuer ou varier au besoin les divers modes d'application, en un mot, doser le remède suivant la malade et la maladie, les résultats sont bien autrement avantageux dans ce dernier cas et une cure radicale pourra s'ensuivre.

Je rapprocherai de l'hydrothérapie le traitement de la métrite chronique par les bains de mer, la **thérapie ma-**

(1) Gallard, *op. cit.*, p. 521.

rine ou **thalassothérapie**. Celle-ci présente un double et même un triple avantage : à l'action de l'eau froide prise en bain vient en effet s'ajouter sa composition chimique (chlorurée-sodique, bromo-iodurée) et l'inspiration par les poumons de l'air marin.

Les bains de mer seront prescrits aux malades atteintes de métrite chronique et portant en outre tous les attributs de la constitution scrofuleuse et lymphatique, pourvu que la maladie ait une marche torpide et qu'il n'y ait point de tendance aux congestions ou aux hémorrhagies.

Quant au choix de la station maritime, il sera déterminé en grande partie par la contrée qu'habitent les malades. Si le médecin était entièrement libre sous ce rapport, il pourrait, en France par exemple, conseiller les plages du Nord ou du Nord-Ouest aux femmes à constitution robuste, celles du Midi aux malades de constitution délicate et dont les organes respiratoires sont plus ou moins compromis.

IV. — *Eaux minérales.*

Le traitement des affections chroniques par les *eaux minérales* est devenu si général aujourd'hui que tout médecin doit être exactement renseigné sur les effets de la plupart des stations thermales, afin de pouvoir y envoyer ses malades, non au hasard, mais suivant l'indication.

Dans le choix à faire pour les malades atteintes de métrite chronique, il faudra se baser sur la marche de la maladie, ses principales complications et surtout sur l'ensemble général de l'économie, ce que l'on peut appeler à bon droit l'*état constitutionnel* ou *diathésique*. Le gynécologue trouvera en France toutes les variétés d'eaux minérales nécessaires pour remplir les indications les plus variées, et il n'aura nul besoin de recourir aux eaux minérales étrangères.

Sans m'arrêter à l'emploi méthodique et raisonné de chaque eau minérale, je donnerai quelques indications générales.

Aux malades faibles, anémiques, chlorotiques, ayant une

leucorrhée abondante, conviennent les eaux ferrugineuses et tempérées, telles que Lamalou (Hérault), Sylvanès (Aveyron), Bussang (Vosges), Royat (Puy-de-Dôme), etc.

Celles qui, outre l'anémie et la chlorose, présentent tous les attributs de la diathèse scrofuleuse, retireront encore d'excellents effets des mêmes eaux ferrugineuses, ainsi que des eaux chlorurées sodiques, Balaruc (Hérault), Bourbonne-les-Bains (Haute-Marne), et des eaux sulfureuses, Saint-Sauveur (Hautes-Pyrénées), Luchon (Haute-Garonne), etc.

Si la métrite existe chez une femme arthritique, ou issue de parents rhumatisants et goutteux, les eaux de Salins (Jura), Salies (Hautes-Pyrénées), Royat, Saint-Nectaire, Châteauneuf (Puy-de-Dôme), Lamalou (Hérault), Plombières (Vosges), Néris (Allier) produiront d'excellents effets.

Y a-t-il des phénomènes prononcés de dyspepsie, de gastralgie, ou bien quelques signes de gravelle, toute la classe si riche des eaux alcalines conviendra. Je ne citerai parmi ces dernières que Vals et Vichy.

Avec des phénomènes d'herpétisme, les eaux arsenicales Dominique-Vals, Mont-Dore, la Bourboule (Puy-de-Dôme), les eaux sulfureuses, Saint-Sauveur, Luchon, Aix, Saint-Gervais (Haute-Savoie), Uriage (Isère), etc., sont plus particulièrement indiquées.

Enfin s'il existe une diathèse syphilitique, et si la métrite peut mériter le nom de *M. syphilitique* (Martineau), les eaux d'Aulus (Ariège) sont données comme spécifiques.

L'action de ces eaux minérales, ainsi que d'un grand nombres d'autres similaires, est généralement complexe, en sorte que les mêmes peuvent parfaitement convenir à des états différents : tout dépend du mode d'administration, de la dose, sans compter les conditions d'altitude, de climat, de séjour, etc.

Quand on ne peut pas aller à la source boire et se baigner, on peut encore bénéficier chez soi de l'efficacité des eaux minérales, en les prenant aux repas ou dans l'intervalle, pures ou coupées avec du vin, du lait, etc. Sous ce rapport, la consommation des eaux minérales à domicile a pris une extension énorme et parfaitement justifiée : c'est par millions que l'on compte les bouteilles expédiées de la plupart des sources thermales. Le médecin n'a que l'embarras du choix ; il se guidera pour cela sur les indications tirées de l'état général et de l'état local des femmes atteintes de métrite chronique. Les eaux alcalines (Vals, Vichy), les eaux ferrugineuses (Bussang, Lamalou-le-Centre, Orezza), sont le plus fréquemment employées.

Malgré les développements que je viens d'accorder au traitement local et général de la métrite chronique, la question n'en reste pas moins une des plus difficiles et des plus complexes de la gynécologie. Au milieu des nombreux moyens que j'ai énumérés, le praticien hésite, et ce n'est souvent qu'après divers tâtonnements, divers essais heureux ou malheureux qu'il peut nettement poser les indications et trouver les moyens de les remplir. Le traitement de la métrite chronique demande donc la plus grande attention, le plus grand tact clinique ; et ce n'est qu'en s'appuyant sur des idées de pathologie et de thérapeutique générales que le problème pourra être résolu.

CHAPITRE III

ULCÉRATIONS DU COL.

Étiologie. — Les *ulcérations du col* de l'utérus sont très fréquentes : elles se développent sous l'influence d'une infinité de causes : on doit les distinguer tout d'abord en trois catégories principales : 1º ulcérations que j'appellerai **simples** ; 2º ulcérations **syphilitiques** ; 3º ulcérations **cancéreuses**. La seconde de ces catégories a déjà été mentionnée ; l'histoire des ulcérations cancéreuses sera faite à propos du cancer de l'utérus ; je ne parlerai ici que des premières.

La métrite en est la cause la plus fréquente, et plusieurs auteurs, M. West en particulier, prétendent que toutes les ulcérations du col ne se développent qu'à la suite de l'inflammation de l'utérus, dont elles constituent uniquement un symptôme : *l'ulcération n'est rien, la métrite est tout*. A côté de cette école, celle de Récamier, Lisfranc, etc., disait : *la métrite n'est rien, l'ulcération est tout*. On doit dire aujourd'hui que, si l'ulcération est souvent un symptôme de la métrite, il est des cas nombreux où ces deux lésions sont indépendantes.

Elle se produit à la suite d'irritations locales, dépendant des déplacements de l'utérus, surtout de l'abaissement, d'une leucorrhée vaginale intense ou ancienne, de pessaires appliqués contre la portion vaginale du col, du catarrhe utérin, d'un excès de coït, etc.

Elle peut n'être aussi qu'une manifestation de la diathèse herpétique sur le col de l'utérus (1).

Elle accompagne très souvent la grossesse.

Les ulcérations du col de l'utérus se développent de préférence chez les malades qui ont une constitution délabrée, qui sont faibles, anémiques, scrofuleuses ou syphilitiques. L'influence de l'état général intervient non seulement pour déterminer l'apparition de la maladie, mais encore pour lui imprimer ses caractères particuliers de configuration anatomique, de marche et de durée, toutes choses qu'il importe de bien reconnaître au moment d'instituer le traitement.

Description anatomique. — Les ulcérations du col, que l'on aperçoit bien à l'examen au spéculum, revêtent une diversité d'aspect en quelque sorte infinie, qui justifie les noms divers de *rougeur, érosion, exulcérations, granulations, ulcères*, etc., sous lesquels l'affection est décrite.

M. Courty décrit en premier lieu les *éruptions* du col utérin. Il distingue : 1° la *rougeur érythémateuse*, avec exfoliation ou desquamation épithéliale ; 2° l'*herpès* ; 3° l'*eczéma*, soit simple, soit impétigineux ; 4° l'*acné* ou folliculite du col, 5° les diverses *scrofulides* ou *syphilides* pustuleuses, qu'on n'observe guère qu'à l'état d'ulcères. Ces affections éruptives

---

(1) Guéneau de Mussy, *De l'herpétisme utérin* (*Arch. gén. de médecine*, 1871).

ne conservent pas longtemps leurs caractères propres, et se transforment en ulcérations proprement dites, forme sous laquelle le médecin est presque toujours appelé à les voir.

La forme d'ulcération la plus simple est l'**érosion** ou l'**excoriation**. Elle apparaît comme une simple desquamation de l'épithélium occupant tantôt une lèvre, tantôt le pourtour de l'orifice, ayant l'aspect velouté, granuleux et saignant. On l'observe communément à la suite des écoulements aigus ou chroniques du col et du corps, et des diverses formes de vaginite. Elle semble être le résultat du ramollissement, de la macération de l'épithélium qui se détache soit spontanément, soit sous l'influence des frottements du col contre les parois du vagin ou dans l'acte du coït.

Abandonnée à elle-même, ou soumise à l'influence de causes extérieures telles que la malpropreté, les excès vénériens, les accouchements répétés, l'érosion se modifie; elle devient végétante, bourgeonnante, sa surface se couvre de petits bourgeons charnus, son pourtour se creuse et on a alors un véritable **ulcère granuleux**, qui s'étend peu à peu en largeur et en profondeur, et présente les diverses variétés de l'ulcère proprement dit.

Tantôt exactement circulaire, le plus souvent irrégulier et serpigineux, l'ulcère granuleux du col est rouge, saignant, violacé ou grisâtre; s'il siège sur les bords de l'orifice, il en écarte les lèvres, les renverse en dehors (ectropion) et découvre la muqueuse du col qui est aussi rouge, fongueuse, ou bien présente une saillie considérable des glandes (dégénérescence kystique; œufs de Naboth).

Scanzoni, qui fait dériver toutes les ulcérations du col de la simple érosion, dit que l'ulcère granuleux à un degré plus avancé, devient **fongueux** ou **en crête de coq**; il sécrète alors une grande quantité de pus et donne lieu à des hémorrhagies souvent très copieuses.

D'autres fois, mais rarement, on observe une véritable *ulcération variqueuse*, qui ne se produit qu'à la suite d'une congestion chronique de l'utérus : cette variété d'ulcération est caractérisée par la coloration violacée, vineuse de son fond sur lequel font saillie quelques veines variqueuses : la surface est pâteuse, mollasse; elle donne lieu à des hémorrhagies fréquentes.

Si, à ces divers aspects de l'ulcération proprement dite, nous ajoutons les modifications que lui imprime dans beaucoup de circonstances l'état général du sujet, on comprend les innombrables variétés d'aspect, de configuration, d'étendue en surface ou en profondeur qu'elle peut présenter. C'est ainsi que l'on peut noter à la surface du col des ulcères *dartreux, scorbutiques, scrofuleux,* sans compter les ulcères syphilitiques et cancéreux; on y a observé aussi des ulcères *rongeants phagédéniques et diphtéritiques* (Courty).

L'ulcération due à la *grossesse* ne présente rien de bien particulier. Elle est caractérisée, dit M. Courty, par des bords irréguliers, mal définis, l'existence de granulations ou de fongosités mollasses, facilement saignantes, une coloration vineuse ou violacée et plus foncée encore que celle du reste du col, une grande facilité à saigner, enfin une hypersécrétion muqueuse considérable s'ajoutant à la secrétion purulente de l'ulcère. A ce degré, elle peut entraîner l'avortement.

Mais, sauf les cas où la maladie existait avant la conception et où elle a été aggravée par la congestion et la gêne de la circulation sanguine inhérentes à la gravidité, on ne la voit point acquérir ce degré, et elle consiste en une érosion superficielle du pourtour de l'orifice, qui ne présente aucun danger.

Symptômes. — Il ne s'agit pas ici des symptômes objectifs que je viens de signaler dans la description anatomique de la maladie et que l'on découvre à l'examen par le spéculum, mais seulement des symptômes subjectifs qu'entraînent après elles les ulcérations du col.

Ceux-ci sont assez vagues et se confondent avec ceux des maladies utérines en général : troubles généraux, digestifs, nerveux, dépression morale et physique, etc. La leucorrhée est presque la règle : elle varie suivant le degré de l'ulcère. La menstruation est troublée; les règles sont souvent fort douloureuses, tantôt peu abondantes, tantôt profuses; les hémorrhagies sont fréquentes; mais ce qui domine, c'est la douleur qui est gravative, continue ou intermittente, gêne la marche, le coït, et entraîne un état névropathique plus ou moins grave.

Ces divers symptômes ne présentent rien de spécial, et le diagnostic ne peut être porté que par l'examen local du col de l'utérus. Généralement celui-ci permet de constater l'existence simultanée d'une métrite; mais, si dans la majorité des cas l'ulcère est consécutif à l'inflammation utérine, il en est d'autres où les deux lésions, quoique coexistant ensemble, sont indépendantes, puisque, dit M. Courty, la métrite peut disparaître sans que l'ulcère se modifie, et *vice versâ*.

Marche. — La marche des ulcérations du col est variable, mais d'ordinaire chronique; sauf les cas de simple érosion, les ulcères du col ont une durée très longue et sont rebelles au traitement. Les ulcérations granuleuses ne guérissent jamais spontanément; si on les abandonne à elles-mêmes, elles se modifient dans leur aspect, deviennent fongueuses, végétantes, détruisent les tissus, envahissent la totalité du col, et sont alors presque incurables.

Diagnostic. — Le diagnostic des ulcérations du col ne peut être fait que par l'examen au spéculum, d'où la nécessité de pratiquer celui-ci dans tous ou presque tous les cas. On reconnaîtra ainsi la forme, l'étendue et la variété de l'ulcère. Le diagnostic ne présente quelques difficultés qu'au point de vue de la nature de celui-ci, et pour cela il est absolument nécessaire d'interroger simultanément l'état général du sujet.

L'ulcère est-il herpétique, scrofuleux, scorbutique, on retrouvera les caractères généraux de ces états constitutionnels, en même temps que l'aspect et la configuration de la lésion cervicale pourront présenter quelques particularités intéressantes à constater, mais toujours un peu vagues et indécises; du reste, ce diagnostic différentiel n'a pas grand intérêt.

Il serait peut-être plus facile et surtout plus utile de distinguer les ulcères simples des ulcères syphilitiques. Or, au niveau du col, on observe le **chancre** et les **plaques muqueuses**. Le chancre a ses bords élevés, taillés à pic ; sa surface est déprimée, grisâtre ; il siège habituellement, non au sommet du col comme les ulcérations simples, mais sur un point variable, et principalement à l'union du col avec le vagin.

Les plaques muqueuses sont d'ordinaire saillantes, rarement limitées au col ; elles se propagent par contagion au vagin et à la vulve.

Ces diverses lésions syphilitiques, qui peuvent présenter un cachet spécifique au commencement de leur évolution, le conservent rarement longtemps ; elles prennent alors les caractères des ulcérations simples en général, et il deviendrait impossible de les en distinguer, si on n'avait pas égard à leur contagiosité et aux symptômes constitutionnels qui apparaissent sur les diverses parties du corps.

Quant aux ulcérations cancéreuses, il paraît difficile de les confondre avec des ulcérations simples, ainsi que nous le verrons plus tard.

Traitement. — *Faut-il traiter les ulcérations du col de l'utérus ?* Oui, dans la grande majorité des cas.

On a abusé autrefois du traitement local des ulcères du col, qu'on croyait indépendants de toute autre affection ou bien la cause provocatrice de ces affections ; par une réaction exagérée, Bennett, Aran, Nonat, Gosselin (1) avaient proscrit tout traitement spécial des ulcérations, disant qu'il ne fallait que s'attaquer à la métrite, qui, en guérissant, ferait disparaître l'ulcération qui était toujours sous sa dépendance.

S'il en est quelquefois ainsi, le plus souvent les ulcérations persistent : elles constituent dans tous les cas une *complication*, qu'il importe de traiter et de faire disparaître au plus tôt, sans préjudice du traitement spécial de la métrite, ainsi que des autres affections locales et générales qui influent sur la marche et la durée de l'ulcère.

(1) Gosselin, *Archives générales de médecine*, 1843, et *Clinique chirurgicale de la Charité*, 3e édition. Paris, 1878.

1° Si l'ulcération est peu étendue en surface, et si elle ne consiste qu'en une simple desquamation épithéliale, on pourra ne pas instituer de traitement spécial contre elle, et se contenter d'entretenir une propreté excessive sur l'ulcère et les parties voisines, à l'aide d'injections vaginales tièdes ou légèrement astringentes, qu'on répète deux, trois et quatre fois par jour. Ces lavages seront faits avec d'autant plus de soin que l'écoulement utérin ou vaginal est plus abondant, qu'on aura des doutes sur la nature contagieuse de l'ulcération. Dans ce dernier cas, on devra même, pour empêcher l'inoculation sur les parties voisines, pratiquer l'isolement de l'ulcère, et appliquer à sa surface un pansement fait avec un petit tampon d'ouate imbibé de glycérine ou bien recouvert d'une pommade quelconque. Même dans ce cas, les lavages répétés paraissent préférables, car il est bien difficile d'assurer la fixité du pansement et d'obtenir l'isolement de la partie malade.

2° Quand l'érosion a fait place à une véritable ulcération, les injections vaginales seront continuées : elles seront tièdes dans la majorité des cas, froides si l'ulcère est fongueux et saignant. Mais ce moyen ne saurait suffire, et il faut recourir aux agents topiques qui, suivant les cas, auront pour but et pour effet d'isoler les parties, d'en augmenter la tonicité, d'exercer sur elles une action résolutive plus ou moins prononcée, d'en exciter la vitalité par l'application de caustiques légers, ou bien d'en modifier profondément la surface par des cautérisations énergiques.

Il existe donc une gradation dans les moyens thérapeutiques à employer, tout comme il en existe une dans les lésions elles-mêmes, et ce sera au praticien à savoir déterminer l'appropriation de tel ou tel traitement local à une ulcération donnée.

Les *tampons* d'ouate, imbibés de glycérine ou recouverts d'une pommade fondante et résolutive, telle que l'onguent mercuriel belladoné, la pommade à l'iodure de plomb ou de potassium, ou bien la pommade au précipité rouge, quand l'ulcère est atonique, sont assez fréquemment employés. Ils ne doivent pas rester plus de douze heures en place, sous peine de faire naître une irritation nuisible et d'emprisonner les sécrétions purulentes au contact même de l'ulcère; pour ces diverses raisons, les tampons simples ou médicamenteux ne méritent peut-être pas la vogue qu'ils ont eue et qu'ils ont encore dans le traitement des ulcères du col de l'utérus.

On peut isoler les surfaces malades, en augmenter la tonicité ou bien en modifier la vitalité par l'*insufflation de poudres* inertes, astringentes ou légèrement cathérétiques: telles sont les poudres de lycopode, de sous-nitrate de bismuth, de tannin, d'alun, de calomel, de sulfate de zinc et d'amidon.

Mais il est préférable de recourir aux agents liquides, qui pénètrent mieux l'ulcère, s'insinuent dans ses anfractuosités, et traversent la couche superficielle de son tissu. Parmi tous ceux qui ont été et qui sont encore employés, je ne mentionnerai que la solution de nitrate d'argent (au 20e ou au 15e), la teinture d'iode et le peroxychlorure de fer de M. Béchamp.

Le spéculum étant appliqué, l'ulcère mis à découvert et sa surface bien abstergée, on imbibe un pinceau (en blaireau ou fait avec de la charpie) de la substance médicamenteuse, et on le porte au fond du spéculum jusque sur le col de l'utérus. Suivant que l'ulcération est plus ou moins végétante, on ne fait que passer le pinceau, ou bien on le maintient appliqué pendant quelques instants, en ayant le soin d'en limiter l'action aux parties malades.

On a très fréquemment recours aux crayons de nitrate d'argent et de sulfate de cuivre que l'on promène à la surface des ulcères; mais ils ne sont guère utiles que dans les cas d'ulcérations superficielles, présentant des granulations et des bourgeons peu saillants.

Quand l'ulcère est excavé, ou bien que sa surface est recouverte de fongosités volumineuses, mollasses, saignantes, qu'il a de la tendance à s'étendre en surface et en profondeur, à plus forte raison quand il se recouvre de fausses membranes diphthéritiques ou qu'il a une tendance vers le phagédénisme les moyens précédents, qui sont de simples modificateurs ou de légers cathérétiques, ne sauraient suffire, et il est indiqué de recourir à des agents véritablement destructeurs, aux *caustiques énergiques*.

On peut employer la *potasse caustique*, la *pâte de Vienne*, la *pâte de Canquoin*, le *caustique Filhos*, toutes substances qui ont l'inconvénient de fuser au delà des points de leur application et qui demandent une main sûre et exercée. On a eu également recours au *nitrate acide de mercure*, aux *acides nitrique, sulfurique, acétique, pyroligneux*; on a recommandé dans ces derniers temps l'*acide phénique cristallisable*, et enfin l'*acide chromique*. Ce dernier agent me paraît avoir une réelle supériorité.

Si les granulations ou les fongosités sont très saillantes, Scanzoni (1) conseille d'en pratiquer au préalable l'excision avec des ciseaux courbes, et de recourir à la cautérisation immédiatement après : il recommence cette double opération jusqu'à cinq et six fois. M. Courty vante beaucoup la cautérisation au fer rouge, qu'il fait énergique et profonde, afin de dépasser la profondeur de l'ulcère et d'atteindre ainsi le tissu du col. Cette dernière intervention sera surtout utile quand avec l'ulcération il existe un engorgement considérable des tissus.

Les ulcérations de la grossesse devront être traitées, mais par les moyens simples ; les cautérisations au nitrate d'argent ou à la teinture d'iode seront seules employées, afin de ne pas provoquer l'avortement.

Quant aux ulcérations syphilitiques, outre les soins de propreté et les pansements isolants, elles réclament un traitement général.

(1) Scanzoni, *op. cit.*, p. 178.

CHAPITRE IV

ATRÉSIE ET RÉTRÉCISSEMENTS DU COL.

Puech. — *Des atrésies des voies génitales.* Paris, 1864.
M. Sims. — *Notes sur la chirurgie utérine.* Paris, 1866, p. 172.

Étiologie. — L'*atrésie utérine* est *congénitale* ou *acquise.*

L'atrésie congénitale est très rare ; elle peut affecter l'orifice externe, plus rarement l'orifice interne, et plus rarement encore le canal tout entier. Dans quelques cas la lésion est complexe : elle peut ne porter que sur une moitié d'un utérus bicorne et donner lieu à l'*hématométrie unilatérale.* (1). Rarement cette lésion est unique, et elle coïncide avec une malformation plus profonde de l'utérus, avec une atrésie du vagin, etc.; je n'y insisterai pas.

L'atrésie utérine acquise est bien plus fréquente, tout en étant encore très rare (2); elle siège au niveau des orifices. Elle a été observée à la suite d'accouchements longs et laborieux ayant nécessité une intervention chirurgicale, soit qu'il y ait eu déchirures des parties, soit qu'il y ait eu sphacèle des parois et adhérences consécutives. Les avortements naturels ou provoqués, les injections astringentes, les caustiques et principalement la potasse et les acides énergiques, la cautérisation actuelle, les ulcérations syphilitiques et autres, la métrite chronique du col, l'amputation de la portion vaginale soit avec l'écraseur, soit avec l'anse galvano-caustique, etc., en ont été souvent la cause. On l'a vue également survenir à la suite de la diphthérie, de la variole, de la scarlatine, de la fièvre typhoïde, du choléra (3). Elle n'est pas très rare chez les vieilles femmes, atteintes de prolapsus utérin.

— Les *rétrécissements* ou *sténoses du col* se rencontrent bien

(1) Puech, *Des atrésies complexes,* in *Annales de Gynécologie*, mai-août, 1875.
(2) Bidard, Thèse de Montpellier, 1879, n° 6.
(3) Da Camin, *Gazette médicale de Paris,* 1840.

plus souvent que l'atrésie proprement dite: comme elle, ils sont congénitaux ou acquis, et dans ce dernier cas reconnaissent les mêmes causes, c'est-à-dire qu'ils sont le plus souvent cicatriciels.

Tantôt ils sont simplement *congestifs*, et résultent du gonflement de la muqueuse dans l'endométrite, ou bien de l'engorgement de la totalité des tissus du col ; d'autres fois ils sont *fibreux*, quand ils succèdent à la métrite chronique, tout comme les rétrécissements de l'urèthre à la suite de la blennorrhée, ou lorsqu'ils sont le résultat d'une *cicatrice* à la suite des ulcérations, des cautérisations ou des amputations du col.

Il peut aussi exister des rétrécissements ou coarctations *spasmodiques* sous l'influence d'une simple hyperesthésie des organes génitaux, d'une érosion siégeant sur la muqueuse (fissure), d'une émotion morale vive, d'une colère violente, de l'impression du froid, etc.

On les constate souvent au moment où l'on veut pratiquer le cathétérisme ; la sonde, arrivée à l'orifice interne, éprouve un arrêt qui ne peut être franchi qu'au bout de quelques instants, quand la contracture spasmodique a cessé. On explique de la même façon les interruptions brusques de l'écoulement menstruel à la suite d'une frayeur, de l'impression du froid, etc.

Il convient de distinguer le rétrécissement, c'est-à-dire la diminution de la circonférence du col, d'avec les *obstructions* dans lesquelles le conduit cervico-utérin est plus ou moins rempli par des productions organiques développées dans la cavité utérine, ou par des corps étrangers qui y ont été introduits par mégarde : tels sont les polypes, l'endométrite pseudo-membraneuse, diverses concrétions sanguines, fibrineuses ou calcaires, des tampons, etc.

Il convient encore de les distinguer d'avec les *déviations utérines* et principalement les *flexions*, qui déterminent l'adossement des parois et l'affaissement du canal, surtout au niveau de l'orifice interne, sans qu'il y ait rétrécissement proprement dit. Il est vrai que ces flexions finissent par amener un véritable rétrécissement, quand elles sont anciennes et qu'elles coïncident avec des altérations de nutrition de l'organe.

Symptômes et marche. — 1° L'*atrésie congénitale* n'attire guère l'attention pendant l'enfance, et passe inaperçue jusqu'au moment de la puberté. Au moment de l'instauration des règles, celles-ci n'apparaissent pas et le sang s'accumule en arrière de l'obstacle en distendant l'utérus et les trompes de Fallope ; dans l'intervalle de chaque menstruation, une notable partie du sang est résorbée et la tumeur diminue pour augmenter aux périodes suivantes.

Bientôt les phénomènes dus à la rétention menstruelle s'aggravent ; outre la douleur et les troubles généraux qui en sont la conséquence, la tumeur augmente : la cavité utérine se distend ; les trompes de Fallope se distendent aussi, soit que le sang reflue de l'utérus, soit que l'hémorrhagie se produise à leur niveau même par suite de leur irritation et de leur congestion. Le sang peut également refluer dans le péritoine, mais ce n'est jamais qu'en petite quantité, car il se forme des adhérences au niveau du pavillon des trompes.

Si l'atrésie est formée par une membrane mince, la maladie peut se terminer spontanément par la rupture de l'obstacle, qui donne issue au sang. Plus rarement les trompes de Follope, et même l'utérus se rompent sous l'influence de la distension exagérée ; d'où hématocèle et péritonite le plus souvent mortelles. L'accumulation du sang dans l'utérus à la suite de l'atrésie est aussi décrite sous le nom d'**hématométrie**.

L'*atrésie acquise* présente les mêmes symptômes pendant la période d'activité menstruelle. Quand elle survient après la ménopause, elle peut ne donner lieu qu'à peu ou point de symptômes ; quelquefois elle amène la rétention des liquides qui se forment dans la cavité utérine, et produit l'*hydrométrie* et la *pyométrie* (Voir p. 279).

2° Les *rétrécissements du col*, qu'ils siègent aux orifices ou qu'ils occupent toute la longueur du canal, entraînent après eux la **dysménorrhée** et presque toujours la **stérilité**.

La *dysménorrhée*, dont la pathogénie se comprend parfaitement bien, est tellement la règle que beaucoup d'auteurs ne décrivent pas les rétrécissements dans un chapitre spécial, et n'en font qu'une division de l'étude de la dysménorrhée, sous le nom de *Dysménorrhée obstructive* (Sims) ou *mécanique*. Elle est plus ou moins prononcée suivant le degré du rétrécissement et la susceptibilité nerveuse des femmes.

Si l'écoulement menstruel est modéré et uniforme et que l'exfoliation de la muqueuse se fasse par petits lambeaux, il peut n'y avoir ni douleur ni difficulté d'excrétion, ou du moins des douleurs parfaitement tolérables, que les femmes regardent comme normales et pour lesquelles elles ne consultent pas le médecin.

La menstruation est-elle abondante, accompagnée de caillots et de fragments considérables de la caduque, les douleurs sont intenses, l'excrétion menstruelle est difficile, l'utérus se contracte énergiquement pour chasser son contenu, d'autant plus que la femme est plus nerveuse et plus sensible.

Quand il existe un rétrécissement de la totalité du col, les caillots expulsés sont longs, étroits, rubanés; dans un cas de rétrécissement du canal coïncidant avec une hypertrophie longitudinale de plusieurs centimètres, j'ai vu les caillots expulsés être cylindriques et ressembler à de vrais suppositoires.

Si la dysménorrhée peut varier suivant les cas, la **stérilité** est en quelque sorte la règle; non point que le rétrécissement apporte un obstacle absolu à la fécondation, mais la pénétration des spermatozoïdes s'en trouve considérablement gênée. Il est arrivé à presque tous les médecins de constater des cas dans lesquels un rétrécissement assez considérable pour ne pas laisser pénétrer la plus petite sonde n'avait occasionné qu'une gêne insignifiante de la menstruation, et qui était pourtant suivi de stérilité.

Le plus souvent, les rétrécissements du col entraînent après eux de l'endométrite due à la rétention des règles et des autres sécrétions utérines; celle-ci à son tour amène de l'hyperémie et des ménorrhagies, quoique la première condition de la sténose soit de produire une menstruation moins abondante.

Peu à peu l'utérus s'hypertrophie, autant par suite de la congestion que par suite des efforts du muscle pour chasser son contenu. On comprend qu'à un certain moment, une véritable obstruction peut survenir, avec toutes ses conséquences : dilatation des trompes de Fallope, reflux du sang dans le péritoine, hématocèle et péritonite mortelle.

Diagnostic. — La rétention menstruelle, alors que tous les autres signes de la menstruation se produisent, fera soupçonner l'existence d'une atrésie utérine ; la dysménorrhée et la stérilité pourront faire croire à un rétrécissement du canal cervico-utérin. Mais ces symptômes peuvent se produire dans des cas si divers et à l'occasion d'affections générales et locales si variées, que l'examen des organes génitaux est absolument nécessaire pour établir le diagnostic. Celui-ci doit porter sur le siège, l'étendue et la nature de l'obstacle, et doit établir les différences qui existent entre l'atrésie et les rétrécissements proprement dits d'un côté, les obstructions et les déviations (*rétrécissements faux*) de l'autre.

Le toucher indiquera qu'aucun obstacle ne siège à l'entrée de la vulve (hymen) ou dans le vagin ; il indiquera aussi la forme, le volume, la consistance et la direction du col et de l'utérus en entier : il pourra, jusqu'à un certain point, donner une idée des dimensions du méat ; mais l'examen au spéculum et le cathétérisme utérin seront absolument nécessaires pour juger du degré du rétrécissement, et éclairer sur l'existence d'une diminution de calibre occupant soit la cavité, soit l'orifice interne du col.

L'atrésie et le rétrécissement de l'orifice externe sont faciles à constater et par la vue et par la sonde. Sauf dans les cas où la cavité du col a subi un élargissement considérable, on peut déterminer la place du méat, et constater la nature, la résistance et le degré d'épaisseur de l'obstacle qui en obture ou en rétrécit la lumière. Souvent, quand l'oblitération est formée par une membrane peu épaisse, celle-ci fait saillie et laisse apercevoir par transparence la couleur violacée du sang qui la distend. Quant au degré du rétrécissement, il sera apprécié par le diamètre de la sonde que l'on peut y introduire.

Lorsque l'oblitération ou la coarctation siége plus haut, surtout à l'orifice interne, le diagnostic est plus difficile : il est uniquement donné par le cathétérisme. La sonde utérine sera arrêtée à son niveau, mais on se rappellera que l'obstacle est dû plus communément à la flexion de l'utérus qu'à un rétrécissement proprement dit. L'emploi de bougies molles et de diamètre de plus en plus petit sera alors nécessaire.

Employé comme moyen de diagnostic, le cathétérisme ne sera pratiqué que dans la période intermenstruelle, afin d'éviter les accidents de contracture spasmodique et de rétention des règles, auxquels il peut donner lieu. Toutefois, il est des cas où le cathétérisme pendant la période menstruelle peut et doit être pratiqué, c'est lorsqu'il se produit un arrêt brusque de l'écoulement : on a vu dans son influence réapparaître les règles ; la sonde agit alors autant comme moyen de diagnostic que comme agent de traitement.

Pour compléter le diagnostic et déterminer autant que possible la nature du rétrécissement, s'il est simplement congestif, fibreux ou organique (cancéreux), s'il est simple ou compliqué de flexions, ou bien de tumeurs obstructives de l'orifice interne, on aura recours à l'examen détaillé des diverses parties de l'utérus par le toucher vaginal ou rectal, ainsi qu'il sera indiqué plus tard au chapitre des *flexions utérines*.

Pronostic. — L'atrésie de l'utérus est une maladie grave, et qui expose à des accidents mortels, surtout quand elle est acquise ; à la période de la ménopause elle est bien moins à redouter et peut passer inaperçue. On a vu dans quelques circonstances la lésion se guérir spontanément par la rupture de l'obstacle sous la pression du sang.

Les rétrécissements sont également une lésion sérieuse par les accidents de rétention menstruelle et par la stérilité qui en est la conséquence et pour laquelle les malades viennent le plus souvent consulter.

Si dans le premier cas l'intervention doit être la règle, il n'en est pas de même dans le second ; on aura égard à l'âge des malades, au degré du rétrécissement, à l'intensité des symptômes dysménorrhéiques, ainsi qu'au désir de la femme de devenir apte à être fécondée.

Traitement. — 1° *Atrésie.* Si l'occlusion est constituée par une membrane mince, la ponction avec un bistouri ou un trocart et l'évacuation du liquide sera facile, mais il faut bien savoir que dans ce cas, tout comme dans les cas les plus difficiles, on est exposé à voir survenir des symptômes graves et fréquemment mortels. Le danger est en proportion du degré de distension de l'utérus.

Les accidents qui surviennent le plus fréquemment sont : 1° le reflux du sang dans le péritoine, dû à la contraction spasmodique de la matrice, surprise en quelque sorte par une évacuation soudaine ; 2° la rupture des adhérences des trompes durant le collapsus de la tumeur ; 3° la décomposition putride des liquides, qui amène une péritonite ou une métrite septique ; 4° le ramollissement et la rupture des parois utérines, même en dehors de la septicémie.

Si l'accumulation de liquide est très considérable, le meilleur moyen d'éviter tous ces dangers sera d'en pratiquer l'évacuation à plusieurs reprises à l'aide de l'aspirateur de Potain, en prenant toutes les précautions antiseptiques. L'on choisira pour cela la semaine qui suit l'époque des règles. Si, malgré toutes ces précautions, les phénomènes putrides se manifestent, on ouvrira largement la matrice, et on en pratiquera le lavage avec de l'eau phéniquée.

Toutefois, quand la distension est considérable, mieux vaut attendre quelques heures afin que l'évacuation se fasse d'elle-même et graduellement, et ce ne sera qu'après que l'utérus sera revenu en partie sur lui-même qu'on y pratiquera des injections détersives. C'est aussi de cette manière qu'il conviendra de procéder, si la collection sanguine est petite, et si l'on décide de faire l'opération en une fois. Le Dʳ Emmet (1) veut au contraire que dans tous les cas on re-

(1) A. Emmet, *op. cit.*, p. 203.

coure immédiatement aux injections intra-utérines détersives et antiseptiques, et il cite un certain nombre de succès obtenus de cette manière.

Assez souvent l'atrésie utérine, surtout quand elle est congénitale, s'accompagne d'autres lésions du côté de la vulve, du vagin et de l'utérus qui viennent en aggraver le pronostic et rendre son traitement plus difficile : j'ai dit un mot de ces cas complexes, à propos des atrésies du vagin, qui se compliquent parfois de l'imperforation complète ou même de l'absence du conduit.

Quant au traitement de l'atrésie acquise, il sera semblable à celui de l'atrésie congénitale, avec cet amendement que, d'après les cas connus jusqu'ici et dont la plupart sont mentionnés par Bidart, les dangers de l'intervention paraissent moins considérables.

2° *Rétrécissements*. — Après avoir combattu les diverses complications qui accompagnent si fréquemment les rétrécissements du col, si les accidents persistent, il faudra en venir à l'emploi des moyens mécaniques qui sont : la dilatation et l'incision.

a. **Dilatation**. — La dilatation est brusque ou graduée.

La *dilatation brusque*, que l'on pratique à l'aide de pinces ou du spéculum intra-utérin, expose à des déchirures et offre de tels dangers qu'on y a à peu près complètement renoncé aujourd'hui.

La *dilatation lente et progressive* a donné au contraire des succès nombreux : on la pratique à l'aide d'instruments dilatateurs, tels qu'une pince à trois branches (la *pince dilatatrice de Zanconi* m'a servi avec avantage dans plusieurs cas), ou bien divers cathéters plus ou moins analogues à ceux que l'on emploie dans les rétrécissements de l'urèthre.

On peut aussi recourir aux bougies en cire ou en gomme de forme conique de volume graduellement progressif.

Par ce dernier moyen, la dilatation est très lente à se produire et on n'emploie plus guère aujourd'hui que les corps naturellement dilatants, c'est-à-dire ceux qui augmen-

tent de volume sous l'influence de l'humidité, je n'en citerai que deux : l'*éponge préparée* et la *tige de laminaire*.

On taille l'éponge préparée ou la laminaire en petits cy-
lindres légèrement coniques de 2 à 3 centimètres de longueur ; on les recouvre d'une mince couche de cire ; on les
munit d'un fil à leur extrémité, à l'aide duquel la malade ou
mieux le médecin pourra les retirer. Pour les mettre en place,
on applique le spéculum, et, l'orifice étant mis en découvert,
on y introduit l'éponge ou la laminaire, en l'enfonçant plus
ou moins profondément, suivant qu'il s'agit de dilater l'orifice externe, le canal lui-même ou l'orifice interne.

M. Courty, à l'exemple duquel j'ai employé avec succès et
toujours sans accident la dilatation par les éponges et la laminaire, proscrit cette dernière substance dans le traitement
des rétrecissements de l'orifice interne.

b. **Incision.** — La dilatation par les tentes-éponges a été
accusée de nombreux accidents, et les chirurgiens anglais et
américains lui préfèrent l'incision ou le débridement. M. Sims
surtout s'est fait le prôneur de cette dernière méthode qu'il
avait pratiquée, dit-il, plus de 600 fois avant 1866, et qui n'a
été suivie qu'une fois d'accidents inflammatoires.

Ce ne sera qu'après avoir constaté l'inefficacité de la dilatation par les éponges ou la laminaire, que les opérations
sanglantes devront être pratiquées : pour moi, ce ne sont pas
des opérations de choix, mais de nécessité , et encore hési-
terais-je à y avoir recours quand il s'agit de rétrécissements
de l'orifice interne.

1° Pour ce qui est de l'orifice externe, on peut faire un
débridement latéral, au niveau de l'une des commissures,
avec un bistouri ou des ciseaux ordinaires.

On peut encore employer les *ciseaux de Kuchenmeister*, dont
une des branches, celle qui pénètre à travers l'orifice, est terminée par une olive mousse, tandis que l'autre est armée
d'une pointe qui pénètre le tissu du col et fixe l'instrument à
la hauteur voulue.

Simpson se sert d'un *métrotome*, sorte de bistouri caché
analogue au lithotome de frère Côme pour la taille.

Sims emploie un ténotome mousse articulé sur un long manche, et qui peut être fixé à quelque angle qu'on le veuille. Bien d'autres instruments ont été inventés, mais le débridement latéral avec le bistouri et les ciseaux, ordinaires ou coudés sur le côté, sera toujours préférable.

Après l'opération du débridement, on devra surveiller la cicatrisation de la plaie, sous peine de voir la coarctation se reproduire. Sims place un bourdonnet de coton entre les lèvres de la plaie; M. Courty recourt à l'autoplastie et pratique la suture de la muqueuse intra-utérine avec celle qui recouvre la surface extérieure du col, ou bien opère la section des commissures par la ligature élastique (1).

Des opérations autoplastiques par formation de commissures artificielles, par incision de lambeaux prismatiques de tissu fibreux et rabattement des lambeaux de la muqueuse externe sur la muqueuse interne, ou bien par incision de lambeaux coniques de la portion vaginale du col, ont été successivement imaginées et mises en pratique; mais tous ces procédés complexes ne conviennent que lorsque, avec le rétrécissement, il existe une hypertrophie de la portion vaginale du col, et s'adressent surtout à cette dernière lésion.

En somme on traitera les rétrécissements de l'orifice externe par la dilatation; si la dilatation a échoué, on pratiquera le débridement uni- ou bilatéral avec le bistouri ou les ciseaux, en le faisant suivre de l'application d'agents dilatants, éponge préparée ou laminaire, afin de maintenir et d'accroître l'agrandissement obtenu par l'incision.

2º Les rétrécissements de l'orifice interne sont plus difficiles et plus dangereux à traiter; heureusement qu'ils sont plus rares. L'incision, qui est si généralement conseillée aujourd'hui pour l'orifice externe, peut amener des dangers considérables; elle a été suivie dans la majorité des cas d'adhérences qui l'ont rendue inutile. Il paraît donc infiniment préférable de recourir à la dilatation à l'aide de bougies en gomme ou de sondes métalliques, légèrement coniques et de volume graduellement croissant depuis le nº 2 jusqu'au

(1) Courty, op. cit., t. I, p. 511.

n° 12 de la filière Charrière, ou bien par l'emploi des corps dilatants, éponge préparée ou laminaire.

On pourra, dans quelques circonstances, tenter la dilatation rapide de l'orifice interne avec des instruments spéciaux, tels que la *sonde de Priestley*, formée de deux tiges emboîtées l'une dans l'autre, dont l'une peut être rendue saillante en pressant sur un ressort qui termine l'instrument. Cette saillie se fait au niveau de l'orifice interne ; elle ne doit pas excéder un demi-centimètre. Cet instrument est l'analogue des *divulseurs* de l'urèthre. La *sonde de Zanconi*, qui a trois branches divergentes légèrement coudées en avant ou en arrière pour suivre la courbure du canal cervical, peut aussi être très utile.

On n'a pas craint de pratiquer le débridement de l'orifice interne, tout comme celui de l'orifice externe. Nous retrouvons ici les divers instruments, *métrotomes* ou *hystérotomes*, dont il a été déjà question, le métrotome simple ou double de Simpson, celui de Peaslee, de Greenhalg, etc.

R. Barnes (1) s'élève avec force contre tous ces instruments aveugles qui peuvent dépasser les limites du tissu utérin et entraîner des conséquences graves. Il combat le débridement de l'orifice interne comme inutile le plus souvent et toujours dangereux : inutile, car l'orifice interne est normalement resserré et qu'il suffit de sa simple perméabilité, pour si petite qu'elle soit, pour n'apporter aucun obstacle à ses fonctions : dangereux, parce que les gros vaisseaux sanguins pénètrent dans l'utérus juste à ce niveau, que les veines y sont rigides et béantes, distantes de la muqueuse d'un demi à un centimètre à peine, et qu'une incision même peu profonde peut les ouvrir, amener une hémorrhagie abondante, **furieuse**, entraîner une pelvi-péritonite, la septicémie et la mort.

On ne devra donc jamais, selon lui, pousser les incisions jusqu'à l'orifice interne : si un rétrécissement existe, on pourra pratiquer le débridement bilatéral du col, mais sans dépasser les limites de la portion sous-vaginale et sans at-

(1) R. Barnes, trad. Cordes, *op. cit.*, p. 193.

teindre les insertions du vagin : il se sert pour cela des ciseaux de Kuchenmeister. Cette section double établit une libre communication entre le vagin et la cavité du col; par
l'application de tentes ou de pessaires intra-utérins, on arrive
sur l'orifice interne que l'on peut alors dilater, ou plutôt dont
on découvre la lumière, en corrigeant les flexions qui sont
presque toujours l'unique cause de rétrécissement de cet
orifice, rétrécissement toujours plus apparent que réel.

Pour obvier aux dangers de la dilatation et de l'incision,
M. le docteur Leblond (1) a proposé et a pratiqué avec succès la destruction des rétrécissements de l'orifice interne par
l'*électrolyse*. Il se sert d'une pile au bisulfate de mercure,
dont le pôle positif est appliqué sur l'une des cuisses de la
malade, tandis que le pôle négatif est porté jusque sur le
rétrécissement lui-même, le rhéophore étant terminé par une
boule olivaire qui s'engage dans l'orifice et limite ainsi l'action destructive au point directement touché. Il n'est pas
possible aujourd'hui de juger cette méthode qui n'en est qu'à
ses débuts.

CHAPITRE V

HYDROMÉTRIE ET PHYSOMÉTRIE.

Définition. — On donne le nom d'*hydrométrie* (*hydropisie
de l'utérus, ascite utérine*) à l'accumulation de liquide dans la
cavité de la matrice, celui de *physométrie* (*pneumatose* ou
tympanite utérine, grossesse venteuse) à l'accumulation de gaz.
R. Barnes décrit encore la *physo-hydrométrie*, quand il y a à
la fois accumulation de gaz et de liquides. Dans quelques
rares circonstances, le liquide ainsi retenu est du pus; on
dit alors qu'il y a *pyométrie*. Il a été déjà question de l'accumulation du sang, *hématométrie*.

Étiologie et anatomie pathologique. — Ces affections

(1) Leblond, *Archives de gynécologie*, mai 1878.

sont très rares, et le plus souvent elles ne constituent qu'un accident, un symptôme de quelques maladies utérines, la métrite, le rétrécissement du col et les flexions : on ne les a guère observées en dehors de ces trois lésions.

Normalement, la muqueuse utérine sécrète du mucus, dont la quantité peut être augmentée sous l'influence de l'endométrite (*catarrhe utérin*), qui peut être modifié dans sa composition et ressembler à de l'eau (*hydrorrhée*). Qu'un obstacle quelconque, gonflement de la muqueuse de l'isthme, rétrécissement et oblitération des orifices, flexions de l'organe et tumeurs qui effacent ou obstruent la lumière du canal cervical, vienne à empêcher cet écoulement, et l'accumulation se produit, il se forme une *hydrométrie*.

Malgré la fréquence des lésions qui sont susceptibles de la produire, l'hydrométrie est rarement observée. Si elle se produit à la période d'activité sexuelle, la rétention menstruelle qui coïncide avec elle domine la scène et attire seule l'attention. Après la ménopause, l'hydrométrie peut exister seule et nécessiter une intervention.

Dans tous les cas connus, la quantité de liquide a été peu considérable et la matrice ne dépassait guère le volume du poing ; le plus souvent la muqueuse a été trouvée atrophiée, le tissu utérin aminci, l'utérus ressemblant à une véritable poche kystique dont le contenu était toujours plus ou moins aqueux, rarement purulent.

L'hydrométrie peut aussi être le résultat d'une grossesse arrêtée dans son développement, et dont le produit est dégénéré (Stoltz).

Le liquide ainsi enfermé dans la matrice est susceptible de se décomposer, d'où résulte la formation d'une plus ou moins grande quantité de gaz (*physométrie*). Cette dernière pourrait résulter, d'après M. J. Guérin, de l'introduction de l'air atmosphérique dans l'intérieur de la cavité de l'utérus à la suite d'injections vaginales répétées, explication qui me paraît à peu près inadmissible.

Boivin et Dugès (1) admettent l'existence d'une physométrie

(1) Boivin et Dugès, *Traité pratique des maladies de l'utérus*. 1834, t. I, p. 170.

essentielle due à une exhalation morbide et non à une décomposition chimique, à une sorte de sécrétion accidentelle de
gaz par la muqueuse utérine. Stoltz et Nœgelé ont démontré
que tous les cas de physométrie résultent de la décomposition d'un corps organique, caillots, polypes ou produit de
conception arrêté dans son évolution ; on ne saurait donc la
considérer comme une entité morbide.

Diagnostic. — L'hydrométrie et la physométrie ne pouvant se produire que tout autant que la matrice est obstruée,
l'aménorrhée et la rétention des règles coexistent toujours
avec elles ; l'utérus augmente de volume, dépasse les pubis
et forme une tumeur ovoïde, mate ou sonore suivant les cas,
fluctuante ou élastique, douloureuse, occasionnant un malaise plus ou moins intense suivant le degré de distension de
l'organe.

On pourrait les confondre avec une foule de maladies.
On les distinguera d'avec la grossesse par l'absence des
mouvements actifs du fœtus, du ballottement et des bruits
du cœur, ainsi que par la marche progressive du développement du ventre. Il semble que la physométrie ne pourrait
être l'objet d'une pareille confusion à cause de la sonorité de
la tumeur. Des exemples d'erreur semblable sont pourtant
cités (grossesses venteuses).

Le diagnostic différentiel d'avec l'ascite et les tumeurs de
l'ovaire sera également facile avec un peu d'attention. Le
cancer ou les corps fibreux de l'utérus sont moins réguliers,
plus durs que la tumeur aqueuse. Il sera difficile de séparer
nettement l'hydrométrie d'avec la môle utérine ; on aura
égard pour cela à l'étude des anamnestiques.

Je ne parle pas du diagnostic différentiel de ces deux lésions entre elles, la percussion seule suffit.

Quand c'est une collection liquide qui est diagnostiquée,
on devra déterminer la nature du liquide ; y a-t-il hydrométrie ou hématométrie ? D'après Scanzoni, l'existence d'une
hématométrie est probable si la malade n'a pas atteint l'âge
critique, si l'agrandissement de l'utérus a commencé avec
la puberté, si la tumeur augmente à des intervalles égaux

16.

avec tous les symptômes qui accompagnent ordinairement les règles : dans les cas contraires on penchera pour l'hydrométrie.

Marche. — Pronostic. — La marche sera presque toujours chronique; pourtant les exemples de terminaison spontanée ne sont pas rares, surtout en ce qui concerne la physométrie. Il est arrivé quelquefois, à l'occasion d'un mouvement brusque ou d'un effort, que l'obstacle qui s'opposait à la sortie du gaz emprisonné dans la matrice (fausses membranes, caillots, polypes) se rompt ou se déplace et le gaz sort avec bruit.

Traitement. — L'indication thérapeutique à remplir consiste à lever l'obstacle qui s'oppose au libre passage du contenu de l'utérus. Le cathétérisme, la dilatation ou le redressement de l'organe fléchi seront nécessaires suivant les cas. Dans le cas d'obturation complète de l'utérus, si les symptômes sont tant soit peu graves, on pratiquera la perforation de l'organe, tout comme pour la rétention menstruelle.

Une fois l'évacuation obtenue, on combattra activement la métrite ou les autres affections utérines qui peuvent exister. Le plus souvent il sera utile de pratiquer des lavages intra-utérins pour prévenir les accidents putrides, et d'administrer le seigle ergoté pour favoriser la rétraction de l'utérus.

CHAPITRE VI

ATROPHIE.

L'atrophie de l'utérus, d'après Scanzoni, constitue un état morbide dans lequel cet organe, après s'être régulièrement développé, perd ses dimensions et sa configuration normales et se réduit à un plus petit volume. Elle se distingue donc du développement incomplet, qui est un vice congénital.

L'atrophie est générale ou partielle, concentrique ou excentrique. L'atrophie générale et concentrique est la forme la plus fréquente. Tout l'organe est rapetissé, principalement au niveau de l'isthme qui est rétréci et parfois même oblitéré. Le parenchyme est rigide, friable, les vaisseaux sont plus saillants à la coupe, plus exposés à se rompre : d'où foyers apoplectiques.

L'atrophie se produit normalement pendant la vieillesse, *atrophie sénile* ; elle est surtout prononcée après l'âge de 60 ans. Elle ne constitue alors qu'une des nombreuses conséquences de la décrépitude générale.

Elle peut s'observer encore à l'âge adulte sous l'influence : 1° de la compression exercée sur la matrice par des tumeurs situées au-dessus d'elle ou sur ses côtés, telles que les fibromes sous-péritonéaux et les kystes de l'ovaire ; 2° des maladies chroniques générales, chlorose, scrofules, lymphatisme ; 3° de troubles de l'innervation du petit bassin, accompagnant les paraplégies ; 4° de l'excès d'involution de l'utérus après l'accouchement (*superinvolution,* Simpson).

L'atrophie utérine a été rarement signalée ; peut-être est-elle plus fréquente qu'on ne le croit, et pourrait-on expliquer par elle beaucoup de cas d'aménorrhée et de stérilité, inexplicables autrement.

Cette maladie n'est caractérisée en effet que par la diminution progressive et la cessation des fonctions de l'utérus.

La menstruation devient moins abondante et s'arrête même à l'âge de l'activité sexuelle ; les désirs s'éteignent, la femme reste stérile ; elle prend l'aspect prématuré de la vieillesse. La stérilité est surtout ce qui préoccupe le plus vivement les malades, et elle entraîne après elle les divers troubles moraux et physiques qui en sont la conséquence.

L'atrophie de la matrice sera reconnue par l'examen direct : on constatera son petit volume, sa légèreté, sa mobilité, la diminution ou même la disparition de sa cavité. Le cathétérisme sera toujours pratiqué avec ménagement, à cause de la friabilité des tissus et de la possibilité d'une perforation.

L'atrophie sénile et celle que l'on observe chez les femmes jeunes encore, si elle est excessive, sont irrémédiables.

Quand elle est en voie de développement, on peut essayer

de l'enrayer par l'administration d'un régime tonique, du quinquina, des ferrugineux, d'injections vaginales excitantes, aromatiques. M. Courty vante beaucoup l'usage du *pessaire galvanique* de Simpson. On pourrait également essayer les courants continus, en plaçant l'un des pôles sur l'hypogastre, l'autre sur le col de l'utérus.

Quant aux opérations proprement dites, telles que incision bilatérale du col, dilatation, dans le but de réveiller la vitalité de l'organe, leur efficacité est trop douteuse pour compenser les risques qu'elles peuvent engendrer.

CHAPITRE VII

HYPERTROPHIE.

HUGUIER. — *Sur les allongements hypertrophiques du col de l'utérus*, in *Mémoires de l'Académie de médecine*, 1859, t. XXIII, p. 279-514.

L'hypertrophie de la matrice consiste dans l'augmentation de volume de cet organe, sans interposition d'aucun élément nouveau et sans changement de texture : sous ce rapport, l'hypertrophie proprement dite se distingue de l'augmentation de volume consécutive à la métrite chronique, et à laquelle convient mieux le nom d'*hyperplasie*. Les deux lésions, anatomiquement et étiologiquement différentes, sont souvent confondues en clinique ; les cas dits d'hypertrophie de l'utérus ne sont le plus souvent que des cas de métrite chronique, qui a amené un épaississement et un allongement de l'organe, en en modifiant plus ou moins la structure.

L'hypertrophie peut être *générale* ou *partielle*.

§ I. — **Hypertrophie générale de l'utérus.**

L'hypertrophie générale de l'utérus est celle qui porte à la fois sur le corps et le col de l'organe, et détermine une augmentation de volume dans tous les sens : elle est due presque uniquement à la couche musculeuse qui prend plus d'épaisseur et de consistance. Le plus souvent les cavités intérieures ont une ampleur plus grande, *hypertrophie excentrique* ; rarement elles sont diminuées, *hypertrophie concentrique*.

Cette affection se caractérise par un sentiment d'embarras, de gêne et de pesanteur dans le petit bassin, des tiraillements douloureux dans les reins, par la leucorrhée, les troubles de la menstruation et les hémorrhagies. La palpation abdominale, le toucher et le cathétérisme dénotent une augmentation de volume de tout l'organe ; le col est plus volumineux, plus saillant qu'à l'état normal, mais il n'acquiert point cet excès de longueur, si remarquable dans les hypertrophies partielles.

L'hypertrophie générale de la matrice est toujours ou presque toujours *secondaire* : elle succède à la métrite chronique ; elle peut être la conséquence de congestions répétées à la suite de désordres de la menstruation ; elle accompagne souvent les rétrécissements, l'hydrométrie, les polypes et les corps fibreux ; enfin les accouchements répétés y prédisposent soit à cause de la suractivité fonctionnelle des parois de l'organe pendant tout le temps de la grossesse, soit à cause de l'insuffisance de l'évolution rétrograde que subit l'organe après la parturition (*subinvolution* de Simpson). Cette dernière explication, en supposant qu'il ne se développe pas parallèlement une lésion inflammatoire, peut s'appliquer à presque tous les cas.

A côté de cette hypertrophie secondaire, existe-t-il une hypertrophie primitive, *essentielle*? Le fait semble douteux, et si l'on cite des cas où l'on a trouvé la matrice hypertrophiée chez de toutes jeunes filles, on peut se demander si l'on n'a pas affaire à une lésion tératologique plutôt qu'à une lésion d'ordre morbide.

L'hypertrophie générale de la matrice est essentiellement rebelle ; pour la combattre, il conviendra de recourir à l'emploi de résolutifs locaux et généraux ; injections et pansements vaginaux astringents, cautérisations du col, révulsifs

286

MALADIES DE L'UTÉRUS.

cutanés, purgatifs, iodure de potassium, ergot de seigle, courants continus, bains de vapeur et hydrothérapie.

§ II. — Hypertrophie partielle.

Il faut entendre par là les hypertrophies limitées à l'un ou l'autre segment de l'utérus, au corps ou au col.

L'*hypertrophie partielle du corps* de la matrice est très rare. Presque toujours, quand une partie de l'utérus s'hypertrophie pendant que l'autre conserve ses dimensions normales ou à peu près, c'est le segment inférieur où le col, qui est le siège de l'augmentation de volume. J'ajouterai même que presque toujours aussi cette augmentation a lieu dans le sens longitudinal, d'où le nom d'*hypertrophie longitudinale*, ou mieux celui d'*allongement hypertrophique du col*, sous lequel l'a désignée Huguier et qui lui convient parfaitement.

Les auteurs étrangers ne font que mentionner cette lésion, en n'insistant pas autrement sur son étude et sur les indications thérapeutiques qu'elle réclame ; en France, elle est mieux connue et plus étudiée, depuis l'intéressant mémoire de M. Huguier, qui en a montré toute l'importance, tant au point de vue du diagnostic qu'à celui du traitement. Sauf quelques exagérations sur le degré de fréquence des allongements hypertrophiques du col, M. Huguier a publié l'histoire complète de cette maladie.

A l'exemple de cet auteur, on admet aujourd'hui deux variétés de l'hypertrophie partielle du col, suivant qu'elle porte : 1° sur la portion sous- ou intra-vaginale de cet organe ; 2° sur sa portion sus-vaginale (1).

Ces deux variétés principales constituent en quelque sorte

(1) Schrœder (*op. cit.*, p. 81) et Crevet (Thèse d'Erlangen, 1878) proposent de distinguer une troisième variété d'hypertrophie partielle du col, celle du *segment moyen*. Celui-ci serait constitué par cette portion de l'organe comprise entre l'insertion du vagin sur la lèvre antérieure et son insertion sur la lèvre postérieure qui est plus élevée d'un ou deux centimètres ; l'hypertrophie du segment moyen serait donc à la fois sus-vaginale en avant, sous-vaginale en arrière. Il ne me semble pas, d'après les faits indiqués par ces deux auteurs,

deux maladies différentes, bien que leur nature soit la même : leurs causes, leur mécanisme, leurs symptômes, les accidents qu'elles peuvent déterminer, et même le traitement qu'elles réclament sont tout à fait différents ; aussi les décrirai-je séparément. Plus rarement l'hypertrophie porte à la fois sur les deux segments du col (1).

A. — Hypertrophie sous-vaginale du col de l'utérus.

Synonymie. — *Allongement hypertrophique du col, élongation hypertrophique vaginale ou intra-vaginale.*

Étiologie. — L'hypertrophie sous-vaginale du col existe assez souvent sans cause appréciable connue, et elle peut être à bon droit dite **congénitale**. On l'a rencontrée chez de jeunes filles vierges ou chez des femmes stériles, qui ne présentaient aucune autre lésion des organes génitaux. Souvent même, les femmes ne se doutent pas de ce vice de conformation, qui est découvert alors qu'elles consultent le médecin sur la cause de leur stérilité (1). La lésion revêt dans ces cas une forme particulière, sans altération de texture sensible au toucher.

Plus fréquemment, l'hypertrophie est **acquise** et d'origine morbide. Son étiologie est alors assez obscure. — Elle succède à la congestion, à la métrite chronique, aux ulcérations, etc., en un mot à toutes les causes irritantes qui, localisées sur le col utérin, y amènent une vascularisation et une vitalité exagérées.

Mais, même dans ces cas, il n'est pas facile d'expliquer pourquoi l'hypertrophie se concentre sur cette partie de l'organe, et pourquoi elle se fait dans le sens de la longueur.

Pour Virchow, elle serait favorisée par la formation de follicules d'une grandeur anormale dans les lèvres du museau

que cette variété se distingue assez de l'hypertrophie sus-vaginale de Huguier pour mériter une description à part.

(1) Eustache, *Bulletin général de thérapeutique,* avril 1880.

de tanche. Scanzoni accuse la compression prolongée et la contusion du col pendant l'accouchement. Courty invoque la subinvolution. Huguier dit que l'hypertrophie dans le sens de la longueur est due à la déchirure de la vulve, et à la dilatation du vagin qui, au lieu de retenir et de comprimer le col, font devant lui une sorte de vide dans lequel il est attiré.

Quoi qu'il en soit de ces diverses explications, l'hypertrophie sous-vaginale acquise ne s'observe que chez les femmes qui ont eu des enfants, et surtout chez les multipares.

Anatomie pathologique. — Dans la forme que j'ai appelée congénitale, les tissus de l'utérus sont normaux, leur consistance est souple, leur épaisseur n'est pas augmentée; la seule modification consiste dans l'*élongation*. Celle-ci peut présenter différents aspects suivant les cas. Le plus ordinairement le col est allongé, cylindrique ou cylindro-conique, et descend jusqu'à la vulve, qu'il dépasse quelquefois. Son extrémité terminale est arrondie ou légèrement effilée : l'orifice en occupe la partie centrale, il est circulaire et très légèrement rétréci. Cet allongement varie de 3 à 9 centimètres, ainsi que je l'ai noté dans deux cas chez des femmes de 25 et 30 ans, stériles après plusieurs années de mariage.

Plus rarement, chez les vierges ou chez les multipares, le col revêt une forme différente : on l'a vu se terminer en bas par une extrémité renflée, *en battant de cloche,* en forme *d'ailes* (1) ou de bec d'oiseau à double mandibule.

Quant à l'hypertrophie acquise, et surtout à celle qui survient chez les femmes qui ont eu déjà de nombreux enfants, elle peut revêtir une série de formes variées, suivant que l'excès de nutrition occupe l'ensemble de l'organe, ou bien l'une des deux lèvres seulement.

Généralement avec l'élongation coexiste une augmentation d'épaisseur transversale et de consistance des tissus ; le col est plus volumineux à son extrémité inférieure qu'au

_____

(1) Dupuy, *De l'élongation hypertrophique*, etc. (*Progrès médical,* 1875).

point où le vagin s'insère sur lui : il est renflé en battant de
cloche, en chou-fleur, en forme de massue. Tantôt les deux
lèvres sont également hypertrophiées et l'orifice est au milieu ; tantôt elles le sont inégalement et l'orifice est reporté
sur l'une ou l'autre face et même entièrement caché par
l'une des lèvres.

Le plus souvent, l'ouverture de l'utérus est large et béante
par suite du renversement en dehors des lèvres hypertrophiées, la lésion ayant pour point de départ fréquent la déchirure du col au moment de l'accouchement et l'ectropion
qui en est la suite (Emmet).

Que l'hypertrophie soit congénitale ou acquise, il importe
de remarquer, avec Huguier, que le vagin n'est nullement
renversé sur lui-même, et que ses culs-de-sac sont situés à
leur hauteur normale ou ne sont que très légèrement abaissés par suite d'un faible degré de descente de la matrice qui
accompagne l'hypertrophie longitudinale, surtout lorsque
celle-ci est acquise. Dans l'un comme dans l'autre cas, et
notamment dans le dernier, les vaisseaux et surtout les veines
sont plus dilatés, plus volumineux qu'à l'état normal : les
follicules muqueux sont aussi plus développés et forment
une saillie véritable à l'œil nu.

Très souvent l'hypertrophie est simple, c'est-à-dire qu'elle
ne s'accompagne d'aucune lésion réellement inflammatoire :
c'est ce que l'on note dans l'élongation proprement dite chez
les vierges ou les nullipares. Ailleurs, le col est rouge, en-
flammé ou ulcéré et est le siège d'une endométrite plus ou
moins intense.

Enfin, l'hypertrophie peut se compliquer de diverses lésions
ou affections utérines, plus ou moins sérieuses : folliculites,
kystes folliculaires, métrites du col et du corps, tumeurs
fibreuses, inflammations du voisinage, déplacements de la
matrice soit dans le sens vertical (descente), soit dans le
sens horizontal (antéversion et rétroversion).

Symptômes. — Les troubles fonctionnels sont très peu
importants tant que le col n'arrive pas à la vulve et ne la
dépasse point ; quelquefois même il n'en existe pas du tout, et

les malades ne se doutent point de la lésion qu'elles portent. Pourtant elles éprouvent communément une sensation de pesanteur et de tiraillement du côté des aines et du périnée ; quand elles sont debout, il leur semble que l'utérus va franchir l'orifice vulvaire ; quand elles s'assoient, elles ressentent un choc, comme si la matrice heurtait contre la chaise et remontait ensuite dans le ventre.

Le coït est un peu difficile, un peu douloureux ; il y a du ténesme vésical ou rectal et enfin de la leucorrhée.

La menstruation n'est nullement troublée, mais elle est toujours précédée de douleurs assez vives, et le sang est souvent rendu sous forme de caillots allongés, étirés, rubanés dont l'expulsion est plus ou moins pénible. Chez une malade que j'ai observée dernièrement et qui présentait une élongation congénitale de près de 9 centimètres, les douleurs étaient telles qu'elle poussait des cris au moment de l'expulsion des caillots et était obligée de garder le lit pendant les deux ou trois jours de l'écoulement menstruel. Ce symptôme dépend surtout du rétrécissement de l'orifice externe qu'il n'est pas rare de voir coïncider avec l'allongement.

Si la maladie s'est développée à la suite d'une métrite ou d'un accouchement laborieux accompagné de déchirure du col, les symptômes spéciaux de la lésion inflammatoire se développent et s'aggravent, la menstruation est troublée, la sensation de gêne et de douleur augmentée, la leucorrhée abondante. Les ulcérations du col se produisent ; on voit également survenir des complications inflammatoires des parties voisines, paramétrite, pelvi-péritonite, etc., avec toutes leurs conséquences locales et générales. L'hypertrophie, tout en étant secondaire, n'en constitue pas moins une cause d'aggravation continue qui demande des soins spéciaux.

Diagnostic. — Ces différents symptômes subjectifs ne présentent rien de spécial, et peuvent même induire en erreur, en faisant croire à l'existence d'une maladie autrement commune, la descente ou la chute de matrice. L'examen local fait avec soin lèvera tous les doutes.

Le doigt porté dans le vagin reconnaît que ce conduit a conservé sa longueur, et que ses culs-de-sac sont à peu près à la hauteur normale. Il rencontre dans cette exploration une tumeur allongée, cylindroïde, dont le sommet descend plus ou moins bas vers l'ouverture vulvaire ou s'engage dans celle-ci, et dont la base se continue sans ligne de démarcation avec le restant de l'utérus. Il contourne cette tumeur dans tout son pourtour, et peut même, s'il est exercé, reconnaître la présence de l'orifice soit à son sommet, soit sur l'une de ses faces.

Du reste l'examen au spéculum permet d'examiner en détail cette tumeur, de découvrir exactement le siège de l'orifice et d'en saisir tous les détails de conformation. Le spéculum de Cusco est surtout utile. Dans l'écartement des deux valves, on peut comprendre tout le col qui apparaît alors très facilement et se montre dans toute son étendue; une ou deux valves de Sims, en dilatant le vagin, donnent également une idée complète de la lésion.

Par le cathétérisme, on reconnaît que la sonde pénètre à une profondeur de 8 à 12 et 15 centimètres, au lieu de 5 à 6 qui sont les dimensions normales; cette augmentation de profondeur est en rapport direct avec l'allongement du col. Si l'instrument pénétrait plus profondément sans que l'élongation en rendît raison, c'est qu'il existerait avec l'affection qui nous occupe une hypertrophie ou une autre maladie de la portion sus-vaginale de l'utérus.

En résumé, je dirai avec M. Gallard (1) : Cette tumeur, qui est saillante dans le vagin, que le doigt peut contourner dans tout son pourtour, qui se continue avec le corps même de la matrice, qui se termine à son extrémité la plus inférieure par un orifice facile à cathétériser et dans lequel la sonde pénètre librement jusqu'à une profondeur de plus de 7 à 8 centimètres, ne peut être confondue avec aucune autre.

Huguier a néanmoins établi son diagnostic différentiel d'avec l'abaissement ou descente de matrice, les polypes de

(1) Gallard, *op. cit.*, p. 774.

l'utérus descendus dans le vagin à travers l'orifice cervical, l'inversion utérine, l'hydropisie du col avec oblitération plus ou moins complète de son ouverture, enfin avec les hernies ou les kystes du vagin. L'énoncé seul de ces diverses maladies suffit pour en concevoir les caractères différentiels.

Quand la tumeur est volumineuse, irrégulière, qu'elle succède à la métrite ou aux déchirures de l'accouchement, on pourrait songer à une infiltration cancéreuse. En dehors des autres symptômes propres au cancer, Bennet et Courty disent que, dans l'hypertrophie, les fissures qui séparent les lobes de la tumeur rayonnent toutes vers le centre de l'orifice, ce qui n'a pas lieu dans le cas de tumeur cancéreuse.

Marche. — Pronostic. — L'hypertrophie congénitale, ou du moins celle que l'on observe chez les nullipares et en dehors de toute cause occasionnelle connue, n'a aucune tendance à la guérison. Elle peut n'entraîner aucune conséquence sérieuse, mais la dysménorrhée est fréquente et la stérilité est en quelque sorte la règle ; sous ce rapport le pronostic a une certaine importance ; et, si elle n'est point un obstacle absolu à la fécondation (1), du moins peut-on dire que lorsqu'elle coïncide avec la stérilité, c'est elle que l'on peut à bon droit en rendre responsable : de là, l'indication d'intervenir.

Pour ce qui est de l'hypertrophie acquise, sa marche est essentiellement chronique ; elle se développe parfois très rapidement, mais, une fois développée, elle n'a que peu ou point de tendance à la rétrocession. Si le cas est simple, elle n'entraîne après elle que très peu d'inconvénients et le pronostic est généralement bénin ; toutefois la *dysgénésie* et la stérilité peuvent en être la conséquence, choses absolument secondaires si la femme approche de la ménopause.

L'affection est-elle compliquée, le pronostic est plus sérieux, car la présence de l'hypertrophie entraîne après elle de l'irritation, de la douleur et peut être le point de départ, la cause occasionnelle d'une inflammation péri-utérine. Il

---

(1) Voyez Dupuy, *Progrès médical*, 1876.

conviendra donc, dans ce dernier cas, de se préoccuper de la lésion et d'instituer un traitement convenable pour la pallier ou la guérir.

Traitement. — L'hypertrophie sous-vaginale du col de l'utérus peut être traitée par l'emploi des résolutifs locaux et généraux, et même de la cautérisation au fer rouge. Mais si la maladie est congénitale, ou si, étant acquise, elle dépasse 5 à 6 centimètres et si elle est la source de gêne sérieuse ou d'accidents, on ne doit compter que sur le traitement chirurgical et pratiquer l'amputation du col (voir p. 299).

B. — **Hypertrophie sus-vaginale du col de l'utérus.**

Étiologie. — Cette variété d'hypertrophie, surtout bien étudiée par M. Huguier, serait très fréquente d'après cet auteur, puisque tous ou presque tous les cas dits d'abaissement ou de chute de la matrice ne seraient en réalité que des hypertrophies sus-vaginales. Cette proposition est exagérée, et si un certain degré d'hypertrophie coïncide avec la plupart des cas d'abaissement, il n'en est pas moins vrai que c'est le déplacement qui dans la majorité des circonstances constitue la lésion principale.

Une constitution molle et lymphatique, une ouverture vulvaire lâche et très dilatable, un bassin très large, un embonpoint considérable de l'abdomen, la constipation habituelle, les professions qui forcent à travailler longtemps debout, telles que celles de blanchisseuses, d'ouvrières des filatures (1), etc., sont citées pami les causes prédisposantes.

Cette maladie s'observe surtout chez les femmes qui ont eu

(1) Dans moins de deux ans, j'ai pu observer à Lille 14 cas de chute de la matrice chez des ouvrières de filature; sur ces 14 cas, 5 seulement étaient de véritables hypertrophies sus-vaginales du col, sans déplacement du corps de l'utérus; dans les 9 autres, l'hypertrophie sus-vaginale existait à un degré plus ou moins prononcé, mais le corps de l'utérus était également déplacé et son fond s'élevait à peine de 3 à 4 centimètres au delà de l'orifice vulvaire.

beaucoup d'enfants, chez celles dont les accouchements ont été laborieux, ou qui se sont levées trop tôt après avoir accouché. Sur 64 malades observées par Huguier, 4 seulement n'avaient pas eu d'enfants.

Il semble donc que l'hypertrophie sus-vaginale soit toujours une maladie acquise; pour en expliquer le développement, on fait intervenir le défaut d'évolution rétrograde (*subinvolution*) après l'accouchement, la congestion et l'engorgement du col par suite de la persistance du développement anormal des veines et des lymphatiques (Huguier), les déchirures du périnée et la chute consécutive des parois du vagin (cystocèle et rectocèle) qui exercent une traction sur le col, pendant que le corps reste en place. « Si l'utérus est ramolli, dit Huguier, le col s'allonge et s'amincit comme un tube de verre soumis à l'action de la lampe d'émailleur. »

Dans tous ces cas, il faut admettre qu'il a existé un certain degré de métrite, lequel, en ramollissant le tissu et en favorisant la congestion, a déterminé l'élongation hypertrophique de la partie.

Bernutz et Goupil (1) font observer avec raison qu'il peut n'en être pas toujours ainsi et pensent que la maladie peut être *congénitale* et constituer une sorte d'anomalie de développement de l'utérus, tout comme l'hypertrophie sous-vaginale.

Anatomie pathologique. — Suivant le degré de la maladie, le col de l'utérus descend plus ou moins bas dans le vagin, vient faire saillie à la vulve et sort au dehors dans une étendue de plusieurs centimètres. Le sommet de la tumeur est formé par le museau de tanche, au centre duquel on aperçoit l'orifice utérin, le plus souvent élargi et béant.

A 1 ou 2 centimètres de ce sommet, on voit l'insertion des parois vaginales qui sont tendues, plus ou moins modifiées dans leur aspect si la tumeur fait issue au dehors; les culs-de-sac sont abaissés, effacés même; la cavité du vagin n'existe plus.

---

(1) Bernutz et Goupil, *Clinique médicale des maladies des femmes*, t. II, p. 656.

Pendant ce temps, le corps de la matrice occupe sa place normale ; quelquefois plus haut, souvent plus bas, en sorte qu'il existe un intervalle de 15, 20 et 25 centimètres entre l'orifice et le fond de l'organe ; la portion sous-vaginale et le corps de l'utérus ont leurs dimensions à peu près normales ; tout l'allongement s'est fait aux dépens de la portion comprise entre les insertions du vagin et l'isthme.

Cette portion de l'organe est cylindroïde, elle conserve gé-néralement son épaisseur et sa largeur naturelle, quoique ces deux dimensions puissent être légèrement augmentées, ou bien un peu diminuées chez les vieilles femmes par exemple. L'organe, séparé de toutes ses attaches, revêt la forme d'un cône allongé, aplati d'avant en arrière, à base su-périeure, à sommet inférieur renflé quand l'utérus fait issue hors de la vulve, et présente le plus souvent une courbure an-térieure qui embrasse la vessie et le pubis. La consistance du tissu est la même qu'à l'état normal : les vaisseaux sont développés mais non altérés.

En descendant hors de la cavité vaginale à mesure qu'il s'allonge, le col entraîne avec lui en avant le bas-fond de la vessie, en arrière le cul-de-sac vagino-rectal du péritoine et souvent aussi une portion du rectum : la cystocèle est plus fréquente que la rectocèle, dans une proportion de 3 à 1 (Hu-guier). Les autres organes du bassin conservent à très peu de chose près leur situation normale.

Symptômes. — Les symptômes subjectifs ne diffèrent guère de ceux de l'hypertrophie sous-vaginale et de ceux que nous assignerons plus tard à l'abaissement et à la chute de la matrice, avec laquelle l'affection qui nous occupe était pres-que toujours confondue avant Huguier : malaise, pesanteur, tiraillements dans les lombes, ténesme vésical et rectal, dy-surie et constipation. troubles menstruels et le plus souvent ménorrhagies, etc.

Mais le symptôme le plus important est la tumeur formée par la matrice, tumeur qui descend dans le vagin, apparaît à la vulve, devient extra-vulvaire et pend entre les cuisses, lors-que son volume est considérable. Elle est recouverte par le vagin, retourné à la façon d'un doigt de gant et dont la muqueuse ne tarde pas à se modifier par suite des frottements et de l'exposition à l'air : elle présente à son centre l'orifice utérin.

La cavité vaginale est effacée, en avant surtout, pendant qu'elle persiste encore en arrière, à moins d'une hypertrophie considérable. Le toucher rectal permet de constater la présence du corps de l'utérus à sa place habituelle, et de sentir le cylindre dur et allongé qui s'étend depuis la vulve jusqu'au fond de l'organe.

Mais le caractère le plus évident est fourni par le cathétérisme utérin. La sonde pénètre dans la matrice à une profondeur variable de 12 à 24 centimètres, suivant le degré de développement de l'hypertrophie. A cause de la courbure antérieure de l'organe (antéflexion), si le cathéter ordinaire ne peut pas pénétrer aisément, on emploiera une sonde en gomme élastique qui arrivera facilement jusqu'au fond de la matrice.

L'hypertrophie sus-vaginale s'accompagne le plus souvent d'un certain degré de déplacement de la vessie et du rectum (cystocèle et rectocèle) dont les symptômes viendront se joindre à ceux de la maladie première.

Diagnostic. — La tumeur intra- ou extra-vulvaire formée par l'hypertrophie de la portion sus-vaginale du col pourrait être confondue avec un *polype*, une *inversion utérine*, ou avec l'*hypertrophie de la portion sous-vaginale*. L'examen attentif et réfléchi lèvera bientôt tous les doutes : dans chacune de ces maladies, la cavité vaginale persiste, et dans les deux premières, l'orifice utérin n'existe pas. La *cystocèle* et la *rectocèle*, qui accompagnent si souvent l'hypertrophie, peuvent exister en dehors d'elle, mais alors les signes sont différents, et la confusion ne saurait être justifiée.

Il n'en est pas de même pour l'*abaissement et la chute de la matrice*, avec laquelle l'hypertrophie sus-vaginale a tant de similitude que les deux affections ne sont pas distinguées depuis bien longtemps. A cause de l'importance du sujet et des discussions auxquelles il donne lieu encore aujourd'hui relativement à la fréquence relative de l'une ou de l'autre, j'ai groupé sous forme de tableau leurs caractères différentiels, donnés par Huguier :

HYPERTROPHIE SUS-VAGINALE.	PROLAPSUS UTÉRIN.
1. La *palpation de la tumeur* fait sentir une corde arrondie qui en occupe toute la hauteur et remonte dans le bassin.	1. Elle fait sentir un vide à sa base dans le cas de précipitation complète ; ou bien le corps même de l'utérus, si elle est incomplète.
2. La *palpation abdominale* retrouve le fond de l'utérus à sa place.	2. Le fond ne peut être perçu.
3. Le *toucher rectal* permet de rencontrer en avant la tige formée par le col et n'arrive pas au fond de la matrice.	3. On ne rencontre pas la tige, et on peut sentir le fond de l'utérus.
4. Le *cathétérisme vésical*, la sonde étant dirigée en arrière, ne fait pas percevoir le bec de l'instrument par le doigt introduit dans le rectum.	4. La sonde, dirigée de la même façon, est perçue par le doigt à travers une mince couche de tissus ; l'instrument passant au-dessus du corps de l'utérus.
5. Le *cathétérisme utérin* montre que l'utérus a une profondeur de 10, 12 et 20 centimètres.	5. L'hystéromètre ne pénètre qu'à 6 ou 7 centimètres.
6. La *réduction de la tumeur* est assez facile, mais lente et graduelle ; le museau de tanche ne peut être remonté à sa position normale qu'avec douleur.	6. La *réduction de la tumeur* est difficile ; mais une fois l'orifice vulvaire franchi, elle s'opère d'elle-même, et l'utérus reprend facilement sa place.
7. La *contention* est impossible, ou du moins très douloureuse.	7. La *contention* est facile et indolore.

Marche. — Pronostic. — La marche de la maladie est progressive ; la tumeur tend plutôt à s'accroître qu'à rester stationnaire, et dans aucun cas on ne l'a vue diminuer spontanément. Si elle ne compromet point la vie, elle constitue du moins, quand le col fait issue au dehors, une infirmité pénible, douloureuse ; elle cause une gêne considérable et peut amener la stérilité. L'impossibilité de maintenir la contention, l'âge peu avancé de la malade, et l'épuisement de la constitution par les souffrances et les hémorrhagies réclament souvent une intervention plus ou moins immédiate.

17.

Traitement. — Tout traitement médical ne saurait avoir grand effet, sauf pour combattre les complications qui coïncident souvent avec l'hypertrophie, telles que la métrite ou une leucorrhée intense : on ne doit guère compter que sur les moyens chirurgicaux.

Si la tumeur est peu considérable, ou bien si la réduction et la contention sont possibles sans trop de difficultés ni de douleurs, on peut se contenter de maintenir la matrice en place à l'aide de pessaires plats, prenant un point d'appui sur les parties latérales du vagin ou supportés par une ceinture périnéale. Dans ces cas, s'il existe une déchirure du périnée, ou bien si l'ouverture vulvaire est largement dilatée, on pourrait tenter la *périnéorrhaphie* ou faire une *épisiorrhaphie* partielle qui aiderait à la contention. Le décubitus dorsal prolongé et quelques soins hygiéniques seront aussi très utiles.

Dans les cas d'hypertrophie plus prononcée, et dont la réduction est impossible, si la femme est âgée, ou bien si la lésion est assez bien tolérée et ne détermine pas d'accidents sérieux, on se contentera encore de soutenir et de protéger la tumeur à l'aide de divers appareils de contention en cuvette, en bourse, etc., montés sur une ceinture périnéale.

Ce ne sera que dans les cas graves, et sur l'instante demande des malades qu'on se décidera à substituer à ce traitement palliatif un autre traitement curatif, l'*amputation conoïde du col.* Cette opération, malgré les bons résultats qu'elle a donnée entre les mains d'Huguier, de Courty, de Gallard, est assez grave pour qu'on n'y ait recours que dans les cas de nécessité : et encore certains chirurgiens (1) conseillent-ils de ne jamais la pratiquer.

§ III. — **Amputation du col de l'utérus.**

REICHART. — *Considérations sur l'amputation du col de l'utérus.* Paris, 1878.

EUSTACHE. — *Amputation du col de l'utérus par le thermo-cautère* (*Bulletin de la Soc. de chirurgie.* Rapport de M. Guéniot et discussion).

(1) Guérin, *Maladies des organes génitaux internes de la femme*, p. 590.

L'amputation du col de l'utérus peut être faite pour diverses maladies utérines, et notamment pour le cancer et pour les hypertrophies. Dans ces dernières, cette opération est plus régulière, classique en quelque sorte et suivie de plus de succès. C'est pourquoi je la décrirai ici, quitte à revenir sur quelques détails du manuel opératoire à propos du cancer de la matrice.

1° Amputation sous-vaginale.

Indications. — L'amputation sous-vaginale est indiquée dans le cas d'hypertrophie de la portion sous-vaginale du col, quand la lésion occasionne des troubles divers ou est cause de stérilité (Scanzoni, M. Sims, Barnes, Courty, etc.). Dans tous ces cas, on pratique l'amputation *circulaire* à 1, 2 et 3 centimètres au-dessous des insertions vaginales, de façon à ce que le moignon du col ne forme qu'une petite saillie au fond du vagin, quand les parties sont cicatrisées.

Dangers. — Suivant le procédé employé, cette opération peut être la source de divers accidents, en tête desquels il faut placer l'*hémorrhagie*. C'est même à peu près uniquement pour obvier à ce danger qu'on a multiplié les procédés d'intervention.

Un autre accident possible est le *rétrécissement cicatriciel* de l'orifice utérin ; dans la plupart des procédés employés, sauf peut-être dans l'écrasement linéaire, on ne l'a pas vu se produire à un degré suffisant pour constituer plus tard un inconvénient sérieux.

La *lésion du péritoine* et les inflammations ultérieures ne sont que peu ou point à craindre quand on se maintient dans les limites précédemment indiquées. Sur plus de 265 amputations réunies par Leblond (1), on compte à peine 9 décès, et encore n'est-il pas dit qu'il s'agissait exclusivement dans ces cas d'amputations sous-vaginales.

Opération. — Le col peut être amputé : 1° *sur place*, c'est-à-dire au fond du vagin ; 2° *à la vulve*.

(1) Leblond, *op. cit.*, p. 450.

D'une manière générale l'opération sur place, quoique plus difficile et plus accidentée, devra être préférée, surtout si l'on intervient dans le cas d'hypertrophie sous-vaginale et pour remédier à la stérilité. L'amputation à la vulve sera pratiquée lorsque l'utérus fait issue au dehors presque spontanément, ou bien quand il est possible de l'y amener à l'aide de tractions modérées.

1° *Au fond du vagin.* — Pour cela, la femme étant placée dans la position de la lithotomie, le chirurgien applique un large spéculum plein qui embrasse la portion saillante du col, ou mieux une valve de Sims dans la gouttière de laquelle la portion hypertrophiée est comprise. Quand le volume du col est considérable, ou bien quand on doit recourir aux caustiques thermiques, une seconde valve est appliquée en avant, de manière à bien découvrir la tumeur et à protéger les parois vaginales contre le rayonnement. Il vaut mieux agir ainsi que d'opérer sans spéculum, en se guidant uniquement sur l'indicateur de la main gauche.

Une fois le spéculum appliqué, on saisit la portion saillante à l'aide de pinces de Museux que l'on enfonce dans le tissu du col à 3 centimètres au-dessous des insertions vaginales ; c'est immédiatement au-dessus des pinces que la section sera faite.

On peut se servir pour cela du bistouri, des ciseaux courbes, de l'écrasement linéaire, de l'anse galvano-caustique, du thermo-cautère.

a. Avec le *bistouri* ou les *ciseaux*, la section est faite d'avant en arrière suivant une ligne circulaire ; elle est rapide, mais elle expose à des hémorrhagies plus ou moins considérables.

b. Avec l'*écraseur linéaire* il est difficile de placer convenablement la chaîne de l'instrument, et surtout de la maintenir en place au moment de la constriction. Le tissu utérin est divisé avant la muqueuse, d'où des tractions sur les parties voisines et la blessure possible des parois du vagin. de la vessie et du péritoine.

c. Avec l'*anse galvano-caustique*, les mêmes difficultés se présentent pour la pose de l'anse ; mais on peut y arriver assez aisément soit à l'aide d'un galvano-cautère à extrémité recourbée, soit à l'aide d'instruments plus ingénieux, mais plus compliqués, tels que le *spéculum porte-fil* de Leblond, de la *pince à articulation variable* du même, ou bien du *galvano-cautère* du docteur Chéron à branches divergentes.

Une fois l'anse convenablement appliquée et serrée autour du col à l'aide du treuil du galvano-cautère, dès que le courant passe et que le fil rougit, la section s'opère régulièrement et rapidement, et on n'est pas exposé aux glissements que l'on a notés assez souvent avec l'écraseur linéaire.

d. Avec le *thermo-cautère* de Paquelin, la section est faite avec le couteau courbe tout comme avec le bistouri ; mais le développement intense de la fumée, l'échauffement des parties, le brunissement rapide du couteau rendent l'opération très longue et très douloureuse.

De ces divers procédés quel est le meilleur ? Il semble que la question ne soit pas encore résolue aujourd'hui, si l'on en juge d'après la discussion qui a eu lieu à la Société de chirurgie (mars 1880), à l'occasion d'un mémoire que j'avais présenté.

Sans doute l'amputation exclusivement sanglante, avec le bistouri ou les ciseaux, paraît devoir être abandonnée ; j'en dirai de même pour l'opération faite avec le thermo-cautère seul. Entre l'écraseur et l'anse galvano-caustique, cette dernière sera préférée : l'opération est plus rapide, moins douloureuse et expose à moins de dangers consécutifs.

Toutefois les procédés sanglants sont loin d'être rejetés par tout le monde, et certains praticiens les préfèrent, pourvu qu'on se précautionne contre l'hémorrhagie qui en est le danger le plus imminent.

Ce n'est qu'avec le bistouri que l'on peut pratiquer l'amputation *conique*, c'est-à-dire couper les tissus obliquement de bas en haut, de manière à donner au col une forme excavée, soit que l'on veuille remédier à une trop grande *conicité* de cet organe (ce qui est parfois un obstacle à la fécondation), soit que l'on veuille poursuivre le prolongement d'une tumeur néoplasique au delà d'une ligne circulaire, même sans dépasser les limites de la portion sous-vaginale.

Dans ce but, M. Sims pratique l'amputation avec des ciseaux : il fend le col·de chaque côté jusqu'auprès des insertions vaginales, enlève rapidement la moitié antérieure, puis la moitié postérieure, et réunit les bords de la plaie avec quatre sutures d'argent, deux de chaque côté du canal cervical.

Hégar réunit circulairement par une suture rayonnée la muqueuse vaginale à la muqueuse cervicale.

Kehrer excise. aux dépens de la face interne des parois antérieure et postérieure du col, deux tranches en forme de pyramide triangulaire, et réunit ensuite par des sutures métalliques les deux faces de l'angle dièdre qui se trouve ainsi taillé en creux sur chaque lèvre du col utérin. Cette modification a pour but de s'opposer aux rétrécissements consécutifs.

Mais ces divers procédés d'incision et de suture sont bien difficiles à exécuter au fond du vagin, et il convient, je crois, d'y renoncer. Si l'on doit recourir à une incision conique, le meilleur serait de faire la section avec le bistouri ou les ciseaux, et de cautériser aussitôt après toute la surface cruentée à l'aide du thermo-cautère.

2° *A la vulve.* — Ici tous les procédés sont applicables. Au point de vue de la bonne direction des incisions et de la rapidité d'exécution, il serait peut-être préférable de renoncer à tous les procédés avec suture autoplastique, pour pratiquer l'excision avec le bistouri, en ayant le soin de cautériser les surfaces saignantes au fur et à mesure de leur division. Cette façon d'agir est recommandée par M. Kœberlé qui l'a pratiquée une trentaine de fois avec succès (Reichardt).

2° Amputation sus-vaginale.

Quand l'hypertrophie atteint la portion sus-vaginale du col et que l'on se décide à une intervention chirurgicale, il

faut alors pratiquer l'ablation non seulement de la portion
sous-vaginale, mais encore d'une partie considérable de la
portion sus-vaginale, c'est-à-dire de celle qui s'étend entre
les insertions du vagin et le corps de l'organe.

Les difficultés sont considérables, les dangers très grands.
On peut ouvrir la vessie, les culs-de-sac du péritoine, et
comme l'opération ne peut être faite qu'avec le bistouri, avoir
une hémorrhagie grave. Les accidents consécutifs ne sont pas
moins à craindre.

Heureusement que cette opération est toujours pratiquée
en dehors de la vulve, et qu'on peut ainsi mieux diriger
l'instrument et éviter la lésion des organes voisins. Malgré
les succès rapportés par Huguier, Gallard, Schrœder, etc.,
cette opération est une des plus graves de la chirurgie utérine, et on peut se demander si, par ce temps d'audaces
chirurgicales, l'ablation complète de l'utérus ne serait pas
quelquefois préférable.

Il n'existe guère qu'un procédé : c'est l'*amputation conoïde*
d'Huguier.

« La femme étant couchée sur le dos et le col étant solidement saisi à l'aide d'une pince de Museux, le chirurgien
introduit un doigt dans le rectum ; puis, le recourbant en
avant, il le fait saillir au point le plus déclive de la tumeur.
Se guidant alors sur ce doigt afin d'éviter de blesser le rectum et le cul-de-sac péritonéal qui descend parfois très bas,
il fait en avant de ce doigt une incision semi-lunaire, à
concavité dirigée en avant et en haut, qui embrasse la
moitié postérieure du museau de tanche. Cette première incision a 3 ou 4 millimètres de profondeur; puis, par des
incisions lentes et successives, il entame toute l'épaisseur
du tissu utérin, en se dirigeant obliquement vers la cavité
du col.

« Cette première partie de l'opération une fois terminée,
on introduit dans la vessie une sonde d'homme dont un aide
fait saillir le bec vers la partie la plus déclive de la vessie ;
puis on pratique à 1 centimètre au-dessous du bec de la
sonde une seconde incision semi-lunaire à concavité postérieure et dont les extrémités rejoignent celles de l'incision

postérieure. Le chirurgien sépare ensuite, par une dissection attentive, la vessie du col dans une étendue de 4 centimètres environ ; alors, entamant obliquement le tissu utérin, en se dirigeant vers le canal cervical, la surface de section antérieure finit par rejoindre la postérieure. La surface ainsi enlevée a la forme d'un cône dont la base répond à l'extrémité inférieure du col.

« S'il s'écoule du sang, comme il est assez difficile de porter une ligature ordinaire sur le tissu utérin qui est dense, Huguier traverse la partie qui laisse écouler le sang à l'aide d'une épingle recourbée en forme d'hameçon sur laquelle il étreint les tissus de la même manière qu'on fait la ligature d'un vaisseau à l'aide du ténaculum. L'épingle est laissée en place, après qu'on a eu soin d'en couper la pointe, jusqu'à ce qu'elle tombe d'elle-même.

« L'opération ainsi terminée, ce qui reste de la tumeur est réduit. Une sonde à demeure est introduite dans la vessie, une mèche de charpie est placée dans le vagin et maintenue à l'aide d'un bandage en T. Puis la malade est placée au lit. Dans le but de prévenir les inflammations consécutives, Huguier recommande avec grand soin de faire, la veille de l'opération et le lendemain, une friction sur les cuisses de la malade avec l'huile de croton tiglium, de manière à provoquer une éruption dérivatrice du côté de la peau (1). »

CHAPITRE VIII

HYSTÉRALGIE.

Syn. — *Névralgie de l'utérus.* — *Utérus irritable.* — *Dysménorrhée permanente.* — *Rhumatisme de l'utérus.* — *Dysménorrhée nerveuse.*

L'*hystéralgie*, ou *névralgie utérine*, est caractérisée par un état douloureux de la matrice plus ou moins continu, mais

---

(1) Leblond, *op. cit.*, p. 461.

s'exaspérant à certains moments sous forme de crise et s'irradiant alors dans les parties avoisinantes. Comme toutes les autres névralgies, l'hystéralgie est une maladie *sans matière* et existe en dehors de toute lésion utérine ; mais elle peut aussi être provoquée par une altération quelconque de l'utérus et être symptomatique.

Étiologie. — La névralgie *idiopathique* est assez rare ; toutefois elle existe, et les observations de Nonat (1), de Valleix, de Bassereau, de Scanzoni, de Courty, etc., en font foi. Elle paraît plus fréquente au moment de la période de l'activité sexuelle, et surtout à la ménopause : on l'a notée chez des jeunes filles (Malgaigne). L'anémie, le tempérament nerveux et surtout l'hystérie y prédisposent.

Plus souvent qu'on ne le croit peut-être, l'hystéralgie est d'origine diathésique, c'est-à-dire une manifestation de diverses diathèses, en tête desquelles il convient de placer le rhumatisme, la goutte, l'herpétisme et l'affection paludéenne. Les Allemands la décrivent sous le nom de *rhumatisme de l'utérus*.

L'hystéralgie *symptomatique* est bien plus fréquente et peut accompagner les diverses affections inflammatoires et organiques du petit bassin. La douleur est un symptôme commun à presque toutes ces maladies, mais dans la majorité des cas elle est continue et d'une intensité en rapport avec l'étendue, le siège ou le degré du mal. Il est quelques circonstances où cette relation est troublée, et où l'exagération de la sensibilité prime tous les autres symptômes. Si à ce premier caractère on ajoute l'intermittence des phénomènes douloureux, ou leur retour à l'état aigu sous forme de crises, sans qu'il y ait correspondance avec l'augmentation des autres phénomènes objectifs de la maladie première, on doit admettre dans ce cas que cette maladie a amené le développement ou s'est compliquée d'un état névralgique particulier, qui réclame une intervention spéciale. C'est ainsi que le vaginisme est presque toujours le résultat d'une lésion ma-

(1) Nonat et Linas, *op. cit.*, 2ᵉ édit., 1874, p. 413.

térielle, et que nous l'avons décrit comme une névralgie spasmodique spéciale.

La métrite interne, le phlegmon péri-utérin, le cancer sont les maladies où ces crises névralgiques paraissent le plus fréquentes : à la première correspond très probablement ce que Gooch a décrit sous le nom d'*utérus irritable.*

Symptômes. — L'hystéralgie coexiste souvent avec d'autres névralgies, et principalement la névralgie intercostale, soit qu'elle se développe la première (Bassereau), soit qu'elle résulte de l'extension à l'utérus d'une névralgie périphérique (Valleix) (1).

D'après Nonat, les douleurs sont de deux sortes : 1° sourdes, gravatives, habituellement continues ou du moins persistant un long temps ; 2° vives, aiguës, rapides, intermittentes, et présentant des caractères très variables, tantôt térébrantes, tantôt pongitives, mais le plus souvent lancinantes. Les malades les comparent à une morsure, à un coup d'aiguillon, à une piqûre profonde, à un élancement violent, à une commotion électrique, etc.

Ces formes de douleur existent tantôt isolément, tantôt simultanément ; d'autres fois elles se montrent d'une manière alternative ; elles sont générales ou partielles, et il existe très ordinairement un point très douloureux au côté gauche du col (Malgaigne) (2).

Dans plusieurs cas d'hystéralgie que j'ai observés chez des rhumatisants, et qui mériteraient à proprement parler le nom de *rhumatisme* de l'utérus, les douleurs étaient *expulsives*, et ressemblaient, à s'y méprendre, à celles de l'avortement auquel on est disposé à croire, si la suite ne montrait point la nature purement névralgique de la crise.

La marche de cette affection est très variable, mais toujours d'une longue durée. La névralgie symptomatique est liée à l'évolution de la maladie qui l'a engendrée ; mais elle peut guérir, ou même dans quelques cas persister indépendamment de celle-ci.

(1) Valleix, *Guide du médecin praticien*, 5ᵉ édit., 1866, t. V, p. 214.
(2) Malgaigne, *Revue médico-chirurgicale*, avril 1848.

Diagnostic. — Le diagnostic n'est pas difficile par lui-même : l'important est de reconnaître si l'affection nerveuse est idiopathique ou symptomatique : pour cela l'examen attentif des organes génitaux sera pratiqué avec soin. Scanzoni insiste, comme signes particuliers à l'hystéralgie simple, sur la longue durée, la fixité, la localisation à la partie inférieure de la matrice et enfin le caractère non expulsif des douleurs.

Traitement. — Il consiste dans l'administration des sédatifs et des narcotiques sous toutes les formes, *intus et extrà*. M. Courty recommande tout particulièrement les injections hypodermiques de morphine, pratiquées à la région hypogastrique : j'en ai retiré les meilleurs effets, tandis que les topiques vaginaux, cataplasmes, supposi-toires, *injections d'acide carbonique* ou *pulvérisations intra-vaginales de chloroforme*, m'ont paru inutiles dans un grand nombre de cas. Quand la maladie est rebelle, Malgaigne a pratiqué l'incision du col, Nonat la cautérisation transcurrente du bas-ventre.

Le traitement antinévralgique proprement dit ne doit pas faire oublier le traitement de la cause première. S'il existe une maladie interne, elle sera combattue par les moyens appropriés ; l'anémie demande l'emploi du quinquina, des ferrugineux et d'une bonne hygiène ; les autres diathèses, dont l'hystéralgie peut n'être qu'une manifestation, seront également traitées. Suivant les cas, les alcalins, les sels de lithine, les bains sulfureux, l'hydrothérapie et les eaux miné-rales agiront efficacement pour abréger et guérir la maladie.

DEUXIÈME SECTION

CHANGEMENTS DE SITUATION.

Définition. — Nous comprenons, sous le nom de **change-ments de situation de l'utérus**, toutes les modifications qui surviennent dans la position normale de l'organe, que ces modifications portent sur sa totalité, ou seulement sur l'une de ses parties.

Les changements de situation de l'utérus sont généralement décrits sous le nom de **déplacements** : mais cette dénomination s'appliquant plus spécialement au changement de situation de la totalité de l'utérus qui est élevé ou abaissé, il importe de lui conserver sa signification restreinte.

Nonat (1) les désigne sous le nom de **lésions mécani-ques**; cette appellation semble invoquer pour tous les cas une cause et un traitement mécaniques, ce qui constituerait dans beaucoup de circonstances une erreur de pathogénie et conduirait à une thérapeutique désastreuse : aussi me paraît-il convenable de ne pas la conserver.

Boivin et Dugès (2) décrivent dans des sections différentes les **lésions de situation** (déplacements et déviations) et les **altérations de forme et de volume** (flexions et inversion) : mais dans l'un comme dans l'autre cas, il y a changement de situation de la totalité de l'utérus, ou de l'une de ses parties par rapport à l'autre; et ces divers changements peuvent être réunis dans une même dénomination plus générale, qui est celle que j'ai adoptée d'après M. Courty.

(1) Nonat, *op. cit.*, 2ᵉ édit., 1874, p. 509.
(2) Boivin et Dugès, *Traité pratique des maladies de l'utérus et de ses annexes*. Bruxelles, 1834, p. 55.

Causes. — L'utérus est maintenu dans sa position normale par ses ligaments qui lui forment une sorte d'*axe de suspension*, par le vagin et les organes environnants ; mais sa situation est loin d'être fixe, même en dehors de toute maladie. Il est sujet à une série de déplacements *physiologiques*, qui dépendent de l'état variable de réplétion ou de vacuité des organes voisins, ou bien des conditions propres qui se passent en lui-même, telles que la congestion menstruelle et la grossesse.

Ces changements de situation, en quelque sorte normaux, n'acquièrent jamais une grande étendue et se corrigent d'eux-mêmes, plus ou moins complètement, dès que la cause physiologique qui les a amenés cesse d'exister. On peut donc dire que l'utérus est en quelque sorte dans un état d'*équilibre instable*, qui le prédispose à subir l'action des moindres influences mécaniques qui portent sur lui ou au pourtour de lui.

Toutes causes qui amènent une augmentation de poids de la matrice, qui affaiblissent ses moyens de support, qui lui impriment des mouvements anormaux, qui diminuent la consistance et la fermeté de son tissu sont susceptibles de produire des changements de situation, plus ou moins étendus, plus ou moins permanents, véritablement *pathologiques*.

1° *L'augmentation de poids de l'utérus* est due communément à la présence de tumeurs fibreuses ou autres, à la subinvolution qui suit l'accouchement, à l'hypertrophie ou à l'hyperplasie aréolaire suite de métrite chronique, qui porte tantôt sur tout l'organe, tantôt sur l'une de ses parties. Elle est due encore à l'hypérémie, à la congestion chronique, à la grossesse.

2° Les causes qui tendent à *affaiblir la résistance des ligaments de l'utérus et de ses autres moyens de support* sont un défaut général de nutrition, une santé délicate et faible, une sorte de ramollissement ou de lâcheté des tissus, surtout si avec cette altération générale de l'organisme le système adipeux fait à peu près complètement défaut.

Mais les causes les plus efficaces pour produire cet

effet, ce sont la grossesse et la parturition. Elles agissent,
surtout la dernière, en distendant outre mesure le vagin et la
vulve, en comprimant tous les autres organes pelviens, en
amenant l'élongation et la perte de tonicité des ligaments, et
enfin en produisant plus ou moins fréquemment des déchirures du plancher périnéal dont l'intégrité joue un grand
rôle dans les conditions de statique de l'utérus.

Ces diverses causes de relâchement se trouvent associées
à une augmentation de poids et de volume de l'utérus, tant
que l'involution post-puerpérale reste incomplète. Aussi, si
les femmes se lèvent trop tôt après leurs couches, si elles se
livrent à un exercice immodéré, si elles gardent pendant
longtemps la position debout, sont-elles presque nécessairement exposées à un changement de situation de la matrice.
C'est là la cause la plus commune, celle que l'on retrouve
dans presque tous les cas de déplacements réellement sérieux.

3° Les changements de situation de l'utérus peuvent encore
être produits par une *action mécanique*, à laquelle l'utérus
obéit passivement. Nous citerons des causes externes, telles
que les efforts musculaires violents, les chutes, qui amènent
un déplacement subit de l'organe, sans que celui-ci présentât
auparavant la moindre trace de maladie.

Toutefois ce fait est relativement rare, tandis qu'il est plus
commun de voir les déplacements survenir graduellement,
progressivement, sous l'influence d'exercices musculaires
prolongés dans la position debout (chez les blanchisseuses,
les ouvrières des usines, etc.), ou bien sous l'influence
d'efforts répétés de quelque nature qu'ils soient, tels que la
toux ou une constipation habituelle.

La compression des viscères abdominaux exercée par un
corset trop serré ou par le poids des vêtements fixés à la
taille, en se transmettant vers l'hypogastre et sur l'utérus,
peut exercer sur cet organe une action mécanique qui tend à
changer sa situation et sa direction normales.

Enfin parmi les causes qui agissent en exerçant sur l'utérus une action mécanique en quelque sorte irrésistible, il

faut citer les tumeurs solides ou liquides de l'abdomen ou des ovaires, les inflammations péritonéales qui se terminent par des adhérences rétractiles. Presque toutes les variétés des changements de situation peuvent être la conséquence de cette dernière cause, et ce ne sont pas les moins dangereux.

Schultze (1) a insisté avec beaucoup de raison sur le rôle actif et mécanique des ligaments de l'utérus et principalement des *plis de Douglas* dans la production des changements de situation de la matrice. Sous l'influence d'une périmétrite ces plis se raccourcissent et entraînent en haut le col de l'utérus pendant que le corps bascule en avant. Viennent-ils au contraire à se relâcher, un déplacement en sens inverse ne tarde pas à se produire.

4° *La diminution de consistance et de fermeté du tissu utérin*, qui ne peut alors conserver sa situation ou plutôt sa direction et sa configuration normales, se rencontre chez les jeunes filles, aux approches de l'âge de la puberté, quand la nutrition est imparfaite, sous l'influence de la chlorose, d'un régime insuffisant ou de mauvaise qualité, des digestions mauvaises, principalement si elles mènent une vie trop sédentaire et trop renfermée.

Cette altération est encore plus fréquemment la suite de la congestion utérine et de la métrite chronique, du moins dans ses premières périodes, car nous savons que plus tard la métrite entraîne une hypertrophie et une induration. Au début de ces affections, le tissu utérin est infiltré, ramolli, pendant que son poids et son volume, surtout au niveau du corps de l'organe, sont augmentés; de là des incurvations dans son axe vertical, des *flexions*. A propos de ces dernières, j'aurai à revenir sur cette cause, qui se rencontre encore après l'accouchement, tant que l'involution n'a pas eu lieu.

Traitement. — En résumant ce qui a trait aux causes des changements de situation de l'utérus, on voit que, sauf

(1) Schultze, *Sammlung Klinischer Vorträge*, n° 176. 1880.

quelques cas où ceux-ci se produisent à l'état de santé,
le plus souvent ils surviennent à la suite d'une maladie de
l'utérus lui-même ou des organes environnants, c'est-à-dire
qu'ils sont ordinairement *consécutifs, deutéropathiques*. Il faut
ajouter qu'une fois produits, ils aggravent la situation antérieure, par suite des troubles qu'ils entraînent du côté de la
circulation et des autres fonctions de l'organe.

Leur importance semble donc bien grande dans la pathologie féminine, et leur traitement paraît indispensable. Telle
est la conclusion à laquelle sont arrivés beaucoup de médecins qui, dès qu'ils constatent un déplacement quelconque
de la matrice, veulent avant tout le corriger. Pour eux le
déplacement est tout, la lésion causale n'est rien, et ils en
arrivent à conclure que toute la pathologie utérine consiste
dans l'étude et le traitement des changements de situation de
la matrice.

Cette opinion est vraiment exagérée : il convient d'ajouter
qu'elle est erronée, et qu'elle a été et serait déplorable dans
ses résultats.

Faut-il dire, avec les adversaires des *iatro-mécaniciens*, que
les déplacements ne sont rien ou peu de chose, qu'ils ne
demandent aucun soin spécial, et qu'on ne doit se préoccuper que des causes qui les ont amenés, et en tête desquelles
se place la métrite? ce qui revient à dire que toute la pathologie utérine résiderait dans l'étude et le traitement de la
métrite? Opinion exagérée encore, mais toutefois moins dangereuse que la précédente dans ses résultats thérapeutiques.

Examiner et discuter les raisons données de part et d'autre
serait faire presque toute l'histoire de la gynécologie. Il
n'est peut-être pas de sujet qui ait plus passionné les médecins
et chirurgiens tant français qu'étrangers, et qui ait fourni
matière à plus de discussions sur lesquelles le dernier mot
est loin d'être dit.

Le praticien doit se mettre en garde contre les exagérations
tant d'un côté que de l'autre et conserver un juste milieu,
qui est presque toujours le vrai et l'utile.

En ce qui concerne les changements de situation de l'utérus, il admettra qu'ils peuvent exister et existent souvent

sans amener de conséquences sérieuses, quelquefois même sans avoir aucun retentissement local ou général. Dans ces cas, ce sont plutôt de simples difformités que de véritables maladies ; et, comme ces difformités ne sont ni gênantes ni disgracieuses, mieux vaut ne pas intervenir.

La lésion mécanique ne constitue donc pas à elle seule une véritable entité morbide (en exceptant, bien entendu, la descente ou la chute de matrice qui forme une classe à part). Elle ne devient maladie et ne mérite l'attention du médecin que lorsqu'elle est précédée, accompagnée ou suivie de complications diverses qui, elles, sont la principale cause des douleurs éprouvées par les malades et dont le traitement devra toujours occuper le premier rang.

Quelques préceptes généraux ne seront pas déplacés ici.

a. Un changement de situation de la matrice, qui ne s'accompagne d'aucun phénomène douloureux ou d'aucun trouble fonctionnel, ne devra jamais être traité. Combien de femmes sont atteintes de déviations ou de flexions de l'utérus qui ne se doutent point de l'existence de cette particularité !

b. Très souvent le déplacement coexiste avec une congestion chronique, une inflammation ou une hyperplasie utérines. Ce sont ces dernières conditions qui l'ont produit, mais à son tour il favorise leur permanence et entraîne leur aggravation. Dans ces cas, si le déplacement est considérable, si ses effets nuisibles sont manifestes, et qu'il puisse être modifié ou corrigé par l'application d'un agent mécanique, un pessaire, et *que celui-ci soit bien supporté*, on devra y recourir *dès le début du traitement*, sans négliger pour cela les autres indications thérapeutiques. C'est ce que l'on observe assez souvent dans les déviations utérines en arrière ou en bas.

c. Si le changement de situation n'est pas considérable, et si le pessaire destiné à le corriger entraîne par sa présence de l'irritation, de la congestion ou de l'inflammation, on ne devra point l'appliquer au début du traitement. On se contentera alors des moyens généraux capables de modifier ou de combattre les divers symptômes ; plus tard, quand les symptômes auront diminué d'intensité, ou bien quand il sera prouvé que les moyens généraux sont insuffisants, on pourra essayer le traitement mécanique et appliquer un pessaire. Mais celui-ci sera exactement surveillé dans ses effets, et on devra y renoncer à la première aggravation.

C'est ainsi qu'il conviendra de procéder dans les déplacements de l'utérus en avant, surtout si l'on voulait recourir aux pessaires intra-utérins.

d. Tout changement de situation de l'utérus dû à des adhérences d'origine inflammatoire ne sera traité que par des moyens palliatifs ; les pessaires en seront toujours exclus. Outre qu'ils ne parviendraient point à corriger le déplacement, la pression et l'irritation qu'ils exerceraient sur les parties pourraient devenir extrêmement dangereuses. Les exemples de pelvi-péritonites ou de périmétrites, paraissant complètement guéries et récidivant après l'application d'agents redresseurs, ne sont pas rares ; ils sont même plus fréquents qu'on ne le croit, si j'en juge par ce que j'ai eu l'occasion d'observer.

Pour conclure, le traitement mécanique des changements de situation de l'utérus ne doit pas être appliqué indistinctement à tous les cas ; il ne saurait constituer une méthode générale, mais plutôt une méthode particulière à certains cas bien déterminés d'avance. Quand on y aura recours, il faut surveiller attentivement les malades, et y renoncer aussitôt qu'il sera mal supporté.

Classification. — Les changements de situation de l'utérus sont de quatre ordres différents :

1° Les **déviations**, *versions* ou *inclinaisons*. L'axe vertical de la matrice se dévie de sa direction normale par rapport à l'axe du bassin et s'incline d'un côté ou de l'autre. Ce changement de direction de l'organe en entier se fait tantôt en avant (*antéversion*), tantôt en arrière (*rétroversion*), tantôt sur les côtés (*latéroversion* gauche ou droite).

2° Les **flexions**, *incurvations* ou *courbures*. L'axe vertical de la matrice se fléchit sur lui-même, s'incurve, de sorte que le corps et le col sont pliés l'un sur l'autre au niveau de leur jonction, à l'isthme, et forment entre eux un angle plus ou moins ouvert. Il en résulte un changement de forme de l'organe par suite d'un changement de direction d'une partie par rapport à l'autre. La courbure de l'utérus sur lui-même peut se faire en avant (**antéflexion**), en arrière (**rétroflexion**), ou sur les côtés (**latéroflexion** gauche ou droite). Dans ces deux ordres de changements de situation, l'utérus occupe généralement sa hauteur normale, quoiqu'il puisse être situé un peu plus bas. Le point de repère pour déterminer si la version ou la flexion a lieu en avant, en arrière ou sur les côtés, est *toujours le corps de la matrice, jamais le col.*

3° Les **déplacements** proprement dits. — L'utérus en totalité quitte la position normale qu'il occupe au centre du bassin. Ce changement de situation peut se faire suivant l'axe vertical de l'excavation, et l'utérus être situé plus haut (**élévation**), ou plus bas (**abaissement**) ; dans quelques circonstances rares, il se fait suivant son axe horizontal; la matrice est refoulée en masse soit en avant, soit en arrière, soit sur les côtés (**anté-, rétro- et latéro-pulsions**).

4° L'**inversion** ou *renversement*. — La matrice se retourne sur elle-même plus ou moins complètement à la manière d'un doigt de gant, de manière que sa surface interne devient externe, et *vice versâ* : l'inversion est donc caractérisée par une altération dans les rapports réciproques des deux surfaces de l'organe.

— A ces quatre ordres de changements de situation, j'ajouterai les **hernies** ou **hystérocèles**, dans lesquelles l'utérus s'échappe de l'excavation pelvienne par une autre voie que les voies naturelles.

Chacun de ces changements de situation peut acquérir un degré plus ou moins prononcé ; il peut exister seul, ou se combiner avec un ou plusieurs autres, de façon à être plus ou moins complexe : c'est ainsi, par exemple, que les déviations s'associent très souvent avec les flexions, et qu'on a à la

fois une antéflexion et une antéversion, etc. De là un nombre considérable de variétés que la pratique constate, mais
que la théorie isole en accordant la prééminence à celui des
changements qui est le plus accentué, ou qui entraîne les
principaux symptômes. Dans ce qui va suivre, je n'envisagerai que les cas simples, en laissant presque entièrement de
côté ceux qui sont très rares et que le praticien n'a presque
jamais l'occasion de constater.

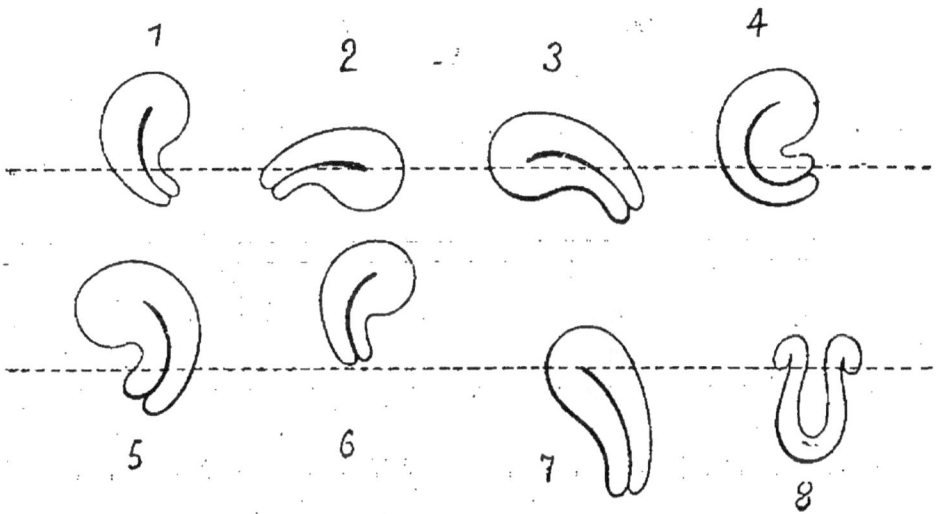

Fig. 1. — Schéma des divers changements de situation de l'utérus.

1. Situation normale de l'utérus.	5. Rétroflexion.
2. Antéversion.	6. Élévation.
3. Rétroversion.	7. Abaissement.
4. Antéflexion.	8. Inversion.

CHAPITRE PREMIER

DÉVIATIONS OU VERSIONS.

Les **déviations** ou **versions** de l'utérus sont des changements de situation dans lesquels l'axe longitudinal de la matrice se dévie de sa direction normale par rapport à l'axe du bassin et s'incline sur celui-ci, tantôt en avant, tantôt en arrière, tantôt sur les côtés : de là trois variétés différentes : **antéversion, rétroversion** et **latéroversion** (droite ou gauche).

§ I. — **Antéversion.**

L'**Antéversion** ou *inclinaison* de la totalité de l'utérus dont le fond se porte en avant du côté de la symphyse pubienne, tandis que le col se dirige en arrière dans la concavité du sacrum, n'est en quelque sorte que l'exagération de l'état normal, puisque nous savons que l'axe longitudinal de la matrice est dirigé obliquement de haut en bas et d'avant en arrière par rapport à l'axe du bassin, c'est-à-dire qu'il existe une antéversion physiologique dont l'angle varie entre 0° et 25°. Au delà de ce degré, l'inclinaison est pathologique, et on dit qu'il y a antéversion.

Fréquence. — Elle est très commune. Sur 339 cas de déplacements recueillis par Nonat, il y avait 135 antéversions, près de 40 p. 100. Elle s'observe surtout chez les femmes qui ont eu des enfants, la grossesse ayant pour objet d'exagérer l'inclinaison normale de l'organe, qui ne revient qu'incomplètement à sa direction primitive. Elle n'est pas rare pourtant chez la jeune fille et la nullipare ; le moindre changement dans le fonctionnement ou les conditions statiques de l'organe pouvant amener une exagération de l'état fœtal.

Étiologie. — Presque toutes les causes susceptibles de

18.

produire les changements de situation en général se retrouvent dans l'étiologie de l'antéversion. Toutefois celles qui
agissent plus spécialement dans ce sens sont l'augmentation
de pesanteur de l'organe et les pressions exercées au niveau de l'abdomen par le corset, le poids des vêtements serrés à la taille, s'il n'existe pas par compensation un relâchement des ligaments suspenseurs de la matrice.

L'antéversion peut être *primitive*, c'est-à-dire indépendante de toute maladie utérine antérieure, mais elle est
plus souvent *secondaire* : sa cause la plus fréquente est la
métrite parenchymateuse du corps, l'hyperplasie aréolaire.
Elle est aussi le résultat des corps fibreux développés dans
les parois de l'organe, et principalement dans la paroi antérieure ; fréquemment elle succède aux inflammations péri-
utérines et aux *adhérences* anormales qui en sont la suite.

Ces inflammations péri-utérines ont encore pour effet d'amener un épaississement, *un raccourcissement des ligaments postérieurs de l'utérus* ou ligaments de Douglas, qui relèvent
le col en arrière pendant que le corps bascule en avant.
M. Courty (1) revient avec insistance sur le rôle actif de la rétraction cicatricielle de ces ligaments succédant à l'inflammation et donnant ainsi à l'antéversion, à sa nature, à ses
causes un caractère essentiellement pathologique.

Schultze (2), qui expliquait de cette manière le mode de production de l'antéflexion, invoque les mêmes causes pour l'antéversion. Si l'utérus, dit-il, est plus rigide qu'à l'état ordinaire,
par suite d'une métrite ancienne ou actuelle, le raccourcissement des ligaments de Douglas entraîne le col en haut et en
arrière ; la face postérieure du corps est alors soumise à l'action de la pression intra-abdominale, et se porte simultanément en bas et en avant, sans se fléchir sur lui-même, d'où
antéversion. Cette pathogénie est très fréquente et elle nous
explique la coïncidence de l'antéversion et de l'antéflexion,
que nous noterons plus loin.

(1) Courty, 3ᵉ édit., t. I, p. 635.
(2) S. Schultze, *Indications du traitement des versions et des
flexions de l'utérus* (*Archiv für Gynœkologie*, 1879 *et Sammlung
Klinischer Vorträge*, 1880).

Symptômes. — Dans un assez grand nombre de cas, l'antéversion existe sans provoquer aucun symptôme subjectif, et sans que les malades se doutent en quelque sorte de son existence, que l'on constate uniquement quand on pratique l'examen de l'utérus pour toute autre raison.

Quoique dépassant l'inclinaison à peu près normale de 25°, l'antéversion ne détermine que peu de phénomènes spéciaux, et il nous est arrivé, comme à tous les médecins, de trouver des utérus à direction presque horizontale, c'est-à-dire faisant un angle de 90° avec l'axe du bassin, qui n'occasionnaient aucun trouble général ou local.

Il n'en est pas toujours ainsi, et l'on voit se développer toute une série de phénomènes généraux, plus ou moins vagues en réalité, tels que névralgies diverses, nausées, névroses, sensation de fatigue générale ou de pesanteur abdominale qui conduisent à la recherche d'une altération utérine.

Par suite de la déviation de l'utérus, le col exerce une pression sur la paroi vaginale postérieure, ainsi que sur le rectum, d'où sensation de ténesme, constipation. Toutefois ces symptômes sont d'ordinaire peu marqués.

La pression du corps de l'utérus sur la vessie produit plus souvent de l'irritation et des troubles fonctionnels du côté de ce dernier organe : dysurie, ténesme, catarrhe vésical. Il est peut-être plus fréquent qu'on ne le croit de constater en même temps des urines chargées, épaisses, rouges, très riches en acide urique, en urates et oxalates divers. Ce dernier fait a rarement fait défaut dans les cas d'antéversion, que j'ai observés à l'approche de la ménopause.

Les conséquences les plus sérieuses, celles pour lesquelles le médecin est le plus souvent consulté, sont la dysménorrhée et la stérilité, dont la pathogénie toute mécanique est facile à concevoir. La dysménorrhée n'est pas fréquente dans les cas de déviation simple, sans complication inflammatoire; quand elle existe, c'est que l'antéversion coïncide avec une inflammation de l'utérus, une paramétrite ou bien plus souvent avec une flexion (antéversion et antéflexion combinées).

La stérilité, d'après M. Sims, se rencontrerait assez fréquemment puisque sur 250 femmes mariées, qui n'avaient jamais eu d'enfants, 103 étaient atteintes d'antéversion (1) : toutefois le chirurgien américain n'ayant pas distingué les cas de flexion d'avec les déviations proprement dites, cette proportion paraîtra certainement exagérée.

En résumé, les différents signes subjectifs qui sont la conséquence de l'antéversion peuvent être nuls ou de peu d'intensité ; ils ne présentent rien de spécial, et, s'ils peuvent faire soupçonner l'existence d'une maladie utérine, ce n'est que par l'examen direct des organes qu'on pourra arriver au diagnostic.

Diagnostic. — Dans l'antéversion, le col est porté en arrière et en haut dans la concavité du sacrum et se trouve plus éloigné de l'orifice vulvaire qu'à l'état normal ; le doigt est obligé de pénétrer plus profondément et tout à fait en arrière pour sentir le museau de tanche et son orifice, qui est tourné en haut, tandis que sa lèvre antérieure regarde directement en bas. Le cul-de-sac antérieur n'existe plus ; à sa place, derrière le pubis, on rencontre une tumeur formée par le corps de l'utérus plus ou moins penché en avant. Le doigt peut explorer ainsi toute la face antérieure de l'utérus devenue inférieure, et constater sa parfaite rectitude, c'est-à-dire la non-existence de flexion au niveau de l'isthme.

Le toucher rectal fait sentir plus facilement le col en arrière. Le fond de l'utérus est perçu au-dessus du pubis ; il ne peut l'être quand il occupe sa position normale. Le spéculum ne découvre que la lèvre antérieure du col ; il faut, pour découvrir complètement ce segment utérin, incliner fortement l'instrument en arrière pendant qu'on accroche le col avec des pinces et qu'on l'attire en avant. Le cathétérisme utérin est difficile à pratiquer : il faut, pour cela, baisser fortement le manche de l'instrument et déprimer la fourchette, se rapprocher en un mot le plus possible de la direction vicieuse prise par la matrice.

(1) M. Sims, *Notes sur la chirurgie utérine*, p. 276.

La combinaison de ces divers moyens a pour effet non seulement de faire découvrir l'antéversion, mais encore d'en faire apprécier le degré, et surtout de nous donner la mesure de la réductibilité ou de l'irréductibilité de la déviation.

Suivant que le doigt qui est parvenu à accrocher le col peut plus ou moins facilement le ramener à sa position normale, aidé ou non du cathéter utérin, que cette réduction s'accompagne ou non de douleurs, on pourra conclure que l'utérus est libre d'adhérences et que les ligaments de Douglas ne sont point raccourcis, ou bien que le contraire a lieu : point capital pour les indications de traitement et la détermination des moyens à employer.

Pour être complet, le diagnostic doit également déterminer si l'antéversion est simple, ou bien si elle est accompagnée de complications diverses, qui en ont été la cause provoca- trice ou la conséquence.

C'est ainsi que par le toucher on s'assurera s'il existe une augmentation de volume de l'utérus, une métrite chronique, une antéflexion, ou bien des tumeurs situées dans l'épaisseur de ses parois, comme Sims en a figuré plusieurs exemples.

Dans l'antéversion simple, le cathéter intra-utérin, une fois introduit dans le col, pénètre assez aisément jusqu'au fond de l'organe qu'il redresse peu à peu ; un obstacle à sa progression fera naître l'idée d'une tumeur fibreuse, ce dont on s'assurera alors par l'emploi simultané du toucher rectal, du cathétérisme vésical et de la palpation de l'abdomen.

Dans les diverses explorations relatives à l'antéversion, comme du reste pour tous les autres changements de situation de l'utérus, il ne faut pas oublier de pratiquer l'examen de la femme dans le décubitus horizontal et dans la position debout, pour noter les différences qui en résultent.

C'est ainsi que l'antéversion est bien plus accentuée dans la position debout. En comparant son degré à ce moment et celui qui existe dans le décubitus dorsal, on peut mesurer le degré de réductibilité naturelle dont la déviation est susceptible. C'est ainsi encore qu'une antéversion à peu près insignifiante dans la position horizontale et qui ne détermine alors aucun symptôme, peut être franchement exagérée dans la position droite et provoquer de telles douleurs que la marche est complètement impossible, comme Gaillard Thomas (1) en cite quelques exemples.

Pronostic. — L'antéversion n'est pas une affection grave par elle-même, et, si elle existe seule, elle n'entraîne aucun danger. La dysménorrhée est assez rare. Quant à la stérilité, elle est un inconvénient majeur pour lequel on est appelé souvent à intervenir ; or les difficultés d'intervention et les chances de succès dépendent beaucoup plus des autres lésions concomitantes que de la déviation elle-même.

Pourtant l'antéversion est une maladie qui tend plutôt à s'augmenter qu'à diminuer, c'est dire qu'une fois produite elle survit à la cause qui l'a produite et persiste pendant longtemps, toujours même ; c'est le cas le plus général. Toutefois on peut la voir se modifier sous l'influence d'une grossesse, dont les suites seront exactement surveillées : c'est là un fait qu'il importe de retenir.

Quand, malgré une déviation plus ou moins prononcée, une femme est devenue enceinte, on devra la laisser au lit longtemps après ses couches, jusqu'à ce que la période d'involution soit complètement achevée, et en la faisant tenir dans une position qui s'oppose au retour de la déviation première. Existait-il auparavant une antéversion, le décubitus dorsal, le siège étant relevé par des coussins ou des alèzes, sera longtemps maintenu ; on évitera la constipation par des lavements ou des purgatifs légers : on pourra même conseiller aux malades de garder leurs urines le plus longtemps possible, afin que la vacuité du rectum d'une part, la plénitude de la vessie de l'autre viennent aider le mouvement de bascule de l'utérus que détermine la position elle-même.

Ces préceptes méthodiquement suivis seront souvent suivis de succès, et c'est ainsi que l'on peut expliquer comment des femmes atteintes de déviations et restées longtemps stériles deviennent fécondes après une longue maladie.

Traitement. — Le traitement de l'antéversion, comme

(1) Gaillard Thomas, trad. Lutaud, *op. cit.*, p. 316.

celui des déviations utérines en général, doit avant tout s'a-
dresser à la cause qui l'a produite, ou aux complications
qui sont survenues depuis : c'est là un précepte de la plus
grande importance ; si on ne l'observe pas, toute autre intervention sera inutile, si elle n'est pas le plus souvent nuisible.

Ce traitement est *médical*, ou bien *chirurgical*, c'est-à-dire
mécanique.

1° **Traitement médical.** — C'est incontestablement le
plus important, celui qui convient à tous les cas, et qui donne
des succès nombreux en dehors de toute autre intervention.

Il convient d'abord de combattre la métrite aiguë ou chronique qui marche si souvent de pair avec l'antéversion : je
n'ai pas à revenir sur ce traitement que j'ai longuement exposé plus haut : antiphlogistiques, bains, cataplasmes, injections vaginales, ignipuncture du col, etc. Tous ces moyens
seront mis en usage, autant pour faire cesser les symptômes
douloureux que pour amener le dégorgement de l'utérus, et
principalement de l'une des lèvres du col, qui produit ou
aggrave le déplacement.

Si l'on joint à ce traitement de la congestion utérine ou
de la métrite les moyens propres à hâter la résolution des
engorgements voisins, à fortifier le tempérament lymphatique des malades (hydrothérapie, ferrugineux, eaux minérales), enfin si l'on combat la constipation ou la rétention
d'urine, et si, grâce à une bonne hygiène, à la position horizontale longtemps conservée, au rejet du corset ou des vêtements serrés à la taille, on met l'utérus à l'abri de toute
pression capable de lui imprimer une mauvaise direction, on
arrivera presque toujours à modifier heureusement la maladie, à la rendre très supportable, à faire même qu'elle passe
inaperçue, et les malades, dans le plus grand nombre de cas,
n'en demandent pas davantage.

Toutefois, il est des cas où, malgré l'observation exacte de
tous ces préceptes, les phénomènes morbides persistent ;
l'antéversion ne se modifie pas, et en outre les conséquences
générales et locales, les douleurs, la gêne de la locomo-

tion, etc., restent dans le même état. Faut-il, dans ces circonstances, agir directement sur l'utérus pour le ramener à sa situation normale, et l'y maintenir en quelque sorte de force? En un mot faut-il opérer la *réduction* et la *contention* de l'organe antéversé? C'est là le but du traitement chirurgical ou mécanique.

2° Traitement mécanique. — La *réduction* de l'utérus se fait soit à l'aide du doigt porté dans le cul-de-sac postérieur en arrière du col, soit à l'aide du cathéter utérin, pendant que de l'autre main on relève la paroi abdominale. Il faut avoir le soin préalable de vider la vessie et le rectum et de placer la malade dans le décubitus horizontal, les cuisses et le bassin relevé. La réduction est facile dans certains cas; elle est douloureuse, difficile dans certains autres; quelquefois elle est complètement impossible par suite des adhérences contractées par l'utérus. Quoi qu'il en soit, elle ne se maintient pas et bientôt la déviation se reproduit, si on n'emploie pas les *moyens contentifs*.

Ceux-ci sont de plusieurs ordres :

a. *Pessaires intra-utérins.* — Ce sont des tiges dures ou flexibles, introduites dans la cavité de l'utérus et prenant leur point d'appui en dehors de lui : le redresseur de Valleix, et tous les autres pessaires intra-utérins successivement inventés et prônés (ceux de Meyer, de Kiwisch, etc.) sont aujourd'hui abandonnés à bon droit : ils font partie de l'histoire de l'art et le praticien avisé les y laissera.

b. *Pessaires vaginaux.* — Le meilleur pessaire vaginal, le seul auquel je voudrais avoir recours, consiste dans l'application d'un tampon de coton, imbibé de glycérine et placé en arrière et au-dessus du col dans le cul-de-sac postérieur.

Quant aux pessaires proprement dits, la liste en est longue et les modèles très variés : tantôt ils ont pour but de presser sur le cul-de-sac antérieur et sur le fond de l'utérus, de manière à refouler celui-ci en haut et en arrière; le plus souvent ils s'appliquent sur le col qu'ils attirent d'arrière en avant, en le maintenant ainsi dans l'axe du vagin : pendant ce temps le fond doit subir un mouvement d'impulsion en sens inverse et se relever.

Parmi ceux qui sont propres à corriger l'antéversion, je signalerai le *pessaire à air de Gariel* que l'on applique dans le cul-de-sac antérieur, mais qui ne tient pas en place; le *pessaire en raquette d'Hervez de Chégoin*, qui s'applique dans le cul-de-sac postérieur et auquel on peut adresser le même reproche.

Les pessaires *élastiques*, ceux en caoutchouc, en aluminium ou en gutta-percha, de forme annulaire ou plus ou moins irréguliers, à courbures latérales ou antéro-postérieures, tels que ceux de Meigs, de Hodge, de Priestley, ne sauraient agir suffisamment dans l'antéversion, et sont à peu près inutiles.

Gaillard Thomas recommande beaucoup un pessaire de son invention, qui consiste dans un anneau de Hodge sur lequel est articulé un demi-cercle mobile qui est abaissé au moment de l'introduction, mais que l'on relève dès qu'il est arrivé en arrière du col, en sorte que celui-ci est entraîné mécaniquement en avant et en bas.

Je n'en finirais pas si je voulais énumérer toutes les formes variées de pessaires qui nous arrivent journellement d'Angleterre ou d'Amérique, depuis le pessaire à tige extérieure de Cutter, jusqu'au pessaire en berceau de Graily Hevitt, sur lequel l'utérus, une fois convenablement placé, peut se balancer à son aise.

Un certain nombre de ces instruments, à conception ingénieuse sans doute, peuvent être utiles dans la rétroversion, et j'y reviendrai; dans l'antéversion, ils ne le sont guère ou pas du tout; et on doit, soit pour favoriser soit pour assurer la contention, recourir à d'autres moyens.

c. *Opérations.* — M. Courty (1) recommande, dans quelques rares circonstances il est vrai, la cautérisation ignée du cul-de-sac antérieur, de façon à produire une bride cicatricielle qui, en se rétractant, rapproche le col de la paroi anté-

(1) Courty, *op. cit.*, 3e édit., p. 654.

rieure du vagin, et fait ainsi basculer tout l'organe dans son
anneau suspenseur. Ce procédé lui a donné de bons résultats
quand l'antéversion n'était pas compliquée de périmétrite,
et que l'utérus était dans une sorte d'*état instable* qui lui
permet d'obéir au moindre agent d'impulsion.

M. Sims (1), dans trois cas où la paroi antérieure du vagin
était extraordinairement longue, et où l'utérus, reposant sur
elle et parallèlement à sa direction, se trouvait avoir son fond
exactement derrière la face interne de la symphyse pubienne,
pratiqua avec succès l'opération suivante. Deux surfaces
semi-lunaires, d'un demi-pouce de large, s'étendant en travers presque sur toute la paroi antérieure du vagin, l'une en
juxtaposition avec le col et l'autre un pouce et demi au-devant de lui, furent complètement dénudées de leur muqueuse
vaginale, et adossées exactement l'une à l'autre par des sutures d'argent, de manière à produire un pli transversal du
vagin qui raccourcissait d'une manière permanente la paroi
antérieure et fixait le col en avant. Cette petite opération ne
saurait convenir, comme le fait observer l'habile chirurgien
américain, que lorsque la paroi antérieure du vagin est très
longue et l'utérus assez mobile.

d. Ceinture abdominale. — Les pessaires intra-utérins ou
intra-vaginaux n'étant pas applicables dans la majorité des
cas, soit à cause de l'impossibilité de les fixer, soit à cause
des douleurs qu'ils déterminent, on doit se préoccuper de
libérer l'utérus de toutes les pressions capables de maintenir
ou d'augmenter sa déviation : c'est là non pas une contention véritable, mais simplement une contention palliative.

Toutes les ceintures abdominales, de quelque forme qu'elles
soient, pourvu qu'elles relèvent les parois et le contenu de
l'abdomen de bas en haut, sont éminemment utiles dans le
traitement des déviations utérines, et en particulier de l'antéversion. Les ceintures de flanelle, en tissu élastique avec ou
sans baleines, et principalement celles qui sont tout d'une
pièce et se placent comme un maillot, faciliteront la guérison

---

(1) M. Sims, *op. cit.*, p. 297.

en permettant à l'utérus de se redresser, ou tout au moins en empêchant son inclinaison plus grande.

On a construit pour l'antéversion des ceintures hypogastriques à ressorts, avec articulation et pelote à clef, qui ont pour but non seulement de relever et de soutenir l'abdomen, mais encore de repousser l'utérus d'avant en arrière. Outre que ces ceintures ne sauraient agir directement sur l'utérus que tout autant que celui-ci dépasse la symphyse du pubis, la pression exercée par la pelote articulée est presque toujours douloureuse, insupportable, et la plupart des femmes auxquelles on les a conseillées ont été obligées d'y renoncer.

En résumé, le traitement de l'antéversion sera presque toujours purement médical : le traitement mécanique consistera uniquement dans l'application de tampons glycérinés placés dans le cul-de-sac postérieur et dans l'usage d'une ceinture abdominale élastique ; quant aux autres moyens, on ne devra y recourir que très exceptionnellement, et y renoncer s'ils ne sont pas aisément tolérés.

§ II. — Rétroversion.

La **rétroversion** est le changement de direction de l'utérus dont le fond est tourné en arrière du côté du sacrum, et le col en avant du côté de la symphyse du pubis.

Le mouvement de bascule qu'a subi la matrice s'est opéré d'avant en arrière, en sens inverse de l'inclinaison normale : aussi cette déviation est-elle moins fréquente que l'antéversion, et ne s'observe-t-elle guère que chez les femmes qui ont eu déjà des enfants. Sur 339 cas de changements de situation de l'utérus, Nonat a observé 67 rétroversions. Sims a noté 179 cas de stérilité par rétroversion, dont 111 sur des femmes ayant déjà conçu.

Étiologie. — Pour que la rétroversion puisse avoir lieu, il faut que les ligaments qui retiennent l'utérus en avant soient relâchés, allongés ou déchirés. Les efforts, les courses,

les coups violents sur l'hypogastre, les excès de coït, etc.,
peuvent produire ce résultat.

Elle est généralement associée avec le prolapsus qui entraîne le col en bas et en avant dans l'axe du vagin et relève
ainsi le fond vers la concavité du sacrum. Toutes les causes de prolapsus de l'utérus produisent en même temps un
plus ou moins grand degré de rétroversion.

On a encore accusé le décubitus dorsal longtemps prolongé
au lit ou sur une chaise longue, quand l'utérus est lourd
et volumineux, comme à la suite d'une métrite ou après
l'accouchement ; la distension considérable de la vessie, à
laquelle les usages sociaux condamnent la femme. Mais
la cause la plus active est sans contredit la grossesse et
l'accouchement qui, en amenant une distension exagérée des
ligaments, diminuent leur résistance.

Schultze explique la plupart des cas de rétroversion de la
manière suivante : les plis de Douglas viennent à se relâcher, soit sous l'influence de la stagnation habituelle des
matières fécales, soit par l'atonie et la paralysie du muscle
rétracteur de l'utérus, conséquence d'infiltration par des
exsudats. Le col utérin porté en avant par les matières fécales
ne revient plus à sa position. La distension de la vessie rejette le fond de l'utérus en arrière, et, après son évacuation,
la pression abdominale, s'exerçant sur la base antérieure de
l'utérus, enfonce cet organe dans la concavité du sacrum.
Dès lors la rétroversion est constituée.

La rétroversion peut également être le résultat d'un engorgement, d'une hypertrophie de la paroi postérieure du corps
de l'utérus, ou bien d'une tumeur développée à ce niveau.
Elle succède à des adhérences, suite de pelvi-péritonites ; on
l'a vue quelquefois produite par un kyste de l'ovaire engagé
au-devant de l'utérus.

La rétroversion est presque toujours, sinon toujours pathologique.

Symptômes. — Les symptômes subjectifs diffèrent peu de
ceux de l'antéversion, si ce n'est que la constipation et le
ténesme rectal sont plus accentués.

Quant aux symptômes objectifs, ils en sont en quelque sorte l'opposé. Le doigt perçoit dans le cul-de-sac postérieur une masse dure, arrondie, lisse et unie, formée par la face postérieure de l'utérus ; il faut le ramener fortement en avant pour sentir le col accolé contre la paroi antérieure du vagin, derrière la symphyse du pubis, généralement plus bas que d'ordinaire, quelquefois au contraire situé bien plus haut et presque complètement inaccessible. En déprimant le plus possible les parois de l'hypogastre, on ne peut arriver à sentir l'organe : en revanche, le toucher rectal fait sentir le fond de l'utérus comprimant plus ou moins le rectum.

Le col est plus difficile à découvrir avec le spéculum qui doit être introduit d'arrière en avant ; le cathétérisme utérin est toujours moins aisé que dans l'antéversion. Souvent, pour découvrir complètement le col, il faut l'accrocher avec la sonde utérine ou un ténaculum, ou bien faire placer la femme sur les coudes et les genoux, dans la position *génu-pectorale*. Pour pratiquer le cathétérisme, il faut relever fortement le manche de l'instrument vers le pubis.

La rétroversion est susceptible d'acquérir divers degrés, depuis la position verticale jusqu'à une sorte de renversement complet qui porte le fond presque directement en bas et le col en haut. Comme le fait observer Sims, tandis que l'antéversion ne va pas au delà de 90°, la rétroversion au contraire est susceptible de former un angle ouvert en arrière et variant depuis 45° jusqu'à 135° par suite de l'absence d'obstacles au renversement du côté de la concavité du sacrum.

Plus la déviation sera considérable, et plus les signes physiques précédents seront accentués : plus aussi les symptômes subjectifs, tels que le tiraillement à l'ombilic et aux aines, le poids à l'anus, etc., acquerront de l'importance.

Rétroversion pendant la grossesse. — La rétroversion, qui existe chez une femme devenant enceinte, ou celle qui survient plus ou moins subitement dans les premières semaines ou les deux premiers mois de la grossesse, est très grave, par suite de l'enclavement de l'utérus dans le petit bassin. La matrice, ainsi empêchée dans son ascension normale, ne peut se développer ; et, si la déviation n'est pas convenablement traitée dès la première période, elle entraîne presque fatalement l'avortement.

L'étude de la rétroversion de l'utérus gravide et des soins qu'il convient de donner en pareille circonstance est largement faite dans les traités d'accouchements : je n'ai voulu que la mentionner ici.

Diagnostic. — Les signes subjectifs fournis par le toucher vaginal et rectal, l'examen au spéculum et le cathétérisme utérin sont assez évidents pour permettre de reconnaître aisément la rétroversion utérine.

Dans la rétroflexion, le fond de l'utérus fait également saillie dans le cul-de-sac postérieur, mais le col n'est que peu ou point dévié, et le cathétérisme utérin est empêché à partir de l'isthme.

On pourrait également confondre la rétroversion avec une tumeur siégeant soit dans la paroi postérieure de l'utérus, soit dans le cul-de-sac rétro-utérin : fibrome, hématocèle, phlegmon, etc. En recherchant avec attention la direction de l'axe de l'utérus, en examinant la position du col et en pratiquant le cathétérisme utérin, on pourra éviter toute erreur. Dans les cas tant soit peu douteux, on ne se contentera pas du toucher vaginal pour établir le diagnostic : la palpation abdominale et la sonde utérine seront toujours nécessaires. Du reste, il est des cas complexes dans lesquels la rétroversion n'existe pas seule, mais coïncide avec l'une ou l'autre de ces affections de la région rétro-utérine : toutefois elles ne sauraient acquérir un grand volume, car elles amèneraient plutôt l'antéversion. En présence de ces complications, un examen attentif et complet est nécessaire, afin de déterminer la valeur relative de ces diverses affections simultanées.

Complications. — La déviation de l'utérus en arrière est quelquefois simple ; le plus souvent elle est compliquée de métrite, de cystite, d'inflammation catarrhale du rectum, de pelvi-péritonite et d'adhérences consécutives.

Marche. — Elle débute quelquefois d'une façon soudaine à la suite d'un violent effort. Le plus souvent elle se produit d'une façon lente et progressive. Elle a une marche essentiellement chronique, sans aucune tendance à la guérison. La grossesse peut quelquefois la corriger en totalité ou en partie, mais elle est bien plus souvent la source de grands dangers par suite de l'enclavement de l'utérus dans le petit bassin.

Pronostic. — Peu grave par elle-même, la rétroversion entraîne cependant des désordres plus ou moins sérieux, en tête desquels il faut placer la dysménorrhée et la stérilité; j'y reviendrai à propos de la rétroflexion.

Traitement. — Le traitement proprement dit de la rétroversion ne devra être commencé que lorsque, à l'aide de moyens appropriés, on aura combattu et fait disparaître les diverses complications inflammatoires qui coexistent si souvent avec elle. Une fois ce premier résultat obtenu, on distinguera, pour la détermination de l'intervention ultérieure, deux cas : 1° la réduction est possible, 2° la réduction est impossible.

A. *Réduction possible.* — Celle-ci peut être obtenue de diverses façons.

A l'aide du toucher, un ou deux doigts sont introduits dans le vagin, poussent le col de l'utérus en bas et le fond en haut; très souvent il sera préférable d'introduire un doigt dans le rectum pour agir plus directement sur le fond. Dans beaucoup de circonstances, l'introduction d'un cathéter dans l'utérus sera nécessaire, mais dans ce cas il faudra procéder avec ménagement et habileté pour ne pas s'exposer à produire des déchirures.

Que l'on emploie isolément le toucher vaginal ou le cathétérisme, ou mieux que l'on combine ces divers moyens, on s'aidera, très avantageusement et toujours, de la position génu-pectorale qui, en entraînant tous les viscères abdominaux hors du petit bassin et en libérant en quelque sorte l'utérus de toute pression, facilitera singulièrement sa réduction qui pourra même quelquefois s'effectuer seule.

Campbell (cité par Courty) (1) assure avoir vu la réduction s'opérer *automatiquement* si, pendant que la femme est dans la position génu-pectorale, le chirurgien ou elle-même introduit deux doigts dans le vagin. En pressant sur la fourchette, on écarte les grandes lèvres, on permet l'accès de l'air jusque dans les culs-de-sac, et la pression atmosphérique, en dilatant fortement le vagin, concourt activement à la réduction de l'obliquité, que peut faciliter du reste l'impulsion des doigts portés jusque sur la matrice.

De cette manière, les malades elles-mêmes peuvent réduire leur rétroversion ; elles sont les premières à reconnaître les avantages du décubitus abdominal auquel elles recourent plus tard spontanément.

Mais, si la réduction peut s'opérer assez aisément, la rétroversion ne tarde pas à se reproduire dès que la position change, et l'on doit songer à la *contention*.

La liberté des intestins, le décubitus abdominal aussi prolongé que possible, le rejet du corset et de tous vêtements serrés à la taille, seront d'abord choses indispensables.

Pour maintenir l'utérus en place, on appliquera un tampon d'ouate imbibée de glycérine dans le cul-de-sac antérieur ; on refoule ainsi le col en arrière. Gaillard Thomas (2) recommande en outre d'appliquer un second tampon dans le cul-de-sac postérieur en le portant aussi haut que possible afin de soulever en même temps le fond de l'organe, et d'immobiliser en quelque sorte la matrice dans la position voulue. — Le tampon antérieur seul sera facilement supporté et par conséquent suffisant.

Quand la malade ne pourra point être soignée à tout instant par le médecin, on usera alors des pessaires vaginaux. La forme et la disposition en sont en quelque sorte infinies. Le plus employé aujourd'hui est le *pessaire de Hodge*, en caoutchouc ou mieux en aluminium. Il représente une sorte de parallélogramme recourbé sur l'une de ses faces, plus élevé

(1) Courty, *op. cit.*, 3ᵉ édit., p. 657.
(2) G. Thomas, trad. Lutaud, *op. cit.*, p. 336.

et plus large à son extrémité postérieure. Cet instrument embrasse le col dans son aire ; pendant que son extrémité antérieure, appliquée contre la symphyse du pubis, refoule le segment inférieur de l'utérus en arrière, son extrémité postérieure soulève le fond en haut.

M. Courty, ne recherchant que le refoulement du col en arrière, a modifié le pessaire de Hodge en incurvant sa lame postérieure, et en appliquant tout l'instrument en avant du col.

Bien d'autres modifications ont été introduites, sur lesquelles il serait trop long d'insister. Citons seulement les pessaires de Meigs, de Smith, de Fowler, de Graily Hewitt, de Cutter, de Gaillard Thomas, etc.

Mais il ne faut pas oublier que tous ces pessaires ne doivent pas occasionner une trop grande gêne ni une trop grande douleur ; dans ce cas il vaudrait mieux y renoncer pour se contenter exclusivement des moyens palliatifs et de l'application des tampons glycérinés.

Une fois la réduction opérée et la contention plus ou moins bien obtenue à l'aide du décubitus, des tampons ou des pessaires, on devra assurer la persistance de cette position en excitant par tous les moyens connus le raccourcissement et la contraction des ligaments relâchés : astringents au fond du vagin, injections froides, seigle ergoté, électricité, hydrothérapie, etc.

B. *Réduction impossible* par suite d'adhérences péritonéales. — Les tentatives de redressement faites avec prudence ayant échoué, on se résoudra à un traitement purement palliatif. Voici les sages préceptes qu'indique M. Courty, et auxquels on ne saurait trop se conformer, si l'on ne veut point s'exposer aux plus grands périls. « Dès le commencement les antiphlogistiques, quelquefois les sangsues, les laxatifs répétés, les injections rectales d'onguent mercuriel belladoné deux fois par semaine, les bains alcalins et gélatineux, émollients, sédatifs, tous les jours et de plusieurs heures de durée, avec injection tout le temps du bain, le décubitus ventral, plus tard Vichy et l'hydro-

thérapie, le bromure et l'iodure de potassium, quelquefois
même des vésicatoires sur les lombes, les fesses, le sacrum,
etc., étant appliqués avec persévérance, amènent des résultats qui nous étonnent lorsque, par des tentatives de redressement renouvelées, nous finissons par constater, au
bout de quelques mois, que la déviation devient peu à peu
mobile et s'ébranle doucement. On peut secourir avantageusement les malades par l'usage d'un coussin périnéal
attaché à une bonne ceinture, et soulevant ainsi le périnée, le fond du cul-de-sac de Douglas et le corps de l'u-
térus. Une fois les adhérences rompues, le redressement
obtenu, il faut répéter la réduction aussi souvent qu'il est
nécessaire, apprendre à la malade à s'aider elle-même à
cette réduction, selon la méthode de Campbell, par l'attitude génu-pectorale prise au moment de son coucher et le
décubitus ventral conservé toute la nuit, et enfin essayer
la contention à l'aide des pessaires. »

M. Sims, tout en se déclarant grand partisan du redressement, qu'il opère avec l'*élévateur utérin* et des pessaires
de forme variée, n'en reconnaît pas moins que ces divers
moyens de prothèse peuvent être le point de départ de nombreux et graves dangers. Si le célèbre chirurgien américain a pu, grâce à son habileté, les éviter dans le plus
grand nombre de cas, le praticien avisé fera bien de se
montrer moins aventureux et il se contentera le plus souvent d'un traitement palliatif qui sera toujours très utile,
sans s'exposer à des mécomptes en quelque sorte inévitables.

§ III. — Latéroversion.

La **latéroversion** est l'inclinaison de la matrice dont le
fond se porte à droite ou à gauche de la ligne médiane,
pendant que le col subit un déplacement en sens inverse.
La latéroversion droite est incomparablement la plus fréquente. Du reste l'inclinaison de la matrice à droite est en
quelque sorte normale ; on la voit s'exagérer d'une façon
très sensible pendant la grossesse.

Ces changements de situation reconnaissent les mêmes causes que les versions en avant ou en arrière : elles sont bien plus souvent de nature pathologique, et succèdent soit à un phlegmon de l'un des ligaments larges, soit à une tumeur abdominale ou utérine.

Elles occasionnent les mêmes troubles généraux que les autres déviations : quant à leurs symptômes locaux ou objectifs, il est aisé de les concevoir d'avance.

Les latéroversions sont relativement rares ; quand elles existent, elles coïncident avec une autre déviation ou flexion de la matrice, dont elles ne sont qu'une complication et qu'une aggravation.

Le plus souvent l'inclinaison latérale est peu prononcée, comparativement à l'autre déviation concomitante, et elle peut être négligée pour le pronostic et le traitement. Quelquefois au contraire la latéroversion prédomine ; et elle s'accuse alors par une douleur dans l'aine du côté où la version s'est faite.

Elles ne demandent généralement pas de traitement spécial. Si les symptômes propres acquéraient une intensité réelle et que l'on crût devoir intervenir par le redressement et la contention, il faut se rappeler que les latéroversions sont presque toujours pathologiques, qu'elles succèdent à une paramétrite ou à un phlegmon des ligaments larges, et ne recourir au traitement mécanique qu'avec les plus grandes précautions, afin de ne pas réveiller les phénomènes inflammatoires. Le retour de ceux-ci aurait en effet pour résultat, non seulement d'exposer à des dangers plus ou moins sérieux. mais encore d'augmenter la déviation.

Le décubitus latéral, joint aux autres moyens indiqués dans les deux paragraphes précédents, sera suffisant dans la presque totalité des cas.

CHAPITRE II

FLEXIONS.

Valleix. *Leçons cliniques faites à la Pitié.* Paris, 1852.

Courty. *Op. cit.*, 3ᵉ édition, p. 662.

G. Thomas. *Op. cit.*, p. 345.

Graily Hewitt. *The mechanical system of uterine pathology.* London, 1878.

M'Laren. *Étude sur les flexions de l'utérus.* Th. de Montpellier, 1878.

Les flexions de l'utérus sont des changements de situation ou plutôt des changements de forme, dans lesquels l'axe vertical de la matrice se plie sur lui-même au niveau de la jonction du corps avec le col. Gaillard Thomas compare la version à la luxation d'un os long, et la flexion à une fracture avec réunion angulaire des deux extrémités fracturées.

La fréquence de ces lésions est diversement interprétée : les uns les admettant comme très communes, plus communes même que les versions (Courty), les autres au contraire disant qu'elles sont rares. Elles existent tantôt seules, tantôt associées avec un autre changement de situation de l'utérus, les versions surtout.

La courbure de l'utérus sur lui-même peut se faire tantôt en avant, tantôt en arrière, tantôt sur les côtés : de là trois variétés différentes : **antéflexion, rétroflexion** et **latéroflexion** (droite ou gauche).

§ I. — Antéflexion.

L'**antéflexion** consiste dans la courbure de la matrice sur elle-même, de telle façon que le corps et le col forment entre eux un angle ouvert en avant, dont le sommet correspond généralement au lieu de leur jonction, à l'isthme.

Le col conserve sa position et sa direction normales ;

le corps, au contraire, s'infléchit en avant et se porte plus ou moins bas vers la symphyse du pubis. Le degré de flexion varie suivant les cas : tantôt l'angle est largement ouvert ; tantôt il est plus ou moins aigu ; tantôt la plicature est telle que les deux segments de l'utérus ont une direction exactement parallèle et s'adossent complètement l'un à l'autre.

De même que l'antéversion, avec laquelle du reste elle coïncide très fréquemment, l'antéflexion n'est que l'exagération de la courbure normale de la matrice. Nous savons que l'axe longitudinal de l'organe, au lieu d'être exactement rectiligne, constitue une sorte de ligne brisée dont les deux moitiés forment entre elles un angle. Il existe une *antéflexion physiologique* qui n'excède guère 15 à 20 degrés ; au delà de ce point, la courbure est pathologique et on dit qu'il y a antéflexion.

D'une manière très générale, la flexion s'opère au niveau de l'isthme, et c'est le corps qui s'incurve sur le col tandis que celui-ci conserve sa direction normale. D'autres fois l'incurvation porte à la fois sur le corps et sur le col, qui convergent ainsi l'un vers l'autre : plus rarement on a noté une incurvation des deux parties en sens inverse, l'utérus prend alors la forme d'un S. Je ne m'occuperai que des premiers cas.

Étiologie. — L'antéflexion peut être *congénitale* ou *acquise.*

L'*antéflexion congénitale* est assez fréquente ; elle coïncide souvent avec l'antéversion, l'élévation et un orifice vaginal très petit : elle peut être due à une trop grande brièveté de la paroi antérieure de l'utérus et des ligaments, ou à une longueur excessive de la paroi antérieure du vagin.

L'*antéflexion acquise*, comme du reste toutes les autres flexions utérines, succède le plus souvent à la métrite, qui amène le ramollissement du tissu utérin, principalement au niveau de la partie la plus mince de l'organe, à l'isthme, pendant que le corps s'hypertrophie et augmente de poids.

Dans ces conditions pathologiques nouvelles, les diverses

forces qui pressent sur l'utérus de haut en bas, telles que les efforts, le poids des vêtements trop serrés à la taille, et en général toutes les causes de déplacements de la matrice, agissent sur le corps qui s'infléchit sur le col : une flexion se produit, là où on aurait pu observer soit une version, soit un abaissement.

Les avortements, l'accouchement lui-même, quand ils ne sont pas suivis d'une involution suffisante, produisent le même résultat.

L'antéflexion succède encore aux diverses inflammations qui ont leur siège dans le voisinage de la matrice, soit par rétraction des ligaments suspenseurs, soit par la production d'adhérences entre le corps et les organes de la moitié antérieure du bassin. Il est rare toutefois que des adhérences s'établissent du côté de la paroi antérieure et la tirent en bas et en avant; le plus souvent c'est du côté opposé qu'elles existent, entre la partie supérieure et postérieure du col et la paroi postérieure du pelvis. Ces adhérences une fois établies, l'utérus a de la tendance à se fléchir en avant, la vessie étant vide. La pression abdominale augmente le déplacement qui persiste, même quand la vessie est remplie, d'autant plus qu'il y a en même temps raccourcissement des ligaments de Douglas (Schultze).

Symptômes. — Beaucoup d'antéflexions passent inaperçues, surtout avant la puberté ou le mariage, dans la vieillesse, et chez les femmes qui ont le bassin très ample. Elles n'occasionnent que peu ou point de douleurs ; les troubles fonctionnels sont nuls ou très légers. C'est ce qui arrive généralement, quand l'écoulement menstruel est peu abondant et liquide.

Mais, quand la lésion est prononcée, on voit bientôt survenir toute une série de symptômes : douleur dans les aines, les lombes, pesanteur au périnée, difficultés de la marche, leucorrhée, etc., que l'on rencontre dans presque tous les changements de situation de l'utérus ou dans les cas de métrite chronique. Ces symptômes ne présentent en réalité rien de bien caractéristique et le diagnostic ne peut être fait que par l'examen direct.

Toutefois l'antéflexion amène des troubles de voisinage du côté du rectum moins souvent que l'antéversion ; la dysurie et les irritations diverses du côté de la vessie ne sont aussi que peu accentuées. Presque tous les désordres proviennent de l'obstruction plus ou moins complète du canal cervico-utérin et des troubles apportés à la circulation veineuse de l'organe : tels sont la dysménorrhée, la stérilité, l'hypérémie, l'endométrite et enfin les divers désordres nerveux.

La stérilité s'observe quelquefois, mais il faut reconnaître qu'elle n'est pas une conséquence forcée ; la fécondation est sans doute plus difficile, mais elle est loin d'être impossible.

La dysménorrhée est le symptôme le plus commun ; d'ordinaire, elle ne se manifeste qu'au moment de l'apparition des règles ; souvent elle persiste tout le temps que dure la menstruation et va même en augmentant, car l'antéflexion s'exagère sous l'influence de la congestion menstruelle ; la lumière du canal, déjà étroite, se rétrécit encore davantage.

Enfin à ces symptômes viennent s'ajouter ceux de l'hypérémie et de la métrite, qui en sont les conséquences presque nécessaires, quand toutefois elles n'en ont pas été la cause provocatrice.

Dans les cas graves, l'antéflexion peut déterminer à elle seule des désordres bien plus considérables ; c'est ainsi que l'on a noté des leucorrhées et des ménorrhagies intenses, des névralgies pelviennes, des douleurs lancinantes dans les membres inférieurs, l'impossibilité de la marche, etc.

L'antéflexion, même légère, prédispose aux avortements.

Diagnostic. — Dans l'antéflexion simple, le col occupe sa situation normale ; le doigt introduit dans le cul-de-sac antérieur sent une tumeur dure, lisse et arrondie, formée par le corps de la matrice. Si l'on essaye de parcourir d'avant en arrière la surface de cette tumeur, on est arrêté bientôt par la rencontre du corps avec le col, qui se fait sous un angle plus ou moins aigu, tandis que dans l'antéversion on peut parcourir toute la face antérieure de l'utérus, devenue inférieure, sans rencontrer d'obstacle.

Si l'on pratique le cathétérisme utérin, la sonde est arrêtée au niveau de l'orifice interne, et on ne peut la faire pénétrer plus loin qu'en relevant le fond de l'utérus à l'aide du doigt porté profondément dans le cul-de-sac antérieur et en dirigeant le manche de l'instrument fortement en arrière, afin de redresser l'organe par ce double mouvement en sens opposé. Dans les cas d'antéflexion exagérée, le cathétérisme peut même être impossible, et il ne serait pas prudent de vouloir quand même y arriver.

Il va sans dire que dans ces cas le cul-de-sac postérieur est libre.

S'il existe en même temps une antéversion et une antéflexion, on reconnaîtra la première à la direction du col en arrière, et la seconde à l'angle ouvert en avant et en bas que perçoit le doigt en parcourant la face antérieure de l'utérus.

Il ne sera pas toujours aisé de distinguer exactement la nature de la tumeur qui occupe le cul-de-sac antérieur ; elle peut être formée en effet soit par le fond de l'utérus antéfléchi, soit par une simple hypertrophie de la paroi antérieure, soit par une tumeur fibreuse développée dans son épaisseur, soit même par un calcul de la vessie. Nous croyons pouvoir éliminer cette dernière cause d'erreur, quoiqu'elle ait été commise dans quelques circonstances. Le cathétérisme vésical, qu'il faut toujours pratiquer dans les cas de diagnostic difficile, lèverait en effet tous les doutes.

Pour les autres cas, il sera utile de recourir aux divers modes d'exploration et même de les combiner entre eux.

S'il existe une hypertrophie de la paroi antérieure ou une tumeur quelconque, la saillie trouvée dans le cul-de-sac antérieur sera plus fixe, mal limitée ; par la palpation abdominale combinée avec le toucher vaginal on sentira le fond de l'utérus à sa place normale, et on pourra même en déterminer la hauteur.

Enfin, dans tous ces cas, l'utérus a conservé généralement sa courbure normale, et le cathétérisme est possible : tout autant de signes qui sont les opposés de ceux de la véritable antéflexion. En outre, quand il s'agit d'une antéflexion et qu'on est parvenu à pratiquer le cathétérisme et à redresser l'utérus, la tumeur antérieure disparaît : elle persiste au contraire dans les autres cas.

Pronostic. — Généralement peu grave, l'antéflexion est plutôt une lésion incommode et gênante qu'une véritable maladie ; toutefois, en tant que cause de stérilité, elle mérite souvent l'attention du médecin.

Traitement. — L'antéflexion ne devra être que très rarement traitée par les moyens mécaniques, le redressement et la contention. Il sera infiniment préférable, dans l'immense majorité des cas, de se contenter d'un traitement palliatif basé sur l'emploi simultané, et surtout persévérant, des antiphlogistiques, des sédatifs et des résolutifs, comme il a été indiqué déjà pour l'antéversion et la rétroversion.

Combattre les complications, assouplir, dilater et ramollir les tissus, libérer l'utérus de toute pression des organes abdominaux à l'aide de la ceinture hypogastrique, telles sont les seules indications presque universellement adoptées en France depuis la mémorable discussion qui eut lieu à l'Académie de médecine (1).

MM. Nonat et Courty se déclarent eux aussi partisans de cette méthode de traitement, que j'appellerai *indirecte*.

M. Courty conseille tout au plus d'introduire dans le col des tentes d'éponge préparée, couvertes de pommade à la belladone et retenues par des tampons fortement imbibés de glycérine. La souplesse qu'elles procurent aux tissus, dit-il, en dilatant fortement le canal cervico-utérin, compensent l'irritation et la contractilité qu'elles éveillent en leur qualité de corps étrangers.

Le traitement **prothétique** ou **mécanique** n'en conserve pas moins de nombreux partisans, surtout en Angleterre et en Amérique.

Graily Hewitt et Mundé recommandent la dilatation du col.

Les *redresseurs intra-utérins* de Valleix, de Simpson, de

(1) *Bulletins de l'Académie de médecine*, 1854, t. XIX, 742, 761, 778, 803.

Greenhalgh, les divers *pessaires* destinés à refouler en haut le corps de l'utérus à travers le cul-de-sac antérieur, tels que le pessaire de Hodge modifié, ceux de Cutter, de G. Thomas, de Hurd, ou bien ceux qui agissent à la fois et par une tige intra-utérine et par une portion intra-vaginale, ont été successivement employés, et ne sont pas encore aujourd'hui totalement abandonnés, si l'on en juge par le récent ouvrage de Gaillard Thomas, qui les décrit et les conseille avec force dans presque tous les cas.

La question peut paraître encore discutable pour la rétroflexion; mais, en ce qui concerne l'antéflexion, je ne crois pas avoir à revenir sur ce que j'ai dit au début de ce paragraphe; le traitement palliatif seul sera employé.

Il est des cas où la flexion, au lieu de se faire aux dépens du corps, siège dans le col qui est recourbé en avant, comme replié sur lui-même. Dans ces cas, Sims et Emmet ont pratiqué l'incision de la lèvre postérieure sur la ligne médiane, jusqu'au niveau de l'isthme, avec ou sans résection des angles et des bords. Cette opération, très grave dans la majorité des cas, ne sera pratiquée que tout autant qu'il n'existera aucune complication inflammatoire des parties voisines.

Gaillard Thomas a pratiqué la même opération, quand la flexion exagérée du corps sur le col entraîne la rétention du flux menstruel. Il n'en ajoute pas moins quelques lignes plus bas que, si la liste de tous les cas mortels consécutifs à l'incision de la paroi postérieure du col était publiée, elle serait véritablement effrayante.

§ II. — **Rétroflexion.**

La **rétroflexion** consiste dans la courbure de la matrice sur elle-même, de telle façon que le corps et le col forment entre eux un angle ouvert en arrière, dont le sommet correspond généralement à l'isthme.

Le col conserve sa position et sa direction normales; le corps, au contraire, s'infléchit en arrière et se porte plus ou

moins obliquement dans la concavité du sacrum. Le degré
de flexion varie suivant les cas : tantôt l'angle est plus ou
moins ouvert et le corps a une direction oblique de haut en
bas et d'arrière en avant tantôt l'angle ; est très aigu, le corps
devient oblique en bas, et même complètement vertical de
haut en bas, et le point le plus élevé de l'utérus correspond à
l'endroit même de la flexion, à l'isthme.

Tout comme l'antéflexion la rétroflexion est rarement
simple. Elle coexiste souvent soit avec une rétroversion, soit
même avec une antéversion (*anté-rétroflexion*, Nonat), etc.

Étiologie. — La rétroflexion peut être *congénitale* ou *acquise*.

La *rétroflexion congénitale* est très rare, l'incurvation
de l'utérus dans ce cas se faisant en sens inverse de l'incurvation normale ; aussi ne l'observe-t-on qu'exceptionnellement chez les jeunes filles, les vierges et les nullipares.

La *rétroflexion acquise* est bien plus fréquente. Elle se
développe soit au moment de l'instauration menstruelle, soit
dans les premiers temps du mariage, soit surtout après un
ou plusieurs accouchements et avortements. Son origine est
presque toujours pathologique.

D'après R. Barnes(1), les accouchements qui s'accompagnent
d'une cause d'épuisement, comme l'hémorrhagie, exposent
particulièrement à ce déplacement. La rétroflexion se produit
souvent peu de jours après. A ce moment, les tissus sont
mous, flasques ; l'utérus, le corps surtout, est beaucoup plus
gros qu'à l'état normal, il est plus lourd, et il fléchit aisément
à son point d'union avec le col.

Dans quelques cas, une rétroflexion antérieure à la gros
sesse constitue une prédisposition à la rechute ; mais, dans
un grand nombre d'autres, elle se produit sans prédisposition
connue. On peut alors invoquer le tempérament lymphatique,
une constitution délicate, etc., en un mot toutes les causes
d'affaiblissement général ou local. La lésion consiste surtout
dans un état de relâchement des divers liens qui fixent l'uté-

(1) B. Barnes, trad. Cordes. *Op. cit.*, p. 590.

rus tout comme pour la rétroversion, avec cette circonstance aggravante que la flexion indique l'existence simultanée d'un certain degré de ramollissement du parenchyme utérin.

La rétroflexion peut être encore la conséquence de diverses lésions du petit bassin ou de la cavité abdominale. Les inflammations des ligaments larges, du cul-de-sac péritonéal postérieur agissent par les adhérences qui en sont la suite. Les tumeurs développées dans la paroi postérieure de l'utérus entraînent le fond de l'organe en bas et en arrière par l'effet de leur poids. Enfin les tumeurs abdominales, kystes de l'ovaire, etc., peuvent amener la rétroflexion par refoulement du corps.

La métrite chronique et l'hypertrophie aréolaire de l'utérus sont bien plus souvent l'effet que la cause de la rétroflexion.

On a invoqué comme causes occasionnelles les coups sur l'abdomen, les chutes sur le bassin, les efforts de toute nature, la distension constante de la vessie, la constipation opiniâtre, etc.

Symptômes. — Les signes subjectifs de la rétroflexion sont très variables : quelquefois nuls ou à peu près, ils acquièrent dans d'autres circonstances une intensité très grande. Douleurs dans le bas-ventre, tiraillement dans les aines, pesanteur dans le périnée, sensation d'échappement du côté de la vulve et surtout du côté du fondement, ténesme rectal, tels sont les symptômes que l'on note le plus communément et qui s'exaspèrent pendant la station debout et la marche, au point de gêner considérablement ou d'empêcher même cette dernière. La douleur sacrée est la plus pénible et aussi la plus caractéristique. Ces divers symptômes ne sont pas soulagés par le décubitus dorsal, ni par la ceinture hypogastrique ; ils sont amendés sous l'influence de la pronation ou du décubitus ventral.

Ajoutons à ces signes la dysménorrhée, qui est moins fréquente et moins intense que dans l'antéflexion ; mais en revanche les métrorrhagies et les ménorrhagies sont plus communes.

La stérilité est encore un effet de la rétroflexion : toutefois

cette conséquence paraît plus rare que dans les autres déviations où flexions de la matrice, et cela très probablement
par la raison que, la rétroflexion ne s'observant guère que chez
les femmes qui ont eu des enfants, les orifices du col ne sont
point rétrécis.

Outre les divers symptômes dus à la rétroflexion proprement dite, on note, dans beaucoup de circonstances, ceux
qui résultent des lésions concomitantes, telles que la métrite chronique, l'hypertrophie, le catarrhe utérin, la leucorrhée, etc.

La rétroflexion expose très fréquemment aux avortements
qui surviennent vers le second ou le troisième mois de la
grossesse, par l'enclavement de l'utérus dans le petit bassin.

Diagnostic. — Par le toucher vaginal, on sent le col tantôt
dirigé suivant l'axe du vagin, tantôt porté en avant ou même
en arrière. Le cul-de-sac antérieur est vide ; le cul-de-sac
postérieur présente une tumeur globuleuse, arrondie, plus
ou moins saillante en bas suivant le degré de la flexion, tumeur habituellement mobile et se laissant refouler en haut,
mais retombant dès que le doigt l'abandonne.

En explorant la face inférieure et les bords latéraux de
cette tumeur, on sent qu'elle se continue avec le col en formant avec lui un angle variable ouvert en arrière et en bas.
Si l'on pratique en même temps le palper abdominal, on ne
trouve pas le corps de l'utérus en arrière du pubis. Le toucher
rectal complète cette investigation première. On peut encore
recourir au cathétérisme utérin, mais avec prudence.

La rétroflexion se distingue aisément à ces signes des autres
flexions ou déviations de la matrice : il est quelquefois plus
difficile de ne pas la confondre avec d'autres lésions du petit
bassin, caractérisées comme elle par la présence d'une tumeur rétro-utérine.

Les tumeurs fécales ne demandent que de l'attention.

Les tumeurs qui ont leur siège dans la paroi postérieure
de l'utérus, si elles n'entraînent pas par elles-mêmes la rétroflexion, s'en distingueront par la présence du fond de
l'utérus au niveau des pubis et par la facilité du cathétérisme.

Si elles ont amené la rétroflexion, on reconnaît cette dernière à ses caractères propres, et la tumeur elle-même à son volume, à ses bosselures, qui diffèrent de l'engorgement de la matrice.

Quant aux tumeurs extra-utérines, telles que abcès, kystes, phlegmons péri-utérins, hématocèle, pelvi-péritonite suppurée, le diagnostic sera possible, sinon facile, dans la plupart des cas si l'on procède à une exploration complète, qui fera constater la situation et la direction de la matrice; dans ces cas, le cathétérisme utérin lèverait tous les doutes.

Pronostic. — Le pronostic n'est pas défavorable dans la majorité des cas; toutefois la rétroflexion persistant après la fécondation est toujours grave, si l'on ne parvient pas à redresser l'utérus et à empêcher son enclavement dans le petit bassin.

Elle entraîne quelquefois la stérilité, par suite de la mauvaise direction du col et surtout de l'obstruction et de l'aplatissement du canal au niveau de l'angle de flexion, plutôt que par suite du rétrécissement : la rétroflexion s'observant surtout chez des femmes déjà mères, le rétrécissement en effet est assez peu commun et la fécondation peut avoir lieu.

Enfin la maladie est susceptible de guérison, quand elle est simple. Il est clair qu'une rétroflexion compliquée de tumeur fibreuse ou d'adhérences suite de pelvi-péritonite pelvienne sera bien plus difficile à guérir et présentera un pronostic plus sérieux.

Traitement. — Il sera à peu de chose près le même que celui de la rétroversion (voir p. 331). Après avoir combattu les diverses complications inflammatoires qui coexistent assez souvent avec elle, on procédera au traitement proprement dit de la rétroflexion ; ici encore on doit distinguer deux cas: la réduction est possible ou impossible.

A. *Réduction possible.* — Dans la majorité des cas, excepté dans ceux où la flexion est consécutive à une inflammation péri-utérine, il sera convenable de commencer le traitement par le redressement et la contention de l'utérus, après quoi le traitement et la guérison soit de l'hypérémie, soit de l'inflammation consécutive, seront bien plus aisés.

Pour pratiquer la réduction, on se servira de la main introduite dans le vagin, qui soulèvera le fond de l'utérus en immobilisant le col; dans certaines circonstances il sera nécessaire d'introduire deux ou trois doigts dans le rectum et de s'aider simultanément du cathéter utérin.

Gaillard Thomas (1) conseille le procédé suivant : « la malade étant mise dans la position latérale gauche avec le bras gauche placé en arrière, le chirurgien introduit le médius et l'annulaire dans le vagin en dirigeant leur face palmaire vers la paroi vaginale dans l'espace rétro-utérin. L'opérateur est alors derrière la malade dans la position suivante : sa face regarde le dos de la patiente, et la ligne verticale de la surface antérieure de son corps correspond au niveau d'une ligne qui traverserait le corps de la femme à la base du sacrum. Il repousse en haut le fond de l'utérus avec l'extrémité des doigts et déprime le périnée à leur base, en même temps qu'il élève la paroi vaginale postérieure et permet la libre introduction de l'air dans le vagin. A mesure que le fond de l'utérus s'élève, il est soutenu par l'extrémité dorsale des doigts. On arrive ainsi par une pression lente et graduée à ramener l'utérus à l'état d'antéflexion. Une fois que l'organe a repris sa position normale, il faut pratiquer le cathétérisme afin de s'assurer de la direction du canal utérin. »

Une fois la réduction opérée, il s'agit de maintenir l'organe en place, ce qui n'est pas toujours facile à cause de l'état de ramollissement du tissu utérin et du relâchement des ligaments suspenseurs. Le décubitus ventral prolongé et le rejet de tous vêtements serrés à la taille seront toujours nécessaires.

Quant à la contention, elle pourra être faite de diverses manières. Des tampons de coton glycériné, placés dans le cul-de-sac antérieur comme pour la rétroversion, et les divers pessaires qui refoulent le col en arrière pourront être succes-

(1) G. Thomas. *Op. cit.*, p. 372.

sivement ou alternativement employés. Le pessaire de Hodge, dont on a préalablement relevé le segment postérieur afin qu'il exerce une pression contentive sur le fond de l'organe, suffira le plus souvent. Tous les autres pessaires construits sur les mêmes principes ont leurs partisans : je les ai déjà cités sans m'y appesantir.

M. Courty emploie de préférence, dans ces cas, le **tuteur galvanique** de Simpson. Il est formé d'une tige métallique composée de zinc et de cuivre, en vue de produire un certain dégagement d'électricité. La tige, soudée sur une boule, présente des grosseurs différentes, afin de pouvoir s'adapter aux dimensions du canal cervico-utérin. C'est donc un pessaire intra-utérin que l'on introduit dans l'utérus redressé ; aussitôt après, on place dans le vagin un tampon glycériné qui relient la boule du tuteur contre le col. On couche la malade dans le décubitus ventral pendant quelques heures ; puis on retire le tuteur. On réitère ces applications plus ou moins souvent, par exemple une ou deux fois par semaine (1).

J'ai vu à plusieurs reprises M. Courty recourir à l'emploi de ce moyen, non seulement sans inconvénients, mais encore avec des résultats avantageux. Quant aux autres redresseurs intra-utérins, ils doivent être repoussés.

Un traitement convenable suivra la réduction et la contention de l'utérus rétrofléchi. Combattre les complications, restaurer et fortifier l'organisme, rendre à la matrice sa tonicité et sa rigidité normales, telles sont les indications qu'il faut immédiatement remplir à l'aide des toniques, de l'hydrothéraphie, de l'ergot de seigle, etc.

B. *Réduction impossible.* — Dans ces cas, le traitement sera absolument le même que pour la rétroversion (voir p. 333) Quand il existe des troubles graves et qu'il est absolument indiqué d'intervenir, G. Thomas conseille la réduction forcée pendant le sommeil chloroformique et à travers le rectum préalablement dilaté. Kœberlé et Sims ont pratiqué la gastrotomie pour arriver jusqu'à sur l'utérus, le relever et le main-

(1) Courty, *op. cit.*, t. I, p. 705.

tenir fixé en haut en enclavant le ligament de l'ovaire dans l'angle inférieur de la plaie.

§ III. — Latéroflexions.

L'utérus peut se fléchir à droite ou à gauche (de là deux sortes de **latéroflexions** : *droite* et *gauche*). Il peut également s'incurver dans une position intermédiaire, subir une sorte de rotation sur son axe, une **torsion**.

Ces divers changements sont heureusement assez rares : ils proviennent presque toujours d'inflammations siégeant au niveau des ligaments larges ou dans le tissu cellulaire péri-utérin, et s'accompagnent de troubles fonctionnels variés.

Il sera jusqu'à un certain point facile, en pratiquant soigneusement le toucher et le cathétérisme utérin, de reconnaître ces flexions anormales et cette torsion, et de les différencier d'avec les autres lésions : pourtant les latéroflexions peuvent en imposer aisément pour des phlegmons chroniques des ligaments larges, avec lesquels, du reste, elles coïncident le plus souvent. Un examen attentif, le cathétérisme pratiqué avec le plus grand soin et la plus grande prudence, l'étude des commémoratifs et la considération raisonnée des troubles fonctionnels pourront presque toujours lever tous les doutes.

Quant au traitement, il sera basé sur les mêmes considérations que nous avons déjà exposées à propos des anté- et des rétroflexions. Le traitement palliatif et symptomatique sera seul nécessaire dans l'immense majorité des cas ; quant au redressement et à la contention, ils seront presque toujours difficiles et même impossibles.

On pourrait toutefois essayer, avec ménagement, l'application de tentes-éponges afin de dilater le conduit cervico-utérin et d'agir ainsi d'une façon indirecte sur le corps.

Gaillard Thomas conseille dans ces cas l'application de tiges intra-utérines, supportées par un pessaire vaginal à direction transversale.

CHAPITRE III

Je comprends sous le nom de **déplacements** proprement
dits les changements de situation de l'utérus, dans lesquels
l'organe **en totalité** abandonne sa position normale et se
porte en masse vers un autre point. Généralement ce déplacement se fait suivant l'axe vertical de l'excavation, et l'utérus
est situé ou plus haut (**élévation**) ou plus bas (**abaissement**).

Dans quelques rares circonstances, le changement de situation de l'utérus a lieu suivant l'axe horizontal de l'excavation, et la matrice est refoulée en masse, soit en avant, soit
en arrière, soit sur les côtés (**anté-**, **rétro-** et **latéropul-
sions**).

De ces divers déplacements, l'abaissement seul est important par sa fréquence ; c'est le seul qui mérite l'attention du
praticien, parce que c'est le seul où l'on ait à intervenir, soit
pour le prévenir, soit pour le traiter et le guérir, ou tout au
moins l'amender : c'est aussi le seul sur lequel je m'étendrai,
me contentant d'une simple mention pour les autres.

§ I. — **Déplacements horizontaux ou propulsions.**

Ces sortes de déplacements sont assez rares, moins rares
pourtant que ne l'affirment les auteurs ; dans l'espace de trois
ans, j'ai pu observer à l'hôpital Sainte-Eugénie (à Lille) deux
cas d'*antépulsion* complète, dans lesquels l'utérus était appliqué immédiatement contre la symphyse des pubis et déter-
minait des phénomènes de dysurie et de rétention d'urine
presque continuels.

Chez l'une de ces malades, le déplacement s'était produit
à la suite de cautérisations et de cicatrices de la partie supé-

rieure du vagin, compliquées de pelvi-péritonite ; chez l'autre, il avait succédé à un avortement. Dans l'un comme dans l'autre cas, le col et le corps étaient portés en avant et sem-blaient confondus avec la symphyse. Il existait des adhérences qui empêchèrent toute mobilisation ; le traitement fut pure-ment palliatif.

J'ai vu dernièrement, à la consultation du dispensaire Saint-Raphaël, une jeune femme de vingt-trois ans, mariée depuis cinq ans, stérile, qui avait l'utérus complétement porté à gauche (*latéro-pulsion gauche,*, chez laquelle le déplacement paraissait congénital. Le cul-de-sac du côté gauche n'existait point ; le col et le corps de l'utérus étaient immédiatement appliqués contre la paroi pelvienne ; il semblait ne pas exister de ligament large de ce côté, tandis que le cul-de-sac latéral droit était énorme. Le cathétérisme était facile et indolore ; les tentatives de réduction étaient également indolores, mais complètement inutiles.

Ces déplacements horizontaux sont rarement simples, idio-pathiques ou congénitaux ; ils se rattachent presque toujours soit à la présence d'une tumeur voisine qui repousse l'utérus en masse dans le sens opposé, soit à des inflammations et à des rétractions des ligaments larges, soit à des adhérences péritonéales.

Le toucher vaginal permet aisément de les constater ; quant aux phénomènes qu'ils entraînent à leur suite, ils sont assez souvent nuls, ou bien résultent de la compression des or-ganes voisins, principalement de la vessie, l'antépulsion étant la plus fréquente. La stérilité paraît être la règle.

On devra s'attacher à rechercher la nature et le siège exact de la cause, et la combattre par des moyens appropriés ; quant au déplacement lui-même, il sera toujours préférable de ne pas essayer de le corriger, de peur de réveiller une inflammation mal éteinte des tissus péri-utérins ou du pé-ritoine.

§ II. — Élévation.

Il est difficile de déterminer d'avance quelle est la hauteur à laquelle l'utérus doit se trouver situé chez telle femme donnée pour occuper sa position normale. Nous avons vu déjà (p. 186) que cette hauteur est essentiellement variable selon que la femme est debout ou couchée, nullipare ou multipare ; elle peut encore varier d'une personne à l'autre. Si la hauteur moyenne est de 6 centimètre pour le col, de 7 centimètres pour le cul-de-sac antérieur et de 8 centimètres pour le cul-de-sac postérieur, on comprend que de petites variations en plus ou en moins ne sauraient constituer une lésion morbide : on dira donc seulement qu'il y a **élévation** ou **ascension** de l'utérus quand la hauteur à laquelle se trouve situé le col dépasse 7 et 8 centimètres, et est difficilement accessible au toucher.

Cette élévation peut être congénitale, ce qui est assez rare ; elle est le plus souvent acquise, et résulte à peu près invariablement d'une lésion développée dans les annexes de la matrice, ou dans les organes environnants : adhérences péritonéales, tumeurs de l'utérus lui-même, des ovaires, des ligaments larges, du rectum, de la vessie, etc., qui attirent ou refoulent la matrice en haut et l'y maintiennent fixée. On sait que la grossesse entraîne avec elle une élévation de l'utérus, surtout sensible pendant les derniers mois.

Par suite de cette ascension, l'organe est difficilement atteint par le doigt ; le vagin est déplissé et plus profond ; souvent même le museau de tanche est raccourci et ne constitue, au fond de l'entonnoir, qu'une petite tubérosité à peine appréciable. L'élévation de l'utérus n'entraîne par elle-même aucun symptôme et ne nécessite aucun traitement autre que celui de la cause qui l'a produite et l'entretient.

§ III. — Abaissement ou prolapsus.

L'**abaissement** ou **prolapsus** de la matrice consiste dans le déplacement en bas de l'organe en entier, en sorte qu'il est situé au-dessous du plan qu'il occupe normalement.

Synonymie : *abaissement, prolapsus, relâchement* (Lisfranc), *descente, procidence, chute, précipitation.*

Degrés. — Le mouvement de descente de la matrice peut être plus ou moins considérable : on lui considère généralement trois degrés :

Premier degré. — L'utérus descend dans la cavité du bassin, et son col vient reposer sur le plancher périnéal : *abaissement* ou *prolapsus* proprement dit.

Deuxième degré. — Le museau de tanche arrive jusqu'à la vulve qu'elle entr'ouvre et où il forme une saillie : *descente* ou *procidence.*

Troisième degré. — La matrice est hors du vagin et même hors de la vulve, et pend plus ou moins bas entre les cuisses : *chute* ou *précipitation.*

Étiologie. — Malgré l'assertion d'Huguier, l'abaissement ou descente de matrice est une maladie fréquente, je dirai même commune : elle a son maximum de fréquence de vingt-cinq à trente-cinq ans, au moment de la période d'activité et de fonctionnement de l'organe ; on l'observe encore chez les femmes âgées, mais elle remonte alors à l'âge adulte ; elle est très rare chez les jeunes filles et au-dessous de l'âge de vingt ans.

Toutes les causes qui tendent à augmenter le poids de l'utérus, à relâcher et à distendre ses ligaments d'attache tant du côté du ventre que du côté du vagin, en un mot toutes les causes qui sont susceptibles d'amener un changement de situation de la matrice, agissent efficacement pour produire l'abaissement et la chute de la matrice, d'autant plus que le déplacement s'effectue ici dans le sens des lois générales de la pesanteur. Elles jouent tantôt le rôle de causes prédisposantes, tantôt celui de causes occasionnelles.

En tête de ces causes, il convient de placer la grossesse et surtout les grossesses répétées. Les ligaments de l'utérus sont distendus, relâchés, le poids de l'organe est augmenté, son involution rétrograde est plus ou moins complète ; que l'on ajoute à cela des soins incomplets, la femme se levant prématurément et reprenant ses occupations presque aussitôt, se livrant à des efforts ou à des mouvements étendus, et l'on aura l'étiologie de presque tous les cas d'abaissement et de chute de la matrice.

Les professions, et surtout celles qui nécessitent la station debout longtemps prolongée et des efforts plus ou moins considérables, comme celles de blanchisseuse, de repasseuse, d'ouvrière des usines, sont aussi des causes prédisposantes.

On peut, avec Gaillard Thomas, réunir les différentes causes occasionnelles ou déterminantes en quatre groupes principaux, à savoir :

1° *Causes augmentant le poids de l'utérus* : tumeurs sous-muqueuses, sous-séreuses ou pariétales ; hypertrophie ou hyperplasie ; rétention de liquides.

2° *Causes affaiblissant les moyens de fixité* : augmentation anormale des dimensions du bassin ; rupture du périnée ; perte de tonicité des parois vaginales ; perte de tonicité des ligaments utérins ; diminution de la graisse contenue dans le tissu aréolaire pelvien ; affaiblissement des parois abdominales.

3° *Causes tendant à abaisser l'utérus par pression provenant d'en haut* : toux violente et chronique ; tumeurs abdominales ; ascite ; efforts musculaires violents ; constriction et poids des vêtements, du corset principalement ; efforts de défécation.

4° *Causes de tractions provenant d'en bas* : raccourcissement congénital ou acquis du vagin ; prolapsus du vagin ; cystocèle ; rectocèle ; subinvolution du vagin.

Toutes ces causes ont leur maximum d'action après l'accouchement, alors que l'utérus est plus lourd et que tous ses moyens de sustentation sont plus relâchés.

Dans ces diverses conditions, quels sont les facteurs du déplacement ? Est-ce l'utérus seul ? ou bien les moyens de supports de la matrice, et le vagin principalement, en sont-ils les agents actifs ? D'une façon générale, les deux modes d'action sont simultanés ; quelquefois ils paraissent indépendants.

Dans le prolapsus simple, l'utérus lui-même peut être le premier et l'unique facteur, il peut vaincre la résistance de ses supports. L'inverse peut avoir lieu, c'est la paroi antérieure du vagin qui se déplace la première avec la base de la vessie et qui entraîne l'utérus en bas. En troisième lieu, et peut-être plus communément, les deux influences sont plus ou moins combinées.

On voit le premier cas survenir, dans sa forme la plus pure, chez les filles vierges quand le prolapsus est dû à la métrite chronique, à l'hypertrophie du col, à la présence d'une tumeur fibreuse, où simplement à de violents exercices musculaires. La résistance du vagin, et même celle d'un hymen encore intact sont alors vaincues. Toutefois, dans la plupart des cas de cette espèce, il existait déjà un affaiblissement des parois vaginales, consécutif à une vieille leucorrhée ou à toute autre cause. Chez les vieilles femmes, l'utérus, même atrophié, s'abaisse sous l'influence de diverses causes occasionnelles, par suite du manque de supports provenant de la disparition du tissu adipeux (Barnes).

Mais ces cas sont relativement rares ; plus souvent la chute de l'utérus survient à la suite de l'accouchement, quand il y a eu rupture du périnée et que les femmes se lèvent trop tôt. Le vagin dans ce cas n'a pas seulement perdu son pouvoir sustentateur, mais encore il devient un agent actif de déplacement. La base de la colonne cylindrique, qu'il forme chez la femme qui n'a pas eu d'enfants, se trouve détruite en partie ; la paroi antérieure est alors peu ou point retenue ; elle fait hernie à travers la vulve, entraînant avec elle la vessie, et exerçant des tractions sur le col. Comme le périnée se trouve rompu, toute résistance manque de ce côté ; le chemin à parcourir est bien moindre, et une descente plus ou moins considérable de l'utérus se produit.

Même en dehors de toute rupture du périnée, le vagin peut après la délivrance ne subir qu'une involution insuffisante, rester relâché et très ample, et, au lieu d'être un agent de sustentation, devenir au contraire un agent de déplacement.

Huguier avait affirmé que la descente de matrice était une affection très rare, et que dans tous ou presque tous les cas il s'agissait d'une hypertrophie de la portion sus-vaginale du col ; j'ai indiqué déjà ce qu'il fallait penser de cette assertion par trop générale ; en ce qui regarde l'étiologie du prolapsus, je me bornerai à dire que l'hypertrophie sus-vaginale est une cause active d'entraînement en bas de l'utérus, en sorte que les deux lésions coexistent le plus souvent ensemble.

Anatomie pathologique. — La descente de l'utérus ne peut se produire qu'en entraînant à sa suite un déplacement plus ou moins considérable des autres organes contenus dans le petit bassin ; c'est dans la détermination de ces complications que gît le principal intérêt de la détermination des lésions anatomiques.

A mesure que l'utérus descend dans la cavité pelvienne, sa direction change ; le col se porte en avant dans la direction du vagin, le corps se penche en arrière, et il y a toujours ou presque toujours *rétroversion*. Quand il est sorti de la vulve, l'utérus conserve encore cette inclinaison en arrière, à laquelle s'associe le plus souvent un certain degré de rétroflexion.

Il est à peu près inutile de noter les lésions consécutives qui se passent du côté de la matrice ; augmentation de volume, surtout de la partie cervicale, ouverture béante de l'orifice, ulcérations ou granulations au pourtour, épaississement et cutisation de sa surface muqueuse, endométrite cervicale, leucorrhée.

Au premier degré, ces dernières lésions peuvent-être très peu prononcées ; les parties voisines ne sont que peu ou point modifiées ; toutefois il existe communément une procidence de la paroi antérieure du vagin qui entr'ouvre la vulve au moment des efforts, de la station debout, et s'accompagne d'un léger degré de cystocèle.

Au deuxième degré, le col apparaît à la vulve, quelquefois formant le point le plus saillant de la tumeur, d'autres fois caché par la paroi vaginale antérieure renversée en bas. Dans tous ces cas, il y a un renversement plus ou moins considérable du vagin, et un certain degré de cystocèle : la paroi postérieure résiste davantage, le rectum n'est que peu ou point entraîné ; les culs-de-sac péritonéaux sont abaissés.

Au troisième, c'est-à-dire quand l'utérus a abandonné la

cavité pelvienne et pend entre les cuisses, la tumeur est pyriforme ou plus ou moins cylindrique, de dimensions variables, depuis celle d'un œuf de poule jusqu'à celle du poing
ou même d'une tête d'enfant. Le vagin est entraîné par la
matrice, renversé complètement sur lui-même et enveloppe
l'organe dans toute son étendue, à l'exception du museau de
tanche. Sa surface est tantôt rouge, violacée, exulcérée sur
une étendue plus ou moins grande, tantôt au contraire elle
est pâle, blanchâtre, lisse, et elle a perdu ses caractères de
muqueuse pour prendre ceux de l'épiderme.

La matrice, arrivée à ce degré de procidence, est presque
toujours hypertrophiée. L'hypertrophie est générale, mais
elle porte plus spécialement sur la portion susvaginale du
col ; la sonde pénètre à une profondeur de 8 à 10 centimètres. Le corps n'a pas conservé sa position et sa hauteur normales, comme le disait Huguier ; il est descendu
jusqu'au niveau de la vulve et quelquefois même au-dessous,
ainsi qu'il est possible de s'en assurer par la palpation de la
tumeur, le cathétérisme vésical et le toucher rectal. J'ai déjà
dit que l'utérus, en état de prolopsus ou de chute complète,
était presque toujours en état de rétroversion.

Par suite de cet abaissement de l'utérus, il se forme dans
le petit bassin une sorte de cavité en entonnoir qui renferme
les trompes, les ovaires et les anses intestinales ; les ligaments
sont relâchés ou rompus ; les culs-de-sac péritonéaux sont
entraînés en bas, enfin il y a eu même temps cystocèle
et rectocèle avec toutes leurs complications anatomiques.

Les lésions consécutives à la chute de l'utérus sont très
nombreuses, quoique heureusement assez rares ou du moins
peu graves : telles sont les ulcères du col et du vagin, l'inflammation et même la gangrène de tout ou partie de la
tumeur, les altérations de la vessie, les calculs urinaires,
l'oblitération et l'hydropisie des trompes, etc., etc.

Symptômes. — 1° **Subjectifs.** — Au premier degré les
malades éprouvent une pesanteur plus ou moins considérable
du côté du périnée, avec tiraillements dans les aines et dans les
lombes ; la marche, la station debout longtemps prolongée,

les efforts, la toux augmentent ces impressions pénibles. Très
souvent, quand les malades s'assoient un peu brusquement,
elles sentent une vive douleur dans l'hypogastre, occasionnée par la secousse imprimée à l'utérus qui appuie sur
le plancher périnéal. Il y a également divers troubles de la
miction et de la défécation : le ténesme vésical et la constipation sont en quelque sorte la règle.

Déjà, au premier degré, les malades éprouvent la sensation
d'un corps étranger qui pèse en bas et qui tend à s'échapper au dehors. Le plus souvent ce symptôme est dû uniquement au relâchement de la paroi vaginale antérieure, qui
entr'ouvre un peu la vulve pendant la station debout et les
efforts, et que les malades prennent pour la matrice elle-
même.

Plus tard, quand la matrice apparaît à la vulve, ce signe se
prononce bien davantage ; les autres symptômes s'accentuent
aussi, quoique, dans certaines circonstances, ils soient à peu
près nuls. A ce degré, les troubles de la miction sont bien plus
fréquents à cause de la cystocèle et des lésions concomitantes
de la vessie. Il survient en même temps toute la série de
troubles réflexes, principalement du côté de l'estomac, communs aux diverses affections utérines.

Quand le prolapsus est complet, et qu'il y a chute ou précipitation de la matrice, il est fréquent de n'observer presque
aucun symptôme réactionnel ; tout consiste dans la gêne mécanique occasionnée par la présence de la tumeur utéro-va-
ginale entre les cuisses, la difficulté de la marche, l'impossibilité de faire des efforts violents et soutenus, et la cuisson
qui est le résultat des frottements sur ces parties ; et encore
ce dernier symptôme ne tarde-t-il pas à disparaître par suite de
l'épaississement et de la cutisation des surfaces muqueuses.

Il est remarquable de voir des femmes jeunes encore, bien
portantes, se livrant à des professions pénibles et fatigantes,
pouvoir continuer leurs travaux en ayant la matrice pendante entre les cuisses. C'est que la chute de l'utérus n'est
pas douloureuse par elle-même, et que les symptômes subjectifs résultent plus généralement de la métrite, qui, il est vrai,
en est la compagne presque obligée.

Quant aux troubles fonctionnels que l'on observe, ils sont
quelquefois nuls; mais le plus souvent il y a leucorrhée et
ménorrhagie.

2º **Objectifs.** — Les symptômes objectifs de l'abaissement
de l'utérus sont faciles à reconnaître. Le toucher vaginal,
en faisant constater que le col est plus bas que d'ordinaire,
suffit dans la majorité des cas du premier degré ; si l'on pratique en même temps la palpation abdominale, on s'assure
que le fond de l'organe est abaissé. Ces deux explorations,
combinées avec le cathétérisme utérin, montrent enfin que
l'organe a conservé sa longueur normale et qu'il est dans un
état de version plus ou moins prononcée (rétroversion).

Au second degré, la tumeur qui apparaît à la vulve, est facilement reconnaissable pour le museau de tanche ; elle
présente un orifice plus ou moins élargi, arrondi ou transversal, situé à son sommet, ou vers sa partie postérieure. Quelquefois le col est caché par une sorte de bourrelet rouge
vif, mollasse, formé par les parois du vagin, et qu'il suffit
d'écarter pour l'apercevoir.

Le doigt, introduit dans le vagin, montre que les culs-de-sac,
surtout l'antérieur, sont très abaissés. Le palper hypogastrique
ne retrouve plus le fond de l'utérus à sa place normale ;
chez certaines femmes maigres et à parois abdominales flasques, on peut sentir l'espèce de vide que laisse dans le bassin le déplacement de la matrice. Le cathétérisme, très
facile, fait voir que la longueur de la matrice n'est pas augmentée. Enfin, si l'on introduit une sonde dans la vessie, et
qu'après en avoir dirigé le bec recourbé en arrière, on pratique le toucher rectal, le doigt arrive presque à la rencontre
de la sonde et montre ainsi que la matrice n'est plus interposée entre la vessie et le rectum.

Pour les deux premiers degrés de prolapsus utérin, il est
utile de pratiquer le toucher successivement dans le décubitus horizontal et dans la position debout, tant pour reconnaître le déplacement lui-même qui se réduit plus ou moins
dans le décubitus horizontal, que pour en déterminer l'é-
tendue.

Au troisième degré, la tumeur pendante entre les cuisses est aisément reconnaissable. Elle est tantôt cylindrique, tantôt conique ou ovoïde et comme étranglée à sa base par l'ouverture vulvaire. L'exploration attentive de cette tumeur nous montre son orifice terminal largement béant, la muqueuse vaginale plus ou moins modifiée qui la recouvre partout sauf à son sommet, enfin la présence de la vessie en avant, du rectum en arrière, qui ont été entraînés l'un et l'autre plus ou moins bas. Quelquefois on peut sentir à sa base les anses intestinales ou les autres organes abdominaux simultanément déplacés.

Il est inutile de dire que l'exploration complémentaire par le palper abdominal, le toucher rectal et le cathétérisme vésical devra être toujours pratiqué, afin de se rendre un compte exact de la situation respective des parties, comme il vient d'être dit plus haut.

Enfin le cathétérisme utérin nous donnera une idée de la longueur réelle de la matrice ; d'une façon générale, toute chute de la matrice entraîne une hypertrophie de l'organe, et le cathéter s'enfonce à une profondeur variant entre 8 et 12 centimètres ; mais l'utérus n'en a pas moins quitté sa place normale, et assez souvent même, malgré cet excès de longueur, le fond de l'organe est situé plus bas que l'orifice vulvaire.

Diagnostic. — Rien n'est plus facile, que le diagnostic d'un abaissement de l'utérus, et on peut se demander comment une erreur pourrait être commise après un examen attentif ; toutefois quelques remarques ne seront pas inutiles.

Je ne reviendrai pas sur le diagnostic différentiel de l'abaissement et de la chute de matrice avec l'hypertrophie sus- et sous-vaginale du col ; j'ai indiqué déjà tous les caractères différentiels de ces deux affections, qui très souvent coexistent, mais qui peuvent aussi être indépendantes (voir p. 297).

Le prolapsus à son début pourrait être pris pour une grossesse commençante ; l'état général du sujet et la marche ultérieure des symptômes lèveront bientôt tous les doutes.

La cystocèle et la rectocèle peuvent exister en dehors de tout déplacement de l'utérus ; l'absence de l'orifice utérin et la constatation de l'utérus à sa place normale par le toucher vaginal et rectal différencieront ces cas.

Quand ces deux lésions coexistent avec le déplacement utérin, un examen attentif sera nécessaire pour en établir le degré. On devra aussi, en réduisant la tumeur et en la faisant ensuite sortir sous l'influence de la toux, examiner comment s'opère cette sortie, et déterminer si c'est l'utérus qui sort le premier, ou bien si sa sortie est précédée de celle de la paroi vaginale antérieure et de la vessie, ou bien de celle de la paroi vaginale postérieure et du rectum, afin d'établir une filiation aussi exacte que possible entre ces divers déplacements.

La tumeur, formée par l'utérus à la vulve ou au dehors, peut être prise pour un polype de cet organe ou pour une inversion. Mais ni l'une ni l'autre de ces lésions ne présente d'orifice à son sommet : la consistance est bien moindre. Par le toucher vaginal, on retrouve l'organe à sa place, et on sent la tumeur polypeuse ou l'inversion former à sa partie supérieure une sorte de pédicule étranglé par un bourrelet circulaire, dans lequel le doigt peut pénétrer plus ou moins facilement et qui n'est autre que le col de l'utérus. L'aspect est également différent, et les hémorrhagies bien plus fréquentes.

Marche. — Pronostic. — Le début de la maladie est le plus souvent insidieux, sa marche lente et progressive. Quelquefois son début est brusque, soudain ; à la suite d'un violent effort, les malades éprouvent une vive douleur dans le bas-ventre, sentent quelque chose *se décrocher* et notent immédiatement l'apparition d'une tumeur à la vulve ; mais c'est là l'exception.

Dans l'un comme dans l'autre cas, la maladie fait des progrès continuels ; elle tend sans cesse à augmenter, à s'aggraver, et n'a que peu ou point de tendance vers la guérison spontanée. On peut pourtant observer celle-ci à la suite d'une

grossesse intercurrente, quand on a le soin, par un repos prolongé et par une position convenable après les couches, de
favoriser la rétraction des ligaments de l'utérus et de ne permettre aucun mouvement avant que cette rétraction soit
opérée et que la matrice ait repris son volume normal.

Le *pronostic* est donc mauvais en ce qui concerne la guérison définitive, et on peut même dire que l'abaissement et
la chute sont les plus rebelles parmi les divers changements
de situation de l'utérus. Toutefois la lésion ne constitue pas
une affection sérieuse et compromettante pour la vie : c'est
plutôt une infirmité gênante et désagréable, le plus souvent
très bien supportée par les malades, quelquefois influençant
d'une manière fâcheuse la santé générale, tant à cause des
douleurs que de la leucorrhée abondante et des hémorrhagies.

La date d'invasion de la maladie, l'état d'intégrité ou
de destruction des parties molles du périnée et de la vulve,
l'âge et l'état général du sujet forment aussi les éléments
du pronostic dans tel ou tel cas.

L'abaissement et même la précipitation de l'utérus ne sont
pas un obstacle à la fécondation qu'ils paraissent même favoriser dans certains cas, par suite de l'abaissement et de l'ouverture plus grande de l'orifice du col.

Traitement. — Huguier et ses partisans, conséquents avec
l'idée que dans tous les cas l'abaissement est le résultat de
l'élongation hypertrophique du col de l'utérus, ont conseillé
et pratiqué la cure radicale de cette affection par l'amputation conoïde du col (v. p. 303). Mais nous savons que cette
opération expose à des dangers sérieux, que dans beaucoup de cas l'abaissement n'en existe pas moins, puisque si
l'hypertrophie est primitive dans certaines circonstances,
elle peut n'être que secondaire dans beaucoup d'autres, en
sorte que, vu la bénignité relative du prolapsus, vu les dangers de cette intervention chirurgicale, il sera préférable de
ne pas y avoir recours.

Même, dans les cas où il existe manifestement une élonga-

tion de la proportion sous-vaginale, on peut voir cette élongation diminuer et disparaître si l'on arrive à maintenir
suffisamment longtemps l'utérus dans sa situation à peu
près normale, et si l'on combat en même temps la métrite chronique par des moyens appropriés. La cure radicale du prolapsus utérin par l'excision du col ne sera donc
que très rarement recherchée. Dans l'immense majorité des
cas, on se contentera d'un traitement palliatif, susceptible de
rendre la maladie supportable, de l'améliorer, et même de la
guérir définitivement au bout d'un temps plus ou moins long.

Traitement palliatif.

Il comprend deux temps : 1° la *réduction* ; 2° la *contention*.

1° **Réduction.** — Pour un prolapsus au 1er et au 2e degré,
la réduction est très facile, et le plus souvent même spontanée : il suffit à la malade de se placer dans le décubitus horizontal, le siège légèrement relevé par un coussin, et de garder cette position pendant quelque temps ; si cela ne suffisait
point, on pourrait refouler avec un ou deux doigts l'utérus de
bas en haut et d'avant en arrière.

Au 3e degré, la réduction est assez souvent spontanée sous
l'influence du simple décubitus, et le prolapsus ne se produit
que quand la malade est levée. Quand il n'en est pas ainsi,
la malade ou le chirurgien procédera à la réduction de la
manière suivante : la vessie et le rectum étant préalablement
vidés, la patiente étant placée dans le décubitus horizontal,
le bassin légèrement relevé et les cuisses écartées, la tumeur,
mouillée ou huilée, est saisie à pleines mains et comprimée
uniformément de manière à en diminuer le volume : puis
elle est refoulée doucement de bas en haut dans la direction
de l'ouverture vulvaire, de façon que les parties sorties les
dernières rentrent les premières, tout comme pour le taxis
des hernies.

La réduction est généralement facile ; mais dans quelques
cas les parties sont volumineuses, œdématiées, la rentrée ne
peut se faire ; il y a un véritable engorgement que l'on traitera

tout d'abord par le séjour au lit, les applications de compresses froides, et même de glace sur la tumeur, les lavements froids, jusqu'à ce que le volume et la congestion aient un peu diminué et que le taxis soit possible. J'ai dû une fois attendre jusqu'au neuvième jour pour pouvoir opérer la réduction.

Dans quelques rares circonstances, la tumeur est franchement irréductible par suite d'adhérences pelviennes au-dessus de l'utérus prolabé. Il sera alors convenable de ne pas s'acharner après une réduction impossible, mais de se contenter de soutenir la matrice à l'aide d'une sorte de suspensoir : sous l'influence de la pression graduelle exercée par ce simple appareil, on a vu quelquefois la masse herniée diminuer de volume et rentrer en partie dans la cavité du bassin.

2° **Contention.** — La contention de la tumeur est obtenue à l'aide de *moyens mécaniques*.

Mais il importe ici de distinguer les degrés de l'abaissement, ainsi que les causes qui lui ont donné naissance ; il importe non moins d'examiner l'état des parties, de voir les complications qui existent et de les combattre préalablement par un traitement approprié.

Pour fixer définitivement l'utérus en placé, il existe donc des indications diverses qui sont : 1° de diminuer le volume de l'organe, s'il est trop considérable : 2° de faire cesser toutes les sources de pressions ou de tractions sur la matrice : 3° de ramener les agents de support de l'utérus à leurs conditions normales.

Un traitement prolongé sera nécessaire pour remplir les deux premières indications. Il pourra être purement *médical* dans certains cas de prolapsus subit ou de date récente, encore peu prononcé, se réduisant spontanément et n'ayant que peu ou point de tendance à se reproduire. Il sera à la fois *médical* et *mécanique* à un degré plus avancé, pour devenir *chirurgical* dans certains cas de chute complète que nous déterminerons plus loin.

a. *Traitement médical.* — Le séjour prolongé au lit, ou

tout ou moins sur une chaise longue, sera recommandé avec instance dans les premiers temps de la maladie. S'il existe des ulcérations, on en favorisera la cicatrisation à l'aide d'injections vaginales ou bien en en touchant la surface soit avec le crayon, soit avec une solution concentrée de nitrate d'argent.

Si le relâchement du vagin et de la vulve est peu prononcé et que la date du prolapsus soit encore récente, il suffira très souvent de recourir aux astringents pour obtenir une cure définitive. Les injections vaginales avec l'alun, le tannin, le sulfate de zinc, une forte décoction de feuilles de noyer, seront pratiquées deux et trois fois par jour.

On pourra placer dans le vagin de petits sachets de mousseline renfermant deux ou trois cuillerées à café de l'une ou l'autre de ces substances et maintenus en place à l'aide de tampons d'ouate, après avoir pratiqué au préalable une injection prolongée avec de l'eau froide.

On devra encore recourir aux bains de siège froids, aux bains de mer, à l'hydrothérapie pour augmenter la tonicité des ligaments utérins. Les toniques médicamenteux, tels que le quinquina, le fer et la strychnine à petites doses agiront dans le même sens. L'ergot de seigle, en faisant contracter les parois utérines et même les parois du vagin, diminuera l'hypérémie, augmentera la résistance des parties et sera toujours un excellent adjuvant. Inutile de dire que la toux, la constipation, la dysurie seront également surveillées et convenablement traitées.

Que l'utérus reste en place ou bien qu'il s'abaisse et s'échappe dans la position verticale, on devra le plus souvent, avant de recourir à l'application d'un pessaire, essayer de le soutenir avec un gros tampon vaginal qui tiendra de lui-même dans le premier cas, que l'on fixera à l'aide d'un coussin périnéal dans le second. La pression exercée par ce tampon sera très souvent efficace pour diminuer la congestion et l'engorgement.

On a recommandé pour cela d'employer une éponge ; mais celle-ci s'altère très rapidement ; il faut l'enlever très fréquemment et la nettoyer avec le plus grand soin ; d'un autre côté, le tampon d'ouate se tasse et s'exprime avec rapidité ; les Anglais préfèrent dans ce cas l'étoupe ordinaire, et mieux l'étoupe provenant de vieux cordages de navires (*oakum*) qui conserve bien plus longtemps son élasticité et son humidité : un tampon d'étoupe, imbibé de glycérine phéniquée, à laquelle on a ajouté de l'alun ou du tannin, peut être laissé en place deux ou trois jours sans le moindre inconvénient.

Ces divers moyens longtemps continués peuvent suffire dans beaucoup de cas de prolapsus au premier degré, améliorer notablement les cas plus graves ; leur emploi sera toujours conseillé.

Si l'on y ajoute l'usage de ceintures abdominales qui relèvent et soutiennent les parois et le contenu de l'abdomen, que l'on renonce à l'usage du corset, et qu'au lieu d'attacher les vêtements à la taille on les fixe par des bretelles qui en font supporter le poids aux épaules (le *skirt-supporter* des Américains), bientôt les femmes pourront se lever et reprendre leurs occupations.

Toutefois, s'il s'agit d'un prolapsus au second et au troisième degré, il a aussitôt de la tendance à se reproduire, et on devra alors recourir à la contention de l'organe à l'aide d'agents mécaniques, les **pessaires**.

b. *Pessaires.* — Le nombre des pessaires, inventés et prônés pour le traitement du prolapsus utérin, est excessivement considérable ; je ne les énumérerai pas ici ; on pourra en lire la nomenclature à peu près complète dans la plupart des traités de gynécologie, et dans le *Traité élémentaire de chirurgie gynécologique* du D^r Le Blond. Voici d'une manière succincte quelle sera la conduite du praticien.

Deux cas se présentent dans la pratique : 1° la vulve et le périnée sont intacts ou à peu près, et le pessaire peut être maintenu dans le vagin grâce à la persistance de l'anneau vulvaire ; 2° le contraire a lieu.

1er *Cas.* — Dans le premier cas qui se rencontre le plus fréquemment, tant que l'utérus n'a pas franchi l'orifice vulvaire deux espèces de pessaires seront employés : le pessaire anneau (anneau en caoutchouc recouvrant un ressort de montre) de Dumontpallier et le pessaire de Hodge (en gutta-percha ou mieux en aluminium).

Le **pessaire de Hodge** sera le premier essayé : nous savons déjà qu'il n'agit pas seulement comme *soutien* de l'utérus en prenant son point d'appui sur le vagin et sur la circonférence du bassin, mais qu'il agit surtout comme *levier*, en refoulant les culs-de-sac et surtout le cul-de sac postérieur en haut, et en faisant basculer l'utérus qui, de l'état de rétroversion, est placé dans un état d'antéversion plus ou moins considérable. En augmentant la courbure de l'instru-ment, et en relevant les extrémités antérieure et postérieure, on favorise cette action de levier ; le vagin, sans être distendu, sans risquer de perdre le peu de contractilité qui lui reste, se trouve ainsi entraîné en haut ; la vessie, le rectum se trouvent également soutenus et relevés, en sorte qu'on arrive par ce moyen à maintenir non seulement l'utérus, mais encore les autres organes qui l'accompagnent dans son dé-placement. Ce pessaire, dont les dimensions et les courbures seront variables suivant les cas, sera suffisamment large ; sa largeur ne sera pas toutefois portée au delà du point suffisant pour en assurer le maintien en place.

La malade doit porter constamment son pessaire ; il n'est pas nécessaire de l'enlever la nuit ; il n'empêche pas le coït, ni la fécondation, ni même la grossesse, quoiqu'il soit pré-férable alors de l'enlever momentanément. Toutefois, on maintiendra les parties dans un état de grande propreté par des injections fréquemment répétées, et on sortira le pes-saire de temps en temps afin de s'assurer qu'il ne coupe pas les tissus.

Quand le périnée est rompu, ou que le poids des organes déplacés est considérable, le pessaire de Hodge peut ne pas tenir en place : c'est alors qu'on essaiera le **pessaire-anneau de Dumontpallier**. Grâce à son élasticité, un pes-saire de dimension considérable peut être aisément introduit à travers une ouverture vulvaire plus ou moins étroite. Il n'y a qu'à presser sur l'un des côtés et à introduire l'instrument dans le sens de sa longueur : dès qu'il a franchi la vulve, il reprend sa forme circulaire et se place presque de lui-même dans la position voulue.

La pression qu'il exerce sur les parois vaginales est modérée et uniformément répartie sur tout son pourtour, en sorte qu'elle est aisément supportée. Ce pessaire a même sur le premier l'avantage de se placer de lui-même dans une position convenable, c'est-à-dire d'embrasser le col. Il peut être appliqué par une main peu exercée et par les malades elles-mêmes ; il peut être fréquemment enlevé, lavé et remis en place. Le pessaire de Hodge, au contraire, doit être appliqué par le médecin, car il peut arriver autrement qu'au lieu d'embrasser le col, il ne soit poussé en avant de celui-ci et ne le refoule en arrière ; son action, au lieu d'être utile, serait alors inefficace et nuisible.

2e *Cas.* — Le périnée est rompu, la vulve agrandie et très large, le poids et le volume des organes déplacés est considérable : tout pessaire placé dans le vagin est vite chassé au dehors et le déplacement se reproduit. Il faut alors recourir à des instruments de soutien qui prennent leur point d'appui à l'extérieur.

Quand le prolapsus est incomplet, ou bien, s'il est complet, quand la réduction et le refoulement sont assez aisés, on applique un pessaire arrondi ou excavé *en forme de coupe,* monté sur une tige plus ou moins longue suivant les cas, mais ne devant jamais excéder 4 à 6 centimètres. La tige qui supporte le pessaire est fixée au préalable au centre d'une plaque rectangulaire aux angles de laquelle sont fixées de petites bandes ou mieux de petits tubes de caoutchouc, qui s'agrafent à une ceinture abdominale. La ceinture préalablement fixée, et les chefs postérieurs de la plaque périnéale étant agrafés à la longueur voulue pour que le centre de la plaque périnéale corresponde au centre de la vulve, on réduit le prolapsus, on introduit le pessaire, et on fixe les agrafes antérieures. De cette façon les malades peuvent uriner et même aller à la selle sans enlever ni salir leur appareil. Chaque soir, l'instrument est enlevé, nettoyé, on fait une injection vaginale et on le réapplique le lendemain matin.

On peut varier à l'infini la forme, les dimensions et la nature de la plaque de soutien, et du pessaire proprement dit : de là la diversité des instruments, dits **hystérophores**.

Au lieu de fixer l'instrument à l'aide d'une plaque périnéale attachée en avant et en arrière par des liens élastiques, on peut n'avoir qu'une tige recourbée qui prend son point d'appui en avant ou en arrière, comme dans le *pessaire de Cutter*, l'*hystérophore de Roser* (vanté par Scanzoni), celui de *Grand-collot*, etc.

L'appareil précédemment décrit est le plus simple, le meilleur marché ; on le trouve partout, et il donne d'assez bons résultats pour devoir être employé dans tous les cas.

Si le refoulement est impossible, et que l'utérus affleure toujours à la vulve, on se contentera d'un **coussin** ou **plaque périnéale**, en buis, en ivoire, en gutta-percha, en caoutchouc, fixée à une ceinture abdominale. La contention est ainsi opérée d'une façon incomplète sans doute, mais suffisante tout au moins pour pallier les inconvénients les plus grands de la chute de matrice.

Lorsque la réduction est impossible, on se contentera de soutenir la tumeur et d'empêcher les frottements de sa surface à l'aide d'un appareil de suspension quelconque, un **suspensoir** en toile, en caoutchouc, etc. Les femmes du peuple ont recours journellement à une serviette ou à un mouchoir qu'elles fixent autour de la taille par un cordon, tout comme lorsqu'elles se *garnissent* pour leurs règles.

Traitement curatif.

Opérations chirurgicales. — Le traitement chirurgical consiste dans une série d'opérations qui ont pour but de rétrécir ou d'obturer les passages qui peuvent donner issue au prolapsus de la matrice. Elles peuvent porter sur le périnée, la vulve et le vagin isolément, ou bien simultanément sur tous ces organes.

En règle générale, ces diverses opérations ne devront être

tentées que pour les cas de prolapsus complet, et lorsque les moyens palliatifs précédemment indiqués sont insuffisants pour procurer aux malades un soulagement et une amélioration qui leur permettent de vaquer à leurs occupations habituelles : le plus souvent, en effet, elles échouent tout en ayant exposé les malades à des dangers plus ou moins sérieux.

On a pratiqué l'occlusion incomplète de la vulve, l'**épisiorrhaphie**, ou bien l'occlusion complète, **infibulation**. Mais l'intervention chirurgicale limitée à la vulve a toujours été insuffisante, et si l'on veut obtenir un rétrécissement de cette ouverture, il sera toujours préférable de pratiquer préalablement la restauration du périnée, la **périnéorrhaphie** (voyez p. 156), en faisant porter l'avivement et la suture un peu plus en avant, de manière à empiéter sur la vulve, **périnéoépisiorrhaphie**.

C'est même par la périnéorrhaphie que le traitement chirurgical du prolapsus utérin devrait toujours commencer. La restauration complète ou incomplète du périnée peut, en effet, retenir l'utérus au-dessus de la vulve, et permettre l'emploi et l'action efficace des moyens palliatifs. Il est évident que l'avivement et la suture des parties devront porter sur une grande épaisseur de tissus, afin d'obtenir un plancher fortement résistant.

En troisième lieu, viennent les opérations pratiquées sur le vagin pour en rétrécir le calibre, l'**élytrorrhaphie**.

On peut obtenir le rétrécissement du vagin de plusieurs manières :

1° Par les *caustiques* (acide nitrique, fer rouge, chlorure de zinc); on fait ainsi des eschares longitudinales qui, à leur chute, produisent des bandes cicatricielles rétractiles, et diminuent le calibre du conduit. Ce procédé est long, douloureux et expose à des dangers considérables.

2° *Par le pincement d'une bande plus ou moins large de la muqueuse vaginale*, qu'on étrangle à sa base, de façon à en amener la mortification et à produire une plaie qui en se cicatrisant entraîne le rétrécissement du canal.

Desgranges (de Lyon) opère ce pincement à l'aide de grosses serres-fines, ou bien à l'aide de sa *pince élytro-caustique*, sorte de pince à pansements à mors très longs et creusés d'une gouttière remplie de chlorure de zinc. Il a obtenu ainsi plusieurs succès et avec une assez grande rapidité.

3° *Par la suture ou l'élytrorrhaphie proprement dite.* Il existe ici plusieurs procédés que je ne ferai qu'indiquer.

M. Sims (1) pratique l'**élytrorrhaphie antérieure** à cause de la plus grande fréquence du prolapsus de la paroi vaginale antérieure et de la cystocèle. Il taille dans la membrane muqueuse une sorte de V, dont la pointe se dirige près du col de la vessie, et dont les deux bras se prolongent jusque sur les côtés du col de l'utérus : puis après, il réunit les deux surfaces dénudées à l'aide de sutures d'argent, passées transversalement de manière à former un pli longitudinal qui rétrécit le vagin et refoule le col en arrière.

Emmet, pour obvier à la pénétration possible du col dans la poche ainsi formée par la suture, la ferme en avivant horizontalement l'intervalle qui sépare les deux branches du V, et en passant à ce niveau une suture qui produit l'adossement et l'oblitération des parties.

Simon (de Heidelberg) (2) pratique l'**élytrorrhaphie** ou **colporrhaphie postérieure** (3), qui consiste à disséquer une large bande de la muqueuse vaginale, prise sur la paroi postérieure, et en réunir les bords avec des sutures métalliques.

Gaillard Thomas (4) fait une incision sur la ligne médiane et dissèque de chaque côté un lambeau triangulaire de la muqueuse; après quoi il réunit par suture ces deux feuillets vaginaux au point correspondant à leur base d'insertion, et applique au-dessus un clamp à valves dentelées; les parties des lambeaux dépassant le clamp sont excisées, puis tout est

(1) M. Sims, *Notes sur la chirurgie utérine.* 1866, p. 365.
(2) V. Courty, *op. cit.*, t. I, p. 627.
(3) Ἔλυτρον, κόλπος, vagin.
(4) G. Thomas, *op. cit.*, p. 310.

laissé en place jusqu'au huitième ou neuvième jour. Cette opération peut être pratiquée, soit sur la paroi antérieure, soit sur la paroi postérieure, soit sur les deux, mais successivement.

M. Le Fort (1) a employé plusieurs fois avec succès un procédé qu'il appelle **cloisonnement du vagin** et qui consiste à déterminer une adhésion cicatricielle entre la paroi antérieure et la paroi postérieure de ce conduit et à former ainsi une cloison verticale et médiane qui retient en haut l'utérus, empêche le déplissement du vagin, tout en ne gênant pas le coït.

Pour cela, l'utérus étant hors de la vulve, on pratique, d'abord sur la paroi antérieure puis sur la paroi postérieure du vagin, deux avivements longitudinaux de 5 à 6 centimètres de longueur sur un ou deux de large. Une fois ce double avivement pratiqué, on réduit l'utérus de manière à mettre en rapport les extrémités de ces deux surfaces d'avivement dans leur partie la plus rapprochée du col, et on en réunit le bord transversal à l'aide de trois points de suture. Puis, de proche en proche, on suture les bords latéraux, passant sur chacun d'eux le fil de la paroi vaginale antérieure à la paroi vaginale postérieure. Au fur et à mesure de l'application des points de suture, la réduction de l'utérus s'opère, et quand les bords des deux surfaces avivées sont suturées, la réduction est complète.

Dans les diverses opérations de cloisonnement du vagin qui ont été faites jusqu'ici, la suture était pratiquée à l'aide de fils d'argent dont les chefs tordus étaient laissés suffisamment longs pour pendre hors de la vulve. Ils étaient laissés en place jusqu'à ce qu'ils se détachassent spontanément par la section des parties qu'ils embrassaient. Pour obvier à l'irritation produite par leur présence dans le vagin, qui avait à deux reprises déjà empêché le succès, j'ai remplacé dans une opération toute récente les fils d'argent par les *fils de catgut* (n° 1) destinés à être absorbés sur place. Les chefs

_____

(1) Lefort et Malgaigne, *Manuel de médecine opératoire*, 8e édit. Paris, 1877, t. II, p. 729.

des sutures furent coupés à ras des nœuds, et le tout abandonné dans le vagin : le succès fut complet (1).

Que l'on emploie l'un ou l'autre mode d'élytrorrhaphie, pour
l'avivement, le passage des fils, la fixation des sutures et les
soins consécutifs, on procédera de la façon qui a été déjà
détaillée à propos de la périnéorrhaphie et de l'opération de la
fistule vésico-vaginale (voyez p. 129 et 162).

Quant au choix à faire entre ces divers procédés, le cloisonnement de M. Le Fort me paraît préférable. Il a donné
d'excellents résultats entre les mains de son auteur, de
MM. Panas, Duplay, Zancarol et Hicquet (2), et je lui dois moi-
même deux succès. Je l'ai vu réussir là où l'opération de
Sims avait échoué ; avec la modification indiquée plus haut,
on obtiendra certainement des résultats encore meilleurs.

CHAPITRE IV

INVERSION UTÉRINE.

**L'inversion de l'utérus (introversion, renversement,
invagination)** consiste dans un changement de situation et
de forme tel que la matrice est retournée sur elle-même à la
manière d'un doigt de gant, dont la surface interne et concave devient externe et convexe, et réciproquement (Courty).

Étiologie. — Pour que l'inversion puisse se produire, il
faut que l'utérus ait subi préalablement une augmentation
de volume avec un certain degré de ramollissement et d'a-
mincissement de ses parois. L'inversion ne saurait se comprendre dans un utérus sain et non dilaté : les cas d'inversion
congénitale sont plutôt des vices de conformation que des
altérations pathologiques.

Toutes les causes qui amènent une dilatation et une dis-

(1) Voir les détails de l'observation au *Bulletin de la Soc. de chirurgie*, 1881.

(2) *Bulletins et Mémoires de la Société de chirurgie*. 1879, t. V.

tension de l'organe peuvent donc être des causes prédisposantes de l'inversion utérine : grossesse, hydrométrie, polypes et corps fibreux intra-utérins.

L'inversion se produit surtout après l'accouchement (350 fois sur 400, Crosse), plus rarement après l'avortement. Elle peut être spontanée, ce qui est rare, et résulte alors soit de contractions irrégulières du corps de la matrice pendant que le col reste béant et dilaté, soit de l'inertie persistante de l'utérus dont les parois molles et flasques obéissent aux lois de la pesanteur et tendent à s'engager à travers le col. C'est ainsi qu'on a vu l'inversion se produire quelques jours ou quelques semaines après l'accouchement.

Bien plus souvent l'inversion se produit artificiellement soit au moment de l'accouchement, soit surtout pendant la délivrance.

Un accouchement très rapide, la femme étant debout, peut agir mécaniquement sur le fond de l'utérus, par la traction violente exercée par le poids de l'enfant sur le cordon ombilical, le placenta n'étant pas encore décollé.

Les adhérences du placenta sont, en effet, la cause occasionnelle la plus fréquente : les tractions que l'on exerce sur le cordon pour hâter la délivrance produisent un entraînement progressif du fond de l'utérus qui se déprime à la façon d'un cul de bouteille. Suivant la force de ces tractions, le degré de résistance des connexions utéro-placentaires, cette dépression est plus ou moins considérable, le fond vient ainsi faire saillie à travers le col. A partir de ce moment, les contractions expulsives viennent s'ajouter aux tractions extérieures, et l'inversion plus ou moins complète peut ainsi être produite en très peu de temps.

Ce mécanisme est assez fréquent ; il nous explique comment l'inversion s'observe plus souvent chez les accouchées assistées par des sages-femmes ; heureusement que, dans beaucoup de cas, le cordon n'a qu'une solidité relative, et qu'il se rompt avant que l'inversion ait acquis un degré assez prononcé pour la rendre irrémédiable.

L'inversion utérine peut s'observer en dehors de la parturition. S'il survient une tumeur à la partie supérieure du fond de l'utérus, elle distendra d'abord la cavité utérine mécaniquement, puis descendra vers l'orifice utérin, entraînant avec elle le fond de l'organe qui se placera en état d'inversion plus ou moins complète.

Ce résultat peut être produit encore par les tentatives d'arrachement et d'extraction exercées sur la tumeur : le mécanisme est absolument le même que pour l'inversion qui se produit après l'accouchement.

L'inversion utérine est une affection rare ; on l'observe presque exclusivement à l'âge moyen de la vie, chez les femmes qui ont eu des enfants, quoiqu'il existe quelques exemples de cette maladie chez les jeunes filles, les vierges et les nullipares.

Anatomie pathologique. — L'inversion utérine est *partielle* ou *totale*.

L'inversion *partielle* ou *incomplète* est la plus fréquente ; ce serait même la seule observée, d'après Guéniot (1). Elle comprend les cas où le renversement occupe une partie ou la totalité du corps de l'utérus, alors que le col n'y participe en rien, ou n'y participe que très peu, et par sa partie supérieure seulement.

Différents degrés peuvent se présenter, depuis la simple *dépression en cul-de-fiole* du fond de l'utérus jusqu'à la sortie complète de cette partie de l'organe à travers l'orifice du museau de tanche qui la resserre, la pédiculise et lui forme comme un collet de hernie.

Au point de vue clinique, on doit distinguer deux cas : le premier, quand le fond de l'utérus déprimé et invaginé ne sort pas à travers le museau de tanche ; le second, lorsqu'il dépasse plus ou moins complètement cet orifice et fait saillie dans le vagin, quelquefois même jusqu'à la vulve. Dans ce cas, la tumeur centrale est limitée à son sommet par un bourrelet circulaire qui l'étreint, et à travers lequel le doigt ou tout autre instrument explorateur peut pénétrer à une

(1) Guéniot, Hüe, Forget, Chauvel, Cazin, *in Bulletins et Mémoires de la Société de chirurgie*, 1879.

hauteur variable, qui indique ce qui reste de la cavité utérine, et par conséquent le degré plus ou moins considérable de l'inversion.

Quant à l'inversion *totale* proprement dite, celle dans laquelle le col lui-même a participé au renversement et, comme dit M. Guéniot, celle qui intéresse l'organe dans son entier, de telle sorte que l'utérus vraiment retourné sur tous les points regarde par l'orifice du museau de tanche directement en haut vers la grande cavité de l'abdomen, elle est très rare, quoique non impossible, ainsi qu'en témoigne le fait rapporté par Forget dans les *Bulletins de la Société de Chirurgie.*

Dans la plupart des observations d'inversion dite complète, il faut se rappeler que le renversement n'a pas atteint le col qui reste à sa place et dont l'ouverture regarde en bas comme à l'état normal. La distinction n'en est pas moins intéressante, car, si la réduction peut être tentée dans ces cas, il est évident qu'elle ne saurait l'être dans ceux où le renversement porte simultanément sur le col.

Les lésions anatomiques, consécutives à l'inversion, portent principalement sur la muqueuse utérine qui se gonfle, s'œdématie, devient bourgeonnante, fongueuse et saigne très facilement.

Quand les parties invaginées ont franchi le col et que la lésion date de plusieurs mois ou de plusieurs années, le tissu utérin se gonfle d'abord, s'atrophie ensuite et devient très mince. La muqueuse reste œdématiée, fongueuse, saignante, s'ulcère très facilement; sur d'autres parties, elle s'épaissit, devient lisse, pavimenteuse, subit en un mot les mêmes transformations que la muqueuse vaginale ou cervicale dans les cas de procidence utérine.

On a vu dans quelques circonstances la tumeur, étranglée à sa partie supérieure, s'enflammer et tomber en gangrène; d'autres fois l'ulcération de la muqueuse a creusé en profondeur, perforé l'épaisseur des parois, et ouvert la cavité du péritoine.

Enfin des adhérences s'établissent parfois, soit entre les

divers points des surfaces séreuses du côté de l'abdomen, soit des surfaces muqueuses du corps et du col, soit encore de la muqueuse utérine avec la muqueuse vaginale, et rendent ainsi l'inversion irréductible. Ces adhérences sont loin d'être constantes, comme le prouve la possibilité de réductions opérées plusieurs années après le début des accidents.

Je ne citerai que pour mémoire les déplacements des organes abdominaux consécutifs à l'inversion utérine, déplacements qui sont en rapport avec le degré de la lésion. Les trompes, les ovaires, les ligaments larges, quelquefois même une anse intestinale, la vessie, le rectum peuvent être entraînés en bas et s'engager dans cette espèce de cavité formée par la dépression et l'invagination du fond de l'utérus.

Symptômes. — Au point de vue des symptômes, comme à celui du traitement, l'inversion est distinguée par les auteurs en *aiguë* et en *chronique*.

L'inversion *aiguë*, c'est-à-dire celle qui se produit soudainement au moment de l'accouchement ou de la délivrance, entraîne un épuisement brusque, de la prostration, une sorte de collapsus précédé d'une douleur violente de tiraillement dans les aines et dans les lombes et accompagné de lipothymies et de syncopes. Presque en même temps survient une hémorrhagie plus ou moins abondante, qui vient nécessairement ajouter au péril d'une pareille situation : toutefois, il est des cas nombreux et non moins graves où l'hémorrhagie n'a pas eu lieu.

Il y a généralement une violente contraction utérine immédiatement avant l'inversion ou pendant qu'elle se produit : la patiente se figure alors qu'elle met au monde un second enfant, et cette opinion est encore confirmée par la pression qu'exerce l'utérus renversé en traversant le col utérin. Malheureusement cette confusion peut être partagée par la sage-femme, l'accoucheur, qui en exerçant des tractions sur la tumeur augmente le renversement et le rend complet et plus ou moins irrémédiable.

Il va sans dire que, si l'on pouvait examiner avec attention ce qui se passe à ce moment, on sentirait à travers la paroi abdominale le fond de l'utérus se déprimer, bientôt même disparaître complètement à l'hypogastre et être remplacé par une tumeur vaginale hémisphérique et plus ou moins volumineuse. Il est arrivé à tous les accoucheurs, un peu pressés de terminer la délivrance, de sentir cette dépression du fond de l'utérus au moment où ils exerçaient des tractions sur le cordon ombilical, et d'être ainsi prévenus des dangers d'une intervention trop hâtive.

La mort peut être le résultat soit du *choc soudain*, soit de l'*hémorrhagie*.

Quand la malade a résisté et que l'utérus n'a pas été réduit, on observe bientôt les symptômes de l'inversion chronique, la seule étudiée en gynécologie.

L'inversion *chronique*, qu'elle ait débuté brusquement à la suite de l'accouchement en s'accentuant de plus en plus au fur et à mesure de sa durée, ou qu'elle se soit développée lentement et progressivement, sous l'influence d'un polype par exemple, s'accompagne de douleurs, de contractions utérines, de sensations de pesanteur et de gêne du côté du vagin, de troubles de la miction et de la défécation, de ménorrhagies ou d'hémorrhagies plus ou moins graves et plus ou moins fréquentes, de leucorrhée, etc., en un mot de tous les phénomènes subjectifs qui caractérisent la présence d'une tumeur vaginale et que l'on observe surtout dans la procidence de l'utérus. Toutefois les hémorrhagies sont plus communes, plus abondantes et constituent un danger permanent.

Ces différents symptômes, qui remontent presque toujours à un accouchement précédent, peuvent mettre sur la voie du diagnostic ; mais celui-ci n'est possible que par l'examen local des parties génitales.

Diagnostic. — On trouve à l'exploration une tumeur saillante dans le vagin, quelquefois même entr'ouvrant la vulve. Cette tumeur varie suivant le degré de l'inversion.

Au premier degré, quand il existe une simple dépression du fond de l'utérus, elle n'existe même pas ; le col est seulement entr'ouvert, la matrice saigne facilement, le cathéter utérin est arrêté à un ou plusieurs centimètres de l'orifice.

Le diagnostic est alors très difficile. La palpation abdominale seule, en faisant constater l'absence de l'utérus à sa place normale, ou même la dépression du fond quand l'exploration est facile comme à la suite de l'accouchement, peut mettre sur la voie du diagnostic.

Les mêmes difficultés se présentent, tant que le fond inversé n'a pas franchi le col ; mais quand la lésion a atteint ce degré, et qu'elle fait une saillie plus ou moins grande dans le vagin, on arrive à la reconnaître aux caractères suivants : tumeur hémisphérique, globuleuse ou conique, à grosse extrémité tournée en bas, à petite extrémité dirigée en haut, et circonscrite à son sommet par un bourrelet circulaire, le col de l'utérus. Le doigt peut s'engager entre la tumeur et le bourrelet et pénétrer plus ou moins profondément suivant le degré de l'inversion.

Cette tumeur ne présente pas d'orifice sur aucun point de sa surface ; elle est lisse, humide, comme tomenteuse, saignant facilement au contact du doigt. D'après M. Guéniot (1), la tumeur de l'inversion serait mollasse et présenterait une sensibilité considérable à l'acupuncture.

Dans le cas d'inversion totale, le bourrelet du col n'existe pas ; la tumeur est plus considérable, fait saillie hors de la vulve, et se continue directement en haut avec les parois vaginales sans ligne de démarcation.

Le diagnostic différentiel est souvent très difficile, et les auteurs relatent toute une série de cas où les confusions les plus regrettables ont été commises.

Dans les cas récents, l'erreur la plus commune a été de prendre la tumeur pour un second placenta, ou pour la tête d'un second fœtus : on a été jusqu'à appliquer le forceps sur l'utérus inverti pour l'extraire. Une attention convenable, l'absence du globe utérin à l'hypogastre, l'hémorrhagie doivent lever tous les doutes.

Dans les cas anciens, la confusion est possible avec les polypes et le prolapsus.

(1) Guéniot, *Archives générales de médecine.* 1868, t. II, p. 393.

Voici, groupés sous forme de tableau, les principaux signes différentiels :

1°

INVERSION	PROLAPSUS
Tumeur plus grosse en bas qu'en haut.	Tumeur plus grosse en haut qu'en bas.
Pas d'orifice à l'extrémité inférieure.	Orifice en bas ou sur les côtés.
Tumeur sensible au toucher et à la piqûre.	Tumeur presque insensible.

2°

INVERSION	POLYPE
Le cathéter ne pénètre jamais dans la cavité utérine.	Le cathéter pénètre généralement dans la cavité utérine en longeant la tumeur.
La palpation abdominale et le toucher font découvrir une excavation, une sorte d'anneau au lieu du corps de l'utérus.	Cette exploration permet de constater la présence de l'utérus dans l'abdomen.
L'examen rectal montre que l'utérus n'est pas à sa place normale.	L'examen rectal montre que l'utérus est toujours à sa place.
Id. par l'exploration recto-vésicale.	Id. par l'exploration recto-vésicale.
L'acupuncture est douloureuse.	L'acupuncture est indolore.

3°

INVERSION PARTIELLE	TUMEUR FIBREUSE
Le cathétérisme montre que la cavité utérine est diminuée.	La cavité utérine est augmentée.
La palpation abdominale et l'exploration bimanuelle font reconnaître une dépression en forme d'anneau sur le corps de l'utérus.	Ces explorations montrent que l'utérus a conservé sa forme globuleuse.
La maladie survient rapidement.	Elle survient lentement.
La tumeur survient généralement après un accouchement.	La tumeur est complètement indépendante de la parturition.
Acupuncture douloureuse.	Acupuncture indolore.

(GUÉNIOT.)

Malgré tous ces signes différentiels, le diagnostic n'en est pas moins difficile dans certains cas, surtout si un polype

existe en même temps que l'inversion. R. Barnes cite le fait
d'une *pièce anatomique,* conservée depuis plusieurs années
dans un important musée de Londres comme un exemple
rare d'inversion utérine et qui n'était autre chose qu'un polype fixé au col.

Marche, Terminaisons, Pronostic. — L'inversion aiguë qui survient au moment de l'accouchement peut se terminer rapidement par la mort, soit à cause du collapsus soit
à cause de l'hémorrhagie. Si elle est réduite aussitôt, ce qui
est généralement facile, elle peut n'entraîner que peu ou
point de dangers consécutifs et la maladie peut être radicalement guérie.

Mais quand cette réduction n'a pas eu lieu ou bien quand
l'inversion est survenue en dehors de l'accouchement, sa
marche est essentiellement chronique. Le renversement n'a
pas de tendance à se corriger de lui-même ; il tend plutôt à
s'exagérer et à accroître ainsi les dangers dont il est la
source. Le plus grand de ces dangers réside dans les hémorrhagies qui, par leur abondance autant que par leur répétition, jettent les malades dans un état de faiblesse, d'anémie
et d'hecticité tel que la mort en est la conséquence presque
fatale.

On a vu l'inversion non réduite se terminer quelquefois
d'une manière favorable à l'âge de la ménopause par suite de
l'atrophie de l'organe. On l'a vue dans d'autres circonstances
se terminer brusquement par la mort à la suite de la gangrène de la tumeur et d'une péritonite par perforation.

Malgré tous ces dangers, la maladie a parfois une durée
très longue, et les observations de femmes atteintes d'inversion utérine datant de 5, 10, 15, 20 et même 30 ans ne
sont pas rares.

Après cette longue durée, la tumeur est le plus souvent
irréductible par suite des adhérences vaginales et péritonéales ; toutefois il n'y a rien de précis à cet égard. La réduction
a été opérée un certain nombre de fois dans le cours de la
première année. Tyler Smith et Nœggerath (cités par Courty)
ont pu opérer la réduction après 12 et 13 ans.

Quoi qu'il en soit, l'inversion utérine est toujours d'un pronostic grave, et il y a indication urgente d'intervenir dans tous les cas.

Traitement. — Il est *prophylactique, palliatif* et *curatif.*

1º Le *traitement prophylactique* a trait presque uniquement aux conditions de l'accouchement ; il est suffisamment indiqué dans les livres d'obstétrique.

2º Le *traitement palliatif* consiste dans l'emploi de moyens locaux et généraux capables de remédier aux conséquences de la lésion et principalement de l'hémorrhagie qui en constitue le principal danger. Il reste bien entendu que ce traitement palliatif ne sera de mise que, lorsque les tentatives de réduction ayant échoué, on se demande s'il convient de laisser l'organe en place, au lieu de l'amputer.

A l'approche de la ménopause, on peut espérer voir l'hémorrhagie cesser spontanément et l'organe s'atrophier : il n'en est pas de même lorsque la malade est jeune.

Dans l'un comme dans l'autre cas, mais surtout dans le premier, on essaiera de diminuer la vascularité de la tumeur par des applications astringentes à sa surface, telles que l'alun, le persulfate de fer, ou l'acétate de plomb. Si l'hémorrhagie est trop violente ou trop souvent répétée, le tamponnement sera utile et parfois nécessaire. Un traitement tonique et reconstituant, le quinquina, le fer, et surtout le perchlorure de fer à l'intérieur seront administrés sans relâche, autant pour conjurer de nouvelles hémorrhagies que pour combattre l'anémie et le marasme qui sont les conséquences de cette lésion.

Grâce à ces différents moyens, auxquels Aran (1) n'a pas craint d'ajouter la cautérisation de toute la surface de la tumeur soit avec le cautère actuel, soit avec la potasse caustique, on a pu dans certaines circonstances rendre la maladie tolérable, et la conduire ainsi jusqu'à l'âge de la ménopause, sans trop d'encombres. Le Dr A. Stevens a traité un cas de ce genre pendant plus de trente ans : quelques autres obser-

(1) Aran, *op. cit.*, p. 908.

vations prouvent que l'on peut aboutir par ces moyens à de réels succès, en sorte que cette méthode palliative pourrait être tentée dans les cas d'inversion irréductible, peu prononcée et ne s'accompagnant pas de dangers de mort plus ou moins immédiats.

Mais, lorsque l'inversion a acquis un degré plus accentué, lorsque les hémorrhagies sont abondantes et se répètent très souvent, lorsque la femme est dans un état d'anémie et de marasme tel que la répétition des hémorrhagies doive entraîner de graves dangers, le traitement palliatif ne saurait suffire et il est absolument indiqué de recourir à un traitement curatif.

3° Le traitement *curatif* a deux moyens à sa disposition : la *réduction* et l'*ablation* ou *amputation* de l'utérus inversé.

A. *Réduction*. — Elle doit être tentée dans tous les cas d'inversion utérine, de date récente ou ancienne. Quand elle a été obtenue, la maladie peut être considérée comme guérie, car elle n'a que peu ou point de tendance à la récidive.

a. Lorsque l'accident est récent, et surtout qu'il est consécutif à l'accouchement, la réduction est généralement facile par le procédé du *taxis*. Si le placenta est encore adhérent au fond de l'utérus, il sera toujours préférable de le détacher avant de réduire, à moins qu'il ne s'agisse encore que d'une simple dépression du fond de l'organe.

On peut opérer le taxis en repoussant le fond de l'organe, c'est-à-dire le centre de la tumeur, soit avec les doigts réunis en cône, soit avec le poing, soit avec un instrument mousse quelconque (*repoussoir*, Depaul), et en maintenant les doigts ou l'instrument en place jusqu'à ce que des contractions utérines soient revenues (350 succès sur 400, Crosse).

b. Quelques heures après l'accident, ou bien lorsque le col est fortement revenu sur lui-même et comprime la tumeur à sa partie supérieure, ce *taxis du fond* peut ne pas être possible, on le remplace alors par le *taxis du corps* (Pajot, Tarnier).

Saisissant la tumeur à pleine main, le chirurgien la comprime sur toute sa périphérie, et avec l'extrémité des doigts fait rentrer peu à peu la tumeur en commençant par la partie supérieure, celle qui s'est déplacée en dernier lieu tout comme pour les hernies.

Dans l'un comme dans l'autre cas, pendant que la main droite exécute ces divers mouvements la main gauche est fixée sur l'hypogastre, de manière à maintenir les parties, et à empêcher un refoulement trop considérable et des déchirures. Il est rare que, dans les 12 ou 24 heures qui suivent l'accouchement, on n'arrive pas à effectuer assez rapidement la réduction.

c. Plus tard, et surtout quand l'inversion date de plusieurs jours, de plusieurs semaines, de plusieurs mois et même de plusieurs années, cette réduction rapide et facile en même temps n'est plus possible, et l'on est obligé de recourir à des procédés plus compliqués qui exigent un temps plus ou moins long, *trop de temps pour la main du chirurgien*, dit R. Barnes (1), *mais non pour un instrument.*

Le pessaire à air de Gariel, gonflé autant que possible et laissé en place pendant plusieurs jours, a donné d'assez nombreux succès.

On cite encore d'heureux résultats obtenus à l'aide de la compression permanente exercée sur la tumeur par un pessaire à tige maintenu par un bandage en T (M. Sims).

Tyler Smith joint à l'action des agents compresseurs la malaxation de la tumeur faite matin et soir pendant dix jours consécutifs.

Ces essais étant restés infructueux, on essaiera le taxis modifié.

White, à l'imitation de Depaul et de plusieurs autres chirurgiens, a essayé le *taxis forcé* à l'aide d'un instrument, le *repoussoir*, sorte de pessaire conique à tige que le chirurgien applique sur l'utérus inversé, pendant qu'il appuie sur l'extrémité opposée. Une main est placée sur l'hypogastre pour empêcher le soulèvement de l'utérus, l'autre est introduite dans le vagin, de manière à maintenir l'extrémité vaginale de l'instrument en place et fixer le col. Malgré les quelques

---

(1) R. Barnes, *op. cit.*, trad. française, p. 618.

résultats heureux obtenus de cette façon, le taxis forcé n'en est pas moins une méthode condamnable, et qui a amené des cas de mort par rupture.

Le taxis à l'aide des mains seulement est préférable.

La malade est chloroformisée et placée sur le bord du lit comme pour l'application du forceps. La plupart des chirurgiens fixent l'utérus en exerçant une contre-pression sur l'hypogastre à l'aide de la main gauche.

On essaie alors le *taxis du corps*, comme nous l'avons indiqué plus haut.

Si ce procédé échoue, on applique l'index et le médius sur une corne et le pouce sur l'autre; on exerce ensuite une compression graduelle sur l'une des cornes de façon à la déprimer en forme de coin et à l'engager dans le canal cervical. Ce premier résultat obtenu, bientôt tout le corps utérin s'engage et la réduction a lieu (méthode de Nœggerath).

Pour éviter le refoulement de l'utérus, on peut encore embrasser l'organe avec les quatre derniers doigts de la main droite pendant qu'on presse le fond avec le pouce. On repousse la tumeur contre le sacrum pour fixer le col; puis, quand le fond cède, le médius et l'annulaire sont logés dans le canal déterminé par la pression du pouce, et l'on change la direction de l'effort qui s'exerce alors de bas en haut et d'arrière en avant (méthode de Barrier, de Lyon).

M. Courty (1), dans le but d'immobiliser plus efficacement le col, emploie le procédé suivant. Il attire l'utérus hors de la vulve avec des pinces de Museux, puis accroche le col avec l'index et le médius de la main droite à travers la paroi recto-vaginale, tandis que la main gauche refoule le pédicule de la tumeur dans cette direction et opère le taxis graduel de haut en bas des parties herniées, à travers le col solidement maintenu par les doigts placés dans le rectum.

Ces différents procédés de réduction peuvent être successivement mis en usage dans la même séance, mais il faut se rappeler que, dans les inversions anciennes, les tentatives de

(1) Courty, *op. cit.*, t. I, p. 389.

ÉUSTACHE. — Mal. des femmes. 22

réduction doivent être prolongées pendant une demi-heure une heure et même davantage, et renouvelées plusieurs fois avant de pouvoir affirmer que la tumeur est irréductible.

G. Thomas (1) dans un cas d'irréductibilité n'a pas craint de pratiquer la gastrotomie, afin d'aller pratiquer la dilatation intra-abdominale de l'anneau resserré du col pour retourner ensuite l'utérus à l'aide de l'autre main introduite dans le vagin. Aucun chirurgien n'hésiterait, je crois, à préférer l'amputation.

B. *Amputation de l'utérus.* — Lorsque tous les moyens de réduction ont échoué, et que les accidents sont graves, il ne reste plus qu'à pratiquer l'amputation de l'organe inversé. C'est une opération que l'on peut appeler classique aujourd'hui.

L'amputation de l'utérus a été pratiquée de diverses manières.

L'excision simple avec l'instrument tranchant est un procédé fort dangereux : il expose à la mort par hémorrhagie ou par péritonite.

L'excision, précédée immédiatement de l'application d'une ligature, est préférable ; mais elle ne met pas suffisamment à l'abri des dangers.

L'écrasement linéaire a donné également des revers.

La section du pédicule avec l'**anse galvano-caustique** a été employée par M. Courty, mais la mort est survenue 1 fois sur 3.

M. Valette (2), de Lyon, a essayé avec succès l'excision précédée de l'application d'un **clamp caustique** sur le col de la tumeur, procédé dont il est l'inventeur et qu'il a appliqué du reste à la plupart des opérations chirurgicales. Les accidents d'étranglement et la difficulté du manuel opératoire ne paraissent pas toutefois militer beaucoup en faveur de ce procédé.

La **ligature simple,** pratiquée avec des fils métalliques ou

(1) G. Thomas *op. cit.*, t. I, p. 730.
(2) Valette, *Clinique chirurgicale de l'Hôtel-Dieu de Lyon.* Paris, 1875, p. 190.

non, était encore le meilleur procédé, quand elle a été détrônée dernièrement par la **ligature élastique**. Les succès obtenus par MM. Arles (1) et Courty, dès 1875, ont appelé l'attention sur ce procédé, expérimenté depuis par MM. Chauvel et Hüe (2), soit 6 cas tous suivis de guérison. Aucune méthode ne mettant si complètement à l'abri des accidents et ne présentant une statistique aussi avantageuse, c'est donc à elle que l'on aura recours dans le cas d'inversion irréductible.

Voici de quelle façon elle sera pratiquée :

La vessie et le rectum étant préalablemeut vidés, la femme est placée sur le bord du lit dans la position de la taille ou dans la position génu-pectorale (Arles). L'utérus est doucement attiré à la vulve à l'aide de pinces de Museux ; s'il est nécessaire, on applique une valve de Sims en arrière, pour mieux découvrir la partie supérieure. Après s'être assuré qu'il n'existe pas d'anse intestinale dans le pédicule de la tumeur, il suffit de porter autour de celui-ci un tube en caoutchouc de 5 millimètres de diamètre, de le refouler avec les doigts aussi haut que possible jusqu'au niveau du bourrelet formé par le col, puis de le serrer énergiquement, et enfin, après avoir fait un double nœud, de remettre les parties en place.

Si le pédicule n'était pas formé et si la ligature paraissait devoir glisser en bas, on pourrait au préalable tracer un sillon circulaire avec le cautère actuel ou le thermocautère et fixer la suture au niveau de ce sillon, ainsi que le conseille M. Courty et que l'a pratiqué M. Chauvel.

Les soins consécutifs consistent uniquement dans l'administration des opiacés pour amener le calme, et dans des injections vaginales détersives, surtout au moment où la tumeur se sphacèle et se détache. Ce résultat final est arrivé au 11e (Chauvel), au 12e (Arles), au 14e (Courty), au 42e jour (Hüe).

(1) Arles, *Association française pour l'avancement des sciences.* Session de Clermont-Ferrand, 1876, p. 763.

(2) *Bulletins et Mémoires de la Société de chirurgie*, 1879

CHAPITRE V

HERNIES DE L'UTÉRUS OU HYSTÉROCÈLES.

L'utérus peut abandonner sa situation normale, s'échapper du bassin par une voie autre que la voie naturelle et venir faire saillie sous la peau à une distance plus ou moins éloignée : ces déplacements extraordinaires constituent à proprement parler les *hernies de l'utérus*, et la tumeur ainsi produite mérite le nom d'*hystérocèle*. Ils sont très rares.

M. Courty (1) a rassemblé les diverses observations connues dans la science jusqu'à ce jour, et a montré que l'utérus pouvait être trouvé sur presque tous les points où l'on observe des hernies intestinales. C'est ainsi que l'on a rencontré des hystérocèles *inguinales* (Chopart, Lallement, Cruveilhier), *crurales* (Sennert, Dœring, Saxtorph, Lallement), *ombilicales* (Léotaud, Murray), et enfin *ventrales*, les plus fréquentes et dont l'éventration et le ventre en besace, qui accompagnent assez souvent les grossesses répétées, sont le degré le plus accentué.

Sauf pour cette dernière variété, la hernie de l'utérus paraît avoir été presque toujours consécutive à une hernie intestinale et à une hernie préalable des ovaires, en sorte que, comme le dit Cruveilhier, c'est par une sorte d'*attraction* que l'utérus est déplacé peu à peu.

Les hernies de l'utérus ont une symptomatologie peu déterminée ; elles passent souvent inaperçues pendant la vie, à moins qu'il ne survienne une grossesse. Le pronostic peut alors devenir très grave, à cause de l'impossibilité pour l'utérus de se développer convenablement, des dangers d'une rupture de l'organe, et de la nécessité de terminer artificiellement par une opération césarienne cette gestation extra-pelvienne.

----

(1) *Traité des maladies de l'utérus*, 3ᵉ édit., t. I, p. 585.

Il va sans dire que, si l'affection est reconnue à l'état de vacuité, on tâchera d'en opérer la réduction et la contention à l'aide d'un bandage approprié, tout comme pour les hernies de l'intestin.

S'il survient une grossesse, on se hâtera davantage de réduire, mais si la réduction est impossible, il paraît convenable d'attendre et de surveiller attentivement la marche des symptômes, en étant prêt à intervenir de bonne heure par l'opération césarienne, dès que, la grossesse étant arrivée à terme, le travail s'établit. Toutefois, il est bien difficile de tracer une ligne de conduite d'avance, chaque cas présentant des particularités et des indications spéciales.

TROISIÈME SECTION

LÉSIONS ORGANIQUES

L'utérus, par suite de sa structure complexe et surtout de son activité fonctionnelle pendant une grande partie de la vie de la femme, est le siège de lésions organiques nombreuses et variées. Toutes les espèces de tumeurs, que les progrès de l'histologie moderne ont permis de si bien décrire, y ont été rencontrées.

Au niveau de l'utérus, l'anatomie nous démontre l'existence d'une muqueuse, d'une couche de tissu musculaire, d'une séreuse : l'organe est également très riche en glandes, en vaisseaux de divers ordres, en tissu conjonctif, etc. Chacun de ces éléments primordiaux est susceptible de se développer d'une façon insolite, ou bien de dégénérer en un tissu de nouvelle formation qui n'a pas son analogue dans l'organe ou dans l'économie (productions *homœomorphes* ou *hétéromorphes, homologues* ou *hétérologues,* etc.). Il est vrai que les distinctions si nombreuses auxquelles est arrivée aujourd'hui l'anatomie pathologique des tumeurs n'ont pas un intérêt majeur en pratique, et que l'on peut se contenter à ce dernier point de vue d'une division plus simple.

On pourrait les distinguer en lésions *bénignes* et en lésions *malignes,* les premières étant celles qui n'ont pas de tendance à se généraliser dans les autres organes de l'économie et ne récidivent pas après leur ablation, les secondes ayant au contraire une tendance funeste à la généralisation et à la récidive. Mais cette distinction, tout comme les autres, est plus ou moins passible d'objections.

Je me contenterai d'envisager les lésions les plus fréquentes, d'en tracer l'histoire en insistant principalement sur les indications thérapeutiques qu'elles réclament et sur les moyens médicaux et chirurgicaux dont dispose la science actuelle pour remplir ces indications.

A ce point de vue purement pratique, les lésions organiques ou *tumeurs* de l'utérus seront rangées sous trois catégories principales :

1º Les **corps fibreux ou tumeurs fibreuses**, caractérisés par le développement dans l'épaisseur des parois utérines de tumeurs dures, résistantes, formées de tissu fibreux ou de tissu musculaire, limitées à la matrice et n'ayant pas de tendance à se généraliser ou à récidiver après leur ablation.

2º Les **polypes**, tumeurs de nature très variée, le plus souvent de même composition anatomique que les précédentes, en sorte que leur histoire pourrait être à bon droit confondue, mais présentant cette particularité intéressante au point de vue pratique, d'être plus ou moins séparées des parois utérines auxquelles elles ne tiennent plus que par un appendice, un pédicule plus ou moins rétréci : ce qui peut être le point de départ d'accidents variés et surtout d'indications thérapeutiques spéciales.

3. Le **cancer de l'utérus**, et sous cette dénomination j'englobérai toutes les lésions organiques *malignes cnvahissantes*, sans avoir égard à la nature histologique de la dégénérescence.

Après avoir fait l'histoire de ces trois espèces de lésions organiques, un quatrième chapitre sera consacré à quelques autres altérations plus rares et moins importantes, telles que les **kystes**, les **tubercules** et les **môles**.

CHAPITRE PREMIER

CORPS FIBREUX OU TUMEURS FIBREUSES.

Traités de gynécologie de Fleetwood CHURCHILL et LEBLOND, de BARNES,
de COURTY, de G. THOMAS.
CRUVEILHIER, *Anatomie pathologique du corps humain*. Paris, 1830-
1862, in-fol. — *Traité d'anatomie pathologique générale*. Paris,
1849-1864, 5 vol. in-8.
F. GUYON, *Des tumeurs fibreuses de l'utérus*. Thèse d'agrégation.
Paris, 1860.
P. BROCA, *Traité des tumeurs*. Paris, 1869, t. II, p. 252. *Des hysté-
romes*.
S. POZZI, *De la valeur de l'hystérotomie dans le traitement des tumeurs fibreuses*. Thèse d'agrégation. Paris, 1875.
TILLAUX, DUPLAY, VERNEUIL, *Bulletins de l'Académie de médecine*.
1879.

Synonymie. — *Corps fibreux, tumeurs fibreuses, fibromes,
fibroïdes, myomes, fibro-myomes, leïomyomes* (1) (Virchow), *hys-
téromes* (Broca), *tumeurs fibro-kystiques ou fibro-kystomes*, etc.,
toutes dénominations destinées à rappeler la composition
anatomo-histologique de ces tumeurs. Celle-ci étant très
variable, soit au moment de leur apparition soit aux diverses
périodes de leur développement, il y a certainement avantage à maintenir le vieux nom de *corps fibreux* ou *tumeur
fibreuse*, donné par Bayle et Cruveilhier et généralement
adopté depuis.

Historique. — Les tumeurs fibreuses de l'utérus ont été
connues de tout temps ; mais leur étude anatomique et clinique, déjà ébauchée par Bayle (1813), n'a été sérieusement
faite que depuis une trentaine d'années par Cruveilhier, Lebert, Amussat, Jarjavay, etc. Jusque vers 1860, c'était une
question presque uniquement étudiée par les auteurs français.

(1) De λεῖος (lisse), μῦς (muscle).

A dater de cette époque, elle attire l'attention des histologistes et des gynécologistes de tous les pays ; les faits se multiplient ; la structure anatomique de ces tumeurs est surtout bien étudiée en Allemagne par Kölliker, Virchow, etc. Les Anglais et les Américains relatent les faits les plus étonnants de marche et de terminaison de la maladie.

La thérapeutique seule était en retard, quand, grâce aux progrès de la chirurgie abdominale, elle a pris un nouvel essor ; il semble aujourd'hui qu'il n'existerait plus aucun cas de tumeur fibreuse au-dessus des ressources de l'art.

Définition. — On appelle *corps fibreux* ou *tumeurs fibreuses* de l'utérus des lésions organiques qui se développent au sein du parenchyme utérin, qui sont dures, plus ou moins arrondies, blanchâtres ou blanc-rougeâtre, et offrent à la coupe l'aspect du tissu fibreux ou du tissu musculaire de la vie organique. Ces tumeurs ont une structure variable suivant les cas : de là la diversité des noms qui leur ont été donnés.

Étiologie. — Ce sont les plus fréquentes de toutes les lésions organiques de la matrice. D'après Bayle on les rencontre 20 fois sur 100 à l'autopsie des femmes mortes au-dessus de 35 ans. Cette proportion est peut-être exagérée.

Les tumeurs fibreuses sont rares avant la puberté : c'est de 30 à 50 ans que leur fréquence est la plus grande. D'après Emmet (1), elles apparaîtraient plus tôt chez les célibataires que chez les femmes mariées stériles, et surtout que chez celles qui ont eu des enfants. L'âge moyen pour les premières serait de 35 ans, pour les secondes de 37 ans, et de 40 ans pour les troisièmes, en sorte que le mariage et la fécondité constitueraient pour lui une sorte de moyen prophylactique.

La race nègre y est plus sujette.

Quant aux autres causes prédisposantes et surtout aux causes déterminantes, nous ne possédons absolument rien de certain. Quelquefois, la maladie paraît avoir été héréditaire.

(1) Emmet, *Principles and practice of Gynæcology*, p. 524.

Les troubles de la menstruation, qu'on a invoqués à plusieurs reprises, ne sauraient être donnés comme des causes certaines, car, comme le dit Scanzoni, on ne peut nullement être sûr que la dysménorrhée ou une menstruation trop peu abondante ou trop copieuse ne soient peut-être pas déjà des symptômes d'une tumeur naissante.

Anatomie pathologique. — Elle varie considérablement suivant les cas :

I. *Nombre.* — Elles sont le plus ordinairement uniques et solitaires, quelquefois multiples : on en a trouvé jusqu'à quarante sur le même utérus (Fœrster). Dans ce dernier cas, elles sont tantôt disséminées et isolées les unes des autres par des cloisons de tissu sain, tantôt agglomérées et enfermées dans une loge commune.

II. *Volume.* — Il varie depuis la grosseur d'un pois jusqu'à celui d'une tête d'adulte et même davantage : on en a encontré qui ne pesaient pas moins de 20, 30 et 40 kil. C'est surtout quand la tumeur fibreuse se creuse d'une cavité à son centre, qu'elle devient *fibro-kystique*, que le volume est parfois énorme.

III. *Forme.* — La forme des corps fibreux utérins est le plus souvent arrondie et globuleuse, leur surface est lisse et unie ; mais elle peut être très différente, tantôt mamelonnée, irrégulière ou polyédrique, tantôt oblongue, aplatie, effilée, bilobée, suivant le lieu de développement, l'accroissement rrégulier ou l'obstacle apporté par les organes voisins.

Lorsqu'il existe plusieurs tumeurs, ce qui est fréquent, il arrive que ces tumeurs, en s'accroissant, se compriment mutuellement et que les surfaces de contact s'aplatissent. La couche de tissu utérin qui les séparait dans l'origine s'atrophie et disparaît ; les deux tumeurs se trouvent alors contenues dans une même cavité où elles sont disposées comme deux châtaignes jumelles (Broca).

IV. *Siège.* — Tous les points de la matrice peuvent être le siège de ces tumeurs : mais elles se développent de préfé-

rence sur le corps de l'organe; le col au contraire en serait
rarement le point de départ. Lee, sur 75 cas de fibrome utérin, n'en a trouvé que 4 appartenant au col. C'est vers le fond
de l'organe, et sur la paroi postérieure qu'ils prennent habituellement naissance.

Il semble que les tumeurs fibreuses naissent toujours dans
la couche musculeuse de l'utérus, c'est-à-dire qu'elles sont à
leur première période **interstitielles** ou **intra-pariétales**.
Elles peuvent garder cette position pendant tout le temps
de leur existence et faire corps avec la matrice dont les
parois les englobent de tous côtés.

Assez souvent pourtant, elles font saillie soit à l'extérieur,
soit à l'intérieur de l'organe auquel elles n'en restent pas
moins reliées par une base plus ou moins large. Cette saillie
a lieu du côté du péritoine, **fibrômes sous-séreux** ou
sous-péritonéaux, ou bien du côté de la cavité utérine
même, en soulevant la muqueuse, **fibrômes sous-muqueux**.

La base d'implantation de la tumeur sur la matrice est généralement large, la tumeur est dite **sessile**; quand, au contraire, elle est étroite, amincie, en sorte que la tumeur est
isolée de la paroi utérine à laquelle elle se trouve reliée par
un simple point d'attache, elle est alors dite **pédiculée**, et
connue sous le nom de **polype**.

Les tumeurs fibreuses peuvent donc se transformer en polypes, soit qu'elles fussent primitivement interstitielles et que
par l'effet de leur développement ou sous l'influence des
contractions utérines elles aient été peu à peu chassées de
leur point de départ, soit qu'elles fussent nées tout à fait à la
surface de la couche musculaire dont elles tendent à s'écarter par le seul effet de leur croissance.

De même qu'il y a des fibrômes sous-péritonéaux et sous-
muqueux, de même aussi il peut y avoir des *polypes fibreux*
sous-péritonéaux et sous-muqueux. Mais les premiers ne
présentent qu'un intérêt relatif, et leur histoire peut parfaitement être confondue avec celle des corps fibreux proprement
dits : il n'en est pas de même des polypes fibreux *sous-muqueux intra-utérins*, qui présentent des symptômes spé-

ciaux et surtout donnent lieu à des indications particulières : je les étudierai dans le chapitre suivant.

V. *Structure.* — Les corps fibreux utérins forment des tumeurs de consistance et de coloration variable : ces différences proviennent de la variété de leur structure.

D'une façon générale, ces tumeurs sont dures, mais élastiques, d'une teinte blanchâtre, nacrée ou légèrement opaline à l'intérieur, plus ou moins bleuâtre à leur surface, tant qu'elles restent englobées dans les parois de la matrice.

Leur tissu crie sous le scalpel ; à la coupe, il paraît constitué par des fibres disposées assez souvent en couches concentriques autour d'un ou plusieurs centres, mais non moins fréquemment entremêlées dans tous les sens d'une manière inextricable. La première disposition se rencontre dans les tumeurs uniques et de petit volume ; elle devient obscure sur celles qui ont pris un plus grand développement.

La tumeur est solide dans toute son étendue ; son tissu paraît exclusivement fibreux ; mais, d'après les recherches histologiques modernes, il se compose de deux éléments principaux : 1° de fibres du tissu conjonctif, longues, aplaties, minces, grêles et fasciculées ; 2° de fibres-cellules ou fibres musculaires lisses plus ou moins hypertrophiées. Virchow (1) accorde la prééminence à ces dernières, et il désigne ces tumeurs sous le nom de *myomes* ou *léiomyomes.* Il semblerait plus rationnel, au point de vue anatomo-pathologique, de les appeler *fibro-myomes*, nom qui tend à se généraliser aujourd'hui.

La proportion relative des deux tissus, fibreux et musculaire, est très variable. Si au début la tumeur paraît être surtout musculaire et peut être considérée comme une sorte **d'hyperplasie** de la paroi utérine, plus tard les choses changent. Au début même, certaines formes paraissent plus molles, d'autres plus dures ; mais les formes molles peuvent s'indurer par un processus qui est à considérer comme une

(1) Virchow, *Pathologie des tumeurs.* Trad. Aronnsohn, t. III, p. 347.

espèce d'inflammation chronique, une sorte de **métrite myomateuse.**

Sous l'influence de cette induration, les fibres et les faisceaux musculaires finissent par disparaître, et il reste une tumeur presque complètement fibreuse, presque sans vaisseaux, d'une très grande dureté et d'un aspect tout à fait cartilagineux (Virchow).

Assez souvent, les tumeurs fibreuses de l'utérus sont environnées d'une couche de tissu cellulaire lâche, formant comme une sorte d'enveloppe qui permet leur isolement facile d'avec les parois utérines, leur *énucléation*. C'est dans cette espèce de poche kystique que se ramifient les vaisseaux artériels et veineux et les nerfs : la tumeur elle-même n'est que peu ou point vasculaire, les plus fines injections ne peuvent pénétrer dans son tissu (West), sa vie semble en quelque sorte *parasitaire*.

Mais il n'en est pas toujours ainsi : cette délimitation d'avec la paroi utérine au sein de laquelle elle s'est développée peut ne pas exister sur toute la périphérie ou même n'exister en aucun point : et il y a une connexion étendue, une véritable confusion entre la tumeur et la paroi utérine. Dans ces cas, qui malheureusement ne peuvent être déterminés d'avance, les vaisseaux de l'utérus se prolongent dans l'épaisseur des corps fibreux, et y subissent un accroissement, une dilatation en rapport avec le volume de la production pathologique. Par suite de cette richesse vasculaire, la tumeur est molle, peu riche en tissu conjonctif, et creusée de sinus sanguins, ce qui lui a fait donner le nom de *myome télangiectasique* ou *caverneux.*

VI. *Lésions concomitantes.* — La plupart des lésions qui accompagnent le développement des corps fibreux ont lieu du côté de l'utérus. Toutefois il n'est pas rare de constater à la surface de la tumeur des adhérences cellulo-fibreuses avec les divers organes du bassin et même de l'abdomen, adhérences qui résultent de péritonites localisées.

On a observé aussi la présence de tumeurs analogues dans l'épaisseur des ligaments larges et dans les divers annexes de l'utérus.

Enfin il peut survenir une série de déplacements des organes voisins, tels que refoulement et compression de la vessie, du rectum, etc.

L'utérus est en général épaissi et augmenté de volume, surtout dans les cas de corps fibreux interstitiels : quelquefois au contraire il est atrophié : sa forme et sa direction sont rapidement modifiées : de là des déviations, des flexions en tous sens. Si la tumeur est petite, et qu'elle siège vers le fond de l'utérus, elle entraîne une déviation vers la région correspondante du bassin ; de là la fréquence des rétroversions, qui se changent en antéversions lorsque les parois du bassin opposent un obstacle au développement ultérieur de la lésion.

Par suite de ce développement, la matrice est presque toujours entraînée en haut, très rarement poussée en bas ; du reste, il se passe ici ce qui est si bien connu à propos de la grossesse.

Les modifications subies par la cavité utérine ne sont pas moins intéressantes.

Dans tous les cas, et quelle que soit la surface vers laquelle la tumeur tend à se porter, la cavité utérine est agrandie. Cet agrandissement peut être masqué par la présence de la tumeur remplissant la cavité qui a été dilatée pour la recevoir ; il se peut même que, par la façon dont elle proémine dans cette cavité, la tumeur diminue considérablement un de ses diamètres, mais les autres sont alors augmentés dans une proportion considérable (Gallard) (1).

VII. *Altérations ou dégénérescence des corps fibreux.* — Outre les modifications de structure élémentaire dont elles sont le siège, les tumeurs fibreuses sont encore sujettes à toute une série d'altérations ou de dégénérescences, dont les unes sont favorables parce qu'elles indiquent une marche rétrograde de la lésion, dont les autres au contraire constituent une aggravation et entraînent une marche rapidement fatale.

(1) Gallard, *Leçons cliniques sur les maladies des femmes*, 1879, p. 853.

Ces diverses altérations, dégénérescences ou transforma-tions sont les suivantes :

a. L'*atrophie*, ou diminution progressive, pouvant arriver jusqu'à la disparition (?).

b. La *dégénérescence graisseuse*, transformation régressive des fibres musculaires et des éléments du tissu fibreux, qui entraîne le ramollissement de la tumeur, sa diminution de volume et finalement son atrophie plus ou moins complète.

c. L'*induration*, soit par suite d'inflammations interstitielles, soit par condensation du tissu. L'induration s'accompagne presque toujours d'un changement de structure de la tumeur, dont le tissu devient exclusivement fibreux. Celui-ci à son tour est susceptible de se transformer en tissu cartilagineux et en tissu osseux, d'où la **cartilaginification** et l'**ossifica-tion** (?) de la tumeur.

d. La *calcification*, ou *transformation crétacée*, qui a été assez fréquemment observée sur les tumeurs anciennes et d'un volume considérable, et que l'on peut envisager avec Scanzoni comme une sorte de guérison naturelle, puisque tout développement ultérieur est ainsi empêché.

A côté de ces progressus rétrogrades, on pourrait même dire heureux, les tumeurs fibreuses peuvent être le siège d'autres altérations singulièrement dangereuses.

e. L'*inflammation*, la *suppuration* et la *gangrène* peuvent survenir, quoique rarement dans la masse morbide, l'envahir en totalité ou en partie et donner lieu à des phénomènes de péritonite et de septicémie rapidement mortels. On cite pour-tant des cas où l'expulsion de toute la masse gangrenée a été suivie de guérison.

f. La *dégénérescence cancéreuse* ne paraît pas avoir été observée, et elle est niée par presque tous les auteurs. Gail-lard Thomas fait justement observer que les négresses, qui sont si sujettes aux tumeurs fibreuses qu'on est presque sûr d'en rencontrer après la trentième année, sont presque com-plètement à l'abri du cancer.

g. La *dégénérescence kystique* est certainement plus fréquente : l'attention ayant été appelée dernièrement sur ce
genre de tumeurs, quelques détails ne seront pas inutiles (1).

Depuis longtemps on savait que les corps fibreux de l'utérus étaient susceptibles de se creuser de cavités plus ou
moins grandes, plus ou moins nombreuses, remplies de sang
ou de sérosité ; c'est ce que Cruveilhier (2) avait désigné
sous le nom de *corps fibreux à géodes*, expression empruntée
à la minéralogie.

Ces cavités, provenant soit du ramollissement central de
la tumeur soit de petits foyers apoplectiques, sont le siège
d'une irritation sécrétoire qui aboutit à la formation d'un
véritable kyste interstitiel, avec membrane limitante parfaitement caractérisée ; c'est-à-dire que la tumeur fibreuse devient d'abord caverneuse, à géode, et peu à peu véritablement kystique ; elle se transforme en **tumeur fibro-kystique** ou **fibro-cystique**, dans laquelle le tissu primordial est
énormément dilaté et entoure de toutes parts la poche liquide développée à son centre.

Ces kystes ont-ils une paroi limitante propre, épithéliale ?
ou bien est-ce le tissu de la tumeur qui en limite la cavité ?
Cette question peut paraître intéressante au point de vue pathogénétique ; il n'en est pas moins convenable de faire observer que son importance est minime, puisque toute collection de liquide au sein d'un tissu ne tarde pas à être limitée
par une paroi épithéliale de nouvelle formation.

Cruveilhier, Virchow, Billroth qui n'admettent pas de cavité
préexistante peuvent donc être tout autant dans le vrai que
Kœberlé qui pense que les tumeurs fibro-kystiques de l'utérus proviennent des vaisseaux lymphatiques, dont les espaces
primitifs seraient ectasiés par suite de l'état de compression
des vaisseaux efférents, et qui leur a donné le nom de **tumeurs fibro-lymphangiectasiques.**

Ces tumeurs fibro-kystiques de l'utérus, arrivées à un cer-

(1) Péan, *Sur les grandes tumeurs kystiques et fibro-cystiques non
cancéreuses de l'utérus*, in *Bulletins de l'Académie de médecine*,
février 1880.

(2) Cruveilhier, *Traité d'anatomie pathologique*, t. V.

tain degré de développement, ont des parois généralement minces, transparentes, friables, parcourues par des veines plus ou moins volumineuses. Elles sont uni ou multi-locu-laires ; leur cavité est parcourue par des cloisons en géné-ral incomplètes qui se détachent des parois ; d'où résulte un ensemble aréolaire dont l'aspect peut être comparé à la face interne du cœur.

Leur contenu est très variable ; rarement hyalin et séreux, il est presque toujours sanguinolent, épais et coulant diffici-lement. L'accumulation de liquide se fait parfois très rapide-ment et devient très considérable ; on en a trouvé qui ne pesaient pas moins de 30, 40 et 80 livres.

Leur base d'implantation est souvent fort large et se con-fond avec tout le corps de l'utérus : elle est parcourue par des vaisseaux très volumineux.

Symptômes. — 1° *Signes subjectifs.* — Les symptômes des tumeurs fibreuses de l'utérus présentent une diversité telle, suivant les cas, qu'il est difficile de leur assigner une description d'ensemble. Comme le fait observer R. Barnes (1), on peut les ranger sous quatre chefs différents :

1° Ceux qui ont leur source dans l'utérus lui-même ;

2° Ceux qui sont le résultat de la gêne causée par l'utérus malade dans les organes voisins ;

3° Symptômes éloignés ou constitutionnels ;

4° Signes physiques ou objectifs.

Ceux des trois premières classes sont, pour un grand nom-bre, communs aux autres affections de l'utérus et des organes voisins : ils n'ont guère d'importance diagnostique. Leur apparition, leur intensité dépendent tout autant du volume de la tumeur que du siège qu'elle occupe.

C'est ainsi que les tumeurs de petit volume, celles qui font saillie du côté du péritoine, passent très souvent ina-perçues et ne donnent lieu qu'à des signes à peu près nuls. Il n'en est pas de même des tumeurs volumineuses, de celles qui occupent l'épaisseur de la paroi utérine, et surtout de

---

(1) R. Barnes, *op. cit.*, p. 646.

celles qui font saillie sous la muqueuse. Des douleurs utérines plus ou moins vagues et intermittentes, à forme téré-
brante ou expulsive, de la gêne et de la pesanteur dans le
bassin, de la leucorrhée, et enfin des hémorrhagies ne tardent pas à révéler leur existence.

De ces divers symptômes, l'**hémorrhagie** est le plus important, le plus digne d'attention, et aussi le plus fréquent :
les deux termes, *hémorrhagie et tumeur fibreuse*, marchant
presque toujours de pair. Elle peut ne pas exister dans les
tumeurs sous-péritonéales, même à une période avancée de
leur évolution : elle se montre de bonne heure dans les tumeurs interstitielles et sous-muqueuses.

En général, elle est précédée de troubles plus ou moins
grands de la menstruation, qui devient irrégulière, plus
abondante, plus prolongée jusqu'à ce qu'elle prenne le caractère de véritable ménorrhagie. Les périodes intercalaires
sont ainsi abrégées, souvent traversées elles-mêmes par de
véritables hémorrhagies, et bientôt l'écoulement de sang est
presque continu.

Si la matrice n'a pas subi de déviation par le fait du
corps fibreux, ces pertes se produisent presque sans douleur ; plus souvent, elles s'accompagnent de souffrances
vives, et l'on observe à la fois hémorrhagie et *dysménorrhée*
par suite des déviations, des incurvations et des obstructions
partielles de la cavité utérine.

Ces derniers phénomènes sont surtout accentués dans les
tumeurs sous-muqueuses qui tendent à devenir *polypoïdes* :
c'est alors surtout que les douleurs se prononcent, qu'elles
prennent le caractère expulsif, soit d'une façon presque continue, soit sous forme d'accès. Les exacerbations et les ré-
missions peuvent ainsi se produire pendant plus ou moins
longtemps et donner lieu à des erreurs de diagnostic, si l'on
ne procède pas à une exploration locale attentive.

Une tumeur fibreuse de petit volume n'entraîne que peu
ou point de gêne du côté des organes voisins ; pourtant les
troubles de la miction et de la défécation ne sont pas rares,
même dans le début. Plus tard, ces désordres de voisinage
deviennent, au contraire, très prononcés. Douleurs sourdes,

profondes, gravatives dans le bassin, tiraillements dans les lombes et les régions inguinales, pesanteur au périnée, lassitude et engourdissements dans les jambes, constipation, ténesme vésical et envies fréquentes d'uriner, dysurie, rétention d'urine, tumeurs hémorrhoïdales, obstructions intestinales, etc., sans compter l'œdème des parties sexuelles, des membres inférieurs et de la paroi abdominale dû à la compression des gros troncs veineux : tels sont les symptômes de voisinage qui accompagnent plus ou moins rapidement le développement intra-pelvien ou intra-abdominal de la tumeur.

Il est toutefois digne de remarque que l'œdème est assez rare, même dans les tumeurs volumineuses ; il est plutôt un symptôme d'une tumeur maligne.

Les troubles nerveux et sympathiques qui accompagnent la plupart des maladies utérines font quelquefois défaut ; ce qui domine à un moment donné, c'est l'*anémie*, la *faiblesse*, dues aux hémorrhagies répétées, et l'*émaciation générale* de tout le corps, offrant un singulier contraste avec le développement et la saillie de l'abdomen.

A ces signes, viennent quelquefois s'adjoindre ceux de maladies intercurrentes occasionnées par la présence du fibrôme, telles que la métrite, l'ovarite, le phlegmon des ligaments larges, la cystite et les tumeurs hémorrhoïdaires, sans compter les accidents qui peuvent survenir dans la marche de la lésion, et dont nous dirons un mot plus loin.

2° *Signes physiques*. — Les procédés d'exploration sont surtout le toucher et la palpation abdominale, employés seuls ou combinés ensemble ; le spéculum est à peu près inutile.

En général, quel que soit le siège occupé par la tumeur, l'utérus est plus volumineux et plus lourd qu'à l'état normal ; il est plus ou moins déplacé, dévié ou fléchi. Si le corps fibreux est petit et interstitiel, on peut ne pas percevoir d'autres signes ; toutefois il est rare qu'il ne fasse pas une saillie plus ou moins perceptible en avant ou en arrière, et que le cul-de-sac correspondant ne soit plus ou moins effacé.

Par le toucher, on arrive encore à reconnaître les irrégularités de conformation de la matrice, les bosses ou saillies qu'il présente sur certains points ; on peut même quelquefois limiter ces saillies, reconnaissables à leur dureté, et déterminer ainsi l'existence de tumeurs commençantes.

Ceci est possible pour les fibro-myomes du col, et pour ceux qui se développent dans la moitié inférieure du corps : il n'en est pas de même pour ceux qui prennent naissance plus haut. Le toucher seul ne nous renseigne que sur l'augmentation de pesanteur, de volume et de fixité de la matrice ; il est alors nécessaire de recourir à la palpation abdominale.

Les corps fibreux, qu'ils soient interstitiels ou sous-péritonéaux, ne peuvent acquérir un certain développement sans venir faire au niveau du pubis et dans l'abdomen une saillie globuleuse, arrondie et dure que la main peut aisément explorer. Si la tumeur est volumineuse, il sera facile d'en suivre les contours, d'apprécier sa dureté et sa résistance plus ou moins comparable à celle du bois, ses irrégularités de surface, sa continuité avec l'utérus, en combinant le toucher vaginal avec la palpation abdominale, et en imprimant à la tumeur des mouvements qui se transmettent au col.

On peut, par le même procédé, apprécier plus ou moins exactement les connexions qui existent entre la tumeur et la matrice et reconnaître si la première tend à se séparer de la seconde, à se pédiculiser, ou bien si elle est complètement englobée dans le tissu utérin.

La palpation abdominale est donc le principal moyen d'exploration pour les tumeurs volumineuses et celles qui sont sous-péritonéales. Les corps fibreux sous-muqueux, quand ils n'ont pas acquis un volume considérable, sont plus difficiles à reconnaître. Après avoir constaté l'augmentation de volume et de poids de l'utérus, en avoir exploré les contours par le doigt introduit dans le vagin et la main appliquée sur l'hypogastre, on devra encore recourir au toucher rectal et au cathétérisme utérin.

Si le corps fibreux est situé dans le tissu propre de l'uté-

rus ou s'il fait saillie dans la cavité de cet organe, on trouvera toujours une augmentation de la partie inférieure de la
matrice ; par contre, la portion vaginale deviendra de plus en
plus courte, à mesure que la tumeur grossit et qu'elle distend les parois.

Ainsi, lorsque le corps fibreux a atteint la grosseur de la
tête d'un enfant, il ne reste autour de l'orifice utérin qu'un
faible rebord, et si la tumeur augmente encore, il peut en
résulter une dilatation de l'orifice telle que l'introduction
d'un doigt dans la cavité utérine devient possible et que l'on
peut ainsi arriver à une connaissance exacte de la présence
et de la forme de la tumeur (Scanzoni).

Dans ces cas, le cathétérisme utérin ne sera pas moins
utile. Non seulement il nous renseigne sur la direction et
l'ampleur de la cavité utérine, mais encore sur l'existence
d'une tumeur que le cathéter peut contourner. Souvent, en
présence d'un utérus volumineux, la sonde est arrêtée à une
petite distance de l'orifice externe du col par suite de la présence d'une tumeur fibreuse qui obstrue la cavité. En variant les inclinaisons de la sonde, en employant des bougies
flexibles, on peut quelquefois pénétrer plus loin et déterminer ainsi la nature de l'obstacle.

Même lorsqu'on ne peut aller au delà, le cathétérisme sera
encore utile en ce sens que le toucher, vaginal ou rectal, ou
tout simplement la palpation hypogastrique permettrait de
constater qu'au delà du bec de la sonde, se trouve une
masse de tissu plus ou moins épaisse, dans laquelle il sera
facile de reconnaître, à ses autres caractères physiques, une
tumeur fibreuse saillante dans la cavité utérine et l'oblitérant en partie (Gallard).

C'est également dans les fibromes interstitiels et sous-
muqueux que l'on peut opérer la dilatation du col, afin de
procéder à l'exploration digitale de la cavité intra-utérine, de
déterminer la nature de la tumeur, d'apprécier son volume,
la largeur de sa base d'implantation, tout comme pour les
polypes.

En résumé, les signes physiques des tumeurs fibreuses
sous-péritonéales sont faciles à percevoir ; ceux des tumeurs

interstitielles ou sous-muqueuses sont plus difficiles et demandent une attention plus grande, un examen plus détaillé à l'aide duquel on pourra, dans le plus grand nombre de cas, déterminer et leur présence, et leur volume, et leurs connexions.

Mais il sera toujours difficile, pour ne pas dire impossible, d'apprécier d'avance si la tumeur est séparée du tissu utérin par une coque fibro-cellulaire qui puisse permettre son énucléation : et c'est ce qui en rend le traitement chirurgical si aléatoire.

Quant aux tumeurs fibro-kystiques, dont je parlais plus haut, elles diffèrent des précédentes en ce que, tout en faisant corps avec l'utérus, elles offrent une consistance molle, fluctuante, au lieu de la consistance dure et ligneuse des corps fibreux proprement dits. Leur volume est également plus considérable.

Diagnostic différentiel. — Quand les corps fibreux de l'utérus ont acquis un grand volume et qu'ils font saillie dans l'abdomen, leur diagnostic est en général facile ; il n'en est pas de même dans les circonstances contraires, et ils ont donné lieu à des erreurs nombreuses et variées. Il suffira d'indiquer brièvement quelques-unes des confusions possibles.

1° *Avec la grossesse.* — L'absence d'hémorrhagies, le développement régulier et progressif de la matrice, les divers phénomènes sympathiques et enfin la marche des symptômes lèveront peu à peu tous les doutes. Toutefois cette confusion a été commise par les médecins les plus expérimentés ; dans les cas douteux, il sera convenable d'attendre avant de porter un diagnostic définitif. En outre, les deux choses peuvent coïncider.

2° *Avec les grossesses extra-utérines.*

3° *Avec la métrite chronique.* — L'utérus offre ici un développement plus régulier, une consistance moindre et une sensibilité plus développée. L'hémorrhagie est moins considérable, moins continue ; les douleurs n'ont pas le ca-

ractère expulsif. Toutefois, la réunion fréquente des deux
maladies, dont l'une est alors la conséquence de l'autre,
rend parfois le diagnostic incertain, jusqu'à ce que la tumeur, par son développement, soit devenue nettement perceptible.

4° *Avec la rétroflexion et l'antéflexion*, principalement
quand ces déplacements s'accompagnent de l'engorgement
du fond de l'utérus. Les signes propres à chacune de ces
lésions seront recherchés et reconnus : une fois l'utérus
redressé, la tumeur disparaît ou se réduit en partie ; s'il s'agit
au contraire d'un corps fibreux, il restera immobile et saillant
et plus facilement accessible au doigt explorateur.

5° *Avec l'inversion simple*, ou avec *l'inversion compliquée*
de corps fibreux. Voir (p. 380) les signes à l'aide desquels
on pourra reconnaître le renversement de l'utérus. Cette
erreur, dont les exemples ne sont pas rares, a surtout été
commise pour les polypes ainsi qu'il sera dit plus loin.

6° *Avec les diverses tumeurs pelviennes* (péri-métrite,
phlegmons des ligaments larges, adéno-lymphites pelviennes, pelvi-péritonites, hématocèle rétro-utérine, tumeurs
diverses du rectum, de la vessie, etc.). Chacune de ces lésions présente une série de symptômes, une marche et des
terminaisons qui lui sont propres. Il est des cas difficiles où
ce diagnostic différentiel a besoin d'être fait avec soin : ce
sont surtout ceux où l'on doit recourir à une intervention
chirurgicale.

Il ne faut alors négliger aucun des procédés d'exploration
que la science possède aujourd'hui. Grâce à eux, on arrivera
toujours à distinguer une tumeur utérine proprement dite
d'avec les diverses tumeurs pelviennes qui peuvent donner
le change, et, si l'on commet une erreur, ce ne sera plus
que sur la nature du néoplasme utérin et non sur l'organe
qui en a été le point de départ.

7° *Avec les diverses tumeurs utérines.* — Celles-ci sont peu nombreuses. Les accumulations de sérosité, de sang ou de gaz
(*Hydrométrie, Hématométrite, Physométrie*) dans l'utérus seront

distinguées par leurs signes respectifs, leur consistance molle et fluctuante, l'absence d'hémorrhagie.

Le diagnostic différentiel d'avec les diverses espèces de *polypes* sera indiqué plus loin.

Quant au *cancer*, il envahit généralement le col et peut être constaté *de visu* à l'aide du spéculum. Quoique un cancer du col puisse parfaitement coexister avec une tumeur fibreuse du corps, le fait est assez rare par lui-même, et la constatation de la lésion cervicale est largement suffisante pour augurer de la nature de la tumeur principale.

Si la dégénérescence cancéreuse envahit exclusivement le corps de l'utérus et surtout si elle revêt la forme de squirrhe, la confusion peut être possible au début, mais bientôt la leucorrhée fétide et les symptômes généraux de la diathèse cancéreuse ne tarderont pas à lever tous les doutes.

8° *Avec les diverses tumeurs abdominales.* — Celles-ci peuvent naître sur tous les points de l'abdomen. Les tumeurs malignes des glandes lombaires, du péritoine, des intestins, des reins, de la rate, etc., (1) peuvent simuler à un certain moment des tumeurs utérines. Dans ces cas, les commémoratifs, les symptômes généraux et les désordres fonctionnels, autres que ceux de l'utérus, fourniront les indications diagnostiques. En outre, toute tumeur née primitivement hors de la sphère génitale présente une ligne de démarcation à sa partie inférieure qui ne pénètre pas dans le bassin.

9° *Avec les tumeurs de l'ovaire.* — Les tumeurs liquides sont généralement ovariques, les tumeurs solides sont des corps fibreux de l'utérus. Toutefois l'inverse peut avoir lieu : l'ovaire peut être le siège de tumeurs dures (fibromes, sarcomes, cancer); l'utérus peut être le siège de tumeurs fibrokystiques, aussi fluctuantes et aussi volumineuses que celles de l'ovaire, et le diagnostic peut alors offrir des difficultés très grandes, parfois même insurmontables.

(1) Voyez Péan, *Diagnostic et traitement des tumeurs de l'abdomen et du bassin*. Paris, 1879, t. I.

Il est arrivé souvent, lors des premières opérations d'ovariotomie, que les chirurgiens qui avaient ouvert le ventre
pour procéder à l'extirpation d'une tumeur ovarique, se sont
trouvés en présence d'une tumeur utérine, et se sont hâtés
de refermer la cavité abdominale, n'osant pas toucher à
celle-ci. J'ai vu à deux reprises différentes un chirurgien
éminent annoncer une opération d'hystérectomie, alors que
l'opération pratiquée ne fut qu'une ovariotomie et que l'utérus était complètement indemne de toute tumeur, mais
adhérent à la masse ovarienne.

D'une façon générale, les tumeurs ovariques ne descendent
pas jusque dans les culs-de-sac vaginaux, et la main appliquée par son bord cubital immédiatement au-dessus du pubis
peut pénétrer profondément entre lui et la tumeur : l'inverse
a lieu dans le cas de tumeur utérine.

En outre les tumeurs solides de l'ovaire conservent une
mobilité plus ou moins grande, et l'utérus n'est pas entraîné
quand on imprime des mouvements de latéralité à la tumeur.
La matrice n'est aussi généralement pas augmentée de volume,
ce dont on s'assure par le cathétérisme. Il peut arriver néanmoins que la tumeur ovarique ait contracté des adhérences
avec la matrice, et même que celle-ci soit consécutivement
augmentée dans ses dimensions, et dans ce cas on n'a d'autre moyen de diagnostic que les renseignements fournis par
les commémoratifs.

La distinction des tumeurs fibro-kystiques de la matrice
d'avec les kystes de l'ovaire n'est pas moins difficile dans la
plupart des cas, à moins qu'on n'ait assisté au développement
du corps fibreux et à sa transformation en poche liquide.
La fréquence des hémorrhagies, les données fournies par le
cathétérisme, la palpation abdominale pourront mettre sur
la voie.

Kœberlé et Spencer Wells font observer que la décomposition des traits est moins grande dans les tumeurs fibro-
kystiques, que ces dernières surviennent à un âge plus avancé,
s'accompagnent d'un développement plus considérable du
réseau veineux de l'abdomen, qu'elles sont plus irrégulières,
qu'elles présentent des parties dures disséminées au milieu

de parties molles, qu'elles sont le siège d'un souffle tubaire
très accentué, etc., mais tous ces signes ont été également
notés dans les tumeurs ovariques, et le doute n'en est pas
moins possible dans beaucoup de cas.

Si l'on a fait une ponction, la nature du liquide serait parfois caractéristique, d'après Gaillard Thomas (1). Le liquide des
tumeurs fibro-kystiques est transparent, d'une couleur jaune
paille, se coagulant spontanément et en masse, renfermant
de l'albumine et non de la paralbumine (?), et montrant au
microscope des leucocytes et des cellules fusiformes, de
véritables fibres-cellules (Atlee) caractéristiques. La tumeur
ponctionnée ne s'affaisse pas complètement et l'on peut
sentir dans la poche fibreuse des masses dures en continuité
avec l'utérus.

Malgré l'abondance de ces signes différentiels je ne saurais, d'après les faits déjà nombreux qui sont à ma connaissance, dire avec Atlee que nous sommes maintenant à l'abri
de toute erreur de diagnostic (2).

Marche. — Terminaisons. — La marche des tumeurs
fibreuses est généralement très lente; après avoir acquis un
certain volume, il n'est pas rare de les voir rester stationnaires, et même subir une sorte de retrait, de diminution
soit par condensation de leur tissu, qui devient entièrement
fibreux, cartilagineux ou crétacé, soit par dégénérescence
graisseuse de leur masse. Ces phénomènes se produisent

(1) Gaillard Thomas, *op. cit.*, p. 471.
(2) M. Quinquaud (*Société anatomique*, juin 1879) assure que la
distinction est possible entre les kystes de l'ovaire et les tumeurs
fibro-kystiques de l'utérus, grâce à l'examen du sang et du liquide
kystique. Pour cet auteur, l'hémoglobine ne descend pas au-dessous
de 90 gr., et les matières solides du sérum restent à 80 gr. dans les
kystes de l'ovaire ; s'il s'agit au contraire d'une tumeur utérine, l'hémoglobine descend souvent au-dessous de 66 gr., et les matières solides du sérum à 70 gr. Outre les caractères chimiques précédemment indiqués au sujet du liquide extrait par la ponction, M. Quinquaud affirme que les kystes de l'ovaire seuls renferment de la
cholestérine, et la présence d'une quantité notable de cette substance
doit être synonyme de tumeur ovarique. Ces résultats demandent
confirmation.

surtout à la ménopause, et quand la tumeur ne donne pas lieu à des hémorrhagies abondantes.

Mais l'accroissement peut continuer et acquérir des dimensions parfois exagérées. On voit alors survenir des accidents divers qui aboutissent tantôt à la guérison, bien plus souvent à la mort des malades, lesquelles succombent brusquement à la péritonite, à l'invagination, à l'obstruction intestinale, ou plus lentement à l'anémie, à l'émaciation et au marasme.

La science possède des cas extrêmement curieux de guérison. Je ne veux pas seulement parler de ceux où des tumeurs énormes sont devenues complètement calcaires et ont été dès lors parfaitement tolérées. On a vu encore des corps fibreux être expulsés spontanément soit au moment de l'accouchement, soit en dehors de la parturition. Mac Clintock en a réuni plusieurs exemples qui se rapportent à des tumeurs sous-muqueuses ou à des corps fibreux polypoïdes.

Quelquefois la même terminaison a lieu pour les tumeurs sous-péritonéales, à pédicule aminci, qui se détachent spontanément ou sous l'influence d'une violence extérieure, tombent dans le péritoine, s'y enkystent et sont dès lors bien tolérées.

Les cas d'expulsion d'une tumeur fibreuse gangrénée sont plus rares : généralement cet accident est très grave, et donne lieu à une péritonite ou à une septicémie rapidement mortelle.

Quant aux tumeurs fibro-kystiques leur marche, également lente au début, peut tout d'un coup revêtir un caractère d'acuité très marqué ; on en a vu acquérir en quelques semaines ou quelques mois un volume énorme qui menace la vie à très bref délai, si l'art n'intervient pas hâtivement (Péan).

Pronostic. — Les tumeurs fibreuses sont des tumeurs bénignes par elles-mêmes ; elles ne deviennent graves et dangereuses que par les hémorrhagies qu'elles provoquent, et l'accroissement énorme qu'elles peuvent prendre : aussi leur pronostic doit-il être toujours réservé.

Celles qui ont un petit volume passent souvent inaperçues, surtout chez les vierges et les célibataires. Le mariage semble accroître leur mouvement nutritif et leurs dangers.

Les fibromes sous-péritonéaux sont moins graves que les fibromes interstitiels et sous-muqueux : ceux du col ou du segment inférieur du corps, s'ils exposent à des dangers plus grands d'hémorrhagie, peuvent en compensation être plus facilement opérés, et, à côté de leur plus grande gravité, présentent des avantages pour obtenir leur guérison radicale par une opération.

Les corps fibreux de l'utérus apportent un obstacle plus ou moins grand à la fécondation, et peuvent occasionner la stérilité. Ils peuvent renverser l'utérus en avant ou en arrière et faire dévier son orifice de ses relations normales avec l'axe du vagin : ils peuvent refouler l'organe tout entier dans le bassin, de telle façon que la semence ne puisse jamais, même momentanément, se mettre en contact avec le museau de tanche : ou bien il peut arriver qu'ils causent des hémorrhagies fatales à la vie du germe, même s'il a été vivifié. Sur 605 femmes stériles, Sims (1) en a rencontré 119 qui avaient des tumeurs fibreuses, c'est-à-dire à peu près 1 sur 5 1/2.

Influence des tumeurs fibreuses sur la grossesse et l'accouchement. — Cette question du plus haut intérêt pratique a été étudiée tout particulièrement par M. Guéniot (2) ; un mot seulement sur les principales conclusions auxquelles il est arrivé.

Il paraît tout d'abord démontré que la survenance d'une grossesse entraîne une augmentation dans le volume de la tumeur fibreuse, qui se développe plus rapidement.

Il est non moins certain que l'avortement est à craindre, dans les premiers mois de la grossesse, autant par suite des hémorrhagies qui peuvent entraîner le germe au dehors que par la difficulté de dilatation de l'utérus, les contractions douloureuses dont il est le siège et les dangers de son enclavement dans le petit bassin.

(1) M. Sims, *Chirurgie utérine*, p. 112.
(2) Guéniot, *Gazette des hôpitaux*, 1864.

Enfin, si la grossesse est arrivée à terme, l'accouchement peut être rendu difficile, impossible même quand la tumeur utérine, située au devant du fœtus, rétrécit ou obture le canal pelvien. C'est dans ces cas que l'on a dû pratiquer l'extraction préalable de la tumeur ou recourir à l'opération césarienne. Ce n'est pas le lieu ici de déterminer les avantages comparatifs de l'une ou de l'autre de ces interventions.

Toutefois, même avec des fibromes volumineux mais siégeant vers le fond de l'organe, on a vu la grossesse évoluer sans accidents, et l'accouchement se faire sans trop de difficultés. Il n'en est pas moins vrai que le plus souvent la parturition est difficile, dangereuse, compliquée, que la délivrance et la période puerpérale sont non moins dangereuses. Aussi toute grossesse, survenant chez une femme atteinte de fibrome utérin, doit sérieusement appeler l'attention du praticien, depuis le moment de la conception jusques après les couches, car il peut être appelé à intervenir à tout instant. Ce n'est pas le chapitre le moins intéressant ni le moins difficile de la science obstétricale.

Traitement. — Le traitement des tumeurs fibreuses de l'utérus est assez difficile à formuler d'une manière succincte et pratique à la fois. Toutefois les indications thérapeutiques peuvent être rangées sous les trois catégories suivantes :

1º Éviter toutes les causes d'accroissement et d'aggravation (*Traitement prophylactique*).

2º Combattre les symptômes et les accidents dont ils sont le point de départ (*Traitement symptomatique*).

3º Déterminer la disparition de la tumeur (*Traitement curatif*).

Cette dernière indication peut être obtenue de deux façons :

a. A l'aide de moyens médicaux qui déterminent l'arrêt de développement et l'atrophie progressive de la production morbide, ou bien qui tendent à chasser le corps fibreux de l'épaisseur des parois utérines et à le rendre saillant à l'une ou l'autre des surfaces de l'utérus, en sorte que l'énucléation et l'élimination spontanées en soient la conséquence (*T. mé-*

dical, ou encore *palliatif*, à cause de l'incertitude d'action de ces différents moyens).

b. A l'aide de moyens chirurgicaux, d'opérations diverses, par lesquelles on détruit ou on extirpe la lésion (*Traitement chirurgical*, ou *curatif proprement dit*).

En thèse générale, ces divers traitements doivent être essayés dans l'ordre que nous venons d'énoncer, c'est-à-dire que le traitement curatif ne devra être tenté que lorsque le traitement symptomatique ne suffira point, et le traitement chirurgical ne sera mis en œuvre que lorsque le traitement médical aura échoué malgré une longue persévérance dans son administration, et lorsque la maladie devient dangereuse pour la vie, et à bref délai.

Plus que personne, nous applaudissons aux audaces et aux succès de la chirurgie abdominale moderne, mais nous ne devons jamais oublier que l'intérêt des malades nous commande de ne recourir à l'hystérotomie qu'en dernier ressort.

I. *Traitement prophylactique.* — L'étiologie des tumeurs fibreuses étant à peu près complètement inconnue, il est difficile d'indiquer les moyens propres à en prévenir l'apparition ; toutefois, si l'on ne peut éviter leur survenance, on peut du moins recommander aux malades d'éviter les causes de leur accroissement. C'est ainsi que toutes les causes d'hypérémie utérine, active ou passive, seront écartées autant que possible : si la femme est célibataire, que la tumeur ait déjà un développement marqué, le médecin déconseillera le mariage. Quant aux femmes mariées, il devra les prévenir des conséquences défavorables du coït, et leur recommander les plus grandes précautions au moment des règles. Il va sans dire que le régime sera exactement surveillé, et que les malades devront se priver d'aliments ou de boissons excitantes.

II. *Traitement symptomatique.* — Il importe de combattre les divers symptômes qui se présentent pendant l'évolution des tumeurs.

La constipation, la rétention d'urine nécessiteront souvent le cathétérisme, l'administration de lavements ou de purgatifs.

La douleur est assez rare ; elle sera calmée par les diverses préparations narcotiques, en tête desquelles il faut placer les injections hypodermiques de morphine, le repos, le séjour au lit et les bains.

Le repos, les soins hygiéniques, l'habitation à la campagne, le séjour sur les bords de la mer, une alimentation fortifiante aidée d'une médication tonique, du quinquina, des ferrugineux, seront toujours utiles pour combattre l'anémie et remédier à l'épuisement des malades tant par suite de la durée de la maladie que de l'abondance si fréquente des pertes sanguines.

On devra, dans un certain nombre de cas, recourir au redressement de l'utérus dévié par la présence du fibrome et appliquer un pessaire approprié pour maintenir le redressement. On devra surtout éviter l'enclavement de la tumeur dans le petit bassin, ce qui entraînerait des accidents de compression ou d'obstruction très dangereux. MM. Faucon et J. Hüe (1) en ont cité des exemples. Si un pareil accident était à craindre, il faudrait tenter la réduction de la tumeur dans l'abdomen et la fixer au-dessus du détroit supérieur soit avec une ceinture hypogastrique, soit avec un pessaire-soutien de forme et de dimensions convenables.

La leucorrhée n'offre pas d'indications spéciales.

C'est surtout l'hémorrhagie qui est le symptôme le plus fréquent et le plus grave, celui auquel il convient de remédier promptement, et qui parfois a une telle intensité qu'il justifie les interventions chirurgicales les plus audacieuses. Dans les cas légers le traitement de ce symptôme sera le même que celui des hémorrhagies utérines en général : repos absolu, décubitus dorsal, applications froides sur l'abdomen et sur les cuisses, injections vaginales froides, glace dans le vagin, etc. Il sera parfois nécessaire de recourir au tamponnement, même à la transfusion.

L'ergot de seigle, dont je parlerai tout à l'heure à un au-

(1) Faucon et J. Hüe, *Bulletins de la Société de chirurgie*, 1873 et 1875.

tre point de vue, est aussi de la plus grande utilité. On peut encore recourir à l'administration interne ou externe du tannin et du perchlorure de fer, etc.

Dans le cas d'hémorrhagie grave, on emploie souvent avec succès les injections intra-utérines de teinture d'iode ou de perchlorure de fer ; je préfère les badigeonnages de la cavité avec un petit pinceau de blaireau imbibé de la solution caustique. Ces badigeonnages doivent être précédés de la dilatation du col par les tentes-éponges ou les tiges de laminaire. Cette dilatation préalable a souvent suffi à modérer ou à arrêter des hémorrhagies jusque-là incoercibles ; je l'ai vue également agir avec une réelle efficacité pour calmer les douleurs.

Nélaton, Mac-Clintock ont obtenu le même résultat par de larges incisions pratiquées sur le col, qui amenaient la dilatation brusque de cet organe. Les incisions pratiquées sur la tumeur elle-même, et assez profondes pour ouvrir sa capsule et pénétrer dans l'épaisseur de son tissu, seraient, dit-on, plus efficaces, mais elles exposent à de grands dangers.

Quand, malgré l'emploi méthodique de ces divers moyens, la perte de sang continue et devient alarmante, il y a lieu de songer à une intervention chirurgicale, différente suivant les cas.

Je mentionnerai toutefois en passant une idée assez extraordinaire qui a été mise en pratique dans ces dernières années. Trenholme de Montréal, Hégar de Fribourg, Goodell de Philadelphie (1), ont eu recours à l'ablation des deux ovaires, à la *castration*, dans l'idée que l'absence de ces organes ferait cesser la congestion de l'utérus, arrêterait l'hémorrhagie et amènerait même la diminution des tumeurs, en créant une ménopause anticipée. S'il faut en croire ces chirurgiens, c'est ce qui serait arrivé 5 fois sur 5. Quoi qu'il en soit, cette pratique a besoin de faire de plus amples preuves.

III. *Traitement médical*. — Il se propose d'obtenir l'arrêt de développement, la diminution, l'atrophie et enfin la

_____

(1) Goodell, *Cas de castration pour une tumeur fibreuse de l'utérus*, in *American Journal of the med. sc.*, juillet 1878, et Tyng, *ibid.*, janvier 1881.

disparition de la tumeur. Ce dernier résultat peut-il être atteint complètement? C'est ce dont il est permis de douter dans la grande majorité des cas, en sorte que le traitement médical est à peu près uniquement *palliatif*, rarement *curatif*.

On peut encore rechercher, à l'aide des moyens médicaux, à faire naître des contractions utérines qui chassent peu à peu le corps fibreux de l'épaisseur des parois, le rendent saillant au dehors, amènent ainsi son énucléation progressive et finalement son expulsion.

α. **Résolutifs.** — Tous les agents de la médication résolutive ont été essayés dans le premier but. Malgré leur insuccès en quelque sorte régulier, on n'en devra pas moins y recourir dans presque tous les cas.

L'*iode* et surtout l'*iodure de potassium*, administré pendant longtemps et à haute dose (0,50 à 4 gr. par jour), paraissent avoir donné quelques résultats.

Simpson vante beaucoup le *bromure de potassium*, qui a échoué entre les mains de Sims.

Mac Clintock et Spencer Wells administrent le *chlorure de calcium*, à la dose de 1 à 3 grammes.

Rigby préconise l'*eau de Kreuznach* (chlorurée-sodique); d'autres recommandent les diverses eaux alcalines, telles que *Vals*, *Vichy*, *Plombières*, ou alcalino-ferrugineuses, comme *Royat* et *Lamalou-le-Centre*.

M. Guéniot, dans le but d'amener la dégénérescence graisseuse de la tumeur, a proposé les substances *stéatogènes*, *phosphore*, *arsenic*, *plomb*.

Les *mercuriaux*, les *alcalins*, les *diurétiques*, les *purgatifs*, etc., ont été successivement essayés sans grand résultat.

La *compression du ventre* par une ceinture élastique sera presque toujours utile; si l'on y joint des badigeonnages à la teinture d'iode sur l'hypogastre, l'administration de l'iodure ou du bromure de potassium à l'intérieur, les amers et les ferrugineux, on aura toute la thérapeutique qu'il convient d'instituer, concurremment avec l'une ou l'autre des médications suivantes.

b. **Seigle ergoté. Injections d'ergotine.** — Depuis long-temps déjà, le seigle ergoté était administré pour combattre les hémorrhagies résultant des corps fibreux de l'utérus, ou pour aider à leur énucléation, lorsqu'ils faisaient saillie dans la cavité utérine. En 1872, Hildebrandt (de Kœnigsberg) em-ploya les *injections hypodermiques d'ergotine* dans le but de favoriser l'atrophie de ces tumeurs. Les contractions pro-duites par ce médicament compriment leurs vaisseaux san-guins, s'opposent à leur nutrition et finissent par amener leur résorption graduelle.

Depuis cette date, de nombreux essais ont été tentés, et, si le médicament s'est montré infidèle dans certains cas, il en est une foule d'autres où d'excellents résultats ont été obte-nus. On en trouvera un résumé complet dans une revue cri-tique publiée par Herman (1), au mois d'août 1879.

Hildebrandt pratique les injections hypodermiques au niveau de l'hypogastre. La solution employée est la suivante : Ergotine, 3 grammes. Glycérine, 7gr,50. Eau, 7gr,50. Une injection de 15 gouttes est faite une ou deux fois par jour, et continuée pendant des mois entiers.

Ce procédé a été suivi par la plupart des praticiens; il est préférable à celui que recommande M. Delore, de Lyon (2), qui pratique les injections dans le tissu même de l'utérus afin de se rapprocher autant que possible du siège de la ma-ladie.

La solution d'Hildebrandt est peut-être trop étendue. J'ai pu pratiquer sans aucun danger des injections hypoder-miques avec une solution par moitié ou au tiers : il suffit alors d'injecter 12 ou 15 gouttes matin et soir pour obtenir des effets physiologiques et thérapeutiques très évidents. Je n'ai jusqu'ici employé que l'*ergotine de Bonjean ;* la solution d'Yvon et quelques autres formules données dans ces der-nières années étant encore à l'étude.

(1) Herman, *Les corps fibreux de l'utérus et leur traitement par l'ergot de seigle*, in *Medical Times* (août 1879), traduit dans les *Archives générales de médecine*, novembre 1879.
(2) Delore, *Annales de Gynécologie*, 1878.

c. **Électricité**. — L'action hémostatique de l'ergot de seigle est indiscutable, son action atrophique est moins bien prouvée : on a eu recours dans ce dernier but à l'*électricité*. Les quelques essais tentés dans ces dernières années semblent avoir amené de bons résultats : c'est donc un moyen qui pourra être expérimenté, quand les précédents auront été inutiles.

M. A. Martin (1) a expérimenté à plusieurs reprises l'action des courants continus. Il ne recherche pas la destruction de la tumeur par électrolyse, comme l'avait fait Ciniselli ; il s'attache surtout à modifier les conditions de sa vitalité et de sa nutrition, en développant une force spéciale qu'il appelle la force *électro-atrophique*. Pour cela il emploie 15 à 20 éléments Daniell, de l'appareil Chardin et Prayer, place l'électrode positive sur le col et l'électrode négative au niveau de la région hypogastrique. Les séances durent de 15 à 25 minutes, et doivent être continuées tous les jours. Il n'a pas fallu moins de 80 à 100 séances pour obtenir un résultat appréciable du côté de la tumeur, mais les hémorrhagies auraient été toujours arrêtées dès le début du traitement.

Ces premiers résultats paraissent bien encourageants ; une expérience ultérieure nous dira s'ils sont aussi justifiés que l'affirme M. A. Martin.

IV. *Traitement chirurgical*. — Le traitement chirurgical consiste dans l'ablation des tumeurs fibreuses ; c'est le seul traitement, à proprement parler curatif, ces tumeurs n'ayant aucune tendance à récidiver. Mais toute intervention chirurgicale s'accompagne de très grands dangers ; aussi est-il à peine besoin de faire remarquer qu'on ne s'y résoudra qu'en dernier lieu, alors que les moyens précédemment indiqués auront échoué, et que l'intensité et la gravité des accidents menacent la vie des malades à bref délai.

Les modes d'intervention chirurgicale sont très nombreux. M. Pozzi, dans la remarquable thèse citée en tête de cet article, les divise en deux grandes catégories ; dans la première, on extrait la tumeur à travers les voies naturelles,

(1) A. Martin, *Annales de Gynécologie*, t. XIII, 1879.

c'est l'**hystérotomie vaginale** ; dans la seconde, on ouvre la cavité abdominale, et on pratique l'ablation de la tumeur par cette nouvelle voie, en enlevant tout ou partie du corps utérin, c'est l'**hystérotomie abdominale**, qui occupe tant l'attention du monde savant dans ces dernières années.

L'hystérotomie vaginale s'applique aux diverses tumeurs fibreuses développées dans le col de l'utérus, ou bien à celles qui, nées dans le corps de l'organe, sont devenues saillantes du côté de la cavité-utérine, aux fibromes sous-muqueux et à quelques fibromes interstitiels. L'hystérotomie abdominale est réservée aux fibromes sous-péritonéaux, ou bien aux fibromes interstitiels volumineux et remontant dans l'abdomen, et enfin aux tumeurs fibro-kystiques.

A. **Hystérotomie vaginale.** — 1er *Cas.* — *La tumeur, implantée sur le col ou sur la partie inférieure du corps, est pédiculée.* — L'intervention chirurgicale devra être la règle, dès que les accidents deviendront tant soit peu sérieux. Les injections d'ergotine d'abord, et plus tard l'extraction par les divers procédés que nous décrirons à propos des polypes, seront pratiquées avec succès.

2e *Cas.* — *La tumeur est implantée uniquement sur le col et sessile.* — On pratiquera d'abord une incision sur le col au niveau de la tumeur de manière à pénétrer jusqu'à elle, en divisant sa capsule. Si, après cette première incision, la tumeur paraît mobile, on la saisit avec des pinces de Museux et on l'extrait ; sinon, on peut attendre que la tumeur se mobilise. Dans le cas où cette mobilisation n'a pas lieu, on peut plus tard recourir à l'énucléation de la tumeur, ou même à l'amputation du col par l'un des procédés précédemment indiqués (p. 299).

3e *Cas.* — *La tumeur siège dans le corps et fait saillie dans la cavité utérine.* — Dans ces conditions, toute intervention est très dangereuse : toutefois, à cause de la saillie que forme la tumeur dans la cavité de l'utérus, on peut tenter son **énucléation.**

Le premier temps consiste à dilater largement le col de

l'utérus soit à l'aide d'éponges, soit à l'aide d'un débridement simple (Dupuytren), ou mieux d'un débridement multiple (Courty). Quand les doigts et les instruments peuvent pénétrer dans l'utérus, l'organe est abaissé par un aide. Le chirurgien introduit un doigt dans l'utérus jusque sur la tumeur dont il reconnaît le contour, puis avec un bistouri boutonné il pratique une incision longitudinale ou mieux une incision cruciale sur la partie de la tumeur qui se présente, de manière à diviser sa capsule. Le doigt détache les lèvres de l'incision dans une certaine étendue, pendant qu'on fixe l'utérus en haut au moyen de la main appliquée sur l'abdomen. On administre de l'ergot en poudre ou mieux de l'ergotine en injections hypodermiques, et on attend la pédiculisation ou l'énucléation spontanée du corps fibreux.

L'énucléation artificielle et complète en une seule séance a été faite par Amussat, Lisfranc et Maisonneuve. Tombée en discrédit en France, à cause des énormes dangers auxquels elle expose, elle a été reprise par les chirurgiens anglais et américains, qui lui doivent de remarquables succès. « Je la crois praticable, dit M. Courty, lorsque la tumeur n'est pas très volumineuse, qu'elle est libre d'adhérences, qu'elle se projette vers la cavité utérine, et que, tout en étant sessile, elle a, par l'action longtemps continuée de l'ergot, une tendance à se pédiculiser. »

Le col préalablement dilaté, l'utérus poussé en bas, la tumeur fortement saisie avec une ou plusieurs pinces à griffes, l'opérateur guidé par deux doigts de la main gauche arrive jusque sur la tumeur dont il incise largement la capsule avec des ciseaux ou un bistouri boutonné. Introduisant ensuite deux doigts à travers cette incision, il détache graduellement la tumeur de sa capsule, en même temps qu'il déprime le fond de l'utérus en appliquant la main restée libre sur la région hypogastrique. Sims et Gaillard Thomas emploient pour ce second temps des curettes tranchantes ou dentelées en scie pour détacher le fibrome de ses insertions.

L'énorme volume de ces tumeurs oblige parfois à les fragmenter et à les extraire par morceaux (Maisonneuve).

Les dangers de cette opération sont : la perforation des parois utérines, la péritonite et la septicémie :

4° *Cas.* — *La tumeur siège dans le corps et vers le fond de l'utérus : elle est entièrement interstitielle ou fait saillie du côté du péritoine.* — L'énucléation artificielle a été encore tentée. On en trouvera des exemples dans les *Leçons sur la chirurgie utérine* de M. Sims. Mais alors l'imminence des dangers précédemment indiqués est bien plus grande ; on ne sait point quelles sont les limites précises de la tumeur, l'épaisseur de la paroi qui la sépare du péritoine, et, si l'indication urgente d'intervenir est manifeste, mieux vaut recourir à la gastrotomie.

B. **Hystérotomie abdominale.** — Cette opération hardie, formellement condamnée il y a à peine trente ans, a aujourd'hui pris rang dans la chirurgie et a été déjà pratiquée un grand nombre de fois avec succès. Déjà en 1875, Pozzi avait fait le relevé de 119 cas de gastrotomie pour tumeurs fibreuses de l'utérus ; dans ces cinq dernières années, ce nombre a dû doubler et tripler même. En France, nous citerons les opérations de Péan (1), de Tillaux et de Duplay (2). C'est à l'étranger surtout que l'hystérotomie abdominale est presque journellement pratiquée. Les éléments d'une statistique complète sont encore trop épars et trop divers pour pouvoir apprécier sainement la plus ou moins grande léthalité de cette opération.

M. Letousey (3) a pu réunir 84 cas d'hystérectomie abdominale postérieurs au travail de M. Pozzi. Sur ce nombre, il y a eu 48 guérisons et 36 morts, c'est-à-dire 57 0/0 de succès. Le tableau suivant montre le détail de ces diverses opérations.

(1) Péan et Urdy, *De l'hystérotomie,* 1873 ; *Leçons de clinique chirurgicale,* 1876-79, t. I et II ; *Bulletin de l'Académie de médecine,* février 1880.
(2) *Bulletin de l'Académie de médecine,* 1879.
(3) Letousey, Thèse de Paris, octobre 1879.

HYSTÉRECTOMIES. 84 cas { 48 guérisons. 36 morts.

Fibromes, 66
- Guérisons, 39 — 60 0/0.
- Morts, 27 40 0/0
  - 7 péritonites.
  - 1 pneumonie.
  - 2 accidents cardiaques.
  - 1 hémorrhagie secondaire.
  - 16. Cause mal déterminée.

Fibro-cystomes, 10
- Guérisons, 5 — 50 0/0.
- Morts, 5 50 0/0
  - 2 chocs.
  - 2 péritonites.
  - 1 septicémie.

Sarcomes, 4
- Guérisons, 2
  - 1er cas. Récidive, 2 mois.
  - 2e — Pas de renseignements.
- Morts, 2.

Tumeurs à diagnostic indéterminé, 4
- Guérisons, 2.
- Morts, 2
  - 1 choc.
  - 1 septicémie.

Tous les chirurgiens s'accordent néanmoins pour admettre que cette intervention ne doit être tentée que lorsque tous autres traitements médicaux ou chirurgicaux ont échoué ou sont impossibles, et lorsque la vie des malades est menacée à bref délai, tant par l'abondance des hémorrhagies que par le développement rapide des tumeurs. D'après M. Péan, le pronostic serait bien plus favorable en ce qui concerne les tumeurs kystiques, puisque sur 13 opérées il n'a eu que 3 morts.

La gastrotomie n'est évidemment applicable qu'aux tumeurs fibreuses sous-péritonéales, ou aux tumeurs interstitielles faisant une saillie considérable dans l'abdomen. Elle se pratique comme l'ovariotomie; les soins et les précautions avant, pendant et après l'opération, sont les mêmes; je les détaillerai plus loin avec la plus grande minutie.

Comme pour l'hystérotomie vaginale, plusieurs cas peuvent se présenter. Si l'on a affaire à une tumeur sous-péritonéale, pédiculée, l'opération est facile; après avoir ouvert le ventre, détruit les adhérences et amené la tumeur au dehors, il ne manque plus qu'à poser une ligature sur le pédicule, et à sectionner au-dessus de cette ligature. L'opération peut être très simple, très facile, très rapide; quant au traitement du pédicule, on agira tout comme pour l'ovario-tomie, en employant la méthode extra ou intra-péritonéale.

Quand la tumeur n'est pas pédiculée, et qu'elle fait corps avec l'utérus, la formation du pédicule sera plus difficile, impossible même, et on devra sectionner en plein tissu utérin, dont on enlèvera une portion plus ou moins grande; c'est l'hystérotomie proprement dite, qu'on appelle aujourd'hui plus volontiers **hystérectomie**.

Quelques détails empruntés à la pratique de divers chirurgiens trouvent ici leur place.

Une fois l'incision abdominale faite, si la tumeur est liquide, on fera une ponction préalable pour en réduire le volume, tout comme pour les kystes de l'ovaire, et on ne procédera à l'extraction qu'après l'évacuation du contenu de la tumeur. Quand elle est solide et volumineuse, au lieu de prolonger en haut l'incision abdominale, Péan conseille de pratiquer le *morcellement*; d'autres préfèrent élargir l'ouverture et enlever la masse morbide en une seule fois.

Une fois la tumeur dégagée de ses adhérences et amenée au dehors, on explore sa base d'implantation. Le plus souvent elle fait corps avec le fond de la matrice qui est hypertrophié, en sorte que le pédicule est gros et court. Il sera préférable, dans ces cas, de décoller l'utérus jusqu'au niveau du col, et de faire porter la ligature et la section au niveau de la partie supérieure de cet organe, à l'isthme. Pour cela, on place autour du col une forte ligature métallique que l'on serre avec un serre-nœud de Cintrat ou de Kœberlé, et l'on sectionne au-dessus.

A cause de la dimension considérable du pédicule, il sera le plus souvent préférable de le transpercer à l'aide d'une forte aiguille armée d'un fil de fer ou de chanvre double, et d'opérer la constriction en deux moitiés plus petites; on se met ainsi plus sûrement à l'abri de l'hémorrhagie.

Que la ligature et la section portent sur le tissu du corps de l'utérus, au niveau de l'isthme ou sur la portion sus-vaginale de l'organe, l'hystérectomie n'est que partielle, et c'est l'organe lui-même qui est converti en pédicule. Il semble donc que la condition essentielle pour que l'opération soit possible est que le col ne soit pas atteint par la lésion. Or, il est des cas où la tumeur occupe simultanément tout l'organe, et où il faudrait procéder à l'extraction de l'utérus en entier (*ablation totale*). Certains chirurgiens n'ont pas reculé devant cette intervention; ils ont eu recours à la *méthode de Freund*, dont je parlerai tout à l'heure à propos du traitement chirurgical du cancer de l'utérus.

CHAPITRE II

POLYPES DE L'UTÉRUS.

Définition. — On désigne sous le nom de **polypes de l'utérus** toutes les tumeurs, quelle que soit du reste leur structure anatomique, qui font saillie dans l'intérieur de la cavité utérine, aux parois de laquelle elles ne sont reliées que par une portion plus ou moins rétrécie, le pédicule. On doit pourtant en exclure les tumeurs cancéreuses.

Les polypes en général reconnaissent pour cause l'hypertrophie, l'hyperplasie d'un ou de plusieurs des éléments constituants de l'utérus et sont recouverts par la muqueuse utérine.

Classification. — Les classifications des polypes sont nombreuses : on les divise généralement en polypes 1° *fibreux*, 2° *muqueux*, 3° *vasculaires*, 4° *fibrineux*.

§ I. — **Polypes fibreux.**

Anatomie pathologique. — Les polypes fibreux sont les plus fréquents : ils ont la même structure que les corps fibreux dont nous venons de parler et dont ils ne sont le plus souvent qu'une période avancée d'évolution ; la tumeur, ayant été primitivement interstitielle ou sous-muqueuse, s'étend peu à peu, dégagée de la paroi utérine à laquelle elle ne tient plus que par son pédicule.

Comme les tumeurs fibreuses, les polypes fibreux sont formés par du tissu fibreux et du tissu musculaire lisse en proportions variables ; comme elles encore, ils sont susceptibles de subir une série de transformations anatomiques, de devenir entièrement fibreux, cartilagineux ou calcaires, de se creuser d'une cavité remplie de liquide à leur centre (*Polype fibro-cystique*, etc.).

Leur volume varie depuis celui d'un pois à celui d'une tête d'enfant et au delà. Ils sont généralement pyriformes, à grosse extrémité tournée en bas, à extrémité supérieure progressivement effilée jusqu'au point de leur implantation ; d'autres sont cylindriques, sphériques, mamelonnés.

Ils naissent généralement à la partie supérieure du corps de l'utérus, dans la cavité duquel ils sont primitivement contenus. Par leur développement ultérieur, ils dilatent et remplissent la cavité du col, arrivent dans le vagin et jusqu'à la vulve. Rarement ils s'insèrent sur le col et à l'orifice même de la matrice.

Le pédicule est tantôt nettement séparé du reste de la tumeur ; tantôt son épaisseur augmente petit à petit et le passage de l'un à l'autre est insensible. Sa grosseur varie, du reste, beaucoup : elle est moins forte pour les polypes allongés que pour ceux dont la forme est ronde, sphérique. Le plus souvent le pédicule est unique ; on cite des cas où il est comme divisé en deux ou trois racines.

Les polypes fibreux sont peu vasculaires, et on ne trouve que rarement dans leur pédicule des vaisseaux susceptibles d'être injectés ; d'où la possibilité de le sectionner avec des ciseaux ou un bistouri sans avoir à craindre d'hémorrhagie abondante. Toutefois, le contraire a été observé.

Si la tumeur est peu ou point vasculaire et que son pédicule ne renferme pas de vaisseaux, on s'explique difficilement les hémorrhagies abondantes auxquelles elle donne lieu ; on a dit alors que le sang ne provenait pas de la tumeur elle-même, mais de la muqueuse qui la recouvre, et dont la vascularisation est singulièrement augmentée par l'irritation et l'inflammation dues à la présence du polype ; cette congestion occupant toute la surface de la muqueuse utérine, dont les vaisseaux sont dilatés, la source du sang est très abondante et presque intarissable.

Symptômes. — 1° *Subjectifs.* — Ils ne diffèrent guère de ceux des tumeurs fibreuses et présentent la même variété suivant les cas. Ce sont des tiraillements dans les lombes, les aines, les reins et les cuisses, un sentiment de gène et de pesanteur dans la région ano-périnéale, de la constipation, du ténesme vésical, de l'incontinence et de la rétention d'urine, et enfin les divers troubles généraux communs à la plupart des affections chroniques de l'utérus.

La *leucorrhée* est généralement plus abondante, à cause de l'irritation plus grande de la muqueuse de l'utérus, et de celle du vagin quand le polype a franchi le col. Elle est plus épaisse, sanguinolente, quelquefois sanieuse et fétide.

Les *douleurs utérines* sont plus hâtives et plus fréquentes, et prennent d'emblée le caractère expulsif (*coliques utérines*), la tumeur jouant ici le rôle d'un corps étranger, sur lequel l'utérus se contracte incessamment.

Enfin l'*hémorrhagie* paraît également plus fréquente ; au début, la présence du polype se traduit par un dérangement de la menstruation, qui est plus abondante et de plus longue durée qu'à l'état normal ; mais peu à peu, et à mesure que le polype s'accroît, la ménorrhagie augmente ; les pertes se rapprochent ; elles se montrent tous les vingt jours et même tous les quinze jours, et laissent peu de répit aux malades qui sont continuellement *dans leurs sangs.*

2° *Objectifs.* — Ils dépendent en grande partie du siège et du volume de la tumeur.

a. Si celle-ci est petite, et située dans la cavité du corps de l'utérus, sa présence peut ne se traduire par aucun signe physique évident ; le toucher et le spéculum ne font rien découvrir : avec l'hystéromètre, on constate bien que la cavité utérine est plus large et plus profonde ; mais le même signe se rencontre dans la métrite chronique. Si les divers signes subjectifs font croire à l'existence d'un polype, il faut alors dilater le col, de façon à pouvoir faire pénétrer le doigt ou les instruments et explorer avec soin la cavité utérine.

b. Quand le polype a acquis de plus grandes dimensions tout en restant intra-utérin, la partie inférieure de l'utérus est plus ou moins dilatée et effacée, compacte, résistante, et l'orifice assez ouvert pour laisser passer le doigt explorateur. Celui-ci rencontre alors un corps dur, qu'il peut contourner, de façon à se faire une idée approximative de sa forme et de son volume.

Si le col est fermé, on procède à sa dilatation à l'aide d'éponges préparées ou de tiges de laminaire.

Le point essentiel qu'il s'agit de déterminer, c'est la présence du pédicule. Le doigt et la sonde utérine permettront assez souvent d'arriver à cette détermination, en contournant la tumeur, et surtout en faisant constater que celle-ci va en s'amincissant de bas en haut, ce qui est l'inverse dans les cas de fibromes sous-muqueux.

Afin de faciliter cette exploration, on peut saisir fortement la tumeur avec des pinces de Museux et l'attirer en bas.

On pourrait aussi, dans les cas douteux, suivre l'exemple de Scanzoni (1) qui, après avoir saisi le polype avec de fortes pinces, leur fait décrire plusieurs fois un mouvement de demi-rotation. Si le pédicule de la tumeur est mince, elle suit avec facilité le mouvement de l'instrument ; s'il est épais, ou si c'est une tumeur fibreuse, un obstacle considérable s'oppose à ces manipulations.

c. Le polype peut être descendu dans la cavité du col, dont il a dilaté l'orifice, et faire saillie au niveau du museau de tanche (*polype oblitérant*, de Vidal), ou bien il peut avoir franchi cet orifice, apparaître dans le vagin et à la vulve (*polype flottant*).

Dans ces conditions, le toucher perçoit une tumeur polie,

(1) Scanzoni, *op. cit.*, p. 212.

arrondie, insensible, variable comme densité, mais généralement dure, pyriforme. Le doigt peut la contourner, la dépasser et arriver au niveau du pédicule, plus ou moins grêle ou plus ou moins épais, qu'il suit à travers l'orifice du col jusque dans la cavité utérine.

Si la tumeur est de moyen volume, on peut appliquer une ou deux valves de Sims, constater par la vue la forme, la couleur du polype et voir son pédicule pénétrer dans le col. Si, au contraire, la tumeur est trop volumineuse, le spéculum ne permet que d'en apercevoir la surface généralement blanc-rougeâtre, quelquefois ulcérée.

Dans ces diverses explorations, on doit non seulement reconnaître l'existence d'un polype, mais encore s'efforcer d'en apprécier les divers caractères objectifs, et surtout ce qui a trait à l'épaisseur, à la longueur et au lieu d'implantation du pédicule. L'examen au spéculum, mais surtout le toucher et le cathétérisme pourront, dans beaucoup de circonstances, renseigner à peu près exactement sur ces derniers points.

Diagnostic. — D'après ce qui précède, on voit que le diagnostic des *polypes extra-utérins* est généralement facile, tandis que celui des *polypes intra-utérins* est, au contraire, difficile et presque toujours incomplet. On comprend comment ces derniers passent si souvent inaperçus, ou bien sont confondus avec des maladies diverses.

Et, en effet, un *polype intra-utérin*, s'accompagnant de coliques, de métrorrhagies et d'augmentation de volume de l'utérus, simule complètement une *métrite chronique hémorrhagique*. Il n'y a que l'exploration de la cavité utérine, après dilatation préalable, qui soit susceptible de lever les doutes. Dans l'un comme dans l'autre cas, la dilatation ne peut avoir que d'heureux résultats.

Un *fibrome sous-muqueux* peut, dans ces cas, être confondu avec un polype. Toutefois celui-là peut acquérir un volume considérable sans sortir de l'utérus, et même sans effacer et entr'ouvrir le col, ce qui n'a pas lieu pour les polypes. Quand le col est ouvert ou a été dilaté, l'exploration avec le doigt, avec la sonde, ou bien les mouvements de rotation imprimés

à la tumeur pourront également démontrer si oui ou non la
tumeur est pédiculée.

Quand le polype a franchi le col et est arrivé dans le vagin,
il semble difficile de le confondre avec toute autre maladie
utérine, et pourtant de nombreuses erreurs ont été commises, même par des praticiens expérimentés.

La *grossesse*, la *hernie vaginale*, la *cystocèle vaginale*, le *prolapsus du vagin*, l'*hypertrophie du col* ne sauraient être l'objet
d'une erreur que pour un médecin inattentif qui n'aurait pas
suffisamment étudié et les signes subjectifs et les signes
physiques présentés par ses malades.

La *chute de matrice* se distingue toujours d'un polype par
la présence à son extrémité inférieure de l'orifice utérin que
l'on peut cathétériser. Dans certains polypes, il y a bien
une dépression, une sorte d'orifice qui ressemble à l'ouverture du col ; mais avec une sonde cannelée ou un cathéter,
on reconnaît bien facilement la différence. Je ne parle pas
des autres symptômes différentiels, qui ont été déjà précédemment indiqués (v. p. 380).

J'ai énuméré déjà les éléments complets du diagnostic
différentiel des polypes avec l'*inversion utérine* (p. 380). Quand
les deux lésions existent simultanément, ce qui a été observé
un certain nombre de fois, on trouve dans le vagin deux
tumeurs, l'une formée par la matrice renversée, l'autre par
le polype. Le toucher et l'examen au spéculum, pratiqués
avec soin, permettent généralement de reconnaître l'insertion de la tumeur la plus déclive, le polype, sur la tumeur la
plus élevée, l'utérus.

Les caractères objectifs et le retentissement général du
cancer du col, ayant poussé des excroissances polypiformes,
sont si différents qu'il est difficile de s'y méprendre ; nous y
reviendrons plus loin.

Marche. — Terminaisons. — Les polypes fibreux ont
une marche très lente ; leur développement est graduel.

Abandonnés à eux-mêmes, ils subissent parfois un arrêt de
développement, une atrophie, surtout après la ménopause.
D'autres fois, le pédicule se rompt et la tumeur est expulsée

spontanément. On les a vus subir la dégénérescence graisseuse, crétacée, tomber en gangrène, etc.

Il est une variété de polypes, dits *polypes à apparitions intermittentes* (1), qui se montrent à certains moments à l'orifice de l'utérus qu'ils débordent même, et rentrent ensuite dans la cavité utérine qui se referme sur eux. Ces apparitions intermittentes ont lieu surtout au moment des règles, d'où la nécessité, quand on soupçonne l'existence d'un polype, de recourir à l'examen des malades pendant la menstruation.

Complications. — Au premier degré, métrite sous ses diverses formes ; plus tard, congestion et inflammation des divers organes voisins, déviations de l'utérus et inversion. Cette dernière est assez rare ; elle se produit quelquefois au moment du traitement, quand on exerce des tractions trop violentes sur la tumeur.

On a observé des cas de rupture de l'utérus occasionnée par les polypes retenus dans la matrice par un rétrécissement du col ; ce fait a été surtout noté au moment de l'accouchement. — Lisfranc (2) a rencontré un certain nombre de polypes adhérents à la paroi vaginale, l'ayant perforée même, et logés soit dans le rectum soit dans la vessie.

Pronostic. — Quoique de nature bénigne, les polypes fibreux constituent une maladie sérieuse, qui réclame un traitement chirurgical, presque toujours suivi de succès. Sous ce dernier rapport, les polypes de la cavité utérine sont plus graves que ceux qui sont implantés dans la cavité cervicale ou sur le museau de tanche ; ceux qui restent intra-utérins présentent aussi plus de difficultés que ceux qui ont été expulsés hors de l'utérus.

Le principal danger des polypes provient de l'*hémorrhagie* ;

(1) O. Larcher, *Contribution à l'étude des polypes fibreux intra-utérins à apparitions intermittentes*, in *Archives générales de médecine*, 1867.

(2) Lisfranc, *Clinique chirurgicale de la Pitié*. Paris, 1841, t. III, p. 78.

mais ils peuvent encore être cause de *stérilité*, et constituent
toujours une circonstance grave pour la *grossesse* et pour l'*accouchement* ; d'où la nécessité de les traiter dans tous les cas,
et principalement chez les femmes mariées.

Traitement. — Le traitement des polypes fibreux de
l'utérus doit être le plus souvent chirurgical ; pourtant il est
bon de distinguer deux cas principaux :

1° Le polype est **extra-utérin**. Il faut l'opérer dès qu'il a
été découvert, et ne se résoudre à l'expectation que si la
maladie n'entraînait aucun symptôme et que si la femme
avait dépassé l'âge de la ménopause.

2° Le polype est **intra-utérin**. A moins de symptômes sérieux, d'hémorrhagies graves et alarmantes, l'intervention
sera différée jusqu'à ce que la tumeur soit arrivée sur le
museau de tanche et l'ait franchi, à cause des difficultés souvent très grandes que présente l'intervention chirurgicale,
tant que le polype est enfermé dans la matrice.

Pendant cette période d'attente, on devra combattre les
divers symptômes (comme il a été dit pour les tumeurs
fibreuses), et recourir au seigle ergoté ou aux injections hypodermiques d'ergotine, afin de favoriser la pédiculisation et
l'expulsion du polype. Souvent l'expulsion spontanée a suivi
l'administration de ce médicament.

Si le polype est retenu par le col rétréci ou rétracté, il est indiqué de dilater celui-ci avec les éponges, la laminaire ou
même par une incision. Cette dilatation préalable est le plus
souvent utile ; elle calme l'hémorrhagie, facilite l'engage-
ment du polype, et enfin permet une intervention hâtive,
devant laquelle il ne faut pas hésiter, pour peu que les accidents soient graves.

M. Guéniot (1) voudrait que cette *intervention hâtive* fût employée comme règle générale dans les cas de polypes intra-
utérins, même en dehors d'accidents sérieux. Toutefois les
difficultés et les dangers de l'intervention intra-utérine doi-

_____

(1) Guéniot, *Bulletins de la Société de chirurgie*, t. I, 1875.

vent conseiller l'expectation, mais l'*expectation armée*, c'est-à-dire prête à intervenir au moindre signal.

En thèse générale, on ne recourra au traitement chirurgical des polypes que pendant la période inter-menstruelle. Les polypes à apparitions intermittentes, qui ne se montrent que pendant les règles, seront au contraire opérés à ce moment, les inconvénients résultant de l'intervention étant moins à craindre que ceux qu'amènerait la dilatation préalable.

Tous les procédés d'exérèse chirurgicale ont été mis en usage ; je vais indiquer les principaux.

1º L'**excision**, ou la section du pédicule avec un bistouri, des ciseaux et les divers polyoptomes (1), est la méthode la meilleure et la plus souvent applicable. Dupuytren, Velpeau, et à leur suite les plus autorisés parmi les gynécologistes modernes l'emploient de préférence. Quand on dit que l'opération des polypes utérins est innocente, affirme A. Richard (2), c'est à la condition que cette opération soit l'excision.

La malade étant placée dans la position de la taille, les genoux écartés, le polype est saisi avec des pinces de Museux ou bien avec la pince à crémallère de Luer, attiré doucement en bas, jusqu'à ce que son pédicule apparaisse à la vulve, et on le tranche soit avec un bistouri, soit avec des ciseaux courbes.

Souvent l'abaissement de la tumeur est impossible, par suite de la brièveté du pédicule ou de son implantation vers le fond de l'utérus. Après avoir attiré le polype en bas, un ou deux doigts de la main gauche sont introduits dans le vagin,

---

(1) Le *polypotome* de Simpson est une sorte de serpette à lame cachée, montée sur un manche, dont le mécanisme est analogue à celui du lithotome caché de frère Côme.

Le *polypotribe* d'Aveling est une sorte de lithotriteur, dont la branche femelle est fenêtrée, et la branche mâle mousse ou armée de dents, de façon à écraser le pédicule du polype en le comprimant fortement contre la première. Celui de Sims est à peu près semblable au précédent.

(2) A. Richard, *Pratique journalière de la chirurgie*. Paris, 1878, p. 355.

et vont à la recherche du pédicule qu'ils suivent jusque dans le col de l'utérus, et aussi haut que possible dans la cavité de cet organe. De longs ciseaux coudés ou contournés en S sont ensuite portés jusqu'à ce point et opèrent la section du pédicule en un seul temps.

Il est des cas où le volume de la tumeur, qui remplit tout le vagin, empêche la pénétration des instruments et des doigts conducteurs. On ne devra point hésiter à *morceler* la tumeur, après l'avoir préalablement fixée à l'aide d'une ou plusieurs grosses pinces à griffes, qui permettront de ne point s'égarer dans les sections ultérieures et qui empêcheront le polype de remonter dans la cavité de l'utérus.

Dans quelques cas où l'obstacle proviendrait de la résistance du périnée, on pourrait, à l'exemple de Dupuytren, inciser le plancher périnéal, quitte à pratiquer la périnéorrhaphie immédiatement après l'ablation du polype.

— L'excision convient surtout dans les cas de polypes fibreux, sortis de l'utérus, et ayant un pédicule allongé, mais dur et épais. On pourra au préalable s'assurer par la palpation que le pédicule ne renferme pas de gros vaisseaux. Elle peut encore être appliquée aux polypes renfermés en partie dans la cavité utérine, à la condition que le pédicule ait été nettement perçu et puisse être saisi par les doigts, destinés à guider l'instrument.

Cette opération a l'avantage d'être rapide et faite en un seul temps. Dans l'immense majorité des cas où elle a été pratiquée, elle n'a entraîné aucun danger, pourvu que les malades soient tenues au repos pendant les quelques jours qui suivent. Toutefois, elle peut être la source d'hémorrhagies plus ou moins graves, et c'est pour éviter ce danger que l'on a eu recours aux autres procédés d'exérèse.

2° La **ligature** du pédicule, ou comme dit Barnes la **strangulation lente**, est aujourd'hui à peu près totalement abandonnée : ce procédé opératoire est long; il donne lieu à un écoulement fétide et prolongé, et expose à des accidents graves d'étranglement et de septicémie.

On se sert pour cela de la *double canule de Levret*, de la *ca-*

nule porte-fil de Desault, ou bien encore de la *canule de Gooch*.

Une fois le pédicule entouré par le fil constricteur, on peut se contenter de faire un nœud fortement serré qui étrangle les tissus, ou, ce qui est encore préférable, monter les extrémités du fil sur un serre-nœud (de Desault, de Maisonneuve, de Græfe, de Cintrat) et opérer une constriction énergique et rapide.

3° **L'écrasement linéaire**, qui opère rapidement et en une seule séance la section du pédicule, peut à bon droit être préféré à l'excision simple, quand le polype est mou, vasculaire, que son pédicule est épais et parcouru par des vaisseaux, qu'il est encore renfermé dans l'utérus, en un mot dans tous les cas où l'on a à craindre une hémorrhagie.

Maisonneuve avait déjà pratiqué une opération de ce genre à l'aide du *serre-nœud* ; après avoir placé une anse de fil autour du pédicule de la tumeur et en avoir engagé les extrémités dans son instrument, il augmentait la constriction graduellement et rapidement, de façon à sectionner le pédicule en quelques minutes : c'était la **ligature extemporanée** dont l'écrasement linéaire n'est qu'une heureuse modification.

Aujourd'hui l'*écraseur linéaire de Chassaignac* remplace avantageusement les divers serre-nœuds. On se sert, suivant les cas, d'un instrument droit ou courbe ; mais on éprouve parfois de grandes difficultés à passer la chaîne de l'instrument autour de la tumeur. Au lieu d'employer l'instrument tout monté, il sera parfois nécessaire de passer au préalable un fil à l'extrémité duquel sera attachée la chaîne qui sera ultérieurement fixée sur l'écraseur.

A l'aide du *porte-fil de Desault*, ou simplement à l'aide de deux *tiges de baleine* qui portent les extrémités du fil ou de la chaîne, et que l'on enfonce simultanément jusqu'au niveau du pédicule, pour faire ensuite décrire à l'une d'elles un cercle complet autour de la tumeur de manière à former une anse circulaire, on peut le plus souvent mettre la chaîne et l'instrument en place et opérer l'écrasement avec plus ou moins de rapidité suivant les cas.

Si l'on avait pu passer un fil métallique ou un cordonnet de soie, et que la mise en place de la chaîne devînt par trop difficile, il vaudrait mieux renoncer dans ce cas à l'écrasement linéaire, et monter les extrémités du fil sur un serre-nœud, pour procéder à la ligature extemporanée.

4° La **torsion** n'est applicable qu'aux polypes dont le pédicule est très grêle, et encore présente-t-elle toujours des **dangers** dans les cas de polypes fibreux.

De même le **broiement**, l'**arrachement** et la **cautérisation** ne sauraient non plus convenir ici.

Quant à l'**anse galvano-caustique**, malgré les succès rapportés par Byrne et Bardeaux (1), elle n'est que médiocrement avantageuse.

En résumé, le traitement chirurgical des polypes de l'utérus se réduit à deux procédés, l'excision et l'écrasement linéaire ; ce dernier sera peut-être plus généralement employé par crainte de l'hémorrhagie.

Il va sans dire que chaque cas présentera en outre des indications particulières, tirées du siège, du volume et des complications du polype, ce qui nécessitera parfois quelques interventions préliminaires avant ou au moment d'entreprendre l'opération principale.

§ II. — Polypes muqueux.

Définition. — On appelle *polypes muqueux* des tumeurs d'une consistance molle, gélatineuse, d'une teinte rougeâtre due aux vaisseaux qui les parcourent et s'y ramifient, et fixées à la surface muqueuse de l'utérus par un pédicule plus ou moins distinct.

Ces petites tumeurs pédiculées ont une structure très variable, d'où la multiplicité de noms qui leur ont été donnés : *Polypes folliculaires*, *utéro-folliculaires*, *celluleux*, *cellulo-fibreux*, *glanduleux*, *myxomes*, etc.

(1) A. Bardeaux. *Annales de gynécologie*, t. IV, 1875.

Anatomie pathologique. — Les polypes muqueux varient de la grosseur d'une tête d'épingle à celle d'une noix, qu'ils dépassent rarement. Leur surface est lisse et arrondie, ou bien lobulée et divisée par des sillons. Leur coupe présente généralement la même couleur et la même consistance que la surface. On y remarque des traînées celluleuses d'un blanc laiteux qui convergent de la périphérie vers le point d'insertion du polype ; on y voit aussi fréquemment des kystes muqueux d'un certain volume, tendus et durs au toucher quand ils sont intacts, mais se déchirant avec une grande facilité.

La lamelle la plus externe de ces polypes consiste en une couche parfaitement continue de cellules épithéliales cylindriques. M. de Sinéty assure que, pour les polypes développés dans la cavité cervicale, l'épithélium est calciforme, ce qui les distinguerait des polypes du corps.

La masse principale de la tumeur est formée par des glandes hypertrophiées. On voit des tubes dont les parois présentent des dilatations multiples, et dont les extrémités sont garnies d'une quantité considérable de vésicules glandulaires bien développées ; ces tubes sont tapissés à leur intérieur d'un épithélium cylindrique et sont remplis d'un mucus visqueux.

A côté des glandes, figure une certaine quantité de tissu conjonctif riche en cellules, qui ne se condense et ne devient fibreux que dans le pédicule.

Ils se développent généralement dans le canal cervical, d'où ils tendent à s'échapper ; leur pédicule peut ainsi s'allonger démesurément et le polype faire saillie dans le vagin et jusqu'à la vulve. Quelquefois ils prennent naissance dans la cavité du corps et y restent enfermés : ils sont ordinairement multiples.

Les polypes muqueux succèdent généralement à la métrite interne, et résultent de l'hypertrophie des divers éléments de la muqueuse. Si la prolifération prédomine du côté des glandes, ce sont les polypes *glandulaires* proprement dits. Ceux-ci peuvent être *kystiques* ou *canaliculés*.

Les polypes kystiques résultent de la dilatation d'un seul follicule; ils naissent sur le col, sont sessiles, ne dépassent guère le volume d'une cerise et se déchirent avec la plus grande facilité ; ils semblent n'être que des œufs de **Naboth** hypertrophiés.

Quant aux polypes canaliculés, ils offrent une cavité irrégulière, multiloculaire, souvent ouverte à leur surface (1). Ils correspondent à ce que Schrœder décrit sous le nom d'*hypertrophie folliculaire* de l'utérus.

Ces petites tumeurs sont généralement très vasculaires, et leurs vaisseaux se déchirent avec la plus grande facilité : d'où la fréquence des hémorrhagies qui proviennent du polype lui-même, ce qui n'a pas lieu pour les polypes fibreux.

Ils sont susceptibles de s'ulcérer, de se mortifier, et quelquefois même de subir diverses dégénérescences, telles que la dégénérescence graisseuse ou colloïde. On en a vu qui poussaient des villosités à l'intérieur des cavités dont ils sont creusés, et se transformaient ainsi en une sorte de *papillome*, de manière à simuler entièrement une tumeur maligne.

Les lésions concomitantes de l'utérus sont fréquentes ; outre la métrite interne qui a été fréquemment leur point de départ et qu'ils entretiennent par leur présence, on note assez souvent de la métrite parenchymateuse, l'ectropion du col, des érosions et des ulcérations profondes sur le museau de tanche, etc.

Symptômes. — Les symptômes ne diffèrent guère de ceux des polypes fibreux que par leur intensité qui, est moindre. Les polypes muqueux de petite dimension ne déterminent souvent aucune conséquence ; mais plus généralement ils entraînent de la leucorrhée, de la ménorrhagie ou de la métrorrhagie, de la dysménorrhée et tous les autres symptômes dus à la congestion de la matrice.

L'*hémorrhagie* est quelquefois tout à fait hors de proportion avec leur volume. Elle peut être due sans doute à l'écoulement de sang provenant de la surface du polype, mais elle résulte

(1) R. Barnes, *op. cit.*, p. 669.

aussi de l'hypérémie générale de l'utérus qu'entraîne sa présence.

Les symptômes sont généralement plus intenses, quand la tumeur est renfermée dans le col, que lorsqu'elle a dépassé le museau de tanche et est arrivée dans le vagin.

Les polypes muqueux proprement dits se font surtout remarquer par l'abondance de l'hémorrhagie, les polypes glandulaires par la prédominance de la leucorrhée.

Diagnostic. — Les polypes muqueux de petite dimension, quand ils ont franchi le col, peuvent quelquefois échapper à l'examen par le toucher à cause de leur extrême mollesse ; mais ils sont aisément reconnus par le spéculum, à l'aide des caractères objectifs précédemment signalés, qui les distinguent des polypes fibreux, et de toutes les autres tumeurs de l'utérus.

On pourrait toutefois les confondre avec certaines tumeurs cancéreuses ou épithéliales pédiculées ; mais alors la lésion est plus ou moins étendue, l'écoulement présente une fétidité spéciale, et enfin l'examen histologique des lambeaux enlevés peut toujours en démontrer la véritable nature.

Le diagnostic est plus difficile quand le polype n'a pas franchi le col, et qu'il est renfermé dans la cavité de l'utérus. Dans un pareil cas, l'existence de la lésion étant soupçonnée, on ne pourra exactement la déterminer qu'après dilatation préalable du col. Tout comme pour les polypes fibreux, le doigt ou le cathéter constate la présence d'une tumeur intra-utérine pédiculée ; sa consistance permettra seule de préjuger sa nature, qui n'est souvent exactement déterminée qu'après l'extraction.

Traitement. — Les polypes muqueux, quoique bénins de leur nature, entraînent le plus souvent une hémorrhagie assez abondante et doivent être enlevés.

Ceux qui sont petits et mous seront saisis avec des pinces, et arrachés, soit directement, soit après torsion préalable. Leur point d'implantation sera touché avec le perchlorure de fer, le crayon de nitrate d'argent ou l'acide nitrique.

Ceux qui ont un volume plus considérable seront traités par l'excision ou mieux par l'écrasement linéaire. Il n'est pas besoin ici de recourir à l'instrument de Chassaignac ; un serre-nœud quelconque, armé d'une anse de fil de soie ou de fer recuit, sera largement suffisant. Ce dernier procédé est préférable à l'excision, à cause de l'hémorrhagie consécutive qui est proportionnellement plus grande que pour les polypes fibreux. Ces tumeurs étant assez petites, le spéculum peut être appliqué et la mise en place de l'anse de fil est généralement facile.

Quand les polypes muqueux sont encore situés dans l'utérus, mais qu'ils sont trop petits ou trop élevés pour être saisis par les pinces et embrassés par l'anse du serre-nœud ou de l'écraseur, s'ils entraînent de l'hémorrhagie, on pourra les détruire en introduisant dans la cavité utérine une **curette de Récamier**, et en pratiquant le **raclage** de la muqueuse, tout comme pour les fongosités utérines, dont cette variété de polypes n'est en quelque sorte qu'un degré plus avancé.

§ III. — **Polypes vasculaires.**

Les *polypes vasculaires* sont de petites tumeurs pédiculées, développées sur la muqueuse utérine et formées presque en totalité de vaisseaux sanguins hypertrophiés.

Cette variété de polypes est assez rare.

Ils s'insèrent ordinairement sur le col et n'acquièrent jamais un grand volume. Ils sont recouverts par la muqueuse utérine et renferment un noyau constitué par des vaisseaux pelotonnés, élargis, une sorte de noyau érectile. R. Barnes dit qu'ils ont leur origine dans une dilatation ou une varice des vaisseaux sous-muqueux. Courty en a observé qui se tuméfiaient douloureusement à certaines époques, surtout au moment des règles, comme une véritable tumeur hémorrhoïdaire.

L'existence des polypes vasculaires *primitifs* est donc indiscutable ; quant à leurs symptômes et à leur traitement, rien de particulier à en dire, si ce n'est que les hémorrhagies sont plus fréquentes et plus abondantes que dans les autres formes, et que l'emploi du serre-nœud ou de l'écraseur est ici formellement indiqué.

Mais si les polypes vasculaires primitifs sont rares, il n'en est pas de même des polypes vasculaires *consécutifs*. Ceux-ci ne sont que des polypes fibreux ou plus souvent muqueux, dans lesquels les vaisseaux sanguins sont parvenus à un tel degré de développement et d'hypertrophie qu'ils donnent à la tumeur un aspect hypérémique et fongueux (*Polypes fongueux* ou *vivaces* de Levret).

Les éléments primordiaux (tissu fibreux, celluleux, musculaire, fibro-plastique, follicules) sont envahis, masqués et souvent dénaturés par les vaisseaux sanguins augmentés de nombre et de volume, notamment par les veines devenues variqueuses et transformées en véritables sinus (dégénérescence *télangiectasique*, de Virchow).

§ IV. — Polypes fibrineux.

Sous le nom de *polypes fibrineux*, Velpeau et Kiwisch ont décrit des tumeurs pédiculées formées par un caillot sanguin plus ou moins organisé qui s'est greffé sur la muqueuse utérine, à laquelle il est adhérent par un pédicule composé principalement de fibrine. La masse du polype est molle, blanchâtre à l'extérieur, rouge à l'intérieur.

Ces polypes, dont l'existence est indiscutable, occasionnent toujours des hémorrhagies considérables. Leur traitement est bien simple : comme l'orifice de l'utérus est le plus fréquemment fermé, il est nécessaire de le dilater. Le polype reposant toujours sur le col, on le saisit avec des pinces, on l'arrache, et on cautérise le point d'implantation avec le perchlorure de fer, ou avec le thermo-cautère.

Mais l'interprétation de cette variété de polypes est loin d'être complètement élucidée. Kiwisch admet que les polypes fibrineux sont le résultat d'une apoplexie de la cavité utérine, dans laquelle le sang se déverse, se coagule et subit ensuite diverses métamorphoses. Scanzoni et Aran affirment au contraire que ces polypes proviennent toujours d'un avortement et sont formés par les débris du placenta et des membranes, au sein desquels s'est faite l'hémorrhagie.

Si cette dernière opinion paraît être vraie le plus souvent, il n'en est pas moins constaté aujourd'hui que les polypes fibrineux peuvent exister en dehors de tout avortement, soit chez une femme accouchée depuis plusieurs semaines, soit même chez celles qui n'ont jamais été enceintes (1).

La dilatation du corps de la matrice et la rétention de caillots sanguins est indiscutable, même en dehors de tout produit de conception ; de là à l'organisation et à l'adhérence du caillot, il n'y a qu'un pas, et ce pas peut être franchi par la nature.

On voit dans les poches anévrysmales de véritables polypes fibrineux ; sans doute leur mode de production et leur organisation ne sont pas tels que l'a décrit Kiwisch, mais en dehors de ces questions accessoires d'histogénèse, le fait brut n'en existe pas moins ; les deux théories doivent donc être admises, sans exclusion de l'une par l'autre.

CHAPITRE III

CANCER DE L'UTÉRUS.

Définition. — Sous le nom de *cancer de l'utérus*, je comprendrai avec M. Courty et la plupart des auteurs « toute maladie de matrice caractérisée par la double tendance : 1° à détruire le tissu de l'organe ; 2° à se reproduire sur place et à s'étendre à tous les organes voisins avec plus ou moins de rapidité ; quelles que soient d'ailleurs les affections qui président au développement de cette maladie, ou les *formes anatomiques* qui la représentent. »

Synonymie. — *Cancer de l'utérus, de la matrice, squirrhe, encéphaloïde, cancroïde, engorgement cancéreux, excroissances*

(1) Mathews Duncan, *On intra-uterine menstrual coagula* (*Obstetrical Journal*, 15 mars 1880).

cancéreuses, excroisances en chou-fleur, épithélioma, carcinome, cancer colloïde, ulcère rongeant de la matrice (Clarke),
sarcomes, fibroïde récurrent (West), etc.

Chacune de ces dénominations se rapporte soit à la forme
extérieure de l'affection utérine, soit à la disposition des éléments anatomiques constituants, soit à leurs caractères microscopiques. A chacun de ces points de vue, la maladie diffère suivant les cas, et ces distinctions peuvent avoir et ont
en effet leur raison d'être ; mais, en n'envisageant que le côté
pratique de la question, ces différences s'affaiblissent, s'effacent même. Le point dominant de ces diverses variétés
morbides, c'est leur malignité : le reste n'est qu'affaire de
détails, et il en sera dit quelques mots dans le cours de ce
chapitre.

Anatomie pathologique. — 1° Siège. — Le cancer de
l'utérus occupe plus souvent le col que le corps. Dans la
presque totalité des cas, l'affection débute par le col, et ce
n'est que secondairement que le corps est envahi. Très souvent elle reste limitée au segment inférieur, et la mort arrive
avant l'extension de la lésion vers les parties profondes.

On a observé quelquefois le cancer primitif du corps de
l'organe. West l'a vu 2 fois sur 120 ; Simpson 1 fois sur 25 ;
M. Pichot (1) pense que sur 100 cas, on en rencontre 6 limités
au corps seulement.

Il débute généralement par les surfaces muqueuses ; d'où
la plus grande fréquence des cancers dits épithéliaux. Au col,
c'est sur la muqueuse extérieure, celle qui tapisse le museau
de tanche qu'il prend plus souvent naissance, et principalement au voisinage et au pourtour de l'orifice ; de là il s'étend
à la muqueuse de la cavité cervicale. Ce n'est qu'exceptionnellement qu'on le voit commencer dans la cavité même du
col, au voisinage de l'orifice interne. Au niveau du corps, la
lésion commence également du côté de la cavité.

2° **Formes.** — Toutes les formes anatomiques du cancer

(1) Pichot, *Étude clinique sur le cancer du corps et de la cavité de
l'utérus.* Thèse de Paris, 1876.

ont été observées au niveau de la matrice : nous allons les énumérer suivant l'ordre de leur fréquence.

A. *Cancroïde*, *Epithélioma*. — L'épithélioma ou cancroïde paraît être l'altération la plus fréquente ; il siège de préférence sur le col et se développe à sa surface. Il envahit plus tard les parties profondes de l'utérus et peut s'étendre jusqu'à la cavité et au tissu même du corps de l'organe.

Les diverses variétés de tumeurs épithéliales, décrites dans les traités modernes d'anatomie pathologique (1), ont été successivement rencontrées ; toutefois l'épithélioma à *globes épidermiques* paraît assez rare.

Au début l'affection consiste dans une sorte d'accumulation de cellules épithéliales, pavimenteuses ou cylindriques, disposées régulièrement en forme de tubes (*ép. tubulé*) ou séparées en îlots plus ou moins distincts (*ép. lobulé*).

Le plus souvent cette production épithéliale se fait à la surface ; de là le développement de bourgeons épithéliaux, faisant une saillie plus ou moins grande dans le vagin, et représentant un développement hypertrophique des papilles (*papillomes, cancer végétant, cancer villeux*).

La dégénérescence se développe tantôt sur une des lèvres du col (la lèvre antérieure de préférence et au voisinage du cul-de-sac), tantôt sur les deux lèvres à la fois, et donne lieu à un bourgeonnement, à une excroissance rétrécie à sa base d'implantation, renflée en massue à son sommet, et remplissant tout le vagin dont elle cache les parties profondes. — Ce sont les *excroissances en chou-fleur* de Clarke, dont la nature épithéliale est aujourd'hui généralement admise.

Dans d'autres circonstances, le développement a lieu du côté de la profondeur, et la tumeur envoie des prolongements dans l'épaisseur du tissu utérin, qui peu à peu est remplacé par la production néoplasique, sans qu'il soit possible de déterminer exactement pendant la vie les limites de l'altération.

D'une façon générale, les tumeurs épithéliales de l'utérus

(1) Voir Cornil et Ranvier, *Manuel d'histologie pathologique*, p. 262 et suiv.

débutent par une hypertrophie papillaire, et produisent des tumeurs saillantes et végétantes. Mais, après un certain temps d'existence, l'*épithélioma végétant* s'ulcère, se détruit, et est assez souvent remplacé par une perte de substance qui gagne de plus en plus vers les parties profondes ou du côté du vagin, c'est l'*épithélioma ulcérant*, ou l'*ulcère rongeur* de Clarke.

Si la structure de ces tumeurs est assez franche au début et si leur caractère épithélial est assez net, il n'en est pas de même plus tard, où la lésion devient plus complexe. Il devient difficile, à une période avancée du développement, de déterminer quelle est la dégénérescence qui prédomine, car on rencontre à la fois les altérations propres au cancroïde et celles qui sont plus spéciales au carcinome, ou cancer vrai.

B. *Carcinome.* — Le véritable cancer, celui qui est anatomiquement caractérisé par sa structure alvéolaire et par le développement exagéré de cellules polymorphes, est aussi fréquent que le précédent : il a une marche plus rapide, un pronostic plus grave et une tendance à l'extension et à la généralisation bien plus accentuée.

Des deux variétés, *squirrhe* et *encéphaloïde*, on a presque toujours affaire à la seconde. Sur 34 cas de cancer de l'utérus déterminés histologiquement par MM. Cornil et Ranvier (1), tous appartenaient à l'encéphaloïde. — Toutefois, la dégénérescence squirrheuse de l'utérus n'en existe pas moins; par les progrès du développement elle ne tarde pas à prendre les caractères de l'encéphaloïde.

On a signalé également des cas de cancer *colloïde*.

J'observais l'année passée un cas de cancer *atrophique*, qui, après avoir détruit le col et une partie de la cloison vésico-vaginale, avait produit une induration rugueuse et parcheminée de tous les organes génitaux profonds et était stationnaire depuis une dizaine d'années : cette malade avait soixante-dix ans.

Le carcinome du col débute par l'une des lèvres du museau de tanche qui est indurée, hypertrophiée et qui présente bientôt à sa surface, surtout du côté de l'orifice et au bord

(1) Cornil et Ranvier, *op. cit.*, p. 1147.

libre de la lèvre, des végétations molles et vasculaires. La lèvre opposée se prend à son tour ; d'où résulte une dilatation de l'orifice du col qui laisse pénétrer le doigt et qui est de tous côtés bourgeonnant.

L'infiltration en masse de toute la partie saillante dans le vagin produit une excroissance périphérique du col qui a la forme d'un champignon. Le tissu cellulaire sous-jacent à la muqueuse vaginale qui entoure le museau de tanche s'indure à son tour, fait corps avec la partie voisine du col : de là des nodosités et des bourgeons disséminés à la partie supérieure du vagin.

Le carcinome paraît débuter toujours par le tissu conjonctif, de telle sorte que les muqueuses de la cavité et de la portion vaginale du col restent pendant un certain temps normales à la surface de la tumeur. Mais bientôt ces muqueuses s'ulcèrent, et les bourgeons cancéreux ne tardent pas à verser dans le vagin un liquide fétide, qui s'accumule dans les culs-de-sac où il se mêle à la sécrétion vaginale.(Cornil et Ranvier.)

La première période, d'*induration* et d'*infiltration*, fait donc place à une nouvelle période, d'*ulcération* ; dès lors la marche de la lésion et la destruction des tissus se produisent avec une rapidité et une intensité très grandes. Le col est complètement détruit, le corps se prend à son tour, et peu à peu tombe en putrilage. On cite des cas où de tout l'utérus il ne restait que la calotte supérieure limitée au fond et aux cornes utérines.

Quant aux caractères de l'ulcère, ils sont les mêmes que ceux des ulcères cancéreux en général. Le plus souvent le fond en est fongueux, grisâtre, et complètement ramolli ; les bords en sont décollés, végétants, irréguliers ; toute cette surface est baignée d'un ichor fétide et saigne au moindre contact, pendant que les parties voisines sont indurées et infiltrées à leur tour de la matière cancéreuse.

C. *Sarcome.* — Le sarcome est une tumeur constituée par du tissu embryonnaire pur ou subissant une des premières modifications qu'il présente pour arriver à l'état adulte. (Cornil et Ranvier.) Pour Virchow, c'est un néoplasme appartenant

au groupe des tissus connectifs, dont il diffère par la prédominance des éléments cellulaires. Quelle que soit la caractéristique histogénétique ou histologique de ce genre de tumeurs, on sait aujourd'hui que sa structure est éminemment
variable, d'où les *fibrosarcomes*, les *myosarcomes*, les *myxosar-
comes*, le *cancer sarcomateux*, etc.

Ces diverses lésions, qu'il n'est guère possible de distinguer pendant la vie, ont été rencontrées sur l'utérus. Les auteurs allemands y attachent une assez grande importance, et
Gusserow (1), dans son *Traité des tumeurs de l'utérus*, en fait
l'objet d'un chapitre spécial très étendu et en rappporte 62 observations. Gaillard Thomas (2) distingue aussi le sarcome du
cancer.

Malgré ces autorités indiscutables, il ne semble pas que
cette distinction puisse être soutenue au lit de la malade, car
les trois périodes d'induration, d'infiltration et d'ulcération se
produisent dans l'un comme dans l'autre cas; la généralisation et la récidive sont aussi fréquentes.

C'est à la variété de ces tumeurs, que l'on peut appeler
fibrosarcomes, que se rapporte le chapitre de West (3) sur les
fibroïdes récurrents, sorte de tumeurs fibreuses ramollies et
infiltrées de noyaux, qui se généralisent et récidivent après
leur ablation.

D'après Virchow, les sarcomes se développeraient surtout
aux dépens de la muqueuse du corps de l'utérus. Ils sont
très vasculaires, mous, végétants, tantôt diffus, tantôt constituant des masses plus ou moins isolées. Comme le cancer
vrai, ces tumeurs ne tardent pas à s'ulcérer et à détruire les
tissus avec une grande rapidité.

Telle tumeur qui, au microscope seulement, aurait pu être
définie nettement un sarcome, devient plus tard indistincte,
même à l'aide de ce moyen. Il ne paraît pas nécessaire en clinique de la distinguer du cancer fongueux ou encéphaloïde,

---

(1) Gusserow, *Die Neubildungen der Uterus*. Stuttgard, 1878,
p. 141.
(2) Gaillard Thomas, trad. Lutand, *op. cit.*, p. 484.
(3) Ch. West, trad. Mauriac, *op. cit.*, p. 385.

avec lequel elle a été confondue jusqu'à ces vingt dernières années.

3° Cancer du corps de l'utérus. — Généralement le corps de l'utérus n'est envahi que secondairement et par propagation de la lésion du col, mais l'inverse peut avoir lieu. Le cancer vrai et le sarcome y sont observés, mais c'est encore l'épithélioma qui est le plus fréquent.

La lésion part le plus souvent de la paroi musculaire de l'organe tout comme pour les tumeurs fibreuses ; mais la tumeur n'est point entourée d'une capsule. Les cellules qui la constituent sont fusiformes, *tumeur fibro-plastique*.

D'autres fois le néoplasme prend naissance dans le tissu sous-muqueux, et, au lieu de former des noyaux durs et isolés, revêt rapidement le caractère fongueux. Il se confond entièrement avec le cancer vrai qui débute généralement par les glandes utérines et produit des végétations fongueuses dans la cavité, plus ou moins analogues à celles de l'épithélioma du col.

Toutes ces différences d'origine et de nature histologique ne tardent pas à être confondues, et on se trouve en présence d'une tumeur plus ou moins volumineuse, bosselée, qui englobe tout l'utérus, en envoyant des prolongements dans les organes voisins. Ces bosselures ne tardent pas à se ramollir, à s'ulcérer, et on cite des cas dans lesquels tout le tissu utérin était détruit : la tunique péritonéale seule ayant persisté, et limitant une poche remplie de putrilage.

4° Complications. — Le cancer de l'utérus tend rapidement à la généralisation, surtout le cancer vrai et le sarcome ; l'épithélioma reste plus longtemps une affection locale.

En dehors des tumeurs cancéreuses qui se développent soit secondairement, soit primitivement dans les organes plus ou moins éloignés, l'affection tend surtout à envahir de proche en proche. Il est rare qu'une tumeur cancéreuse du col, datant de quelque temps, ne se soit pas propagée au vagin dans le voisinage des culs-de-sac. Bientôt cette extension du mal devient de plus en plus grande, et tout le conduit vaginal est affecté.

La maladie s'étend en surface et arrive ainsi jusqu'à la vulve ; d'autres fois elle s'accroît en profondeur, envahissant toute l'épaisseur des parois recto-vaginale et vésico-vaginale, les détruisant, et occasionnant ainsi des fistules vésico- ou recto-vaginales, vésico- ou recto-utérines, absolument irrémédiables.

Le cancer consécutif de la vessie, du rectum, des ganglions pelviens ou iliaques sont loin d'être rares.

Comme complications autres que les dégénérescences de même nature, on cite la péritonite pelvienne ou la péritonite généralisée, la phlébite des veines utérines et iliaques, les embolies, enfin les altérations rénales et surtout l'hydronéphrose, quand le cancer, ayant envahi le bas-fond de la vessie et les uretères, met un obstacle insurmontable à l'excrétion des urines.

Il n'est pas rare, d'après Scanzoni, de rencontrer, à côté du cancer de la matrice, des tumeurs fibreuses, tantôt sphériques, tantôt pédiculées, ou des kystes de l'ovaire plus ou moins volumineux.

Étiologie. — L'étiologie du cancer de l'utérus est aussi peu connue que celle de la diathèse cancéreuse en général.

L'hérédité, les émotions morales tristes, les fatigues exagérées, la nourriture insuffisante, les habitudes vicieuses, etc., sont citées parmi les causes prédisposantes.

Les auteurs américains insistent sur l'influence des races ; les négresses en seraient à peu près complètement à l'abri ; et les femmes du nouveau monde y seraient bien moins exposées que celles de l'ancien.

De même, les habitants des villes présenteraient sous ce rapport une fâcheuse prédisposition (Scanzoni).

Le cancer utérin est rare avant l'âge de 30 ans : son maximum de fréquence a lieu de 40 à 50 ans, et coïncide souvent avec la ménopause. Gusserow (1) sur un relevé de 2,265 cas a trouvé les âges suivants :

(1) Gusserow, *loc. cit.*, p. 186.

17 ans	?	40-50 ans	771.
19 —	1.	50-60 —	600.
20-30 —	81.	60-70 —	258.
30-40 —	476.	Au-dessous de 70	82.

La stérilité et la continence ont été invoquées comme causes prédisposantes. Il paraît probable que les accouchements répétés jouent un rôle bien plus considérable. Sur 108 malades de Scanzoni, 72 avaient eu des couches nombreuses.

Le cancer utérin n'étant que la manifestation locale d'une affection générale, constitutionnelle, d'une *diathèse*, toutes les causes invoquées comme occasionnelles ou déterminantes ne sauraient avoir une influence réelle que tout autant que la prédisposition existe ; par conséquent leur rôle est bien peu important.

On compte parmi les causes occasionnelles les excès du coït, les congestions répétées de la matrice, la menstruation irrégulière, les ulcérations du col, la métrite chronique, en un mot toutes les affections de l'utérus, qui, en troublant le fonctionnement normal de l'organe, peuvent favoriser l'apparition de la manifestation diathésique de ce côté. Mais ces diverses causes ne sauraient agir en dehors de la prédisposition générale, et on n'admet plus aujourd'hui que la métrite chronique puisse dégénérer en cancer.

Du reste l'action de ces causes déterminantes n'est pas bien prouvée, puisque sur 170 cas de cancer West n'en a trouvé que 5 dans lesquels cette affection ait été précédée d'une autre maladie utérine, remontant à une époque plus ou moins éloignée.

Le cancer de l'utérus, pas plus que le cancer des autres organes, ne paraît point contagieux et susceptible de se transmettre par la cohabitation.

Fréquence. — Le cancer de l'utérus est une affection très fréquente ; d'après les diverses statistiques, ce serait même le plus fréquent de tous les cancers, et ce serait à cause de lui que l'affection cancéreuse se montre bien plus souvent chez la femme que chez l'homme. Ainsi Tanchon a relevé 2,996

cas de cancer utérin pour 1,147 cancers de la mamelle. Picot [1] de son côté a dressé le tableau suivant, d'après les re-
gistres des hôpitaux de Paris :

	Femmes	Hommes
Cancer des organes génitaux.......	765	20
— des mamelles...............	242	1
— de l'estomac...............	262	379
— du foie...................	91	100
— divers...................	52	60
	1412	560

Symptômes. — Les symptômes rationnels ou subjectifs
des diverses formes du cancer de l'utérus sont au nombre de
trois : l'*hémorrhagie*, la *leucorrhée fétide* et la *douleur*, qui
coexistent presque toujours dans la période avancée de la
maladie, en revêtant une intensité plus ou moins grande suivant les cas, mais qui peuvent exister isolément dès le début et mettre ainsi sur la voie du diagnostic.

Dans les premières périodes de la lésion, les symptômes
sont parfois nuls ou si peu prononcés que la maladie passe
inaperçue. Trop souvent les malades ne consultent le médecin que lorsque la date d'invasion est déjà ancienne, et que la
dégénérescence est trop étendue, soit en profondeur, soit en
surface, pour pouvoir être enlevée.

S'il survient un symptôme hâtif, c'est l'*hémorrhagie* qui ouvre la scène ; la perte de sang n'est d'abord pas abondante,
mais irrégulière, et revenant à des intervalles rapprochés. Il
n'est pas rare d'apprendre que cette hémorrhagie s'est mon-
trée en premier lieu à la suite du coït, tandis qu'il n'existait
encore ni leucorrhée, ni douleurs d'aucune sorte. L'écoulement menstruel est plus abondant ; les règles avancent de
trois, six et dix jours ; bientôt survient la leucorrhée, qui est
aqueuse, fétide ou purulente, très souvent teintée de sang.

Le retour des hémorrhagies utérines, après que la ménopause a cessé depuis quelque temps, doit toujours faire

(1) Picot, *les Grands Processus morbides*, t. I, p. 1183.

soupçonner l'existence d'un cancer, et nécessite un examen attentif du vagin et de la région hypogastrique.

Les symptômes précoces s'observent plus généralement dans les formes végétantes que dans les formes indurées ou infiltrées. Les lésions du corps restent aussi plus longtemps tolérées. Dans ce dernier cas, comme aussi pour les cancers du col de nature squirrheuse ou occupant l'épaisseur de l'organe, on peut ne voir survenir l'hémorrhagie que tout à fait à la dernière période.

La *douleur* ne se manifeste guère au début; tant que la lésion reste confinée sur le col, les malades n'accusent alors qu'une sensation de gêne et de pesanteur. Il en est souvent ainsi pendant toute la durée d'évolution d'un cancer mou, de l'encéphaloïde; la mort peut arriver sans que les femmes aient éprouvé ces crises de souffrances aiguës et lancinantes que l'on note dans le cancer des autres organes. Toutefois, si la lésion envahit les organes voisins, il n'est pas rare de voir survenir des crises douloureuses telles qu'on n'en voit survenir de pareilles dans aucune autre maladie. J'ai observé une jeune femme de 23 ans, atteinte d'un épithélioma du col, qui avait détruit complètement cet organe et avait envahi tout le vagin; à certains intervalles, elle était prise de douleurs telles qu'elle quittait son lit et se roulait par terre dans un véritable accès de folie. Ces crises revenaient tous les quatre ou cinq jours et duraient près de deux heures : il fallait recourir à des doses énormes de morphine, en injection hypodermique, pour pouvoir les calmer.

Les douleurs du cancer se distinguent assez bien de celles qui sont dues à la métrite chronique, en ce qu'elles se manifestent le plus souvent pendant la nuit, troublent le sommeil et cessent spontanément, tandis que les secondes se développent par la marche ou la station debout et se calment par le repos et le séjour au lit.

Quand le cancer est ulcéré, la plaie elle-même peut être le point de départ de la douleur par suite des frottements de sa surface; la cautérisation de cette plaie ou l'ablation du mal l'ont souvent fait disparaître. D'autres fois, la douleur est due aux péritonites partielles si fréquentes dans cette maladie, ou bien à la compression des nerfs du petit bassin.

Avant que l'ulcération de la tumeur ait eu lieu, il n'y a que peu ou point de *leucorrhée*; mais dès que l'ulcération s'est produite, il survient des pertes blanches abondantes, aqueuses, très souvent teintées de sang, qui ne tardent pas à acquérir une odeur fétide, repoussante, d'une persistance telle que le doigt qui a pratiqué le toucher en reste imprégné pendant longtemps malgré tous les lavages.

Cette odeur spéciale et tout à fait *sui generis*, qu'il est impossible de méconnaître une fois qu'on l'a sentie, se répand partout, s'attache aux objets de literie, aux vêtements des malades qui en sont incommodées affreusement, et deviennent pour ceux qui les approchent un objet de répulsion, de dégoût.

Assez souvent, l'écoulement séreux, séro-purulent ou sanieux renferme des lambeaux de tissu gangréné, qui se détachent des surfaces ulcérées et sont expulsés avec douleur.

Au début de la maladie, les malades peuvent avoir les apparences d'une santé florissante et conserver un embonpoint considérable, que l'on peut voir se maintenir jusqu'à une période avancée de la maladie, quelquefois même jusqu'au moment de la mort (Gallard). Plus généralement, aussitôt que l'ulcération s'est produite, la maigreur, l'émaciation surviennent, ainsi que tous les caractères si bien connus de la **cachexie cancéreuse**.

L'invasion plus ou moins rapide de cet état de dépérissement général dépend en grande partie de la fréquence et de l'abondance des hémorrhagies, ainsi que des caractères de la leucorrhée, qui peut être le point de départ d'une véritable intoxication septicémique ou putride.

La *cachexie cancéreuse* est aisément reconnaissable à l'émaciation, à la maigreur, à l'œdème de la face et des membres, à la fièvre hectique, et à la teinte jaune-paille des téguments. Toutefois ces caractères ne sont pas absolus, et il faut se rappeler que d'autres lésions utérines qui s'accompagnent d'hémorrhagies répétées et de gangrène, telles que les tumeurs fibreuses et les polypes, peuvent amener un état cachectique absolument semblable.

Parmi les divers symptômes du cancer de l'utérus, il n'en est donc aucun qui soit franchement caractéristique, d'où la nécessité d'un examen local dans tous les cas. Avant d'indiquer les résultats fournis par cet examen, il me faut mentionner quelques autres symptômes dus soit à l'altération des organes du voisinage, soit aux désordres sympathiques d'organes plus ou moins éloignés.

C'est ainsi que le cancer de l'utérus s'accompagne assez souvent de constipation, par suite de la pression exercée sur l'intestin par l'utérus augmenté de volume ou bien à cause de l'envahissement du rectum lui-même, de la paralysie consécutive de cet organe et de la production d'un rétrécissement de nature organique. La diarrhée, par irritation réflexe des nerfs lombaires, n'est pas moins fréquente. La production d'une fistule recto-vaginale ou recto-utérine amène d'autres troubles qui nous sont déjà parfaitement connus.

Les troubles du côté de la miction sont loin d'être rares ; souvent même ils sont les premiers qui appellent l'attention des malades et du médecin. Le ténesme vésical, la dysurie et quelquefois l'incontinence d'urine par suite de la production d'une fistule peuvent être successivement observés et marquer ainsi les progrès de la dégénérescence et l'envahissement des parties voisines.

Quant aux divers troubles sympathiques, ce sont les mêmes que dans toutes les lésions utérines chroniques ; les fonctions digestives surtout subissent un dérangement considérable : anorexie, nausées, vomissements sont en quelque sorte la règle et dépendent souvent de l'odeur nauséabonde que les malades respirent sans cesse et qui produit en elles une sorte d'*intoxication*.

Diagnostic. — Le diagnostic du cancer de l'utérus, facile à une période avancée, présente au contraire une certaine difficulté au début du mal et suivant le siège qu'il occupe. On doit sous ce rapport distinguer : 1° le cancer du col ; 2° le cancer du corps.

1° *Cancer du col.* — Il est reconnu à l'aide du toucher et du spéculum ; mais il ne faut pas oublier que chez toute femme soupçonnée d'être atteinte de cancer, l'examen vaginal doit être fait avec les plus grandes précautions, afin de ne pas déterminer d'hémorrhagie, et qu'il doit être répété le moins possible. On n'introduira pas le doigt directement en avant, de façon à aller butter contre le col ; il sera toujours préférable de suivre la paroi postérieure, pour atteindre d'abord la lèvre correspondante, et parcourir ensuite la surface du col sans risquer de la déchirer.

a. S'il existe un épithélioma, le doigt rencontre à la surface du col augmenté de volume une masse rugueuse, friable, granuleuse, présentant une certaine fermeté ; le spéculum montre tout le col, ou l'une des lèvres seulement, recouvert de végétations dendritiques et en forme de champignon. Ces végétations sont d'un rouge vif et saignent assez facilement.

S'agit-il au contraire d'un carcinome, le col est augmenté de volume, bosselé ; la surface de ces bosselures est tendue, d'aspect rose, quelquefois blanchâtre, comme si la matière encéphaloïde voulait faire hernie au dehors.

A cette période, le diagnostic de l'épithélioma paraît facile, et il ne pourrait guère être confondu qu'avec certaines tumeurs papillomateuses ou syphilitiques, qui sont bien plus rares et qui en outre ne s'accompagnent pas aussi fréquemment d'hémorrhagies ou de leucorrhée fétide. L'évolution ultérieure de la lésion fixerait du reste le diagnostic.

Il n'en est peut-être pas de même du carcinome, et les erreurs n'ont été que trop souvent commises soit involontairement, soit volontairement par ceux qui font profession de **guérisseurs de cancers.**

L'hypertrophie générale ou partielle du col, la métrite chronique pourront toutefois en être distinguées, grâce à leur dureté moindre, à l'absence de nodosités isolées, et surtout à la considération de l'état général. Il serait de la plus grande importance, au point de vue du traitement, d'établir le diagnostic dès le début ; mais, malgré les signes distinctifs que les auteurs ont accumulés, ce diagnostic différentiel est presque toujours impossible ; il ne peut être confirmé que par l'évolution ultérieure de la maladie.

b. A la période d'ulcération, les symptômes subjectifs, hémorrhagie, leucorrhée fétide, douleur, cachexie sont très prononcés. Le toucher fait constater l'augmentation de volume de l'utérus, surtout au niveau de sa partie inférieure, sa fixité, sa dureté, et très souvent l'envahissement des parties voisines.

Quand l'ulcération est profonde et déjà ancienne, le col peut avoir complètement disparu, et le vagin se termine en un cul-de-sac fongueux, ramolli, très souvent rétréci et induré vers sa partie profonde, ce qui peut empêcher l'exploration de cette partie, principalement par le spéculum. Le cancer seul entraîne une pareille destruction, et il n'est pas besoin de pousser plus loin l'examen pour établir le diagnostic.

Quand l'ulcération commence, le col, induré dans son ensemble, est ramolli sur certains points de sa surface. Le doigt perçoit une ulcération déprimée, plus ou moins profonde, avec des bords durs et irréguliers, à fond mollasse, inégal, dans lequel il s'enfonce avec facilité et en déterminant un écoulement de sang. Souvent il ramène à son extrémité des lambeaux de tissu sphacélé, dont l'examen microscopique peut dans certains cas aider à porter le diagnostic et de la lésion et de sa détermination anatomique.

A l'aide du spéculum, on voit le col gonflé, de couleur violacée ; l'orifice est élargi, ulcéré sur tout son pourtour, et il s'en échappe des flots d'un sang noir et granuleux. L'ulcération, plus ou moins étendue, suivant les cas, est irrégulière, à bords élevés, durs et renversés en dehors, à fond grisâtre ou fongueux, saignant au moindre contact, enfin revêtant un aspect particulier qui ne permettra point de la confondre avec les autres ulcérations inflammatoires, syphilitiques ou diphthéritiques dont cet organe peut être le siège.

L'examen local, fait avec attention, mais avec une précaution suffisante, permet, dans l'immense majorité des cas, de reconnaître d'assez bonne heure les lésions cancéreuses du col, et en même temps d'en déterminer la nature, l'étendue, la propagation aux organes voisins, toutes considérations du plus grand intérêt au point de vue du traitement.

On a recommandé la sonde utérine afin de cathétériser la cavité du col et du corps ; sauf de très rares cas, où l'on devrait intervenir chirurgicalement et où l'on voudrait être plus exactement fixé sur l'étendue du mal, cet instrument est plus dangereux qu'utile.

2° *Cancer du corps*. — Celui-ci, ne pouvant être directement exploré par la vue et le toucher, est souvent méconnu, tout au moins dans ses premières périodes : quelquefois même, quand le col est resté indemne, il n'est reconnu qu'à l'autopsie.

Par l'exploration, on ne trouve qu'une augmentation de volume de l'utérus, que l'on peut prendre pour une métrite parenchymateuse, ou plutôt pour une tumeur fibreuse ou un polype. Toutefois, on observera que ces maladies ne s'accompagnent guère que de ménorrhagies, tandis que dans le cancer la perte de sang revient plus fréquemment, et que souvent même elle est presque continue. Le cathétérisme de l'utérus peut être fait sans danger dans le premier cas ; il entraîne une hémorrhagie profuse dans le second : enfin la marche et l'augmentation de volume est bien plus rapide dans le cancer.

Si la tumeur utérine se développe du côté de l'abdomen, et qu'elle présente une consistance peu dure, presque molle, on peut affirmer l'existence d'un sarcome utérin.

Mais le diagnostic ne peut être fait d'une manière certaine qu'à une époque plus avancée de la maladie, soit que le col se prenne à son tour, soit que l'apparition des hémorrhagies fréquentes, de la leucorrhée fétide et de la cachexie ne permette plus aucun doute sur la nature de la tumeur dont l'utérus est le siège.

En résumé, le diagnostic du cancer de l'utérus, facile dans le plus grand nombre des cas à cause de sa situation superficielle et de ses caractères objectifs, est difficile dans certains autres, et le médecin devra attendre avant de se décider à en affirmer l'existence. Cette précaution est d'autant plus nécessaire que sa propre responsabilité est en jeu ; car s'il diagnostique un cancer là où il n'y a qu'une métrite avec ulcérations, les charlatans arrivent et guérissent les malades ; s'il méconnait la maladie et prédit une guérison, la suite ne vient que trop rapidement infirmer ses dires. Dans l'un comme dans l'autre cas, il risque beaucoup d'être taxé d'ignorance.

Pronostic. — Le cancer de la matrice se termine toujours par la mort, à moins qu'il ne survienne une autre maladie mortelle intercurrente.

La terminaison fatale survient plus ou moins rapidement suivant les cas : cela dépend tantôt de l'âge des malades, tantôt de la forme anatomique de la lésion, ou du traitement employé.

Relativement à l'âge, le cancer a une marche plus rapide chez les femmes encore jeunes et qui sont dans la plénitude de l'activité sexuelle. On en a vu qui avaient une marche véritablement galopante et qui se terminaient par la mort au bout de quelques mois. Plus souvent l'évolution est moins rapide et la mort ne survient guère avant un ou deux ans.

Chez les femmes qui ont dépassé la ménopause et surtout chez celles qui ont au delà de 60 ans, la marche est généralement beaucoup plus lente ; la lésion met une ou plusieurs années à évoluer ; quelquefois même elle paraît rester stationnaire. Divers auteurs ont rapporté des cas de cancer utérin datant de cinq, six, et dix ans. J'en ai observé un qui datait de plus de huit ans, puisque déjà à cette époque il avait produit une fistule urinaire : la malade était septuagénaire.

On peut dire que l'épithélioma est moins grave et évolue moins rapidement que le sarcome, et que celui-ci à son tour est plus lontemps supporté que le carcinome.

Enfin le traitement peut avoir une influence réelle sur la marche et la rapidité du cancer. On peut, grâce à lui, combattre les divers symptômes et retarder l'apparition de la cachexie : on peut aussi, dans quelques circonstances et à l'aide d'opérations de diverses sortes, enlever le mal, en empêcher l'extension, prévenir ou retarder une récidive, et prolonger ainsi l'existence des malades.

Quoi qu'il en soit, la mort est la terminaison presque inévitable du cancer. Elle survient soit par l'épuisement et le marasme résultant de la marche naturelle de la maladie qui donne lieu à la fièvre hectique, soit par la généralisation de l'infection cancéreuse, soit par quelqu'une des complications suivantes :

1° Une violente hémorrhagie qui occasionne la mort immédiate ;

2° La péritonite aiguë, suite de perforation ;

3° L'extension du cancer aux parties voisines ;

4° Les altérations des reins ;

5° Les phlébites (la *phlegmatia alba dolens* est fréquente) ;

6° La septicémie par résorption putride.

Le cancer utérin, tout en opposant un obstacle sérieux à la fécondation, n'est pourtant pas une cause absolue de stérilité, et les exemples de femmes atteintes de cancer et qui sont devenues enceintes, sont loin d'être rares. M. Chantreuil, qui a relevé un certain nombre de faits de ce genre, a montré que les avortements étaient assez fréquents dans ces cas (40 p. 100), et que d'autres fois au contraire l'accouchement avait été empêché et retardé jusqu'à onze, douze et même dix-sept mois.

Il est évident que cette lésion met un obstacle plus ou moins marqué à la parturition et est presque toujours la cause de dystocie. Ce qui n'est pas moins prouvé aujourd'hui, c'est que la grossesse entraîne un développement plus rapide de la lésion cancéreuse, et que très souvent la mort est survenue peu de temps après l'accouchement (West).

Traitement. — Quoique le cancer utérin soit à peu près inévitablement mortel, et que le médecin soit convaincu de l'inutilité de ses efforts pour guérir la maladie, il ne s'ensuit point que tout traitement doive être laissé de côté, et qu'il faille abandonner les malades à leur malheureux sort. Il est toute une série d'indications thérapeutiques qu'il faut remplir *incessamment*, autant pour soulager les malheureuses femmes que pour essayer de retarder la marche et la terminaison de la maladie : c'est une question d'humanité et de dignité pro-essionnelle à la fois.

Le traitement est *palliatif* ou *curatif*.

I. — *Traitement palliatif.* — C'est celui qui doit être employé dans tous les cas et avec une persistance constante. Il consiste à combattre les divers symptômes, au fur et à mesure de leur apparition, afin d'éviter l'affaiblissement des malades et de leur rendre la vie aussi tolérable que possible.

a. Les douleurs seront combattues à l'aide des divers agents stupéfiants et narcotiques. On les a successivement tous essayés, et on devra les administrer comme succédanés les uns des autres.

Dans les cas de cancer utérin, avec crises très douloureuses, les injections hypodermiques de morphine donnent les résultats les plus sûrs et les plus rapides. Une solution au 50ᵉ dont on injecte 10 ou 15 gouttes suffit à calmer ces crises ; on est obligé parfois d'employer des doses plus élevées, et j'ai dû dans une circonstance pratiquer trois et quatre injections de 25 gouttes chacune d'une solution au 20ᵉ à quelques heures d'intervalle.

Le chloral et le bromure de potassium seront aussi fréquemment administrés : ce dernier médicament, auquel on a attribué des propriétés curatives, sera continué pendant longtemps avec avantage.

Les Anglais et les Américains prescrivent l'opium à hautes doses et engagent même leurs malades à devenir *mangeuses d'opium (opium eaters).*

b. Une autre indication, c'est de combattre la leucorrhée, d'en diminuer l'abondance et d'en faire disparaître ou d'en atténuer l'odeur. Les plus grands soins de propreté, les injections vaginales fréquentes, soit simplement astringentes soit désinfectantes et antiseptiques, seront employées sans interruption. On peut avoir successivement recours aux injections d'alun et de tannin, de permanganate de potasse, de phénol, ou mieux d'acide phénique (au 100ᵉ ou au 50ᵉ).

Ces injections devront être pratiquées deux et trois fois par jour : l'introduction de la canule sera faite avec ménagement, afin de ne pas déchirer le tissu morbide et de ne pas déterminer des hémorrhagies. Si la leucorrhée est sanguinolente ou sanieuse, on conseillera d'ajouter à l'eau phéniquée du persulfate ou du perchlorure de fer.

c. Les hémorrhagies sont également très fréquentes ; elles seront combattues à l'aide du repos, des applications froides, des injections vaginales froides et styptiques, de l'introduction de la glace ou de tampons de perchlorure de fer dans le vagin. Ce dernier moyen sera exactement surveillé, car la présence prolongée d'un corps étranger entraîne parfois des douleurs intolérables et la rétention du liquide sanieux et putride, dont l'absorption peut donner lieu à des accidents de septicémie.

Quelquefois l'hémorrhagie est telle que l'on doit recourir au tamponnement.

J'ai employé quelquefois avec un succès relatif les injections hypodermiques d'ergotine, tout comme dans le traitement des corps fibreux et des polypes ; mais elles ont échoué le plus souvent, et parfois même elles ont déterminé une aggravation des symptômes.

C'est dans le cas d'hémorrhagies répétées ou abondantes que l'on devra recourir à un traitement local, consistant dans la destruction partielle du tissu morbide par l'application de caustiques divers : on en obtient souvent de bons résultats, mais purement momentanés. Aussi n'est-ce que par euphémisme que l'emploi de ces moyens sera énoncé plus loin comme faisant partie du traitement curatif.

d. En même temps que le médecin combat de son mieux les trois symptômes principaux du cancer de l'utérus, il doit surveiller avec soin l'hygiène de ses malades. Une bonne nourriture, les amers, les toniques et les ferrugineux (le perchlorure de fer surtout à la dose de 10 à 15 gouttes par jour), en un mot tous les moyens capables de prévenir la cachexie et l'hecticité, doivent être prescrits. Les rapprochements sexuels seront également interdits, non pas tant par crainte

26.

de la contagion, qui ne se produit point, que pour éviter la congestion des organes du petit bassin, et conséquemment le développement plus rapide de la tumeur et les hémorrhagies.

II. *Traitement curatif.* — Existe-t-il un traitement vraiment curatif du cancer de l'utérus ? On ne saurait hésiter à répondre non. Toutefois comme, grâce à certaines interventions médicales ou chirurgicales, on peut retarder la terminaison de la maladie, améliorer ou faire disparaître certains symptômes, le traitement curatif peut et doit être essayé dans un certain nombre de cas. Il consiste : 1° dans l'administration de spécifiques, 2° dans la destruction sur place de la lésion morbide ; 3° et surtout dans l'ablation de tout ou partie de l'utérus affecté de cancer (amputation partielle ou ablation totale).

a. **Spécifiques.** Tous les spécifiques du cancer en général ont été essayés dans le traitement du cancer utérin. L'*arsenic*, le *brome*, l'*iode*, l'*or*, le *mercure*, la *ciguë*, la *belladone*, et tant d'autres préparations successivement vantées n'agissent que peu ou point sur la marche de la maladie. Si leur administration est encore conseillée, ce n'est qu'à titre de moyen palliatif, et pour agir sur le moral des malades qui peuvent ainsi ne pas s'abandonner au désespoir. Mais le médecin sait parfaitement qu'il n'existe pas de spécifique du cancer.

Tout dernièrement, M. Clay (1), de Birmingham, a publié plusieurs observations dans lesquelles il aurait obtenu l'arrêt de développement, la diminution et même la disparition de cancers confirmés de l'utérus par l'administration de la *térébenthine de Chio*. Pour M. Clay, la térébenthine de Chio agirait sur la nutrition de la tumeur, et produirait son atrophie en empêchant la circulation périphérique et en dissolvant les éléments cellulaires. Les modes d'administration ont été les suivants :

1° Pilules contenant chacune { Térébenthine de Chio. 15 centigr. / Fleurs de soufre..... . 10 — } (6 et 8 par jour).

_____

(1) *The Lancet*, 27 mars 1880.

	Térébenthine de Chio.............	5 grammes
	Éther sulfurique..............	10
2e Potion	Sirop de gomme	90 —
	Fleurs de soufre..............	2 —
	Eau	500 —

A prendre 2 cuillerées à soupe 3 fois par jour.

Depuis la publication de l'intéressant mémoire du Dr Clay, la térébenthine de Chio a été essayée de tous côtés en Angleterre, et *The Lancet* renferme un assez grand nombre d'observations qui paraissent confirmer les données du chirurgien de Birminghan. Une plus longue expérience nous dira ce qu'il faut penser de ce nouveau spécifique du cancer.

Je citerai toutefois le mémoire de M. H. Morris, chirurgien de la section des cancéreux à Middlesex Hospital (1), qui conclut de ses expériences portant sur 12 cas, que la méthode de traitement de M. Clay est entièrement sans valeur.

b. Caustiques. — La destruction partielle ou totale des tissus malades à l'aide de caustiques est depuis longtemps pratiquée. Cette méthode n'est pas exempte de dangers, et très souvent le remède augmente le mal. On ne devra recourir aux caustiques que lorsque le cancer est tout à fait superficiel, ulcéré. Quand il est d'un volume plus considérable et que l'ablation en est impossible, il sera préférable de ne pas y toucher.

Les caustiques ne seront donc que rarement employés comme moyens curatifs; dans beaucoup de circonstances pourtant, ils seront utiles pour combattre certains symptômes, et principalement les hémorrhagies, qu'ils retardent et arrêtent pendant un temps plus ou moins long. Ce sont alors des moyens palliatifs dont on retire de bons effets.

On peut employer le **perchlorure de fer, l'acide nitrique fumant, l'acide phénique cristallisé, l'acide chromique pur,** etc. Ce dernier m'a donné d'excellents résultats dans le traitement des fongosités cancéreuses, ulcérées et

(1) *The Lancet,* 4 décembre 1880.

saignantes, et après trois ou quatre cautérisations j'ai vu plusieurs fois les hémorrhagies se suspendre et la lésion subir un certain temps d'arrêt.

Il faut dans l'application de ces caustiques prendre bien garde de ne pas intéresser les parois du vagin, afin de ne pas déterminer des ulcérations, des cicatrices ou des perforations de cet organe. Avec l'acide chromique, la cautérisation est plus profonde, et il n'est pas rare de voir survenir des accidents immédiats d'intoxication, qui ont été toujours sans dangers.

La cautérisation avec le **fer rouge**, le **cautère à gaz**, ou le **thermo-cautère** de Paquelin est trop superficielle pour agir comme agent destructeur, à moins qu'il ne s'agisse d'une excroissance pédiculée ou d'une ulcération peu excavée et bourgeonnante.

On a également essayé la destruction de la tumeur par des **injections interstitielles** de substances caustiques, telles que le **perchlorure de fer**, l'**acide acétique**, le **chlorure de zinc au 5e** (Gallard).

Routh a eu l'idée de faire digérer en quelque sorte la tumeur par des applications de **suc gastrique**.

Toutes ces tentatives ont été infructueuses; elles pourront être essayées dans le cas de cancer envahissant, comme moyens palliatifs, quoique leur application ne doive pas être faite indistinctement et dans tous les cas.

On a dit que, dans le cancer du corps de l'utérus, il fallait appliquer vigoureusement les caustiques après dilatation préalable du col (Barnes). Cette méthode paraîtra certainement bien plus dangereuse qu'utile, et, en ce qui concerne les agents en question, il me semble que leur emploi judicieux doit se borner aux lésions du col.

c. **Traitement chirurgical. — Ablation.** — Son utilité est incontestable et parfaitement admise aujourd'hui, mais à la condition de pouvoir, par une opération, enlever tout le mal, sans en laisser de traces qui seraient le point de départ d'une prompte et grave récidive.

Le traitement chirurgical ne convient donc pas à tous les

cas; le plus souvent même il ne peut être mis en question,
les malades ne consultant le médecin que lorsque la lésion
a envahi les parties profondes ou les organes voisins.

1° *Cancer du col.* — Jusqu'à ces dernières années, le traitement chirurgical était borné au cancer de la *portion sous-*
vaginale du col, dont on pratiquait l'*amputation.* M. Courty en
résume ainsi les *indications* et les *contre-indications.*

L'amputation est indiquée lorsque le cancer siège sur
l'extrémité libre du col, quel qu'en soit le volume; lorsque
d'autres localisations n'existent ni dans la partie supérieure
de cet organe, ni dans le corps de l'utérus, ni dans aucun
autre viscère; lorsque la partie sus-vaginale qui répond aux
attaches du vagin, et surtout celle qui est comprise entre ces
attaches et la tumeur, ont conservé leur volume, leur souplesse et leur insensibilité normales; enfin lorsque l'altération organique ne s'est propagée dans aucune direction sur
la muqueuse vaginale.

Elle est contre-indiquée lorsque le col utérin n'est pas la
seule localisation de l'affection cancéreuse; que le cancer,
quelque local qu'il paraisse, a un siège profond, non seulement sur le corps, mais même sur la partie sus-vaginale du
col; quand il s'est propagé au niveau des insertions vaginales
de cet organe; quand, la partie sus-vaginale du col étant
saine, le vagin est envahi par le cancer, même dans une faible étendue.

Ajoutons que, si l'opération a quelque chance de succès
dans le traitement de l'épithélioma (après un, deux et même
cinq ans on a pu ne pas observer de récidive), elle semble
nuisible quand il s'agit d'un squirrhe ou d'un encéphaloïde, en sorte que la présence de cette dernière altération est pour beaucoup de chirurgiens une contre-indication
formelle.

En limitant l'intervention chirurgicale aux cas précédemment énoncés, l'amputation du col devient une opération
jusqu'à un certain point facile, et en tout semblable à celle
que j'ai déjà décrite à propos de l'hypertrophie (p. 299).

On peut la pratiquer soit *in situ* au fond du vagin, soit à la vulve. A l'inverse de ce qui a été dit plus haut, l'opération à la vulve, quand elle est possible, est infiniment préférable ; la délimitation du mal peut être faite avec plus d'exactitude ; et, si la lésion envoie des prolongements vers la profondeur, on peut s'en rendre parfaitement compte par la vue et le toucher, et en opérer la destruction avec une entière sécurité.

L'incision circulaire par le bistouri, ou bien la section à l'aide de l'écraseur et de l'anse galvano-caustique ont été pratiquées avec un égal succès ; toutefois le dernier procédé, en opérant rapidement, en évitant le tiraillement du vagin et les accidents d'étranglement souvent notés avec l'écraseur, est certainement préférable. Je ne reviendrai pas sur ce que j'ai déjà dit à ce sujet.

Si le col peut être attiré à la vulve, l'amputation avec le thermo-cautère devient en quelque sorte une opération de choix. Avec le couteau thermique, on peut disséquer la tumeur et ses prolongements presque aussi bien qu'avec le bistouri, et sans courir les chances d'une hémorrhagie grave. M. Kœberlé et M. Faucon (1) ont procédé ainsi avec un réel avantage.

2° *Cancer de la portion sus-vaginale du col et cancer du corps.* — Tout praticien avisé s'abstiendra dans ce cas d'intervenir chirurgicalement et se contentera de recourir à un traitement palliatif. On pourrait toutefois, si les hémorrhagies et les pertes blanches fétides étaient abondantes et constituaient un véritable danger, exciser ou mieux détacher avec une curette en forme de cuiller (curette de Simon) les portions saillantes de la tumeur et en cautériser la surface avec le perchlorure de fer, l'acide chromique ou le thermo-cautère : on obtient ainsi une amélioration momentanée, qui n'est pas sans intérêt pour les malades.

M. Sims a proposé dernièrement d'amputer la portion sus-vaginale atteinte de cancer par un procédé analogue à l'**amputation conoïde** d'Huguier (p. 303). D'autres chirurgiens n'ont pas craint de recourir à l'**ablation totale** de l'organe, soit par le vagin, soit par l'abdomen. La plupart de ces opé-

(1) Faucon, *Bulletins de la Société de chirurgie,* avril 1880.

rations extraordinaires, qui du reste doivent être complètement rejetées, nous viennent de l'Allemagne ; je n'en citerai
qu'une, l'*opération de Freund, ou l'extirpation totale de l'utérus
cancéreux par la gastrotomie.*

Opération de Freund. — On procède comme pour l'ovariotomie et avec les mêmes précautions antiseptiques. Une
incision est faite sur la ligne blanche : les intestins sont refoulés en haut ; on découvre l'utérus, et on le soulève en
haut soit avec de fortes pinces fenêtrées, soit avec une forte
ligature qui le traverse de part en part. Toutes les attaches
de l'utérus sont ensuite comprises dans de fortes ligatures,
placées de chaque côté ; une première embrasse la trompe et
le ligament de l'ovaire ; une seconde traverse les insertions
vaginales ; une troisième achève la constriction des ligaments
larges.

Les ligatures étant en place, on sectionne le péritoine
entre la vessie et l'utérus ; on isole ces deux organes à
l'aide des doigts ou du manche du scalpel, et on découvre
le cul-de-sac vaginal que l'on divise de chaque côté.

Un ou deux doigts sont alors introduits dans le vagin à
travers cette ouverture, accrochent le col et le soulèvent en
haut, de manière à découvrir le cul-de-sac postérieur, que
l'on divise à son tour avec beaucoup de précaution, en
avant des ligatures et de façon à ne pas intéresser les uretères. L'utérus, ainsi libre de toutes ses attaches, est ensuite
enlevé à travers la plaie abdominale.

Après avoir exploré toutes les surfaces de section, appliqué
de nouvelles ligatures s'il en est besoin, cautérisé au fer
rouge les points douteux, tous les fils sont réunis sous forme
de cordon, engagés dans l'ouverture vaginale et fortement
attirés en bas de façon que toutes les surfaces ligaturées
soient amenées dans le vagin. Il ne manque plus qu'à réunir
par des sutures les deux moitiés latérales afin de clore
la cavité péritonéale, et de prendre toutes les précautions
antiseptiques en attendant la chute des ligatures qui a lieu
vers le quatorzième jour.

Sur dix opérations, Freund rapporte 5 succès. Kocks,

Crédé (de Dresde), Pernice (de Greifswald), Bruntzel (de Breslau), Spiegelberg, Reuss ont suivi cette pratique avec beaucoup plus de revers que de succès (1).

Malgré ces tentatives, cette opération n'a que peu ou point de partisans. En Angleterre, en Amérique et en France elle n'a point été pratiquée, et l'on doit croire qu'elle ne le sera jamais.

L'intervention chirurgicale dans le cancer de l'utérus a été l'objet de travaux nombreux dans lesquels les opinions les plus contradictoires ont été soutenues. On en trouvera l'énumération à peu près complète dans l'excellente thèse d'agrégation de M. Picqué, dont les conclusions ne diffèrent guère de ce qui précède (2).

CHAPITRE IV

KYSTES. — TUBERCULES. — MOLES.

Outre les dégénérescences fibreuses, les polypes et les diverses lésions organiques que nous avons englobées sous la dénomination de *cancer*, l'utérus peut être le siège d'autres altérations, encore assez mal connues, qui ne présentent guère qu'un intérêt d'anatomie pathologique, et sur lesquelles il ne sera pas besoin d'insister.

§ I. — **Kystes de l'utérus.**

L'utérus est le siège de dégénérescences kystiques nombreuses qui surviennent du côté de la muqueuse (*œufs de Naboth, kystes utéro-folliculaires, polypes muqueux*, qui naissent au sein des tumeurs fibreuses (*tumeurs fibro-cystiques*);

(1) *Revue des sciences médicales de Hayem,* juillet 1880, t. XVI, p. 277.
(2) L. Picqué, *De l'intervention chirurgicale dans le cancer de l'utérus.* Thèse d'agrégation. Paris, 1880.

mais outre ces productions pathologiques, dont il a été déjà
question, on y observe encore d'autres kystes naissant au milieu même du parenchyme ou dans sa couche sous-péritonéale,
tumeurs confondues le plus souvent avec les kystes de l'ovaire
et qu'on n'a réellement distinguées qu'à l'autopsie. Atlee en a
publié un certain nombre d'exemples. MM. Péan et Urdy en
citent également quelques cas.

Certains de ces kystes ont pour point de départ le tissu
cellulaire sous-péritonéal, et s'étendent dans les ligaments
larges (*kystes para-ovariens*). Ils sont presque toujours multiples, à contenu séreux, et d'un volume rarement considérable.

Ceux qui prennent naissance et se développent dans l'é-
paisseur des parois utérines simulent entièrement les tumeurs fibro-kystiques, avec lesquelles ils sont le plus souvent
confondus. Leur cavité est anfractueuse ; leur contenu est
filant, jaunâtre, quelquefois entièrement sanguinolent (1).

Kiwisch et Wagner ont rencontré des kystes utérins *dermoïdes*. Rokitansky et Graily Hewit y ont signalé la présence
d'*échinocoques* (2).

§ II. — Tubercules de l'utérus.

La tuberculisation des organes génitaux de la femme est
assez rare ; elle ne s'observe guère que chez les malades déjà
atteintes de phthisie et arrivées à une période avancée de la
maladie. Elle ne forme qu'un épiphénomène de peu d'importance et qui passe généralement inaperçu. Elle a présenté
jusqu'à ce jour bien plus d'intérêt pour l'anatomie pathologique que pour le diagnostic et la thérapeutique.

Les tubercules se développent tantôt dans les ovaires, plus
souvent peut-être dans les trompes de Fallope et tantôt au
niveau même de l'utérus. Dans ce dernier cas, c'est la muqueuse du corps qui en est le siège ; le tubercule interstitiel
est plus rare.

(1) Demarquay, *Union médicale*, 1868.
(2) Schrœder, *op. cit.*, 2ᵉ édit., 1879, p. 305.

La lésion apparaît sur la muqueuse sous forme de granulations grises qui ne tardent pas à se ramollir et à s'ulcérer, et donnent lieu à des solutions de continuité inégales, déchiquetées, analogues aux ulcères scrofuleux. L'ulcération peut ainsi détruire presque toute la muqueuse, plus tard envahir le tissu utérin et amener des perforations. Généralement la lésion s'arrête au niveau de l'orifice interne, et le col n'est envahi qu'à la dernière période.

Les *symptômes* sont assez vagues : l'aménorrhée, les pertes blanches purulentes et fétides, la présence dans l'écoulement utérin de grumeaux jaunâtres, opaques et demi-solides pourront faire soupçonner la tuberculisation utérine chez une femme déjà atteinte de phthisie, quoique ces divers symptômes se rencontrent assez fréquemment en dehors de cette lésion.

Mais si le *diagnostic* est le plus souvent incertain, le *pronostic* n'en est pas moins très grave, car la tuberculose de l'utérus ne se manifeste guère qu'aux dernières périodes de la phthisie et s'accompagne presque toujours de péritonite tuberculeuse.

Le *traitement*, purement palliatif, consistera dans l'administration des toniques et des reconstituants, auxquels on joindra les injections vaginales détersives ou désinfectantes pour combattre l'abondance et la fétidité de l'écoulement.

§ III. — Môles utérines.

On désigne généralement sous le nom de **môles utérines, faux germes, germes dégénérés**, des masses charnues ou kystiques qui se trouvent dans la cavité de l'utérus, et qui ne sont autre chose que les restes des enveloppes du germe anormalement développées, s'étant modifiées plus ou moins après la mort et la destruction d'un embryon ou même d'un fœtus qui s'est résorbé en tout ou en partie (Nysten).

Ainsi comprise, la môle n'est pas à proprement parler une lésion organique de l'utérus, mais bien une altération du produit de la conception que l'utérus renferme à un certain moment donné. Les môles sont donc plutôt du domaine de l'obstétrique que de la gynécologie; les erreurs de diagnostic auxquelles elles donnent presque toujours lieu justifieront les quelques lignes qui vont suivre.

Sous une influence encore inconnue, le produit de la conception peut subir un arrêt de développement, être résorbé en tout ou en partie, ou bien encore être expulsé au dehors, pendant que ses membranes enveloppantes et ses annexes restent fixés et enclavés dans l'utérus et continuent à s'y développer d'une façon anormale. Suivant l'époque de la gestation à laquelle s'est produite cette interruption des actes normaux, le développement des restes du germe sera différent, d'où deux variétés de môles parfaitement caractérisées :

1° Les *môles vésiculaires ou hydatiformes* (*môles hydatiques, hydatides de l'utérus, môles liquides, dégénérescence kystique du chorion*), qui succèdent à la destruction ou à l'expulsion prématurée du germe dans les deux premiers mois de la grossesse. A cette époque, le placenta n'est que peu ou point formé ; le chorion présente des villosités, bientôt dépourvues de vaisseaux par suite de l'interruption de la grossesse. Ces villosités se dilatent, se remplissent de sérosité claire et limpide, et forment par leur hydropisie une série de vésicules, variant du volume d'un grain de millet à celui d'un grain de raisin ou d'un œuf de pigeon.

Ces diverses vésicules, indépendantes les unes des autres, conservent leur disposition normale et sont implantées sur la face interne du chorion et de la caduque utérine comme les raisins d'une grappe. Le plus souvent la caduque entoure la masse des vésicules et lui forme une poche complète.

2° Les *môles charnues*, résultant en majeure partie des altérations du placenta, sont constituées par une masse de chair molle, spongieuse, gorgée de liquide, dont la structure varie sensiblement selon que le moment de leur expulsion s'éloigne plus ou moins du temps de la destruction du germe. Leur volume varie depuis le volume d'un œuf jusqu'à celui d'une tête d'adulte.

La masse peut être exclusivement charnue et d'origine uniquement placentaire. Généralement elle est creusée à son centre d'une cavité remplie de sérosité, restant du liquide amniotique qui ne s'est pas complètement écoulé au moment de l'avortement. On y trouve encore suivant les cas des débris de fœtus, des os, des poils, des traces de cordon ombilical, de membrane amniotique, etc. La surface de la môle est lisse et recouverte de la caduque réfléchie ; elle peut être encroûtée de sels calcaires.

Diagnostic. — Il est toujours difficile de reconnaître l'existence d'une môle utérine ; vu la rareté de ces lésions et le défaut de caractéristique des symptômes auxquels elles donnent lieu, le diagnostic n'est porté le plus souvent qu'après coup. La grossesse, les diverses tumeurs intra-utérines (corps fibreux sous-muqueux, polypes, etc.), présentent à peu près les mêmes signes.

On pourra supposer l'existence d'une môle quand, après les débuts bien caractérisés d'une grossesse, les symptômes spéciaux de la gravidité diminuent et disparaissent et que l'augmentation de volume de l'utérus n'en continue pas moins à persister. Plus tard les métrorrhagies, le ténesme utérin et divers désordres fonctionnels mettront encore sur la voie.

Si la tumeur est expulsée par fragments, l'examen attentif de ceux-ci pourra achever de confirmer le diagnostic. Dans les cas douteux, il n'y a qu'un moyen d'arriver à un diagnostic certain, c'est de dilater le col, d'enlever une petite partie de la tumeur et de l'examiner au microscope.

Pronostic et traitement. — Le pronostic de ce genre d'altérations est généralement favorable ; la môle est spontanément expulsée au dehors au bout d'un certain temps qui varie entre soixante jours (Lisfranc) et plusieurs mois. L'expulsion des môles est tantôt facile tantôt d'une extrême difficulté, et constitue alors un véritable accouchement, dont les suites doivent être exactement surveillées.

Le médecin n'a le plus souvent qu'à attendre cette expulsion naturelle. Si toutefois les hémorrhagies ou les désordres fonctionnels étaient tant soit peu graves, il devrait la favoriser, et pour cela opérer la dilatation du col, administrer le seigle ergoté et enfin pratiquer l'extraction de la masse à l'aide des *pinces à faux germes*, analogues aux pinces à pansement utérin, dont les mors sont plus larges, plus excavés ou percés d'une fenêtre, tout comme les branches d'un forceps. Levret se servait d'un *petit forceps à branches séparées*.

Il faut s'assurer que tout a été extrait, si l'on ne veut point s'exposer à une récidive ou bien à des hémorrhagies. Il sera quelquefois nécessaire de recourir à la curette ou à la cautérisation du lieu d'implantation. Les soins consécutifs seront les mêmes qu'après l'accouchement ou l'extirpation d'un polype.

QUATRIÈME SECTION

LÉSIONS FONCTIONNELLES. — TROUBLES DE LA MENSTRUATION.

CONSIDÉRATIONS GÉNÉRALES.

I. — L'utérus est essentiellement l'organe de la gestation. Les divers troubles fonctionnels dont il est le point de départ retentissent fâcheusement sur cet acte physiologique, soit avant (en gênant ou en empêchant la fécondation), soit pendant (en troublant le cours normal de la grossesse), soit au moment de la délivrance (en occasionnant toute une série d'accidents qui constituent la dystocie et les suites des couches).

Mais de ces diverses lésions fonctionnelles, les unes, celles qui mettent un obstacle ou un empêchement à la fécondation et occasionnent la *stérilité*, ne sont pas spéciales à la matrice et prennent souvent leur source dans les troubles nutritifs ou fonctionnels d'autres organes. En raison de l'importance *pratique* de cette question, je crois devoir en faire l'objet d'un chapitre spécial.

Les autres, celles qui ont trait à la grossesse et à l'accouchement, rentrent dans la pathologie obstétricale.

Par conséquent, la section des *Lésions fonctionnelles* ne saurait avoir trait aux troubles de la fonction principale de l'utérus, de la gestation.

II. — La matrice prend encore part à l'acte génésique, au *coït*; mais elle n'y intervient en quelque sorte que d'une fa-

çon passive. S'il existe des troubles divers dans cette fonction, leur localisation est toujours bien difficile, et la participation de l'utérus n'y est qu'accessoire. Bien plus souvent,
ces désordres fonctionnels ont leur source soit dans une lésion
tangible de l'une quelconque des parties génitales, soit dans
un trouble général de l'économie et surtout du système nerveux central.

Le praticien est, plus souvent qu'on ne le croit, appelé à
donner son avis et ses conseils sur les divers troubles fonctionnels de l'acte génésique, qui préoccupent à un très haut
degré les deux conjoints, d'autant plus qu'ils se manifestent
d'ordinaire dans les premières périodes du mariage. Il se
rappellera que ces troubles sont presque toujours symptomatiques d'une lésion matérielle, qu'il s'attachera avec le plus
grand soin à déterminer et à combattre. Quelques renseignements très brefs sur ce sujet ne seront pas inutiles.

Or, 1° le coït peut être douloureux et impossible ; 2° les
désirs sexuels peuvent être désordonnés ; 3° ils peuvent être
complètement absents.

a. **Coït douloureux ou impossible. — Dyspareu-
nie** (1). — Ce phénomène se présente assez souvent à la suite
d'une imperforation de l'hymen ou de sa rupture incomplète,
de l'hyperesthésie des caroncules myrtiformes, des diverses
lésions inflammatoires de la vulve et du vagin, ainsi que
des tumeurs de ces organes.

C'est le symptôme essentiel du vaginisme.

Il est loin d'être rare à la suite de la métrite du col ou du
corps, de l'hypertrophie aréolaire, de l'ovarite, etc. ; enfin il
peut être le résultat d'une disparité entre les organes des deux
sexes.

Par l'exploration locale des parties, on pourra le plus souvent se rendre un compte facile de la cause première de la
dyspareunie, et la combattre à l'aide de moyens appropriés ; il
n'y a qu'à se reporter pour cela au traitement de chacune des
maladies trouvées.

_____

(1) Dyspareunie, de δὺς, difficile, παρευνάζω.

b. Désirs sexuels immodérés. — Nymphomanie. —
— Véritable névrose hystérique qui résulte le plus souvent
d'une maladie cérébrale ; sorte de folie aphrodisiaque dont le
pronostic est loin d'être favorable, quoiqu'il existe de très
nombreux cas de guérison. La nymphomanie est souvent la
conséquence de la masturbation ; elle accompagne quelquefois le développement des tumeurs ovariques ; elle paraît
être bien plus la cause que l'effet de l'hypertrophie des
nymphes et du clitoris.

On la traitera suivant les circonstances par les bains de
siège froids, l'application de sangsues sur l'utérus, le périnée
ou à la face interne des cuisses, de larges doses de *bromure
de potassium*, de *camphre*, de *ciguë*, d'*émétique* ou d'*ipécacuanha*.
On pourra également recourir aux *suppositoires* calmants
placés soit dans le rectum soit dans le vagin, et enfin agiter
la question de l'excision des nymphes et du clitoris (**nymphotomie et clitoridectomie, v. p. 59**).

J'ai vu un cas de nymphomanie guéri par des cautérisations profondes du col de l'utérus essayées empirique-
ment, alors que divers moyens avaient échoué.

Mais le traitement de la nymphomanie sera surtout hygiénique : on bannira les excitants physiques et moraux, on
conseillera l'exercice en plein air, l'hydrothérapie et une
saine occupation de l'esprit.

**c. Pertes des désirs sexuels. — Anaphrodisie ou
frigidité. —** Bien différente de l'*impuissance* (ce dernier mot
s'applique à l'inaptitude physique au coït qui n'existe pas chez
la femme en dehors de malformations congénitales ou acquises), la *frigidité* n'est pas rare, et il est bien peu de médecins qui
n'aient reçu sous ce rapport des confidences démonstratives.
Elle consiste tantôt dans la perte absolue des appétits vénériens, dans la crainte ou le dégoût que les rapprochements
sexuels inspirent, et tantôt dans l'absence de l'orgasme génital, même avec persistance du désir. L'existence de cette
aberration de la sensibilité est quelquefois d'une importance très grande dans la vie conjugale, et le médecin est
appelé à intervenir.

Or, l'anaphrodisie peut être *congénitale* comme chez les *viragos*, les *hermaphrodites*, dans le cas d'absence ou de développement incomplet des ovaires ou des organes génitaux ; elle est alors à peu près irrémédiable.

Elle peut être *acquise*, et résulte tantôt d'excès de coït ou de masturbation, tantôt d'une continence prolongée, tantôt d'une répulsion personnelle, tantôt d'une concentration morale ou affective exagérée ; elle est souvent la conséquence des premières approches ; enfin elle est entretenue par le vaginisme.

Le médecin devra étudier avec soin la pathogénie de chaque cas afin d'instituer un traitement rationnel, qui se bornera le plus souvent à combattre la lésion des organes génitaux, s'il en existe une, et à recourir à l'emploi des toniques et des reconstituants (bon régime, fer, alcool, bains de mer, promenades à cheval, hydrothérapie, etc.). La faradisation des organes génitaux externes, et aussi la cessation des rapports sexuels pendant un certain temps, ont donné parfois de bons résultats. Là doit toujours se borner l'intervention médicale. *Aller plus loin, ce serait avilir la science* (Max Simon) (1).

III. — Pendant la plus grande partie de la vie de la femme, l'utérus est le siège d'un écoulement sanguin, périodique, que l'on appelle *menstruation*. Cette hémorrhagie périodique constitue une véritable fonction de la matrice, quoique la cause primordiale ne réside pas dans cet organe. Cette fonction est en relation directe, tantôt de cause à effet et tantôt d'effet à cause, avec les divers troubles vitaux statiques ou organiques, que nous avons déjà étudiés.

La menstruation constitue donc une sorte de *critérium* de l'état de santé ou de maladie de l'utérus, et, en raison du rôle en quelque sorte prédominant de l'utérus chez la femme (*propter uterum solum mulier est id quod est*), un véritable *critérium* de la santé générale. De là l'importance légitime accordée à la menstruation et à ses troubles, et, quoique ce ne soit pas la seule fonction de la matrice, l'habitude prise en gynécolo-

_____

(1) Max Simon, *Déontologie médicale, ou des devoirs et des droits du médecin dans l'état actuel de la civilisation.* Paris, 1855.

gie de ne décrire comme lésions fonctionnelles que les anomalies, les troubles et les désordres de la menstruation.

Notons, en passant, que toutes ou presque toutes ces lésions fonctionnelles de l'utérus, c'est-à-dire de la menstruation, ne sont en réalité que des symptômes, et qu'à ce titre elles ont été ou seront mentionnées dans les chapitres relatifs aux diverses maladies dont elles dépendent ; mais, dans quelques circonstances, ces désordres fonctionnels peuvent exister seuls en l'absence de toute lésion saisissable des organes de la génération, et constituent par eux-mêmes de véritables maladies. En un mot, les troubles menstruels sont tantôt (et le plus souvent) *symptomatiques*, tantôt *idiopathiques* : l'important, au point de vue pratique, est de distinguer les uns des autres.

CHAPITRE PREMIER

DE LA MENSTRUATION NORMALE.

RACIBORSKI. — *Traité de la menstruation*. Paris, 1868.
BEAUNIS. — *Nouveaux éléments de physiologie*, 2ᵉ édit. Paris, 1881, 2 vol. in-8.
DEPAUL ET GUÉNIOT. — *Dict. encycl. des sc. méd.*, art. MENSTRUATION, 1873.
STOLTZ. — Art. MENSTRUATION, in *Nouveau Dictionnaire de médecine et de chirurgie pratiques*. Paris, 1876, t. XXII, p. 299.

La *menstruation* consiste dans un écoulement de sang se produisant normalement par la cavité utérine et revenant d'une manière périodique environ tous les mois, sauf pendant la grossesse et l'allaitement. C'est une fonction temporaire qui n'existe que pendant la vie sexuelle de la femme, de quinze à quarante-cinq ans environ.

Synonymie. — *Menstruation, fonction cataméniale, éruption menstruelle, menstrues, mois, règles, époques, ordinaires, périodes, maladies, sangs*, etc.

Physiologie. — Après avoir été l'objet de nombreuses théories bizarres ou invraisemblables, la menstruation a, dans ces quarante dernières années, reçu une explication scientifique généralement admise, malgré quelques exceptions signalées de côté et d'autre, et qui ne sauraient infirmer la règle générale.

Pour le physiologiste et le médecin, la menstruation ne consiste pas uniquement dans l'écoulement périodique du sang par la vulve ; elle constitue une fonction complexe, dans laquelle l'hémorrhagie n'est que le phénomène secondaire, critique, tandis que le phénomène primordial, la *cause première*, réside dans les modifications qui se passent au niveau des ovaires : la maturation des ovules, la rupture de la vésicule de Graaf et l'expulsion de son contenu. C'est ce que l'on appelle aujourd'hui du nom de **théorie de l'ovulation spontanée et de la ponte périodique**, ou encore **théorie ovarienne**.

Les travaux de Graaf, de Baër, de Gendrin, de Coste, de Négrier, de Pouchet, de Purkinje, de Pflüger, de Bischoff, de Raciborski, de Courty, de Rouget, etc., en ont suffisamment fait connaître les diverses phases et le mécanisme.

Au moment de chaque période menstruelle, il se passe trois phénomènes intimement liés ensemble : 1° gonflement, saillie et plus tard rupture d'une ou plusieurs vésicules de Graaf ; 2° hypérémie active de l'utérus et des ovaires, par suite de la mise en jeu des diverses couches musculaires qui entourent ces organes et qui agissent sur leurs vaisseaux de manière à y déterminer une véritable *érection* (Rouget), et, comme conséquence, adaptation du pavillon de la trompe sur l'ovaire ; 3° distension et désagrégation des couches superficielles de la muqueuse du corps de l'utérus, suffisante pour amener la rupture des vaisseaux et finalement l'hémorrhagie menstruelle.

Ainsi le développement et la maturation de l'ovule constituent le phénomène principal ; la congestion et l'hémorrhagie ne sont que des phénomènes secondaires et d'ordre réflexe ; en un mot, la menstruation n'est que la conséquence de l'ovulation spontanée.

Les preuves anatomiques, physiologiques et pathologiques de cette théorie sont en quelque sorte innombrables, et, comme le dit Cl. Bernard, « les résultats contraires ne détruisent en rien d'autres résultats précédemment obtenus ; en présence de l'incertitude qu'ils peuvent jeter sur des conclusions trop affirmatives, le moyen d'arriver à la vérité n'est pas de nier les résultats positifs au nom des résultats négatifs, ou réciproquement, mais bien de rechercher la cause de leur divergence. »

Cette explication a trouvé des contradicteurs ; parmi ceux-ci, nous signalerons, comme derniers en date, MM. Queirel et Rouvier (1) qui refusent à l'ovulation tout rôle spécial dans la menstruation, et même dans l'organisme. Pour eux, l'écoulement menstruel est une sécrétion excrémentitielle destinée à débarrasser l'organisme féminin des produits ultimes de la désassimilation.

Ils se fondent, pour étayer leur opinion, sur les cas déjà assez nombreux d'ovariotomies doubles, qui n'ont pas entraîné la cessation des règles, sur ceux dans lesquels on n'a pas trouvé à l'autopsie des traces d'ovulation chez des femmes mortes en pleine période menstruelle, ou encore sur ceux où l'on a rencontré tous les signes anatomiques de l'ovulation chez des femmes qui n'avaient jamais été réglées.

Ces faits sont indiscutables sans doute ; mais, outre les diverses explications qu'on en peut donner, ils ne sauraient détruire en rien la réalité des faits bien plus nombreux qui établissent la corrélation intime de la menstruation et de l'ovulation spontanée, et la *théorie ovarienne* est encore la seule vraie théorie générale, sauf quelques rares exceptions.

Siége de l'hémorrhagie. — Le sang des règles provient de la muqueuse du corps de l'utérus. Celle du col, quoique participant à la congestion, n'en est point la source ; sa sécrétion muqueuse, ainsi que celle du vagin et de la vulve, est seulement augmentée.

La muqueuse du corps de l'utérus est congestionnée, hy-

(1) *Associat. franç. pour l'avancement des sciences. Congrès de Montpellier*, août 1879.

pérémiée ; ses vaisseaux se rompent sous l'influence de leur tension intérieure, ou bien sous l'influence de la désagrégation moléculaire et de la dégénérescence graisseuse des couches superficielles de cette membrane (Williams, Léopold).

Cette désagrégation ne se fait que par places ; on retrouve quelquefois de petits lambeaux de la muqueuse dans le sang des règles pendant les deux premiers jours; mais on ne voit jamais à l'état normal de larges plaques de muqueuse, une véritable exfoliation. Ce dernier cas est toujours pathologique, et j'en parlerai plus loin au chapitre de la Dysménorrhée membraneuse.

Aveling, pour expliquer l'hémorrhagie menstruelle, a admis qu'à chaque période la muqueuse se détruit et est expulsée (dénidation) (tout comme la caduque réfléchie est expulsée pendant l'accouchement), et qu'elle se reforme pendant la période intercalaire (nidation). Cette donnée, si elle était vraie, serait en opposition avec l'opinion généralement reçue que la fécondation a lieu pendant ou immédiatement après la période menstruelle, car l'ovule ne saurait se fixer en l'absence de la muqueuse.

Quelquefois, l'hémorrhagie menstruelle peut provenir aussi de la surface interne des trompes de Fallope, mais sans qu'il y ait desquamation de la muqueuse.

Symptômes et marche des périodes menstruelles. — Chez une femme bien constituée et d'une santé parfaite, la menstruation a lieu sans être précédée, accompagnée ou suivie de troubles quelconques ; mais il est toutefois rare qu'il en soit ainsi, et chaque menstruation constitue généralement une sorte de maladie physiologique, à laquelle on distingue trois périodes : invasion, état, déclin ou cessation.

1° Invasion. — La veille ou l'avant-veille du jour où les règles vont se manifester, les femmes éprouvent quelques malaises, des douleurs vagues du côté des seins, de la tête et des lombes, un sentiment de plénitude du bassin ; leur caractère devient plus impressionnable. Il y a une irritabilité plus grande des centres nerveux, et, chez celles qui sont sujettes à l'hystérie, l'épilepsie ou la migraine, cette irritabilité se montre par la plus grande fréquence de ces attaques nerveuses à ce moment.

Du côté des organes génitaux, le mucus exhalé à leur surface devient plus abondant et exhale une odeur *sui generis*. Il change de couleur, de grisâtre qu'il était il devient brunâtre, plus épais. Au bout de un ou deux jours, ces signes s'effacent, le mucus redevient normal; puis, après un intervalle d'un jour, apparaît subitement un écoulement de sang presque pur. Cette période s'accompagne assez souvent de démangeaisons et de chaleur des parties sexuelles.

2º *État.* — Période de l'hémorrhagie proprement dite; elle dure généralement trois ou quatre jours; le premier, le sang vient en petite quantité, ou se montre et disparaît alternativement. L'écoulement est plus marqué le deuxième jour, et c'est pendant le troisième qu'il atteint son maximum. Au commencement du quatrième, il diminue et la période de déclin et de cessation commence.

Normalement le sang des règles a la couleur du sang veineux; d'autres fois il est moins foncé ou plus noir. Sa densité est plus ou moins grande. A l'état de santé, *il ne se coagule pas*; il a une odeur spéciale.

On y trouve beaucoup de globules sanguins à l'état normal, des globules blancs ou muqueux (leucocytes), et des cellules d'épithélium *pavimenteux du vagin, nucléaire* ou *cylindrique de l'utérus.*

3º *Déclin et cessation.* — Cette période est caractérisée par la diminution de l'écoulement menstruel et la disparition plus ou moins rapide du sang, tandis que l'écoulement muqueux persiste encore. Le dernier jour a beaucoup d'analogie avec la sécrétion de la première période. La perte blanche muqueuse ou muco-purulente peut se continuer ainsi pendant quatre ou cinq jours, après quoi tout rentre dans l'ordre.

Il va sans dire que, outre ces symptômes locaux, il existe en même temps des symptômes généraux plus ou moins prononcés et que tout le monde connaît.

La *durée* d'évolution de chaque période menstruelle est

assez variable ; elle est rarement moindre de deux jours et ne dépasse guère huit jours. En dehors de ces limites, elle se rapproche beaucoup de l'état pathologique.

La *quantité* de l'écoulement est également variable, et diversement appréciée : elle oscille entre 80 et 250 grammes. Elle est susceptible de varier, non seulement d'une personne à l'autre, mais encore chez une même personne sous l'influence du régime, de l'hygiène, du climat, de l'état de santé ou de maladie et des divers agents thérapeutiques.

Elle est moindre pendant les premières éruptions menstruelles, se maintient à un niveau en quelque sorte physiologique de 20 à 40 ans, pour augmenter ou diminuer notablement quand approche l'âge de la ménopause.

La *périodicité* de la menstruation n'en est pas le caractère le moins frappant. Hors l'état de grossesse et de lactation, les règles doivent revenir à des intervalles réguliers, qui varient entre 25 et 30 jours.

D'après Dubois et Courty, l'intervalle type serait d'un mois solaire ou de 30 jours; plus généralement il est d'un mois lunaire ou 28 jours, sans que pour cela on doive faire intervenir d'une façon quelconque l'influence des astres. Pourtant les différences sont encore grandes à ce sujet, même à l'état physiologique, et les périodes intercalaires peuvent varier de 20 à 30 jours, sans qu'il y ait maladie.

Age d'apparition et de cessation des règles. — Puberté. — Ménopause. — La menstruation est la manifestation extérieure de l'activité du système génital chez la femme. Pendant tout le temps qu'elle dure, la femme se trouve dans une phase particulière de sa vie, désignée sous le nom de *période d'activité sexuelle*, de *vie sexuelle*. Cette phase a pour limites à ses débuts la *puberté* ou *apparition des règles*, *instauration menstruelle*, et à sa fin la *ménopause*, *âge critique*, *âge de retour* ou *cessation des règles*.

Comme ces deux termes extrêmes sont variables, la durée de la vie sexuelle de la femme est également variable dans des limites assez étendues. Elle est généralement de 30 ans, et par conséquent le nombre des menstruations équivaut à peu de chose près au nombre des jours de l'année.

Des statistiques nombreuses ont été faites dans presque tous les pays pour déterminer la moyenne de l'époque d'apparition et de l'époque de cessation des règles. Il a été ainsi prouvé que ces époques variaient sous l'influence des climats, des races, des constitutions, du genre de vie, etc.

Généralement, dans les pays chauds, la menstruation apparaît de meilleure heure (12 ans et 11 mois dans l'Asie méridionale, 15 ans et 3 mois dans les pays tempérés, la France par exemple, 16 ans et 8 mois dans les pays froids). Elle est également plus hâtive chez certaines races : ainsi en Pologne l'époque de la puberté correspond à l'âge de 15 ans 9 mois pour les femmes catholiques, et à l'âge de 15 ans 5 mois pour les juives, etc.

L'âge auquel on voit, chez les femmes, les menstrues cesser définitivement n'est pas moins variable que celui de leur établissement chez la jeune fille. Comme pour la puberté, un grand nombre de circonstances peuvent influer sur l'époque de cette disposition qui oscille généralement entre 40 et 55 ans, tant d'un climat à l'autre que d'une femme à une autre.

Sans entrer dans les détails qui montreraient la ménopause survenant dans certains cas dès l'âge de 21 à 25 ans pour n'arriver dans d'autres qu'à 60 ans et au delà, on peut dire avec Pétrequin que la moitié des femmes cessent d'être menstruées de 45 à 50 ans, le quart de 40 à 45, le huitième de 35 à 40, et un second huitième de 50 à 55. En dehors de ces limites, il y a anomalie, et le plus souvent maladie.

CHAPITRE II

DE LA MENSTRUATION PATHOLOGIQUE. — CLASSIFICATION DES TROUBLES MENSTRUELS.

La menstruation, dont les variations sont si considérables à l'état normal, est susceptible de perturbations sans nombre à l'état pathologique. Ces perturbations morbides sont difficiles à classer, car elles ne constituent pas par elles-mêmes une véritable maladie. Bien plus souvent, en effet, elles ne sont que la manifestation d'autres états morbides primitifs, un pur *symptôme* essentiellement variable. Toutefois les troubles de la fonction menstruelle peuvent être catégorisés d'après des données diverses et on peut les distinguer sous les cinq chefs suivants :

a. Sous le rapport de la date de leur apparition, les règles peuvent être *précoces* ou *tardives*.

b. Sous le rapport de leur périodicité, elles sont *avancées* ou *retardées, irrégulières*.

c. Sous le rapport de la quantité de sang perdu, elles sont *rares* ou *abondantes*, et cette variation de quantité peut aller depuis l'absence de l'écoulement menstruel (*aménorrhée*) jusqu'à la véritable hémorrhagie utérine (*ménorrhagie* ou *métrorrhagie*).

d. Sous le rapport des symptômes qui les accompagnent, elles peuvent être *simples* ou *douloureuses* (*dysménorrhée*), ou bien être précédées, accompagnées ou suivies de divers troubles nerveux réflexes, tels que l'hystérie ou d'autres affections nerveuses.

e. Sous le rapport du lieu de leur émission, elles peuvent prendre une voie insolite, autre que les voies génitales (*règles déviées, menstruation supplémentaire*).

Mais de toutes ces divisions, je ne retiendrai que celle qui a pour objet la quantité de l'écoulement et son excrétion plus ou moins difficile, et, avec presque tous les auteurs, je classerai les troubles de la menstruation en trois chapitres :

1° **Aménorrhée**, ou absence des règles.

2° **Ménorrhagie** ou métrorrhagie, ou trop grande abondance.

3° **Dysménorrhée**, ou menstruation difficile et douloureuse.

Un chapitre supplémentaire aura trait à la *déviation des règles*, et un cinquième à l'énumération rapide des *troubles de la puberté et de la ménopause*.

CHAPITRE III

AMÉNORRHÉE.

L'*aménorrhée* consiste dans l'absence du flux menstruel chez une femme en âge d'être réglée ; mais ce mot ne s'applique pas à l'absence du flux menstruel avant la puberté, après la ménopause, pendant la grossesse et l'allaitement où elle constitue un fait d'ordre physiologique et normal.

Divisions. — L'aménorrhée est dite *primitive*, quand les règles ne se sont jamais montrées ; *secondaire*, quand, après avoir apparu pendant un temps plus ou moins long, elles se suppriment. La première est également appelée *aménorrhée proprement dite (emansio mensium)*, la seconde *suppression des règles (suppressio mensium)*.

Dans l'un comme dans l'autre cas, le sang n'est pas exhalé par la muqueuse utérine ou bien cesse de l'être, la menstruation est réellement absente.

Il est des cas où le sang continue à être exhalé par la muqueuse de l'utérus, mais où il n'est pas épanché au dehors, par suite d'un obstacle siégeant soit au niveau du col, soit au niveau du vagin et de la vulve : on a désigné ces derniers sous le nom d'*aménorrhée par rétention*. Cette expression est impropre; il n'y a pas ici absence du flux menstruel, il y a seulement obstacle à son écoulement. Ce phénomène est connu sous le nom de *rétention du flux menstruel*, et donne lieu à l'*hématométrie*; il en a été question plus haut (voir atrésies et rétrécissements de la vulve, du vagin et du col de l'utérus).

On divise encore l'aménorrhée en A. *permanente* ou *constitutionnelle* et en A. *accidentelle* ou *transitoire*, plus connue sous le nom de *suppression brusque des règles*. La première est presque toujours *symptomatique*, la seconde *idiopathique* ou même *protopathique*.

Étiologie. — 1° *Aménorrhée proprement dite.* — Elle est la conséquence tantôt d'une affection morbide de l'utérus ou des ovaires, tantôt d'un état morbide général de l'économie; ses causes sont donc *locales* ou *constitutionnelles*; elle est toujours symptomatique.

A l'âge de la puberté, même avec toutes les apparences d'une bonne santé, les règles peuvent ne pas apparaître s'il existe une malformation congénitale, consistant soit dans l'absence des ovaires et de l'utérus, soit dans un développement rudimentaire de ces organes, qui ne permet pas à l'ovulation de se produire. L'aménorrhée primitive est alors permanente et peut durer toute la vie.

Plus souvent, à cet âge, il existe une faiblesse de tempérament, soit native, soit consécutive à une alimentation insuffisante, à une hygiène mauvaise, etc., qui retarde ou empêche l'établissement d'une nouvelle fonction. C'est ainsi qu'agit la *chlorose* ou *pâles couleurs*; on dit généralement que l'aménorrhée engendre la chlorose, ce qui est absolument erroné, c'est la chlorose qui engendre l'aménorrhée, et cette dernière n'est qu'un symptôme de la première.

Il en est de même de toutes les affections générales, constitutionnelles, qui se caractérisent par un appauvrissement ou une viciation du sang, telles que l'anémie, l'hydrémie, la leucocythémie, la maladie de Bright, les diverses maladies diathésiques. Elles constituent toutes des causes

prédisposantes, qui agissent au moment de la puberté pour
empêcher ou retarder l'apparition des règles, et, plus tard,
quand les règles se sont montrées pendant un certain temps,
pour en amener la suppression temporaire ou définitive.

C'est ainsi que l'aménorrhée est la conséquence, une fois
la vie sexuelle commencée, de la phthisie, du cancer viscé-
ral, de la néphrite chronique, en un mot de tous les états
morbides qui conduisent à la cachexie. Elle est aussi très
commune pendant la convalescence des maladies aiguës
graves, et dans le cours de la plupart des maladies chroniques.

Le mode d'action de ces maladies est à peu près le même :
elles agissent sur les fonctions de l'utérus d'une manière indirecte, tantôt en détournant le **molimen menstruel** par
une sorte d'action dérivative sur l'organe lésé, tantôt en modifiant les conditions générales de l'organisme par les troubles profonds qu'elles impriment à la circulation et à l'innervation, par l'altération qu'elles déterminent dans la
constitution du sang, et finalement par l'état de souffrance et
de langueur de la nutrition.

Outre les malformations ou le développement rudimentaire des organes génitaux, toutes ou presque toutes les
maladies de cet appareil, et principalement celles de l'utérus
et des ovaires, sont susceptibles d'empêcher l'établissement
de la menstruation à la puberté, ou bien d'en amener la diminution et la disparition plus ou moins persistante pendant
toute la vie sexuelle. Ce symptôme a été déjà mentionné
dans un certain nombre de maladies utérines : nous le re-
trouverons encore plus fréquemment dans la plupart des maladies de l'ovaire.

On a signalé quelques cas d'aménorrhée, que l'on pourrait
appeler *sympathique*, par exemple, à la suite de la présence
de vers dans le tube digestif ; la menstruation reparaît après
l'expulsion des parasites.

2° *Aménorrhée accidentelle. Suppression brusque des règles.*
— Au moment de l'imminence des règles ou pendant la durée
de l'écoulement menstruel, il peut survenir une suspension

brusque de tous les phénomènes caractéristiques de la menstruation, avec retentissement plus ou moins grand sur les divers organes. Ce fait est loin d'être rare, mais, si la femme est douée d'une bonne santé, il est purement transitoire; les règles se suppriment pendant deux ou trois jours pour reparaître ensuite, ou bien tout se régularise à la prochaine menstruation. Pourtant l'aménorrhée peut persister quelquefois très longtemps et entraîner des accidents sérieux.

Il est de notion vulgaire que l'*impression du froid* (immersion des pieds, des mains ou du corps dans l'eau froide, suppression d'un vêtement habituel, refroidissement lorsqu'on est en sueur) amène souvent ce résultat. Pourtant il existe ici de nombreuses idiosyncrasies individuelles, et beaucoup de femmes supportent impunément l'influence d'un froid très intense sur les extrémités inférieures. La plupart des pêcheuses de crevettes du Nord de la France ne cessent point d'aller à la mer, même par les froids les plus rigoureux, soit avant, soit pendant leurs règles.

D'autres circonstances physiques peuvent avoir les mêmes résultats : on a vu les règles se suspendre à la suite d'une saignée abondante, de coups, de chutes, des excès de table ou de l'abus des boissons, etc.

Les impressions morales vives, les **causes psychiques**, sont également notées comme causes de l'aménorrhée accidentelle. Raciborski a cru pouvoir l'attribuer dans certains cas à la simple crainte d'une grossesse après une faute, ou au vif désir d'avoir des enfants après une longue stérilité. Une frayeur, une mauvaise nouvelle inattendue, une émotion vive quelconque peut arrêter subitement l'écoulement menstruel; les faits en sont assez nombreux.

Comme conséquence pratique, il en résulte qu'on doit surveiller avec soin toute femme au moment de la menstruation; car, si cette dernière est certainement une fonction physiologique, elle n'en constitue pas moins une véritable période d'**imminence morbide**.

Diagnostic. — Il importe avant tout de distinguer l'aménorrhée physiologique de celle qui est morbide; et, en présence d'une fille ou d'une femme qui n'a pas ses règles, il faudra toujours agiter la question de savoir, ou bien s'il ne s'agit point d'une menstruation retardée ou d'une ménopause avancée, ou bien s'il n'y a pas grossesse commençante. Ce diagnostic différentiel ne peut être fait qu'après un certain temps, et comme la dernière supposition peut souvent être vraie, même chez des filles qui n'ont jamais été réglées, on ne devra point se hâter d'affirmer une aménorrhée morbide, ni d'intervenir activement dans ce sens.

Mais l'existence de l'aménorrhée étant admise, le diagnostic doit s'attacher surtout à en reconnaître la cause locale ou générale. C'est cette étude étiologique qui peut seule mettre le médecin à même de poser les indications, bases d'un traitement rationnel.

Les questions de diagnostic qui se présentent ici sont, on le comprend sans peine, excessivement variées ; elles demandent un examen attentif de l'état général, et le plus souvent même un examen local fait avec le plus grand soin : elles ressortent logiquement de ce qui vient d'être dit à propos de l'étiologie. Quant au diagnostic des différentes maladies qui peuvent s'accompagner d'aménorrhée, on se reportera pour cela aux chapitres y afférents.

Traitement. — Essentiellement variable suivant la cause génératrice, le traitement de l'aménorrhée ne sera jamais empirique, mais toujours rationnel ; l'emploi inconsidéré des médicaments dits *emménagogues* est bien plus souvent nuisible qu'utile.

Si l'aménorrhée est un symptôme d'une maladie constitutionnelle telle que la phthisie, le traitement sera uniquement dirigé contre celle-ci. Si elle est la conséquence d'une affection locale comme la métrite ou la périmétrite, c'est à cette dernière qu'il conviendra de s'adresser en premier lieu.

Dans toutes les formes de l'anémie et principalement dans la chlorose, le *fer* est le remède par excellence ; dans la chlorose il sera administré à hautes doses. Il sera souvent utile de s'assurer au début du bon état des voies digestives, et d'en faire précéder ou d'en combiner l'emploi avec les différents amers végétaux, tels que la *rhubarbe*, le *quassia*, le *quinquina*, ou avec les *acides* et les *alcalins*. Les eaux minérales ferrugineuses nous présentent cette heureuse association : telles sont celles d'*Orezza*, de *Bussang* et l'eau ferrugineuse, alcaline et gazeuse de *Lamalou-le-Centre* (Hérault).

On recommandera plus spécialement les préparations de fer qui sont le plus aisément assimilables et surtout qui n'occasionnent que peu ou point de constipation : le *fer réduit par l'hydrogène*, le *peroxychlorure du Dr Béchamp*, les différents sels à acide végétal et notamment le *citrate de fer ammoniacal*. Afin d'éviter ce dernier inconvénient, inhérent à presque toutes les préparations ferrugineuses, on devra souvent combiner ensemble le fer et les purgatifs, tels que l'*aloès* et la *rhubarbe*. M. Courty emploie très fréquemment des pilules ainsi formulées :

Masse pilulaire de Blaud (sulfate de prot. de fer)) par part. égales.
Poudre de rhubarbe   )

Les autres médicaments toniques, tels que le *quinquina*, la *quinine* à petites doses, la *strychnine*, l'*arsenic* seront également utiles. L'*huile de foie de morue* rendra également des services, à moins qu'il n'y ait des tendances à l'obésité.

Mais le *traitement hygiénique* a bien plus d'importance que le traitement pharmaceutique. Une *nourriture bonne et substantielle*, le *grand air*, l'*exercice*, le *séjour à la campagne, sur les bords de la mer*, les *voyages*, une ou plusieurs saisons aux *eaux thermales ferrugineuses* (Spa, Royat, Lamalou), ou aux *eaux sulfureuses* (Aix, Enghien, Baréges), etc., seront de la plus grande utilité.

Quand la menstruation s'est supprimée brusquement sous l'influence du froid ou de toute autre cause, on s'efforcera de la faire revenir par des *bains de siége* ou des *bains de pieds très chauds* et additionnés de *moutarde*, par des *applications chaudes sur l'hypogastre*, des *sinapismes* à la partie interne des cuisses et l'administration de l'*acétate d'ammoniaque*, ou liqueur d'Hoffmann. Les Anglaises recourent très souvent à d'assez fortes doses de genièvre dans un verre d'eau chaude.

A moins qu'il n'y ait une anémie prononcée, auquel cas il conviendrait de ne pas se préoccuper des règles, on recourra à ces mêmes moyens pendant trois ou quatre jours consécutifs soit au moment du molimen menstruel, s'il se traduit au dehors par quelques signes, soit toutes les quatre semaines environ, et cela jusqu'à ce que la menstruation soit redevenue régulière.

Ainsi un bain de siège en se couchant, suivi de l'application sur l'hypogastre de cataplasmes chauds de farine de lin ou de son vinaigré, et un bain de pied sinapisé le matin, quelques pilules d'aloès et de myrrhe, des frictions excitantes sur les seins et à la partie interne des cuisses, et enfin des injections vaginales et des lavements chauds, seront de bons moyens à employer dans tous les cas.

Il sera également utile dans plusieurs cas d'appliquer quatre à six sangsues sur les grandes lèvres, ou bien trois ou quatre sur le col de l'utérus.

Ces différents moyens ont pour effet de produire une fluxion périodique vers les organes pelviens ; ils seront surtout indiqués chez les femmes qui n'ont pas encore eu leurs règles, chez celles où il se produit une menstruation déviée ou supplémentaire, ou chez celles qui ont eu une suppression brusque, accidentelle, sans tendance bien marquée à leur retour. On pourra encore, dans l'intervalle, faire des frictions excitantes ou appliquer des sinapismes sur la région des flancs, afin d'amener l'hyperémie et de réveiller l'activité des ovaires.

Quand ces divers moyens ont échoué, on peut essayer l'application de stimulants directs sur l'utérus et les ovaires. Les **courants faradiques** donnent parfois de bons résultats : on place pour cela un des rhéophores sur la région sacrée, et l'autre soit au niveau des ovaires sur la région hypogastrique, soit dans la cavité même de l'utérus. Dans le même but, on peut pratiquer de temps en temps le cathétérisme de l'utérus, ou bien opérer la dilatation du col avec une tente-éponge, en observant les précautions convenables (p. 36).

Le **tuteur galvanique de Simpson** (p. 348) rend aussi

de grands services, mais à la condition qu'il soit bien supporté et que son usage soit prolongé.

Ces divers moyens excitateurs locaux sont surtout indiqués dans les cas de développement incomplet de l'utérus ; on a pu obtenir ainsi un notable agrandissement de l'organe, et réveiller la fonction de l'ovulation qui ne paraissait pas avoir de la tendance à s'établir.

Mais on n'oubliera jamais que ces moyens ne sont qu'accessoires et que le principal traitement de l'aménorrhée doit consister dans une bonne hygiène et dans la médication tonique.

Les nombreux médicaments *emménagogues* que possède la thérapeutique sont bien plus souvent nuisibles qu'utiles, en compromettant le bon état des fonctions digestives. Si on y recourt, ce sera donc avec prudence et seulement dans les formes *sthéniques* de la maladie. Le *safran*, la *rue*, l'*armoise*, l'*absinthe*, la *sabine*, l'*ergot de seigle* et enfin tous les *purgatifs drastiques*, l'*aloès* surtout, remplissent cette indication, soit en fluxionnant les organes pelviens, soit en faisant naître des contractions expultrices dans l'utérus.

M. Courty emploie assez fréquemment la préparation suivante : *Rue, sabine, ergot de seigle, ãã 5 centigrammes pour une pilule.* On fait prendre deux, quatre et six de ces pilules par jour, pendant quatre jours consécutifs, à l'époque présumée des règles, en même temps que l'on recourt aux moyens précédemment indiqués : sinapismes, pédiluves, sangsues et bains de siège chauds.

CHAPITRE IV

MÉNORRHAGIE. — HÉMORRHAGIES UTÉRINES.

La *ménorrhagie* consiste dans l'exagération de l'hémorragie menstruelle. Les mots *métrorrhagie* et *hémorrhagie utérine* s'appliquent plus spécialement aux pertes sanguines survenant

dans l'intervalle des règles, ou bien à celles qui se produisent de telle manière que leur périodicité mensuelle ne peut
être reconnue. Les règles surabondantes ne constituant en
définitive qu'une forme de la métrorrhagie, il y aurait inconvénient à en scinder la description (1).

Étiologie. — Les hémorrhagies utérines sont *idiopathiques* ou *symptomatiques*.

La métrorrhagie proprement dite est rarement idiopathique ; son existence est même niée par la plupart des auteurs,
et surtout par MM. West et Gallard.

La ménorrhagie, au contraire, peut être quelquefois essentielle. Dans les cas de menstruations précoces ou tardives,
à la suite de douleurs violentes, d'excès de coït, etc., on peut
noter une ou plusieurs périodes ménorrhagiques, qui reprennent ensuite leur cours normal : il semble qu'il n'y ait
eu là qu'un simple trouble vaso-moteur. Toutefois ces faits
sont rares, et presque toujours la ménorrhagie elle-même
est l'indice d'une lésion commençante de l'utérus et de ses
annexes.

Qu'elle ait débuté ou non par la ménorrhagie, ou que
d'emblée elle se soit déclarée pendant la période intercalaire,
la métrorrhagie est toujours symptomatique, tantôt d'une
maladie générale, tantôt d'une affection locale des organes
génitaux.

Les maladies générales dont la métrorrhagie est quelquefois un symptôme sont : la pléthore générale, qui s'accompagne d'une tension intra-vasculaire considérable ; le scorbut,
le purpura, la maladie de Bright, l'anémie, la chlorose, en un
mot toutes celles qui sont caractérisées par diverses altérations du sang ; les maladies fébriles aiguës, telles que les
fièvres éruptives, la fièvre typhoïde, sont quelquefois annon-
cées par une métrorrhagie abondante, à laquelle Gubler a
donné le nom d'**épistaxis utérine**, et qui se continue plus

(1) Les hémorrhagies utérines de la grossesse, de l'accouchement
et de la période des couches, *métrorrhagies gravides, puerpérales* et
post-puerpérales, faisant partie de l'obstétrique, ne nous occuperont
aucunement ici.

ou moins longtemps dans la période de convalescence.

Mais plus souvent les hémorrhagies utérines sont symptomatiques d'une maladie de l'utérus ou des organes génitaux. Toutes ou presque toutes ces affections s'accompagnent à un moment donné de pertes plus ou moins abondantes.

La métrorrhagie est la règle dans la congestion utérine, les ulcérations du col, les tumeurs fibreuses, les polypes, le cancer, les môles ; elle est non moins fréquente dans les diverses formes de métrite, plus rare dans les déplacements de l'utérus ; quant aux affections de la trompe, de l'ovaire, des ligaments larges, nous verrons qu'elles s'accompagnent souvent de pertes utérines.

Toutes ces maladies, locales ou générales, agissent comme causes *prédisposantes* et *déterminantes* à la fois ; toutefois il est diverses actions physiques susceptibles d'en déterminer l'apparition hâtive ou la prolongation en quelque sorte indéfinie : telles sont les fatigues, les excès de coït, les traumatismes, les chutes et diverses interventions thérapeutiques, les pessaires, les sangsues sur le col, les cautérisations intra- ou extra-utérines, les opérations sanglantes sur l'utérus.

L'âge est aussi une circonstance aggravante, et tout le monde connaît les métrorrhagies de la puberté, et surtout celles de la ménopause.

Diagnostic. — Les symptômes de la métrorrhagie sont locaux et généraux ; ils ressemblent à ceux des hémorrhagies en général. Tout écoulement de sang par la vulve sera réputé avoir sa source dans l'utérus. Les hémorrhagies de la vulve et du vagin, celles de la vessie (hématurie) sont infiniment plus rares ; dans l'incertitude on s'assurera directement par le spéculum que le sang vient bien de la matrice. Le diagnostic propre de la métrorrhagie est donc toujours facile.

Il est toutefois difficile dans certains cas de distinguer la métrorrhagie de la simple menstruation. Les différences qui existent dans la quantité de l'écoulement menstruel, dans sa durée, et même dans la fréquence de sa réapparition suivant les sujets et suivant les pays, pourront laisser planer quelques doutes : on arrivera pourtant à cette détermination différentielle en prenant pour terme de comparaison l'état normal de la malade.

Mais le diagnostic principal, c'est le diagnostic de la cause : celle-ci étant presque toujours locale, on devra recourir à l'examen des parties.

Si une ménorrhagie peu intense survient chez une jeune femme, encore célibataire, peu de temps après la puberté, on pourra différer cet examen et essayer les effets d'un traitement général convenablement institué. Si elle persiste, si elle est intense, ou bien si elle se manifeste chez une femme mariée, il faudra recourir aussitôt à l'examen, non-seulement par le toucher, mais encore par le spéculum, la sonde utérine, la palpation bi-manuelle, en un mot par tous les procédés d'exploration connus, capables de faire apprécier exactement l'état de l'utérus et de ses annexes. A propos des tumeurs fibreuses et des polypes, j'ai dit qu'il ne fallait point hésiter, dans les cas de métrorrhagie persistante, à dilater le col, afin de pouvoir explorer librement la cavité utérine.

(Voir pour le diagnostic différentiel des diverses lésions utérines qui s'accompagnent de ménorrhagie ou de métrorrhagie, presque tous les chapitres de ce livre, et notamment ceux de la congestion utérine, de la métrite, des tumeurs fibreuses, des polypes et du cancer).

Pronostic. — Variable suivant l'abondance et la fréquence de l'écoulement, et la cause qui lui a donné naissance.

Si l'hémorrhagie est abondante, répétée, quelle que soit sa cause, elle produit une anémie rapide, un affaiblissement extrême, donne lieu à des syncopes et peut déterminer rapidement la mort.

Au point de vue de la cause, l'hémorrhagie de la métrite est moins grave que celle des tumeurs fibreuses, et celle-ci ne présente pas la gravité de l'hémorrhagie due au cancer.

Dans tous les cas, elle constitue à elle seule un danger réel, et il est de toute nécessité de la combattre.

Traitement. — La ménorrhagie, comme la métrorrhagie,

étant presque toujours symptomatique d'une lésion locale ou générale, la base du *traitement curatif* consiste essentielle-ment dans le traitement de la cause qui la détermine et l'entretient.

Les moyens à employer varient alors suivant la nature de la lésion première, c'est-à-dire suivant que la perte sanguine est la conséquence d'une métrite, d'une paramétrite, d'une hématocèle, de granulations extra ou intra-utérines, d'ulcé-rations fongueuses, de polypes, de tumeurs fibreuses, de cancer, ou bien qu'elle résulte d'une altération générale du sang ou d'une maladie constitutionnelle.

Les moyens propres à chacun de ces cas ont été ou seront longuement indiqués dans les chapitres spéciaux, et il n'y a pas lieu d'y revenir ici.

Il ne me reste à parler que du traitement du symptôme lui-même, c'est-à-dire des moyens propres à modérer ou faire cesser l'écoulement, *traitement palliatif*, auquel il convient de recourir dans les cas graves, ou bien lorsque la cause n'est pas suffisamment connue.

En effet, la ménorrhagie est parfois tellement intense qu'il y a lieu de combattre immédiatement la perte sanguine, bien avant de pouvoir rechercher et déterminer la cause, si l'on ne veut point s'exposer à voir les malades devenir exsangues et succomber en quelques heures.

Ce traitement palliatif sera sensiblement le même quelle que soit la cause qui a donné naissance à la métrorrhagie : son exposé rapide nous permettra de mentionner quelques moyens thérapeutiques, qui n'ont pas trouvé leur place jusqu'ici.

A. — Examinons d'abord ce qui a trait à la *ménorrhagie proprement dite.*

1º Quand une femme est sujette à des pertes abondantes et trop répétées, elle devra, dès le début de la menstruation, garder la position horizontale au lit, la tête basse, le bassin relevé par un oreiller, s'abstenir de mets excitants et prendre de préférence des boissons fraîches et légèrement acidulées, telles que la limonade sulfurique.

2° Si l'écoulement de sang est un peu considérable ou s'il se prolonge, on administrera l'ergot de seigle en poudre (1 gramme en quatre paquets toutes les heures), ou bien on fera une injection hypodermique d'ergotine (30 centigrammes pour 3 grammes d'eau). La quinine, à hautes doses, agit également comme antihémostatique ; le bromure de potassium (1, 2, 3 et 4 grammes par jour), le chanvre indien (*cannabis indica*), en calmant la douleur et l'éréthisme nerveux, agissent souvent d'une façon efficace pour modérer l'hémorrhagie. Pendant toute cette période, on devra veiller au bon état des fonctions digestives, et surtout combattre la constipation par les lavements.

3° A un degré plus prononcé, ces moyens ne suffisent pas ; on essaiera une révulsion sur les parties éloignées à l'aide de manuluves chauds, de sinapismes promenés sur les membres supérieurs, de ventouses sèches sur le dos et les épaules. On devra même, si la malade est forte, pléthorique, et que la métrorrhagie ait la forme franchement sthénique, recourir à une petite saignée du bras de 100 à 150 grammes. L'ergot de seigle, et surtout les injections hypodermiques d'ergotine, seront continuées ; enfin, on agira surtout localement pour empêcher le mouvement fluxionnaire.

Deux moyens sont à notre disposition pour cela : le *froid* et le *chaud*.

Application du froid. — Le *froid* est un des meilleurs agents hémostatiques connus ; mais son action, pour être efficace, doit être continuée longtemps et sans interruption, sans quoi la réaction consécutive amène un retour plus considérable de l'hémorrhagie. Des compresses trempées dans de l'eau froide et fréquemment renouvelées sont appliquées pendant plusieurs heures à la partie supérieure des cuisses, à la vulve ou sur la région hypogastrique ; la vessie de glace sur l'abdomen sera toujours préférable. On peut encore faire des injections vaginales froides pendant un quart d'heure, une demi-heure et même davantage, en les répétant toutes les deux ou trois heures ; enfin on peut mettre des morceaux de glace dans le vagin en les renouvelant à mesure qu'ils sont fondus.

Les lavements froids, les bains de siège à eau courante (Gallard) compléteront cette *réfrigération locale*, très efficace dans la plupart des cas.

Injections vaginales chaudes. — Par opposition au moyen précédent, le *chaud* peut être également employé, et même aujourd'hui ce dernier tend à détrôner le premier : je veux parler surtout des *injections vaginales chaudes* pour arrêter l'hémorrhagie utérine.

Depuis quelque temps déjà, on avait essayé de combattre les hémorrhagies puerpérales secondaires par l'administration de bains chauds prolongés (Tarnier), qui agissaient alors comme révulsif en attirant le sang des parties profondes vers la périphérie du corps, ou bien en appliquant sur la région lombaire un sac en caoutchouc rempli d'eau aussi chaude que possible (méthode de Chapman), de façon à réveiller l'action vaso-motrice des ganglions nerveux, dont les filets vont se rendre à la matrice. Mais les injections vaginales chaudes étaient généralement regardées comme dangereuses.

Pourtant Trousseau, Ricord et bien d'autres après eux les avaient essayées avec succès. En Amérique, Emmet (1), de New-York, les emploie depuis plus de vingt ans pour combattre les hémorrhagies utérines; en Angleterre (2), elles sont également préconisées aujourd'hui et, depuis plus d'un an que je connaissais ces résultats, j'ai eu l'occasion de les employer avec succès dans plusieurs cas de ménorrhagies excessives et d'hémorrhagie suite de cancer.

M. Courty (3) a repris cette étude, et démontré les excellents effets que l'on pouvait retirer des injections vaginales d'eau aussi chaude qu'il est possible aux malades de la supporter (40°, 45°, et même 50° C.) dans le traitement des hémorrhagies utérines, et subsidiairement dans celui de

(1) Emmet, *Principles and practice of Gynæcology*, p. 120.
(2) Galabin, *Diseases of women.* Londres, 1879, p. 326.
(3) *Annales de Gynécologie*, juin 1880.

la congestion, de la métrite et de la paramétrite chroniques.

Je ne doute pas, d'après les faits déjà assez nombreux qui sont à ma connaissance, que les injections vaginales chaudes ne soient appelées à révolutionner presque la thérapeutique de la plupart des affections utérines.

Les explications de l'action franchement hémostatique du chaud n'ont pas manqué et M. Courty les discute toutes successivement en en montrant l'insuffisance au point de vue théorique.

Quoi qu'il en soit de ces explications, et pour revenir au traitement de la ménorrhagie, si la perte est abondante et continue, on pratiquera des injections vaginales avec de l'eau aussi chaude que les malades pourront la supporter (45° en moyenne); ces injections seront continuées pendant 20 et 30 minutes et renouvelées toutes les deux ou trois heures. Il faut avoir le soin d'enfoncer suffisamment la canule de l'hydro-clyse ou de l'irrigateur, pour que le liquide baigne complètement le col de l'utérus. S'il s'agissait d'une hémorrhagie symptomatique de métrite ou de cancer, on devrait même porter la canule jusque dans le col, de manière à faire pénétrer le liquide chaud dans la cavité utérine.

Ces injections chaudes me paraissent surtout préférables quand il existe une dépression des forces assez considérable, et que l'hémorrhagie a la forme passive.

4° Si, malgré tous les moyens employés, repos, régime, seigle ergoté, application du froid ou du chaud, en même temps qu'une médication générale, tonique et hémostatique (cannelle, alcool, ratanhia, tannin, ergotine, perchlorure de fer, etc.), l'hémorrhagie tardait trop à s'arrêter, ou que son abondance la rendît dangereuse à bref délai, il faudrait empêcher l'issue du sang par un obstacle mécanique et pratiquer le *tamponnement vaginal*.

Tamponnement. — Après avoir préparé une série de tampons d'ouate, dont quelques-uns (les premiers appliqués) sont attachés à l'aide d'un fil, et les avoir imbibés de glycérine, ou d'un corps gras quelconque, le col est mis à découvert au moyen d'un large spéculum; on débarrasse le vagin des cail-

lots qu'il contient à l'aide d'une injection détersive ou de
tampons d'ouate tenus entre les mors d'une pince ; puis on
porte au contact du col un premier tampon légèrement
imbibé de perchlorure de fer ; on entoure ensuite le col de
plusieurs tampons que l'on fait pénétrer dans les culs-de-sac
vaginaux et l'on accumule ainsi successivement un assez
grand nombre de boulettes au fond du spéculum. A mesure
que les parties profondes sont remplies, on retire peu à peu
le spéculum et l'on introduit de nouvelles boulettes jusqu'à ce
que le vagin soit parfaitement comblé jusqu'à la vulve ; on
applique alors sur l'entrée du vagin un tampon volumineux
que l'on maintient en place au moyen d'un bandage en T
(Leblond).

Ce procédé de tamponnement *méthodique* est le seul efficace ; dans le cas d'hémorrhagie foudroyante, on pourrait
remplir le vagin à l'aide d'un mouchoir ou d'un foulard en
soie, qui permettrait d'attendre, et de pratiquer le tamponnement méthodique, si c'était nécessaire.

La femme doit pouvoir uriner au bout de quelques heures,
sinon il faudrait enlever les premiers tampons et la sonder.

Le tampon ne sera pas laissé en place plus de vingt-quatre
heures ; il sera enlevé complètement au bout de ce temps,
et réappliqué si c'est nécessaire.

Telle est la conduite à suivre dans le cas de ménorrhagie
proprement dite : il ne serait pas prudent d'intervenir autrement pendant cette période ; toutes recherches faites pour
déterminer la cause, et tout traitement local pour la combattre seront renvoyées après la cessation des menstrues. Il
va sans dire que, pendant la période intercalaire, on s'occupera en même temps de traiter convenablement l'anémie
consécutive, ainsi que les divers états généraux concomitants.

B. — La *métrorrhagie* réclame absolument les mêmes
moyens : mais ici la recherche et le traitement de la cause
peuvent et doivent être faits d'emblée, et simultanément avec
le traitement du symptôme. Il y aurait inconvénient et danger à attendre la cessation de l'hémorrhagie, celle-ci pouvant

persister indéfiniment, tant que sa source n'est pas directement attaquée, et tout traitement palliatif étant forcément
condamné à l'insuccès.

CHAPITRE V

DYSMÉNORRHÉE.

La *dysménorrhée* consiste dans une menstruation difficile et
douloureuse.

Toute femme, même en parfaite santé, éprouve au moment des règles un état de malaise plus ou moins considérable et un certain degré de douleur qui est en quelque sorte
normal. Mais ce malaise et cette douleur, qui varient non seulement chez les diverses femmes, mais encore chez une même
personne, peuvent acquérir dans certaines circonstances une
intensité telle qu'ils s'éloignent du degré normal, et constituent un véritable état morbide. Ce sont cette aggravation
et cette persistance des phénomènes, en réalité normaux,
qui constituent la dysménorrhée.

Divisions. — La menstruation est en rapport intime
avec l'ovulation ; le premier phénomène se passe au niveau
de l'utérus, le second au niveau de l'ovaire; il y a en outre
à ce moment congestion de ces deux organes ainsi que de
tous ceux du bassin.

Que chacune des parties de la sphère génitale interne soit
dans un état anormal, ou le siège d'une maladie organique,
et l'un ou l'autre des trois phénomènes primordiaux des
règles, ovulation, congestion, hémorrhagie sera plus ou moins
gêné, plus ou moins difficile et plus ou moins douloureux. De
là une première division que l'on pourrait établir d'après le
siège de la lésion primordiale : **D. ovarienne, D. utérine,
D. pelvienne.**

Martineau (1) distingue deux variétés : 1° la *Dysménorrhée*

_____
(1) Martineau, *op. cit.*, p. 720.

fonctionnelle, c'est-à-dire celle qui se manifeste au moment
où la sécrétion commence et qui est due à un état pathologique du corps de l'utérus et le plus souvent à la métrite ;
2° la *Dysménorrhée mécanique*, qui provient d'un obstacle
apporté à l'excrétion sanguine par suite d'un rétrécissement
du col.

Avec la plupart des auteurs, j'admettrai quatre formes
principales de dysménorrhée :

1° **Dysménorrhée nerveuse ou névralgique;**
2° **Dysménorrhée congestive ou inflammatoire;**
3° **Dysménorrhée obstructive ou mécanique;**
4° **Dysménorrhée membraneuse** (qui sera étudiée à part).

Ces quatre formes ne sont pas aussi nettement séparées
dans la pratique qu'elles le paraissent de prime abord. La
plupart des cas n'appartiennent pas exclusivement à l'une ou
l'autre de ces classes, mais participent en quelques degrés
aux caractères de deux ou même de plusieurs variétés. La
dénomination indique seulement le caractère prépondérant
dans chaque cas, celui qui réclame la principale intervention thérapeutique.

Étiologie. — Pour un grand nombre d'auteurs, la dysménorrhée est toujours *symptomatique* d'une affection locale
des organes génitaux, et principalement de l'utérus, et son
histoire rentre dans celle des maladies qui en sont le point
de départ. Mais avec Aran, Scanzoni, Courty, etc., j'admettrai
qu'il existe une dysménorrhée *idiopathique, essentielle*, c'est
la *Dysménorrhée nerveuse*, à laquelle on peut joindre la *Dysménorrhée congestive*, la congestion n'étant le plus souvent que
la suite du trouble nerveux, et ne l'ayant point précédé.

La *Dysménorrhée nerveuse* se rencontre de préférence chez
les jeunes filles nerveuses, hystériques et chloro-anémiques,
chez celles qui habitent la ville, qui ont des habitudes de luxe
et d'indolence, ou bien qui ont des penchants vicieux.
Elle est une des manifestations de l'hystérie ou de l'hystéro-
épilepsie (*hystéralgie cataméniale*) ou bien de la diathèse rhu-
matismale. Elle peut succéder à l'impression du froid, à une

irritation vive, surtout au moment de l'époque menstruelle.

La *Dysménorrhée congestive ou inflammatoire* se développe à la suite de la première, la douleur primitive entraîne la congestion et l'inflammation de la matrice. Plus souvent, c'est l'altération de la circulation utérine qui débute ; cette forme de dysménorrhée est symptomatique de la congestion utérine et de la métrite, et elle reconnaît les mêmes causes.

Ainsi elle est plus fréquente chez les femmes d'un tempérament riche, sanguin et pléthorique, chez celles qui restent célibataires ou chez les jeunes veuves. Elle se manifeste après un ou plusieurs accouchements, lorsque l'involution utérine a été insuffisante.

La métrite, sous ses diverses formes, et surtout l'endométrite du corps, la paramétrite, les inflammations des ligaments larges, des trompes et des ovaires, la pelvi-péritonite, en un mot toutes les lésions inflammatoires des organes pelviens s'accompagnent de dysménorrhée congestive ou inflammatoire. Les déplacements de l'utérus et les tumeurs dont il est le siège produisent encore le même résultat.

Je ne discuterai pas ici quel est le rôle de la congestion et de l'inflammation. Agissent-elles en tant que lésions vitales en troublant le fonctionnement de l'organe et en modifiant sa sensibilité normale? ou bien leur action est-elle purement mécanique, et se borne-t-elle à gêner l'excrétion du sang menstruel par suite du gonflement de la muqueuse et de l'obstruction consécutive du canal cervical? Il est probable que, si la première action est la plus importante, la seconde n'en est pas moins réelle dans beaucoup de cas. C'est ce qui explique comment la congestion peut s'accompagner de phénomènes de rétention, même avec un canal de dimensions normales, la muqueuse boursouflée par l'hyperémie et la phlogose formant au niveau des orifices un véritable bouchon obturateur.

La *Dysménorrhée mécanique ou obstructive* (Sims) est celle qui provient de la gêne apportée à la sortie du sang menstruel par suite d'un obstacle siégeant sur l'un quelconque des points du canal excréteur, et principalement du canal cervico-utérin. Les rétrécissements du col en sont la cause la plus fréquente.

Nous savons déjà que ces rétrécissements peuvent être *congénitaux* (malformations diverses, *col conique*, *torsion de l'utérus*, etc.), ou bien *acquis* (à la suite d'inflammations, d'ulcérations et de cicatrices). « Plus j'avance dans la carrière, dit M. Courty, plus je suis frappé de la prédominance de la dysménorrhée mécanique sur toutes les espèces de dysménorrhée. »

En parlant des *changements de situation* de l'utérus, et principalement des *flexions*, nous avons montré l'importance de ces maladies sur la perméabilité du canal cervico-utérin qui, sans être rétréci à proprement parler, se trouve dévié, coudé, *obstrué*.

De même ces *obstructions* sont fréquentes à la suite des tumeurs fibreuses, des polypes, du cancer, etc., et ces diverses maladies peuvent être le point de départ de dysménorrhée mécanique, ou plutôt *obstructive*. Il a été suffisamment insisté sur ce point pour n'avoir pas à y revenir ici.

Sur 129 cas de dysménorrhée M. Sims (1) a noté les faits suivants : 116 fois l'orifice du col était rétréci ; 4 fois la dysménorrhée était due à la présence de polypes, et 8 fois à la congestion simple. Sur ces 129 femmes, 84 présentaient des flexions de l'utérus, avec ou sans présence de tumeurs fibreuses.

Symptômes. — Les phénomènes prémonitoires des règles s'annoncent plusieurs jours à l'avance ; les douleurs de reins sont intenses ; le ventre devient sensible, surtout dans la région sous-ombilicale, au niveau des ovaires, plus souvent à gauche qu'à droite.

Bientôt les malades éprouvent des tiraillements, des élancements dans le bas-ventre, qui s'irradient de tous les côtés et amènent un état nerveux très pénible. Éructations, flatuosités, constipation, dysurie, migraine, céphalalgie, photophobie, pleurs, constriction convulsive du vagin, prurit de la

(1) *Op. cit.*, p. 265.

vulve, picotement et douleurs dans les seins, tels sont les divers phénomènes qui se manifestent successivement, et qui vont sans cesse en s'accroissant à mesure que les douleurs du bas-ventre augmentent, se localisent de plus en plus dans l'utérus et prennent le caractère de véritables **coliques utérines**. Celles-ci varient de caractère et d'intensité suivant les cas.

Tantôt les malades accusent un sentiment de pesanteur et de chaleur intolérables, tantôt elles éprouvent une sorte de torsion de l'utérus, tantôt les douleurs sont expulsives et comparables à celles de l'accouchement.

Ces crises de colique utérine revêtent parfois une intensité telle que les malades versent des larmes, poussent des cris, se tordent sur leur lit ou se roulent par terre, ont des nausées, des vomissements, des syncopes et même de véritables accès de folie. Ces accidents généraux ne sont pas rares chez les jeunes filles dysménorrhéiques, dans la forme nerveuse de la maladie.

Ces crises se répètent un certain nombre de fois, et enfin apparaît l'écoulement sanguin. Généralement, la plupart des symptômes s'amendent aussitôt après, et quelquefois même cessent complètement : la menstruation achève son cours sans autre accident. Ce fait n'est pas rare dans la forme nerveuse, dont elle constitue même un des caractères principaux.

Mais d'autres fois il n'en est pas ainsi ; à la douleur qui précède l'émission vient s'ajouter la difficulté de l'écoulement : c'est-à-dire les deux caractères de la vraie dysménorrhée.

Le sang sort goutte à goutte ; le ténesme utérin et les coliques persistent avec des exacerbations. Il en est surtout ainsi quand il se forme des caillots ; l'expulsion de ceux-ci détermine une violente crise de douleurs qui se répète un plus ou moins grand nombre de fois pendant tout le temps de la période menstruelle.

La persistance des coliques, la présence des caillots, indiquent presque toujours l'existence d'un obstacle dans l'excrétion, d'une dysménorrhée mécanique.

La quantité de sang varie, tout autant que le mode de son

excrétion; mais, d'une manière générale, elle est moindre qu'à l'état normal et elle tend à diminuer, jusqu'à produire l'aménorrhée.

Chez la plupart des malades, ces accès se répètent à chaque période avec plus ou moins d'intensité. C'est ce qui a lieu dans les cas de dysménorrhée mécanique ou bien symptomatique d'une lésion organique de l'utérus; celle-ci est alors habituelle, sinon constante; elle n'est au contraire que passagère, s'il s'agit d'une simple dysménorrhée névralgique ou congestive.

D'une façon générale, la dysménorrhée a une durée ordinairement très longue : il est rare qu'elle ne persiste pas plusieurs mois, plusieurs années ; on en a vu qui, ayant débuté avec la puberté, ne cessaient qu'avec la ménopause.

Diagnostic. — La dysménorrhée est très facile à reconnaître par elle-même, et je ne crois point qu'il soit possible de la confondre avec un avortement, auquel pourtant on doit songer quand il y a eu un retard des règles. Mais il est plus difficile d'en reconnaître la nature et d'en déterminer la cause, point essentiel pour le traitement.

On se basera pour cela sur la considération des symptômes subjectifs, sur leur marche, leur durée, leur intensité, mais surtout sur l'examen objectif et détaillé des organes génitaux.

Celui-ci nous montre-t-il l'existence d'un rétrécissement du col, d'une flexion du canal, d'une tumeur utérine, ou bien tous les signes physiques d'une métrite aiguë ou chronique, d'une inflammation des tissus péri-utérins, incontestablement la dysménorrhée est mécanique dans le premier cas, inflammatoire dans le second, si toutefois même elle n'est pas mécanique dans ce dernier, l'inflammation et l'hypérémie agissant surtout comme agents d'obstruction au moment de la congestion menstruelle.

Quoi qu'il en soit, la nécessité de l'examen local est indiscutable, et, à moins que l'on ait affaire à une dysménorrhée commençante, chez une jeune vierge, ou bien à des accidents passagers, on devra y recourir, si on ne veut point s'exposer à un diagnostic incomplet et à un traitement empirique.

Quant aux symptômes subjectifs, ils ne présentent que
des présomptions. Ainsi, on peut dire que, dans la dysménorrhée congestive simple, la douleur se déclare quelque
temps avant l'apparition des règles, de un à huit jours, et
même qu'elle existe à un degré quelconque dans les périodes
intermédiaires.

S'il n'y a pas de cause mécanique ou obstructive, généralement la douleur se calme peu après le commencement de
l'écoulement, ou tout au moins avant sa fin.

Dans la forme purement mécanique, les souffrances n'apparaissent que quelques heures avant la perte, à moins qu'il
n'y ait une sténose très prononcée. La douleur est généralement intermittente. Elle cesse avec la période menstruelle,
si le rétrécissement n'est pas compliqué de congestion ou de
phlogose. Souvent le sang est expulsé sous forme de caillots.

Quand le début hâtif des souffrances peut faire croire à
l'existence d'une dysménorrhée congestive, si celles-ci s'ac-
croissent sensiblement après l'apparition des règles, on songera à une forme compliquée : dysménorrhée congestive et
dysménorrhée mécanique réunies.

Enfin, si la douleur et les tiraillements restent fixés dans
la région iliaque, s'ils s'accompagnent de douleurs réflexes du
côté de la cuisse, de la mamelle, des nerfs intercostaux avec
divers symptômes hystériques, la dysménorrhée pourra être
soupçonnée de source ovarienne. De même, les phénomènes
dysménorrhéiques commencent-ils régulièrement quelques
jours avant la menstruation, pour cesser avant l'apparition
de celle-ci, ils sont dus dans ces circonstances à un trouble
fonctionnel dans l'ovulation.

Pronostic. — Essentiellement variable suivant les cas, la
variété, la cause, la persistance, il est toujours plus ou moins
sérieux, tant par suite des troubles généraux qui en résultent,
que par suite des troubles locaux qui se produisent dans
le fonctionnement normal des organes génitaux et amènent
la stérilité. Sur 250 femmes stériles observées par Louis,
129 étaient dysménorrhéiques.

Traitement. — Le traitement est *palliatif* ou *curatif.*

Le traitement **curatif** s'adresse à la cause même de la dysménorrhée et varie conséquemment avec elle ; sauf de très
rares exceptions, il doit être mis en œuvre pendant la période
intermenstruelle seulement.

Il consistera tantôt dans l'administration des moyens
antispasmodiques et des antichlorotiques, si la dysménorrhée
est de cause purement nerveuse ; tantôt il s'attachera à combattre la congestion utérine, et la métrite ; plus souvent il
aura pour but et pour effet de faire disparaître l'obstacle
qui s'oppose au libre écoulement du flux sanguin, soit en
redressant un utérus fléchi ou dévié, pourvu qu'on observe
les indications et les contre-indications précédemment posées
(page 323), soit en provoquant l'expulsion ou en pratiquant
l'ablation des tumeurs utérines, soit enfin en agissant directement sur le col rétréci, en le dilatant, l'incisant ou l'ampu-
tant suivant les cas (page 275).

Ces diverses interventions médicales ou chirurgicales ont
été déjà décrites et comparativement étudiées ; je répéterai
seulement que, vu la prédominance de la dysménorrhée
mécanique, le traitement chirurgical sera fréquemment indiqué, et donnera d'excellents résultats sans offrir de notables
inconvénients, pourvu qu'à l'incision du col on préfère en
règle générale la dilatation lente.

Le traitement **palliatif** s'adresse surtout à la crise.

Pour prévenir celle-ci ou en diminuer l'intensité, on conseillera des bains chauds d'une demi-heure à une heure
de durée, et le bromure de potassium à assez haute dose,
pendant les quelques jours qui précèdent les règles.

Si la dysménorrhée a la forme congestive, un purgatif salin
sera administré afin de prévenir la constipation ; la malade
sera tenue au repos, loin de toute excitation morale ou physique capable de développer l'élément nerveux, qui joue un
grand rôle dans le développement et l'intensité des symptômes.

Les applications émollientes sur l'hypogastre, les onctions
avec le laudanum, la pommade belladonée ou le baume

tranquille, quelques lavements avec une décoction de valériane, avec l'asa-fœtida, etc., seront également utiles.

L'*apiol* (principe actif du *Petroselinum sativum*) a été conseillé.

M. Courty ne manque jamais de prescrire les *gouttes antispasmodiques* (éther sulfurique, teinture de valériane, teinture
de castoréum, laudanum de Sydenham, ââ, 5 gr.), à la dose
de 25 à 30 dans une cuillerée d'eau de fleurs d'oranger.

Le moment de la menstruation arrivé, la seule indication
à remplir est de calmer la douleur et le spasme. La femme
est maintenue au lit ; les embrocations chaudes et émollientes, les lavements laudanisés, l'administration à l'intérieur de l'*opium*, de la *belladone*, de l'*aconit*, de la *valériane*,
du *chloral* ou du *bromure de potassium* (1 à 4 grammes par
jour) seront continués avec persévérance. Il convient d'insister surtout sur les excitants diffusibles et les sédatifs :
l'*éther*, l'*ammoniaque*, l'*esprit de Mindérérus*, les *infusions aromatiques de tilleul*, de *mélisse*, le *punch*, le *vin chaud*, etc. Si
les douleurs sont très aiguës et qu'elles ne cèdent pas à ces
moyens, on pourra introduire dans le vagin des tampons
d'ouate enduits d'une pommade calmante, opiacée ou belladonée, badigeonner le col avec de l'extrait de belladone pur, ou
mieux recourir à des injections hypodermiques de morphine.

Dans des cas où la douleur était excessive et où il existait
une congestion intense avec écoulement du sang goutte à
goutte, les *injections vaginales très chaudes* m'ont donné de
bons résultats. J'ai essayé également avec succès, dans une
circonstance où les douleurs dysménorrhéiques étaient
telles qu'elles provoquaient du délire, la **dilatation digitale
du col**, par le procédé que Copemann a récemment recommandé pour le traitement des vomissements incoercibles de
la grossesse.

Aran et Scanzoni vantent beaucoup l'application de deux
ou trois sangsues sur le museau de tanche, ils ont vu les
paroxysmes douloureux cesser presque immédiatement
après cette application.

Bien d'autres moyens peuvent encore être employés au
moment des crises dysménorrhéiques ; ils sont de l'ordre des

antispasmodiques et des *sédatifs*, et il est inutile d'y insister.

Malgré ce traitement, quelquefois les phénomènes ne s'amendent point, les douleurs persistent, s'aggravent, la menstruation ne s'établit que peu ou point. Il en est ainsi quand il existe un obstacle mécanique, une coarctation très prononcée du col ; il ne faut pas craindre alors de pratiquer l'examen des organes, même en pleine période menstruelle, de découvrir l'obstacle et de le traiter convenablement.

La dysménorrhée ne saurait être un obstacle au mariage qui souvent, au contraire, sera utile pour en hâter la disparition.

C'est ainsi que la dysménorrhée nerveuse ou congestive, qui est si fréquente chez les jeunes filles et qui dépend d'une ovulation difficile, est souvent améliorée par les rapprochements sexuels. De même le mariage, suivi de fécondation, peut amender un certain nombre de cas de dysménorrhée mécanique, pourvu qu'elle soit peu prononcée. Dans le cas contraire, ou bien si le mariage reste stérile, la situation peut être empirée.

§ II. — Dysménorrhée membraneuse.

Cette forme spéciale de dysménorrhée est caractérisée par l'expulsion, à chaque époque menstruelle, d'un produit membraniforme qui présente à l'examen histologique tous les caractères de la muqueuse utérine.

Oldham et Simpson (1846), qui les premiers appelèrent spécialement l'attention sur cette curieuse maladie, avaient admis qu'à une certaine époque, pendant la période intermenstruelle, la muqueuse se détache en totalité de l'utérus pour être expulsée à la prochaine menstruation. Cette opinion, longtemps controversée, est aujourd'hui assez généralement admise, et la maladie peut être dite **exfoliation pathologique de la muqueuse utérine**. Comme cette dernière paraît être toujours en rapport avec la métrite, on l'appelle encore **métrite exfoliante**. M. Courty croit qu'elle est plutôt le résultat d'une congestion sanguine, d'une sorte d'apoplexie de la muqueuse.

Anatomie pathologique. — La menstruation, et surtout la menstruation dysménorrhéique, s'accompagne souvent de l'expulsion de produits membraniformes, qui peuvent induire en erreur l'observateur inattentif, et faire croire à l'existence de la maladie qui nous occupe. Ainsi il peut arriver que le sang, séjournant dans la matrice par suite d'un rétrécissement du col, soit expulsé sous forme de caillots blancs, fibrineux, plus ou moins triangulaires, comme la cavité dans laquelle ils ont séjourné. Il peut se faire que les mêmes produits membraniformes ne soient que du mucus coagulé, et mélangé à une plus ou moins grande quantité d'éléments divers, ou bien encore des débris fœtaux, provenant d'un avortement de quatre à six semaines.

M. Robin avait soutenu qu'il en était toujours ainsi, et que la dysménorrhée membraneuse n'était autre chose qu'un *avortement méconnu.* Cette opinion est aujourd'hui abandonnée.

De même on rencontre quelquefois dans les menstrues des lambeaux de la muqueuse du vagin (*vaginite exfoliante*), uniquement constitués par de grosses cellules d'épithélium pavimenteux.

Tous ces cas ne rentrent point dans l'histoire de la dysménorrhée membraneuse. Dans celle-ci, les produits membraneux sont complètement organisés ; ils sont formés par tous les éléments de la muqueuse utérine, et notamment par le plus reconnaissable d'entre eux, les glandes folliculaires. Comme ce détachement de la muqueuse est presque toujours la conséquence de l'inflammation, les membranes expulsées renferment en outre des globules sanguins et purulents, ou bien des masses de tissu embryonnaire.

La muqueuse est expulsée tantôt sous forme de lambeaux irréguliers et dentelés sur les bords, tantôt en un seul lambeau triangulaire. Dans ce dernier cas, le lambeau présente plusieurs ouvertures, généralement situées aux trois angles, et correspondant aux orifices du col et des trompes : un vrai moule, plein ou creux, de la cavité utérine. Sa couleur est d'un rouge vif ; sa face externe est villeuse, l'interne est lisse et criblée de trous, correspondant aux orifices glandulaires.

Étiologie. — Cette affection est assez rare. Chez quelques femmes on la voit débuter avec la menstruation initiale, tandis que chez d'autres elle est consécutive aux premiers temps du mariage, fort souvent à un avortement.

Elle a été quelquefois héréditaire (Siredey) (1).

Elle coexiste très fréquemment avec une affection utérine, et principalement avec l'endométrite. Comme cette dernière, elle se développe sous l'influence d'états diathésiques, scrofule et syphilis (Gauthier).

Symptômes. — Ils diffèrent peu de ceux de la dysménorrhée congestive ou inflammatoire, avec laquelle certains auteurs la confondent (Scanzoni, Churchill).

Ordinairement entre les époques il existe une certaine souffrance vers la région hypogastrique, du catarrhe utérin, en un mot tous les signes d'une métrite. A l'époque des règles, les phénomènes de congestion utéro-ovarienne sont très accentués, et accompagnés de contractions douloureuses très vives. Le sang apparaît bientôt, s'échappant souvent goutte à goutte, quelquefois en grande abondance.

Les douleurs n'en continuent pas moins, violentes, intermittentes et rappelant tout à fait celles de l'accouchement ; leur caractère expulsif se prononce de plus en plus. Au bout de vingt-quatre ou quarante-huit heures, quelquefois davantage, la membrane est expulsée.

Généralement cette expulsion est suivie d'une abondante hémorrhagie qui s'arrête au bout de quelques instants ; les douleurs cessent également ; la crise de dysménorrhée est terminée, et la menstruation s'achève sans accidents.

Quand la membrane, au lieu d'être rejetée en totalité, est expulsée par lambeaux, ces crises se renouvellent à chaque expulsion partielle, et la menstruation reste douloureuse pendant toute sa durée.

_____

(1) Siredey, *Nouv. Dict. de méd. et de chir. prat.*, art. DYSMÉNOR- RHÉE.

Le même cortège de symptômes se reproduit aux époques menstruelles suivantes, et pendant un temps plus ou moins long ; d'autres fois, leur apparition est intermittente. Ces variétés de marche dépendent de la nature et de la cause de la maladie.

Diagnostic. — La dysménorrhée membraneuse est suffisamment caractérisée par les douleurs expulsives et le rejet d'une membrane qui amène la cessation de la crise. L'important est de distinguer la nature de la membrane expulsée, afin de ne pas la confondre avec les divers produits analogues, qui résultent soit d'un avortement, soit de la rétention du sang et du mucus dans la cavité utérine.

L'examen attentif, à l'œil nu et au microscope, est donc nécessaire, et ce ne sera qu'après l'avoir pratiqué que l'on pourra affirmer la vraie nature de la maladie.

Pronostic. — La dysménorrhée membraneuse est, de toutes les variétés de dysménorrhée, la plus grave, la plus rebelle et celle qui entraîne le plus souvent la stérilité. Toutefois elle est susceptible de guérison, et les exemples commencent à en être assez nombreux (Siredey, Courty).

Traitement. — Au moment des accès, on combattra la douleur, comme il a été dit plus haut, à l'aide des sédatifs, des calmants et des opiacés. La belladone en applications locales, la morphine en injections hypodermiques, formeront la base du traitement des crises, avec les bains de siège chauds et les fomentations émollientes.

Dans la période intermenstruelle, on s'occupera de bien apprécier l'état physique de l'utérus, de déterminer par conséquent la cause de la maladie et de la combattre énergiquement par des moyens appropriés.

On aura le plus souvent à traiter la congestion utérine ou la métrite par des moyens généraux et locaux en rapport avec l'intensité des phénomènes et la cause première de leur développement : purgatifs, sangsues, ergot de seigle, bromure de potassium, hydrothérapie, toniques, fer, arsenic, etc.

Il sera souvent utile de recourir à la dilatation ou à l'incision du col, afin de remédier à un certain degré de rétrécissement, qui augmente l'intensité des crises et en favorise la répétition. Enfin on recourra en dernier lieu aux modificateurs locaux portés sur la muqueuse utérine elle-même.

Les cautérisations légères de la cavité du corps avec le crayon de nitrate d'argent ou mieux avec un pinceau imbibé d'une solution argentique au trentième, ont très bien réussi entre les mains de M. Tilt et de M. Siredey.

On a également essayé les cautérisations avec la teinture d'iode, l'acide nitrique, l'acide phénique, etc.

Maudl et Courty vantent beaucoup les injections intra-utérines d'une solution saturée de chlorate de potasse, ou bien les crayons de même substance introduits tous les deux jours dans la cavité de l'utérus.

M. Depaul a obtenu un succès à l'aide de cautérisations au fer rouge, pratiquées une fois par semaine.

La cessation des rapprochements sexuels pendant un temps plus ou moins long est une des conditions essentielles du traitement ; elle a quelquefois suffi à elle seule pour amener une amélioration notable, qui a permis ensuite la fécondation.

CHAPITRE VI

DÉVIATION DES RÈGLES. — MENSTRUATION SUPPLÉMENTAIRE.

Définition. — L'hémorrhagie menstruelle, au lieu de s'effectuer toujours par la muqueuse utérine, s'opère quelquefois sur différentes régions du corps. Souvent le flux sanguin des voies génitales n'est pas diminué et non complètement remplacé par le flux anormal : ce dernier prend alors le nom de *menstruation supplémentaire (menstruatio vicaria)*.

Dans d'autres circonstances le flux anormal constitue à lui seul l'hémorrhagie périodique, on dit alors qu'il y a *déviation des règles, règles déviées.*

Causes. — D'une manière générale, ces deux phénomènes ne se produisent guère qu'à la suite de l'aménorrhée et de la suppression brusque des règles. Le molimen menstruel correspondant à l'ovulation, ne se faisant qu'incomplètement ou même pas du tout sur l'utérus, se porte sur un autre point de l'organisme et y détermine une hémorrhagie.

Les femmes faibles, nerveuses, hystériques, y sont plus particulièrement sujettes. Certaines conditions organiques locales peuvent agir comme causes adjuvantes et contribuer à fixer le siège de l'hémorrhagie : ainsi les plaies, les varices, les ulcérations tuberculeuses ou cancéreuses.

Les règles supplémentaires, tout comme les règles déviées, sont en rapport direct avec l'ovulation ; leur retour mensuel, leur cessation pendant la grossesse et l'allaitement, enfin la constatation de la déhiscence des vésicules de Graaf à ce moment (Puech) ne laissent aucun doute à ce sujet. Quant à l'explication du phénomène, à sa pathogénie, elle est encore très obscure.

Siège. — Le flux sanguin anormal s'opère généralement en pareil cas par des régions où les tissus sont dépourvus de leur tégument naturel, c'est-à-dire par les plaies ou les ulcères, ou bien encore par les muqueuses qui offrent le moins de résistance. D'après une statistique de 200 cas relevés par Puech (1) dans les différents auteurs, on voit que l'exhalation sanguine a eu lieu :

Par le cuir chevelu	6 fois.	Par le tronc, les aisselles,		
Par le conduit auditif	6 —	le dos	10 fois.	
Par les yeux (paupières et		Par l'ombilic	5 —	
caroncules lacrymales).	10 —	Par la muqueuse des voies		
Par la muqueuse nasale.	18 —	urinaires	8 —	
Par les joues	3 —	Par la muqueuse intesti-		
Par les alvéoles dentaires.	10 —	nale et des hémorrhoï-		
Par la bouche	4 —	des	10 —	
Par la muqueuse bron-		Par les mains et les		
chique	24 —	doigts	7 —	
Par la muqueuse stoma-		Par les membres infé-		
cale	32 —	rieurs	13 —	
Par les mamelles	25 —	Par des voies multiples.	8 —	

(1) Puech, *Comptes rendus de l'Acad. des sciences*, 1863.

Symptômes. — Les hémorrhagies supplémentaires surviennent périodiquement chaque mois, à l'époque des règles.
Elles se produisent rarement d'emblée : le plus souvent leur
apparition s'annonce par une série de symptômes précurseurs
qui ont leur siège, d'une part, dans les organes génitaux (molimen menstruel, suintement muqueux ou muco-sanguino-
lent), et, d'autre part, dans les organes où l'hémorrhagie doit
se montrer (congestion, sensibilité, douleur).

Lors de son apparition, ces divers désordres s'amendent
et cessent ; l'écoulement sanguin se suspend aussi de lui-
même au bout d'un certain temps et tout rentre dans l'ordre
jusqu'à la prochaine période. Quand la menstruation proprement dite n'a pas complètement disparu, il n'est pas rare
d'observer une sorte de balancement entre les deux hémorrhagies, l'une diminuant quand l'autre augmente et *vice
versâ*.

Si l'on a égard à la périodicité de l'hémorrhagie supplémentaire, ainsi qu'aux troubles concomitants de la menstruation, sa nature ne saurait être méconnue.

Pronostic. — La déviation des règles n'a pas par elle-
même un pronostic grave ; elle n'en constitue pas moins un
fait important à noter, car elle témoigne d'un désordre fonctionnel dont les conséquences peuvent être fâcheuses. Elle
offre encore des dangers en compromettant à la longue la
structure des organes qui en sont le siège. Sous ce dernier
rapport, le pronostic varie suivant les cas, et une *épistaxis*
supplémentaire des règles, par exemple, sera réputée d'un
pronostic meilleur qu'une *hématémèse*.

La fécondation est le plus souvent empêchée : toutefois on
cite des cas où la grossesse a eu lieu malgré la déviation des
règles qui tantôt a cessé, et tantôt s'est reproduite après
l'accouchement (1).

Traitement. — Dans la grande majorité des cas, le traitement doit se proposer pour unique but de rappeler le mo-

_____

(1) Courty, *op. cit.*, 3ᵉ édit., p. 481.

limen hémorrhagique du côté de l'utérus, et par conséquent
de combattre l'aménorrhée par les moyens précédemment indiqués (p. 490).

Une bonne hygiène, les toniques, les ferrugineux, l'hydrothérapie dans la période intercalaire, les pédiluves sinapisés,
les bains de siège chauds, les ventouses sèches sur les membres inférieurs, sur le col de l'utérus, ou même dans la
cavité utérine (Simpson) au moment et pendant tout le temps
de la période menstruelle, auront pour effet de rappeler le
flux menstruel sur l'utérus, et de faire cesser spontanément
les règles déviées ou supplémentaires.

Quant à celles-ci, il convient de les respecter et de ne rien
faire qui pourrait en amener la brusque cessation, et entraîner des accidents graves de rétrocession interne. Si la
perte était trop grande, on en modérerait l'intensité à l'aide
des divers moyens antifluxionnaires ; enfin si son abondance devenait dangereuse, on la combattrait de la même manière que toute autre espèce d'hémorrhagie.

CHAPITRE VII

TROUBLES DE LA PUBERTÉ ET DE LA MÉNOPAUSE.

E. BARRIÉ, *Étude sur la ménopause.* Th. de Paris, 1877, n° 139.
J. TILT, *The change of life,* 3ᵉ édit. London, 1870.

Au commencement comme à la fin de la vie menstruelle
de la femme, des modifications diverses surviennent dans
l'organisme qui ont pour effet de déterminer, les unes le développement des organes de la génération et des diverses
fonctions correspondantes, les autres l'atrophie de ces mêmes
organes et l'annihilation de ces mêmes fonctions.

La *puberté* et la *ménopause* sont les deux termes extrêmes
de la vie génitale de la femme, termes physiologiques qui
évoluent le plus souvent d'une façon normale, et sans entraîner ni accidents ni dangers.

Mais il n'en est pas toujours ainsi, et si ces deux périodes de la vie ne constituent point par elles-mêmes des maladies, elles peuvent du moins avoir une évolution irrégulière, véritablement morbide, et devenir des causes déterminantes d'affections diverses. Plus encore que la menstruation elle-même à son développement complet, le commencement et la fin des règles constituent une véritable période d'**imminence morbide**, que le médecin est appelé à reconnaître et à soigner.

J'ai déjà parlé de l'irrégularité d'apparition ou de cessation des règles (p. 483); une menstruation trop précoce ou trop tardive constitue déjà une anomalie qui doit sérieusement éveiller l'attention. Il en est de même des autres troubles locaux ou généraux qui les accompagnent : ceux-ci sont de divers ordres, se rapportant tantôt à la menstruation elle-même, et tantôt aux diverses fonctions de l'organisme.

§ I. — Puberté.

Les principaux troubles qui accompagnent la puberté consistent dans des irrégularités de la menstruation qui souvent ne s'établit qu'avec difficulté, paraît un ou deux mois pour s'arrêter ensuite et ne devenir franchement régulière qu'au bout d'un temps plus ou moins long. L'aménorrhée, la dysménorrhée, principalement sa forme névralgique, sont des accidents fréquents de la puberté. En thèse générale, elles sont accompagnées de *chlorose*, favorisées sinon entretenues par cette dernière.

Une autre série d'accidents, se développant en même temps que les troubles menstruels et en relation intime avec eux, ce sont les *désordres nerveux* de toutes sortes, et principalement les *névroses partielles* ou *générales, névralgies, hystérie, hystéro-épilepsie*, etc.

Les règles supplémentaires ou déviées sont aussi l'apanage spécial de cette époque de la vie.

Sans insister outre mesure sur ces divers désordres, dont il a été question déjà aux chapitres de l'*aménorrhée* et de la *dysménorrhée*, on peut donc dire que la plupart d'entre eux se rattachent à la faiblesse du sang, à la **chloro-anémie**, et que, outre les précautions hygiéniques qu'il convient de ne jamais négliger, les *toniques* et les *ferrugineux*, auxquels il convient d'associer presque toujours les *antispasmodiques*, formeront la principale base de tout traitement.

§ II. — Ménopause.

La ménopause est depuis longtemps considérée comme une époque redoutable pour la femme, de là le nom d'*âge critique* sous lequel elle est très fréquemmeut désignée : on l'appelle encore *âge de retour*, *retour d'âge*, *époque climatérique*.

Le flux menstruel qui se montre d'une façon si régulière pendant plus de la moitié de l'existence de la femme est un phénomène physiologique qui occupe le premier rang dans l'organisme féminin : sa suppression définitive ne peut se faire sans troubler profondément l'économie et rompre l'équilibre habituel. Ce n'est que peu à peu et au prix d'accidents variés que la stabilité perdue peut être reconquise. C'est ainsi que s'expliquent les troubles complexes de gravité diverse qui caractérisent l'âge de la ménopause et auxquels bien peu de femmes paraissent échapper.

Toutefois il est aujourd'hui prouvé par la statistique que l'âge critique *n'augmente pas la mortalité des femmes*, qui est moindre chez elles (de 40 à 50 ans) que chez les hommes. Mais ce n'est là qu'un des côtés de la question, et si la mortalité plus grande de la ménopause est aujourd'hui niée, il faut encore savoir, ainsi que le dit M. Stoltz (1), si la femme est exposée, pendant cette période, à plus d'infirmités que pendant qu'elle était exactement réglée. En thèse générale, on peut répondre que oui, en faisant néanmoins quelques distinctions.

Les femmes dont la menstruation a été irrégulière, les couches laborieuses, les avortements fréquents, ou celles qui

---

(1) Stoltz, art. MENSTRUATION, in *Nouveau Dict. de méd. et de chir. pratiques.*

sont affaiblies par les excès habituels, les travaux excessifs, la misère, la cachexie, offrent moins de résistance et sont, par cela même, exposées à des accidents multiples; celles, au contraire, qui ont vécu dans les conditions de la vie aisée et régulière, traverseront l'âge critique au prix de quelques malaises insignifiants.

Symptomatologie. — L'irrégularité de la menstruation est le fait dominant qui annonce l'âge critique : l'époque de son apparition est, ai-je dit déjà, très variable, de 35 à 55 ans, le plus souvent entre 45 et 50. Chez quelques femmes la transition est sinon brusque, du moins fort nette. Chez d'autres, elle est lente, prolongée, coupée par des retours et des suspensions, se produisant alternativement pendant plusieurs mois et même plusieurs années. Elle s'accompagne de désordres locaux et généraux très divers dont quelques-uns peuvent faire naître chez la femme de réelles illusions, et être la source d'erreurs de diagnostic. Les auteurs anglais surtout (1) insistent avec détail sur la *fausse grossesse*, que Mason Good a grécisée et traduite par *pseudo-cyése*.

Les symptômes généraux de la ménopause sont très nombreux et très variés. Raciborski (2), et après lui la plupart des auteurs, les rapportent à deux sources principales : 1° le système sanguin, à cause de la suppression de l'hémorrhagie habituelle ; 2° le système nerveux ganglionnaire, par suite de la cessation de sa participation à l'orgasme périodique de l'ovulation. Ces deux systèmes sont alors en excès, d'où découlent deux sortes de *pléthores : pléthore sanguine* et *pléthore nerveuse*, qui entraînent des accidents divers que l'on peut classer en deux groupes :

1° *Pléthore sanguine.* { Phénomènes congestifs.
{ Hémorrhagies.

2° *Pléthore nerveuse.* { Ensemble de troubles protéiformes du système nerveux. *Nervosisme* de Bouchut.

---

(1) R. Barnes, *op. cit.*, p. 223.
(2) Raciborski, *Traité de la menstruation.* Paris, 1868, p. 263.

Tilt (1) résume ainsi la fréquence des affections diverses qu'il a rencontrées au moment de la ménopause :

Maladies du système nerveux ganglionnaire.....	406 cas.
— — cérébro-spinal............	1272 —
— des organes reproducteurs...............	463 —
Affections gastro-intestinales....................	354 —
Maladies de la peau..........................	705 —
Troubles variés (affections diverses)...........	43 —

a. Les phénomènes congestifs et les hémorrhagies ont lieu le plus souvent du côté de l'utérus ; ils sont assez fréquents du côté des organes disgestifs (entérorrhagies, hématémèses, hypérémie du foie, etc.), des organes respiratoires (pneumonies congestives) et des centres nerveux (congestion, apoplexie).

Mais si la pléthore semble être l'apanage des femmes arrivées à la ménopause, il ne faut pas oublier que l'inverse peut avoir lieu, soit que la turgescence du système sanguin résulte de l'hydrémie (*fausse pléthore*, *pléthore séreuse*), soit que, par suite de fréquentes hémorrhagies et des désordres graves de l'appareil digestif, l'anémie ait pris sa place.

b. Quant aux désordres nerveux, ce sont incontestablement les plus communs et les plus variés. Presque toutes les femmes, dit Sandras, qui arrivent à l'âge de retour, passent par l'**état nerveux** à différents degrés.

Bouffées de chaleurs, migraines, spasmes, points douloureux, palpitations cardiaques, sensations de froid, fourmillements, dyspnée, œsophagisme, névralgies, névroses diverses, et même aliénation mentale, se montrent un très grand nombre de fois. Les altérations des sens sont loin d'être rares ; quant aux troubles des fonctions digestives, ils sont presque la règle.

Je ne saurais insister sur ces divers désordres, dont quelques-uns sont passagers, dont quelques autres au contraire deviennent permanents et sont le point de départ d'affections graves et incurables.

(1) Tilt, *The change of life*, p. 89.

Les maladies de la peau, que Tilt a rencontrées un si grand nombre de fois, sont surtout l'érysipèle de la face, l'acné, la couperose, l'eczéma chronique des diverses parties du corps et principalement celui des oreilles, du cuir chevelu, du bout des seins et des parties génitales, auquel il faut rapporter le plus souvent le *prurit vulvaire* observé si fréquemment à cette époque de la vie.

Diagnostic. — L'âge a une importance capitale dans le diagnostic de la ménopause ; il ne faut pas oublier néanmoins que, chez un certain nombre de femmes, la suppression des règles survient soit en deçà, soit bien au delà de l'époque moyenne.

Pendant la première période, celle des **écarts** de la menstruation, alors que cette fonction existe encore, mais est profondément troublée, le diagnostic peut offrir de réelles difficultés, et on pourrait confondre l'âge critique avec toutes les causes qui engendrent la dysménorrhée, voire même l'aménorrhée.

L'examen attentif des diverses conditions générales et locales de la femme permettra dans la plupart des circonstances de relever ces erreurs d'appréciations. Mais pour les ménopauses précoces de même que pour celles qui sont tardives, il ne faut pas se hâter de conclure ; ces faits, quoique n'étant pas très rares, sont du moins exceptionnels. Dans le premier cas on devra rechercher par tous les moyens si ce n'est point une *aménorrhée symptomatique*, et dans le second s'il n'existe pas une lésion organique de l'utérus ou de ses annexes.

Pronostic. — La ménopause ne mérite pas, à proprement parler, la dénomination d'âge critique qui lui est si généralement donnée ; la mortalité des femmes ne semble pas augmentée à cette période. Mais son rôle pathogénétique n'en est pas moins certain, et ce qui précède le prouve surabondamment : c'est une période d'imminence morbide, pendant laquelle beaucoup de maladies diverses se déclarent.

Elle semble avoir été souvent le point de départ des pre-

mières manifestations de certaines diathèses, telles que la
goutte et le *rhumatisme* (*mulier podagra non laborat, nisi
menstrua defecerint*, Hippocrate). Elle paraît favoriser le retour de la *scrofule* (Bazin). Enfin elle a une influence incontestable sur la diathèse cancéreuse, et principalement sur le
cancer utérin, qui tantôt débute avec elle, et tantôt reçoit, à
partir de ce moment, une impulsion très active.

Par contre, la ménopause a une influence favorable sur la
marche de la plupart des autres affections utérines, dont
quelques-unes disparaissent, telles que les diverses inflammations, ulcérations, catarrhes, etc., dont quelques autres
s'amendent considérablement et deviennent aisément sup-
portables (tumeurs fibreuses, polypes, déviations).

Traitement. — La thérapeutique de la ménopause se
borne à combattre les accidents variés qui surviennent à cet
âge de la vie. Chacun de ces troubles si complexes fournit
lui-même l'indication thérapeutique nécessaire. Néanmoins
certaines règles générales trouvent leur application chez toutes les femmes.

Avant tout, on devra se préoccuper de détourner des organes génitaux toutes les causes pouvant produire ou entretenir un état congestif ; on conseillera dans ce but d'éviter
l'usage des excitants, viandes noires, café, thé, boissons alcooliques, etc.

S'il y a production de flux hémorrhoïdal, on devra non
seulement le respecter, mais encore le favoriser par des
moyens appropriés. Raciborski conseille d'avoir recours dans
ce but à l'aloès, au jalap, à la scammonée. Si on emploie ces
drastiques, on ne devra les donner qu'à petites doses en en
surveillant l'usage, car, s'ils peuvent favoriser un flux sanguin
par l'extrémité inférieure de l'intestin, ils ont le désavantage
de provoquer des poussées congestives vers l'utérus. Les purgatifs légers et surtout les eaux minérales de Pullna, de Nie-
derbronn, et celles si remarquables et si actives de Rubinat
(France) seront préférables.

Quand, malgré ces moyens préventifs, les phénomènes

congestifs vers l'utérus ou vers les parties supérieures se déclarent ou persistent, les révulsifs sur les extrémités inférieures (pédiluves sinapisés), l'application de quelques sangsues aux malléoles ou à la partie interne des cuisses et dans quelques cas de petites saignées plus ou moins répétées, amèneront de très bons résultats. L'usage des alcalins et des eaux minérales alcalines telles que Vichy, Vals, ou des eaux indéterminées comme Néris et Plombières, en régularisant les fonctions digestives, seront aussi de la plus grande utilité.

A tous ces moyens médicamenteux il est de la plus haute importance de joindre une bonne hygiène, la vie au grand air, à la campagne, un exercice modéré, etc.

Quant aux accidents, ils nécessitent des soins particuliers, variables suivant leur nature. Les alcalins, les amers, les toniques, les acides, les antispasmodiques et les sédatifs, le bromure de potassium en tête, les purgatifs, etc., trouveront leur indication dans une foule de circonstances ; mais ce n'est pas le lieu d'y insister.

QUATRIÈME PARTIE

MALADIES
DES ORGANES GÉNITAUX INTERNES
ET DE LEURS DÉPENDANCES

On divise généralement les organes génitaux de la femme en deux grandes sections ou *sphères* : la *sphère génitale externe*, comprenant la vulve et le vagin, et la *sphère génitale interne*, embrassant l'utérus, les trompes et les ovaires, ainsi que les parties avoisinantes.

A cause de l'importance des maladies de l'utérus, j'ai dû les décrire à part, et réduire ainsi le champ de la pathologie des organes génitaux internes proprement dits, qui ne comprennent plus que les trompes de Fallope et les ovaires.

A ces deux organes ainsi qu'à l'utérus du reste sont annexées diverses parties qui en sont entièrement dépendantes tant au point de vue anatomique qu'au point de vue pathologique : ce sont les *ligaments de l'utérus*, et principalement les *ligaments larges*, dans la composition desquels rentrent du tissu cellulo-musculaire, des ganglions et les feuillets du péritoine pelvien. Les maladies de ces diverses parties molles intra-pelviennes ont une importance considérable dans la pathologie féminine. Quoique le plus souvent en connexité intime avec celles de l'utérus, des trompes et des ovaires, elles n'en méritent pas moins une description spéciale.

Notre quatrième partie sera donc divisée en trois sections :

1° *Maladies des trompes de Fallope* ;

2° *Maladies des ovaires* ;

3° *Maladies des ligaments larges et du péritoine pelvien.*

PREMIÈRE SECTION

MALADIES DES TROMPES DE FALLOPE.

Les **trompes de Fallope**, *trompes utérines* ou *oviductes*, sont deux conduits, situés dans l'épaisseur des ligaments larges dont elles occupent l'aileron moyen, et qui s'étendent depuis les angles supérieurs de l'utérus jusque sur les côtés de l'excavation du petit bassin.

Leur direction est transversale, mais non rectiligne. A peu près droites dans la partie qui avoisine l'utérus, elles deviennent flexueuses à mesure qu'elles s'éloignent de ce point, puis s'inclinent en arrière et finalement en dedans, de manière à se porter vers les ovaires, auxquels elles sont reliées par le *ligament tubo-ovarien*, et qu'elles peuvent ainsi recouvrir au moment de l'ovulation.

Les trompes de Fallope ont une longueur variant entre 10 et 14 centimètres, susceptible d'augmenter dans certains cas pathologiques ; leurs flexuosités deviennent alors très considérables et sont comparables à celles du canal déférent au voisinage du testicule.

Elles sont douées d'une grande mobilité dans tous les sens, mais principalement dans le sens antéro-postérieur, d'où la fréquence de leurs déplacements qui accompagnent toujours ceux des ovaires et de l'utérus avec lesquels les trompes sont en continuité, ou bien qui sont le résultat d'adhérences partielles.

On les divise en trois segments. L'*interne* est compris dans l'épaisseur des parois utérines, rétrécie et à peu près inextensible, et s'ouvre dans la cavité de l'utérus par un orifice presque capillaire (*ostium uterinum*). Le *moyen*, ou *corps* de la trompe, est cylindrique, de dimensions un peu plus grandes, mais surtout doué d'une extensibilité remarquable. L'*externe* ou *pavillon* est évasé en entonnoir ; son ouverture abdominale est large (2 centimètres de diamètre et plus), frangée, découpée en languettes qui flottent librement dans la cavité abdominale ; l'une d'elles (*ligament tubo-ovarien*) se porte sur l'ovaire, établit ainsi une connexité directe entre ces deux organes, et joue un rôle considérable dans le phénomène de l'adaptation de la trompe sur l'ovaire au moment de l'ovulation (Rouget).

Les trompes sont des conduits musculo-membraneux, formés de trois tuniques superposées. L'*externe* ou *séreuse* appartient au péritoine. L'*interne* ou *muqueuse* est recouverte d'un épithélium à cils vibratiles dont les mouvements ont lieu de l'ovaire vers l'utérus, renferme des glandes tubuleuses (Hennig), et se continue sans ligne de démarcation bien sensible d'un côté avec la muqueuse utérine, de l'autre avec la séreuse péritonéale, exemple qu'on ne manque jamais de citer en anatomie descriptive. La *moyenne* ou *musculaire* est formée de plusieurs couches de fibres lisses, à direction longitudinale, circulaire et rayonnée, qui entourent la trompe dans toute son étendue et la relient aux autres organes de la sphère génitale interne.

Il résulte de là que l'oviducte est doué de mouvements vermiculaires qui lui sont propres. Il participe aux différents mouvements d'*érection* qui se passent dans l'ensemble des organes génitaux au moment de l'ovulation et de la menstruation, et dont le plus remarquable sans contredit est l'*adaptation du pavillon de la trompe sur l'ovaire*.

Les artères, venues de l'utéro-ovarienne, ont une disposition *hélicine*, comme celles de l'utérus ; les veines sont plexiformes et se terminent dans les plexus latéraux de la matrice.

Le rôle des trompes semble être exclusivement celui d'un conduit vecteur, chargé de transporter le spermatozoïde jusqu'à l'ovule à féconder, et de transmettre cet ovule à l'utérus.

Il paraît démontré aujourd'hui que la rencontre de l'élément organique mâle et de l'élément organique femelle a lieu

presque toujours au niveau des trompes, et que celles-ci sont
conséquemment le lieu de la fécondation. Quant au chemi-
nement de l'un et l'autre de ces éléments, il est dû aux contractions vermiculaires des trompes et aux mouvements des
cils vibratiles.

Dans un grand nombre de cas, on a noté une exhalation
sanguine à la surface des trompes au moment de la menstruation; après l'amputation de l'utérus, on a vu aussi l'hémorrhagie cataméniale continuer à se faire par ces organes.
Ces faits n'ont pas lieu de surprendre quand on étudie le développement des organes génitaux internes, et que l'on ap-
prend ainsi que l'utérus n'est en résumé que le résultat de la
coalescence des deux trompes, coalescence qui n'a pas lieu
dans certaines espèces animales, et qui dans l'espèce humaine
ne se produit qu'à un certain moment du développement
embryonnaire. Les cas d'*utérus double* et d'*utérus bicorne* en
sont encore une confirmation des plus évidentes.

CHAPITRE PREMIER

CONSIDÉRATIONS GÉNÉRALES SUR LES MALADIES
DES TROMPES.

Les trompes de Fallope sont sujettes aux mêmes altérations
morbides que l'utérus et les ovaires. En raison de leur voisinage avec ceux-ci et de la continuité de leur tissu avec celui
de l'utérus, elles participent plus ou moins aux maladies qui
atteignent ces organes, surtout dans les formes aiguës.

Le plus souvent les trompes ne sont atteintes que consécutivement, la lésion initiale existant soit dans l'utérus soit dans
les ovaires, dont l'affection tubaire n'est qu'un épiphénomène, une complication, quoique dans certains cas cette dernière puisse avoir débuté ou bien exister seule.

Mais, dans l'une comme dans l'autre circonstance, les symptômes sont mal définis, confondus, et le diagnostic n'est
guère possible qu'après la mort : aussi les altérations des

trompes sont-elles plutôt du domaine de l'anatomie pathologique que de celui de la clinique proprement dite. L'incertitude qui règne pendant la vie sur l'existence de ces affections
est cause de l'incertitude du traitement qui, du reste, ne diffère pas sensiblement de celui qui convient dans les maladies
des organes voisins.

En raison de la difficulté d'exploration des trompes, de leur
connexité avec les autres organes de la sphère génitale interne, de la communauté et de la coexistence de la plupart de
leurs maladies, il semble qu'on ne saurait les décrire à part,
et dans beaucoup d'ouvrages de gynécologie les maladies des
trompes ne sont mentionnées que d'une façon accessoire.

Pourtant l'importance fonctionnelle de la plupart d'entre elles mérite bien une mention spéciale. Si l'on ne peut en
dresser le tableau clinique exact, on peut du moins faire comprendre certains accidents de la marche des maladies péri-
utérines et certaines de leurs conséquences fonctionnelles,
dont la plupart sont relatives à la stérilité.

CHAPITRE II

SALPINGITE OU TUBITE.

ARAN, op. cit., p. 625. De l'inflammation de la trompe.

L'inflammation des trompes porte le nom de *salpingite*, ou
tubite (Nonat). Elle est aiguë ou chronique.

Causes. — La salpingite n'existe presque jamais à l'état
isolé ; elle est la conséquence d'une métrite préexistante ; par
suite de la continuité des deux muqueuses, l'inflammation se
propage de l'un à l'autre de ces deux organes. Elle coïncide
non moins souvent avec l'ovarite, la pelvi-péritonite et la
paramétrite.

La blennorrhagie en est fréquemment la cause (1) ; l'infection puerpérale également.

(1) A. Guérin, *Maladies des organes génitaux internes. De la salpingite blennorrhagique*, p. 427.

Anatomie pathologique. — Dans l'inflammation aiguë, la trompe acquiert le volume du petit doigt, est flexueuse, rouge, tuméfiée, surtout dans sa moitié externe, au niveau du pavillon qui est largement ouvert et parfaitement libre, ou bien fixé et adhérent en partie ou en totalité aux organes voisins. Les parois sont épaissies et friables ; la muqueuse est rouge, boursouflée, infiltrée de pus ou de matière plastique.

Si le pavillon est oblitéré par des adhérences, le liquide s'accumule dans l'intérieur du conduit et le distend. La tumeur ainsi formée est tantôt constituée par un liquide aqueux (*hydropisie aiguë des trompes*), tantôt par du sang (*hémato-salpingite*), tantôt par du pus véritable (*abcès des trompes*), dont l'évolution ultérieure diffère suivant l'intensité de la phlogose et la nature de la cause qui lui a donné naissance.

Le liquide ainsi épanché peut se résorber, s'enkyster ou se frayer une issue au dehors en se déversant soit dans l'utérus, soit dans le rectum (Scanzoni) ou le vagin, soit dans la cavité abdominale et donner ainsi lieu à une péritonite suraiguë.

Dans l'inflammation chronique, les trompes sont épaissies, flexueuses : la muqueuse est d'un gris violacé et le siège d'un catarrhe chronique. Les adhérences sont très communes. Le plus souvent la lumière du canal est rétrécie, oblitérée même ; dans quelques rares circonstances il y a dilatation ; mais presque jamais cette dilatation ne porte sur l'ouverture de l'oviducte dans l'utérus. Les deux faits que cite Gaillard-Thomas [1] et dans lesquels la sonde utérine pouvait pénétrer pendant la vie jusque dans les trompes, sont exceptionnels.

Symptômes et diagnostic. — Les symptômes de la salpingite sont bien peu évidents et son diagnostic est le plus souvent impossible. Aiguë, cette inflammation se confond avec l'ovarite, la métrite interne et surtout la péritonite pelvienne ou la péritonite généralisée dont elle est souvent le point de départ ; chronique, elle ressemble à la métrite interne chronique qui l'accompagne presque constamment.

(1) Gaillard-Thomas, *op. cit.*, p. 723.

Kiwisch donne comme signe de la salpingite la possibilité de reconnaître sur les parties latérales et supérieures de l'utérus une tumeur située de chaque côté de l'organe, allongée et bosselée, élastique, affectant une direction transversale allant de la circonférence de l'utérus vers la circonférence du bassin. Mais la même tuméfaction peut être produite par un gonflement de l'ovaire, et il faudrait pouvoir dans ces cas séparer nettement l'ovaire de la tumeur en question : résultat bien difficile à obtenir, sinon impossible.

En résumé, les signes de la salpingite sont plutôt négatifs, et le signe de Kiwisch ne pourra être retrouvé que dans les cas de salpingite chronique chez des femmes très maigres et à parois abdominales très dépressibles.

Pronostic. — Grave, à cause du voisinage du péritoine dont l'inflammation aiguë accompagne presque toujours celle de la trompe. Si l'état aigu peut être conjuré et si la maladie passe à l'état chronique, ses conséquences n'en sont pas moins sérieuses, à cause des adhérences ou des modifications de perméabilité du canal qui compromettent les fonctions de l'organe et sont le point de départ d'une stérilité irrémédiable.

Traitement. — Le même que celui de la métrite interne, de l'ovarite et surtout de la pelvi-péritonite à l'état aigu. Quant à la salpingite chronique, son traitement ne diffère point de celui de la métrite chronique avec laquelle elle marche toujours de pair.

CHAPITRE III

LÉSIONS DIVERSES.

§ I. — Anomalies et vices de conformation.

En tératologie, on signale l'**absence complète** des trompes, leur **développement rudimentaire**, leur **longueur**

anormale par suite du défaut de coalescence des deux conduits et de la non-formation d'un utérus complet (utérus bicorne, utérus double), la présence de **pavillons multiples**, leur **insertion vicieuse sur l'utérus** (Pole a observé un cas où la trompe gauche s'implantait sur le col), etc.

§ II. — Déplacements.

Ils sont consécutifs aux divers déplacements de l'utérus; dans l'inversion utérine, les trompes sont généralement entraînées dans la cavité de l'organe inversé. Elles deviennent obliques, verticales, descendent dans l'excavation et même hors du bassin dans les cas de prolapsus utérin. On les a trouvées dans les hernies inguinales, crurales ou périnéales, précédées ou accompagnées de l'ovaire correspondant.

Les **déviations** des trompes résultent encore de la présence des tumeurs pelviennes, ovariques ou utérines, et surtout des adhérences vicieuses contractées à la suite de péritonite partielle.

Chacun de ces changements de situation entraîne évidemment une gêne fonctionnelle plus ou moins grande, la dysménorrhée et la stérilité, et peut être le point de départ d'hématocèles ou de grossesses extra-utérines.

§ III. — Rétrécissement et oblitération.

Ils se rencontrent assez fréquemment : ils siègent à l'orifice abdominal par suite d'adhérences des franges du pavillon, ou sur un point quelconque du trajet, résultant alors de la constriction ou de la contorsion exercée par les fausses membranes péritonéales.

Une obstruction partielle peut être due également à la présence d'un petit polype ou de toute autre tumeur siégeant à l'orifice utérin de la trompe.

Une grossesse extra-utérine antérieure amène aussi le même résultat.

La salpingite proprement dite entraîne bien plus fréquemment le résultat inverse, c'est-à-dire la *dilatation*.

Ces altérations sont une des causes les plus communes de la stérilité ; elles ont aussi pour conséquence presque régulière le développement d'une dysménorrhée inflammatoire. L'ovule, au lieu d'être conduit dans l'utérus, tombe dans le péritoine ; une certaine quantité de sang provenant de la rupture du follicule de Graaf suit également la même voie ; d'où résulte toute une série d'accidents plus ou moins dangereux (Voir *Hématocèle* et *Pelvi-péritonite*).

§ IV. — **Dilatation**.

La dilatation des trompes est le résultat très fréquent de l'inflammation de la muqueuse de ces conduits ; elle coïncide presque toujours avec une étroitesse siégeant sur un autre point. Souvent encore elle est la conséquence d'un obstacle apporté à la libre sortie du sang menstruel de l'utérus. Une pareille disposition constitue un grand danger si l'on recourt aux injections intra-utérines, le liquide pouvant passer dans la cavité du péritoine : elle expose aussi au reflux du sang menstruel et peut être le point de départ d'une hématocèle péri-utérine.

On a cité quelques cas dans lesquels cette dilatation aurait été suffisante pour permettre à la sonde utérine de pénétrer jusque dans les trompes. Malgré l'autorité des observateurs (M. Duncan, G. Thomas), on peut se demander s'il ne s'agissait pas d'un utérus ramolli, à travers les parois duquel le cathéter se serait frayé une fausse route.

§ V. — **Hydropisie de la trompe**.

Quand il existe un rétrécissement ou une oblitération de la trompe sur deux points, la portion intermédiaire se remplit de liquide et se distend, de manière à former une tumeur plus ou moins volumineuse, qui atteint parfois et même dépasse les dimensions d'une tête de fœtus.

La nature du liquide varie suivant les cas : tantôt du pus, tantôt du mucus, le plus souvent de la sérosité claire, citrine, et fortement albumineuse. Ces derniers cas ont été décrits par Virchow sous le nom de *kystes par rétention*. Ils sont plus généralement connus sous celui d'**hydropisie de la trompe, hydrops tubæ**.

Il est assez difficile de les distinguer d'avec de petites tumeurs ovariques. Au début, la tumeur tubaire sera située plus en avant, la tumeur ovarique plus en arrière. On pourra quelquefois percevoir sur la première les flexuosités de la trompe; elle serait aussi plus régulièrement globuleuse; de plus l'hydropisie tubaire est assez souvent bilatérale, ce qui est assez rare pour les kystes de l'ovaire.

Si le diagnostic est bien établi, on ponctionnera la tumeur par le vagin à l'aide d'un petit trocart ou mieux d'un appareil aspirateur. D'après Simpson, l'épanchement ne se reproduirait pas.

§ VI. — Hématosalpingite.

L'*hématosalpingite, hématome de la trompe*, s'observe à la suite d'une hémorrhagie survenant à sa surface quand elle est préalablement dilatée. Dans quelques cas de rétention du sang menstruel par suite de l'oblitération du col de l'utérus ou des organes génitaux externes (voyez *Hématométrie*), le sang peut refluer jusque dans les trompes et les distendre outre mesure. A la suite de l'ovariotomie, si l'une des trompes a été saisie par le clamp, on a vu ce conduit se distendre au moment des règles, et quelquefois être le siège d'une véritable hémorrhagie. R. Barnes (1) en rapporte quelques exemples.

§ VII. — Lésions organiques.

1° **Kystes.** — On trouve très fréquemment dans les au-

(1) R. Barnes, *op. cit.*, p. 347.

topsies de petits kystes de la grosseur d'un grain de millet ou d'une petite noisette, siégeant sur le pavillon de la trompe ou au niveau de l'aileron moyen des ligaments larges; ils résultent de la dilatation des vestiges des *canaux de Müller*, point de départ du développement des organes génitaux internes. Assez souvent, l'un de ces petits kystes est pédiculé ou pyriforme; il est connu sous le nom d'*hydatide de Morgagni*.

2° **Tubercules.** — La tuberculisation des trompes est quelquefois primitive et même isolée (Rokitansky), le plus souvent secondaire ou tout au moins existant simultanément avec la tuberculisation des autres organes génitaux.

3° **Fibromes.** — Très rares et n'atteignant guère que le volume d'un pois ou d'une noisette, ils ne présentent aucun intérêt. Simpson (cité par Barnes) en décrit un qui était aussi gros que la tête d'un adulte.

4° **Cancer.** — Toujours secondaire à un cancer de l'utérus, plus rarement des ovaires ou du péritoine.

CHAPITRE IV

GROSSESSE TUBAIRE. — GROSSESSES EXTRA-UTÉRINES.

La plus importante de toutes les lésions de la trompe est sans contredit la *grossesse tubaire*, qui est relativement assez fréquente et qui est la source d'indications, de dangers et de moyens d'intervention tout particuliers. Cette question est du ressort de l'obstétrique, et elle est suffisamment traitée dans la plupart des livres classiques d'accouchements : aussi n'en donnerai-je ici qu'un aperçu très succinct, en y faisant rentrer les autres variétés de *grossesses extra-utérines*.

Définition. — La grossesse extra-utérine est caractérisée par le développement du fœtus en dehors de la cavité utérine.

L'œuf, fécondé à l'ovaire, doit arriver dans la cavité utérine pour s'y développer normalement; mais il peut aussi rester en place, s'arrêter en route, faire fausse route, ou bien quitter la cavité de l'utérus pour se loger dans l'épaisseur de ses parois : de là les diverses variétés décrites par les auteurs, et auxquelles on pourrait ajouter celles dans lesquelles l'œuf dépasse le but et vient se greffer dans le col et même dans le vagin (1).

Variétés. — Siège. — Dezeimeris et un grand nombre d'autres auteurs ont établi dix espèces distinctes de grossesses extra-utérines. On les distingue plus généralement en quatre variétés, savoir :

1° Grossesse ovarique ;
2° Grossesse tubaire ;
3° Grossesse abdominale ;
4° Grossesse interstitielle.

1° La **grossesse ovarique** est très rare. L'ovule fécondé reste enfermé dans l'intérieur du follicule de Graaf et s'y développe (Puech) (2), ou bien il se greffe à sa surface en empruntant au pavillon de la trompe une partie du sac qui l'enferme : c'est la grossesse dite *tubo-ovarienne*, qui a été observée un certain nombre de fois.

2° La **grossesse tubaire** est la plus fréquente de toutes ; on l'observe dans la proportion de 9 à 3 relativement aux autres (Joulin), et l'on a lieu d'être surpris qu'elle ne soit pas encore plus commune, quand on considère l'étroitesse et la forme de l'oviducte qui se rétrécit en gagnant la matrice, de sorte que l'ovule, qui augmente de volume à mesure qu'il progresse, est forcé de parcourir un canal dont le diamètre diminue.

L'œuf peut occuper tous les points de la trompe, depuis le pavillon, dans lequel il fait saillie quand il augmente de volume, jusqu'au voisinage de la cavité utérine, où il peut être

_____

(1) Hubert, *Cours d'accouchements*, t. I, p. 147. Louvain, 1878.
(2) Puech, *de la Grossesse de l'ovaire*, in *Annales de gynécologie*, juillet 1878.

apparent, de là les distinctions en *tubaire* proprement dite, *tubo-ovarique, tubo-abdominale, tubo-utérine.*

3° La **grossesse abdominale** est celle dans laquelle l'œuf fécondé a abandonné les voies génitales et est venu, primitivement ou secondairement, tomber et se greffer sur un point quelconque de la cavité abdominale.

Le plus souvent l'ovule n'a pas été saisi par la trompe au moment de sa fécondation; il tombe dans la cavité du péritoine, et on a affaire à une grossesse abdominale, que l'on pourrait mieux nommer *intrapéritonéale.*

Dans quelques circonstances, cette irruption n'est que consécutive à une autre forme de grossesse extra-utérine. Le kyste fœtal, primitivement développé sur l'ovaire, la trompe et même l'utérus, rompt ses parois et fait saillie dans l'abdomen. Il est alors sous-péritonéal et constitue la variété décrite sous le nom de *sous-péritonéo-pelvienne*, qui me semble ne pouvoir jamais être primitive, ainsi qu'on l'a prétendu.

4° Dans la **grossesse interstitielle**, l'œuf est entouré de toutes parts par le tissu utérin. Tantôt la membrane interne de la trompe reste interposée entre l'œuf et le tissu de la matrice; tantôt cette paroi se déchire, l'œuf passe dans l'épaisseur des parois de l'organe et se trouve comme enchatonné dans les fibres musculaires, avec ou sans persistance de l'orifice de communication avec la cavité de l'oviducte.

En résumé, les grossesses interstitielles ne seraient autre chose, ainsi que l'a soutenu Velpeau dès 1835, que des grossesses primitivement tubaires, l'œuf étant arrêté dans le trajet intra-utérin des trompes, et ne pénétrant dans l'épaisseur du tissu musculaire que par suite de la distension excessive ou de la rupture de ces conduits.

On consultera avec intérêt le chapitre que R. Barnes [1] consacre à l'étude des grossesses extra-utérines, et dans lequel la plupart des faits récents se trouvent rapportés et savamment discutés.

Causes. — Les grossesses extra-utérines ont une étiologie

[1] R. Barnes, *op. cit.*, p. 354-386.

assez peu connue : leurs causes peuvent être rapportées dans le plus grand nombre de cas aux modifications anatomiques survenues dans les trompes, par suite d'inflammations antérieures qui ont modifié la perméabilité de ces conduits, ou bien à des adhérences qui gênent et empêchent leurs mouvements au moment de l'ovulation.

Ces dernières, portant sur le pavillon et s'opposant à son adaptation, peuvent entraîner une grossesse abdominale. De même un rétrécissement, siégeant sur une partie quelconque de l'oviducte, est susceptible de produire une grossesse tubaire ou une grossesse interstitielle.

C'est pourquoi les grossesses extra-utérines sont plus fréquentes chez les femmes âgées (de 30 à 40 ans) et chez les multipares. On a dit aussi qu'une impression morale vive, se produisant au moment de la déhiscence du follicule de Graaf, pouvait momentanément faire cesser l'application du pavillon sur l'ovaire, et produire ainsi une grossesse ectopique.

Diagnostic. — La grossesse extra-utérine peut être confondue avec une grossesse utérine, ou avec une de ces innombrables tumeurs qui se développent dans la cavité abdomino-pelvienne. Les plus grosses erreurs peuvent être, et ont été commises par les hommes les plus expérimentés.

On connaît le cas rapporté par M. Huguier à la Société de chirurgie (mai 1852) : ce chirurgien avait diagnostiqué une grossesse extra-utérine, et avait été appuyé par Dubois et Depaul ; Danyau avait cru à l'existence d'une tumeur du sacrum ; plusieurs autres chirurgiens avaient émis des opinions contradictoires, quand la femme accoucha spontanément et vint démontrer par là qu'il s'agissait uniquement d'une grossesse normale.

On ne saurait trop s'entourer de précautions en pareille circonstance : jusqu'au quatrième mois, aucun signe rationnel ou sensible ne peut suffire ; au delà de ce terme, quand on perçoit les mouvements actifs et les battements du cœur du fœtus, et qu'on peut affirmer l'existence de la grossesse, on devra examiner avec soin, par le toucher vaginal et rectal, les rapports de l'utérus avec la tumeur, constater que la matrice n'a subi que peu ou point de modifications ; et, si l'on décide d'intervenir, recourir au préalable au cathétérisme utérin, pour s'assurer que la matrice est inoccupée (Stoltz).

Quant à distinguer les unes des autres les différentes variétés des grossesses extra-utérines, c'est le plus souvent impossible, même sur le cadavre et le scalpel à la main.

Marche. Pronostic. — Les grossesses extra-utérines arrivent rarement à terme ; le fœtus meurt au bout de quelques semaines ou de quelques mois, s'enkyste, se crétifie, ou bien devient le point de départ d'un abcès par lequel il s'élimine au dehors au milieu des plus grands dangers. Le plus souvent, sauf pour la grossesse abdominale, le kyste fœtal se rompt et amène une péritonite promptement mortelle.

Si la grossesse continue et arrive jusqu'aux derniers mois, le pronostic n'en est pas moins grave, car la délivrance à travers les voies naturelles est impossible ; elle ne peut s'effectuer qu'au prix des plus grands délabrements si l'on n'intervient pas ; ou bien on est obligé de recourir à l'opération de la gastrotomie, dont les dangers sont singulièrement accrus par suite des modifications anatomiques de tous les organes de la région.

Un certain nombre d'observations, publiées dernièrement dans les journaux d'Amérique et d'Allemagne, nous montrent pourtant que le succès peut être ainsi obtenu, si l'on s'entoure de toutes les précautions que possède la chirurgie moderne.

Traitement. — Il est bien difficile de résumer en quelques lignes le traitement applicable aux divers cas de grossesse extra-utérine. M. le professeur Depaul (1), dans un article remarquable, a étudié les divers cas qui peuvent se présenter, et le praticien mis en présence d'un fait de ce genre, fera bien de s'y rapporter.

(1) Depaul, *De la grossesse extra-utérine péritonéale ; de son diagnostic et de son traitement,* in *Archives de tocologie,* 1874-75.

Pour le célèbre accoucheur, une première distinction doit être faite : 1° la femme pour laquelle on est consulté est dans le cours des quatre ou cinq premiers mois de cette grossesse insolite ; 2° elle a dépassé cette première période et elle est arrivée plus ou moins près du terme normal de la grossesse, parfois même elle l'a dépassé.

Dans le premier cas, la chirurgie n'a que de bien rares occasions d'intervenir *utilement* et l'expectation paraît devoir être préférable. Dans le second, il n'en est pas de même ; les diverses opérations, ponction du kyste par l'abdomen ou le vagin, extirpation, gastrotomie, etc., sont de mise et ont donné de nombreux succès.

DEUXIÈME SECTION

MALADIES DES OVAIRES.

Les **ovaires** (**testes muliebres**) sont des glandes folliculaires qui président à la sécrétion, ou plutôt à la maturation et à l'excrétion de l'élément organique générateur femelle, l'**ovule**, et à ce titre occupent le premier rang parmi les organes génitaux de la femme.

Ils se développent dès la fin du premier mois de la vie embryonnaire aux dépens du **corps de Wolf**, et occupent les côtés de la colonne vertébrale lombaire. Ce n'est que plus tard qu'ils acquièrent une individualité distincte. Leur structure et leur forme subissent une série de modifications, très bien connues aujourd'hui en embryologie. Leur situation change aussi, et ils subissent une véritable **migration**, analogue à celle du testicule chez l'homme, mais toutefois moins complète.

Ces diverses transformations sont à peu près achevées au moment de la naissance. Jusqu'à la puberté les ovaires ne prennent qu'une part fort restreinte au développement de l'organisme : mais à cette époque, ils acquièrent un accroissement considérable, et deviennent le siège et le point de départ des phénomènes capitaux de la vie de la femme, l'ovulation et la menstruation. C'est également à cette période que se manifestent le plus grand nombre de leurs maladies.

Plus tard à la ménopause, les ovaires cessent leur activité, et participent à la léthargie et à l'atrophie de tous les organes génitaux. Ce qui va suivre ne saurait donc s'appliquer qu'aux ovaires pendant l'âge adulte, à la période de l'activité sexuelle de la femme, de 15 à 50 ans.

Les ovaires sont au nombre de deux, l'un droit, l'autre gauche, placés symétriquement de chaque côté de l'utérus. Ils sont situés dans l'aileron postérieur des ligaments larges, en arrière des trompes utérines et des ligaments ronds, en avant du rectum dont ils sont ordinairement séparés par les anses de l'intestin grêle. Ils sont placés dans l'excavation du bassin, dont ils occupent la partie la plus élevée, sur le même plan transversal que le fond de l'utérus.

Ils sont reliés, en dedans à l'utérus par le *ligament de l'o-vaire*, en arrière à la colonne vertébrale par le *ligament rond postérieur* (Rouget), en dehors aux parois du bassin par les *ligaments larges* : ils sont également en connexité avec la trompe par l'intermédiaire du *ligament tubo-ovarien*.

Malgré ces *moyens de fixité*, les ovaires possèdent une grande mobilité, d'où la possibilité d'un très grand nombre de *déplacements*, les uns physiologiques, les autres pathologiques, sur lesquels nous aurons lieu de revenir.

Leur *forme* est celle d'un ovoïde aplati un peu d'avant en arrière, à grand diamètre transversal et présentant ainsi deux faces (l'une antéro-supérieure, l'autre postéro-inférieure), deux bords (un supérieur libre, un inférieur adhérent ou *hile* par lequel l'organe reçoit ses nerfs et ses vaisseaux), deux extrémités (une interne où s'attache le ligament utéro-ovarien ou de l'ovaire, l'autre externe, où s'attache le ligament tubo-ovarien).

Leur *volume* et leur *poids* varient sous l'influence de l'âge, de la menstruation, de la grossesse. Sappey leur assigne un diamètre transversal de 38 millimètres, et un poids moyen de 8 grammes.

Jusqu'à la puberté la surface des ovaires est lisse et polie ; plus tard, elle devient rugueuse, chagrinée et est recouverte d'une multitude de cicatrices dont le nombre va en augmentant avec l'âge. Ces cicatrices proviennent du développement et de la rupture des **ovisacs** ou **follicules de Graaf**, qui se déchirent à chaque menstruation pour laisser échapper **l'ovule** contenu dans leur intérieur et se cicatrisent ensuite.

Lorsque cette **ponte** est récente, le follicule de Graaf qui en a été le siège est tuméfié, violacé ; plus tard il diminue, devient jaunâtre (**corps jaune, corpus luteum**), pour se transformer peu à peu en une véritable cicatrice froncée et déprimée.

On distingue deux variétés de corps jaunes, ceux de la menstruation ordinaire et ceux de la grossesse. Ces derniers paraissent plus persistants, plus volumineux, plus hypertrophiques : mais leur genèse et leur évolution ne diffèrent pas de celles des premiers, si ce n'est par leur plus grande lenteur. Les corps jaunes ont été désignés sous le nom d'**oariule** par Robin.

Structure. — Quand on pratique une coupe de l'ovaire perpendiculairement à sa surface et du bord libre vers le bord adhérent, on constate que ce corps se compose de deux substances très différentes quant à leur épaisseur, leur coloration et leur structure intime. L'une, située à la périphérie, sous forme de couche continue, de couleur blanche, de consistance ferme et d'apparence homogène, porte les noms de *couche superficielle, périphérique, substance corticale* ou *ovigène* de Sappey ; l'autre, centrale, de couleur rougeâtre et de consistance spongieuse, *substance centrale, médullaire, bulbeuse,* ou *bulbe de l'ovaire.* Ces deux substances ont une structure absolument différente.

1° La *couche périphérique,* ou *substance corticale,* qu'en raison de son aspect, de sa résistance et de sa situation on a désignée encore sous le nom de *tunique albuginée,* a une épaisseur uniforme d'environ 1 millimètre chez la jeune fille ; plus tard elle devient irrégulière. Les histologistes modernes lui décrivent deux parties : l'une entièrement superficielle formée par un revêtement épithélial, l'autre sous-jacente, substance corticale proprement dite.

L'*épithélium de l'ovaire* est formé de cellules cylindriques ou cuboïdes, différentes de celles du péritoine qui sont pavimenteuses, polyédriques et aplaties, en sorte qu'il n'est pas vrai de dire que le péritoine recouvre l'ovaire en envoyant à sa surface son feuillet séreux. La séreuse abdominale s'arrête brusquement à la périphérie de l'organe qui est recouvert par un épithélium propre, reste de l'*épithélium germinatif* de la période embryonnaire (Waldeyer).

La *substance corticale proprement dite* forme la partie essentielle de l'ovaire : c'est elle qui renferme les follicules de Graaf dont chacun contient un ovule. Chez la jeune fille, cette couche est d'une épaisseur uniforme ; elle est formée d'une trame fibreuse, dans les mailles de laquelle sont contenus les ovisacs. Chez la femme menstruée, elle devient plus lâche dans la partie profonde pour contenir les follicules de Graaf, qui ont grossi et font saillie dans la substance médullaire.

Plus on se rapproche du bulbe de l'ovaire, et plus ces follicules sont développés, de sorte que les plus petits sont les plus superficiels. C'est en écartant et en repoussant les tissus qu'ils viennent peu à peu faire saillie à la surface. Ils sont très nombreux et Sappey ne les évalue pas à moins de 300,000 pour chaque ovaire.

Ces **ovisacs** sont sphériques, d'un diamètre de 30 à 40 millièmes de millimètre. Ils possèdent : 1° une membrane externe très mince, formée de tissu conjonctif condensé qui se continue presque sans ligne de démarcation avec le reste du stroma ovarien ; 2° une membrane interne, réticulée, lymphoïde, tapissée du côté de la cavité du follicule par un épithélium disposé sur une ou plusieurs couches et dont l'accumulation sur un point forme le **cumulus praliger**, au centre duquel se trouve l'**ovule** ; 3° une cavité centrale, remplie d'un liquide albumineux dans lequel baignent les cellules du *cumulus praliger*, et quelquefois même l'ovule qui a quitté la périphérie.

2° La *couche médullaire*, ou *bulbe de l'ovaire*, forme la masse principale de l'ovaire de la femme adulte : elle se compose essentiellement de tissu conjonctif, avec des fibres musculaires, des nerfs et surtout de très nombreux vaisseaux artériels et veineux qui y pénètrent par le hile. Les artères ont une disposition hélicine très marquée : les veines sont larges et plexueuses.

Rouget assimile complètement le bulbe de l'ovaire à un tissu érectile, dont la mise en jeu produirait une véritable érection, et serait le point de départ de la maturation des ovules, de la déhiscence des ovisacs, de l'adaptation de la trompe sur l'ovaire et finalement de la menstruation.

Les artères, venues de l'utéro-ovarienne, après s'être ramifiées dans le bulbe, pénètrent jusque dans la couche corticale, où elles s'épuisent en fines ramifications sur la paroi externe des follicules; les veines se rendent dans le plexus pampiniforme ; les lymphatiques seraient très abondants, d'après His et Waldeyer.

3° La partie la plus importante de l'ovaire, c'est l'**ovule** qui, ai-je dit, se trouve renfermé dans l'intérieur du follicule de Graaf, le plus souvent au pôle correspondant à la surface de l'organe.

Débarrassé des cellules du *cumulus praliger*, l'ovule humain, arrivé à maturité, forme une petite sphère d'environ deux dixièmes de millimètres. Il se compose de dehors en dedans : 1° d'une capsule, désignée sous le nom de *zone transparente* ou *pellucide, membrane vitelline* ; 2° d'un contenu liquide mais granuleux, le *vitellus*, dans lequel se trouve 3° un noyau appelé *vésicule germinative* ou de Purkinge. Ce noyau renferme à son tour 4° un nucléole, la *tache germinative*.

Balbiani a découvert, dans le *vitellus*, le plus souvent au pôle opposé à celui de la tache germinative, un corpuscule particulier qu'il appelle *vésicule embryogène*, et auquel seraient dévolues les fonctions attribuées jusqu'ici à la vésicule de Purkinge.

Physiologie. — Le rôle de l'ovaire, nul ou à peu près pendant l'enfance et la première jeunesse, ne commence en réalité qu'à l'époque de la puberté. A dater de ce moment et pendant toute la durée de la menstruation, ces organes sont le siège d'une série de phénomènes qui aboutissent tous les mois à l'expulsion d'un ovule : la *ponte* ou l'*ovulation*.

Tout le monde connaît aujourd'hui cette série de modifications qui se passent dans le follicule de Graaf, augmentent son volume, le rendent saillant d'abord du côté du bulbe, plus tard à la surface, entraînent la distension puis l'amincissement de ses parois sous l'influence de la turgescence vasculaire et des contractions des fibres musculaires du *mesoarium*, et finalement sa déchirure qui aboutit à l'expulsion de son contenu, c'est-à-dire de l'ovule.

On sait aussi que ces divers phénomènes intimes s'accompagnent de mouvements variés et de congestion vasculaire du côté de tous les organes génitaux, et principalement du côté de la trompe et de l'utérus; que, pendant que l'ovisac se développe et est ainsi le point de départ d'actes réflexes, la trompe se relève et son pavillon vient coiffer entièrement la surface de l'ovaire de manière a recueillir l'ovule expulsé, la matrice se congestionne au point de devenir le siège d'une hémorrhagie, la *menstruation,* et que ces différents actes cessent avec la cause première qui leur a donné naissance, c'est-à-dire quand l'ovule a été expulsé, **pondu.**

Cette filiation des divers phénomènes est généralement admise, malgré les quelques faits discordants cités par ses adversaires. Aussi peut-on dire aujourd'hui que l'ovaire, organe de l'ovulation et cause de la menstruation, est l'organe important par excellence chez la femme.

Son rôle prépondérant en physiologie semble devoir entraîner une égale prépondérance en pathologie. Beaucoup se demandent si l'on ne doit pas rapporter à ses altérations l'explication des troubles morbides rapportés d'abord exclusivement à l'utérus, et si on ne doit pas changer l'aphorisme de Van Helmont et dire : *Propter ovarium solum mulier est id quod est.*

CHAPITRE PREMIER

CONSIDÉRATIONS GÉNÉRALES. — HISTORIQUE.

BOINET. *Traité pratique des maladies des ovaires et de leur traitement.* Paris, 1ʳᵉ édit. 1867 ; 2ᵉ édit. 1878.

KŒBERLÉ. *De l'ovariotomie (Mém. de l'Académie de médecine,* 1865, tome XXVI, p. 321 avec 6 pl.) — Art. OVAIRES. *Nouveau Dictionnaire de médecine et de chirurgie pratiques,* t. XXV. Paris, 1878.

Spencer Wells. *Diseases of the ovaries, their diagnostic and treatment.* Londres, dernière édition, 1873.

Olshausen. *Die krankheiten der ovarien.* Stuttgard, 1877.

Les ovaires, en raison de leur rôle physiologique prédominant dans le système génital de la femme, sont sujets à de nombreux troubles pathologiques dont l'importance semble devoir être très grande, sinon prépondérante ; c'est ce qu'ont compris les gynécologistes modernes, dont les principaux travaux portent aujourd'hui sur les lésions morbides de ces organes et des autres annexes de l'utérus.

Les congestions périodiques dont les ovaires sont le siège et qui peuvent s'exécuter d'une façon normale exagérée ou insuffisante, leurs rapports de continuité ou de contiguité avec les autres organes génitaux et avec le péritoine pelvien suffisent pour expliquer et la fréquence de leurs maladies et la complexité de celles-ci.

Il est rare, en effet, de trouver une lésion exclusivement limitée à l'ovaire ; le plus souvent, la trompe, l'utérus, le péritoine ou le tissu cellulaire pelvien participent à cette lésion. Non seulement il est difficile de suivre la filiation de ces diverses maladies, leur âge respectif, mais encore il est souvent impossible pendant la vie de démêler leur existence simultanée et de porter un diagnostic absolument certain.

Cette difficulté du diagnostic est augmentée encore par le peu de sensibilité propre des ovaires, leur situation profonde et la difficulté de leur exploration physique. Tantôt les parois abdominales sont trop tendues, trop résistantes ou trop infiltrées de graisse ; tantôt l'exploration complète par le vagin est vague et confuse, tant à cause de la situation élevée des ovaires, que de la sensibilité exagérée de l'utérus et des tissus péri-utérins, que l'on ne peut convenablement soulever et refouler pour arriver jusque sur les parties plus profondes.

Si l'on joint à cela la variabilité des symptômes, quelquefois même leur absence complète, ou bien l'apparition de symptômes éloignés qui induisent en erreur et les malades et le médecin, on verra que la recherche des maladies de l'ovaire, leur détermination nosologique et nosographique,

et enfin les éléments d'une thérapeutique rationnelle et efficace sont loin d'être faciles.

Que dirai-je encore du nombre et de la variété de ces maladies ? A ce titre, la structure des ovaires est aussi importante que leur rôle physiologique et leurs rapports anatomiques. Ils comprennent, en effet, outre les éléments communs
à tous les organes internes, épithélium, stroma fibreux, vaisseaux sanguins et lymphatiques très développés, nerfs, une
multitude d'éléments propres, les ovisacs ou follicules de
Graaf, dont la disposition anatomique est en quelque sorte
une prédisposition innée au développement de tumeurs variées, et principalement de tumeurs kystiques. Ce sont ces
dernières lésions qui sont les plus fréquentes et aussi les
mieux étudiées.

Il en est de même des autres espèces de tumeurs, dont le
diagnostic a fait de remarquables progrès dans ces dernières
années, par suite de la fréquence de l'intervention chirurgicale. « Leur contrôle et leur rectification par l'ovariotomie,
que l'on peut considérer à ce point de vue comme une sorte
de vivisection pathologique, tendent à faire avancer rapidement les connaissances anatomiques et pathologiques relatives aux ovaires, qui, jusqu'alors, étaient très restreintes
(Kœberlé). »

Comme conclusion aux quelques idées générales qui précèdent, on peut dire que l'étude des maladies de l'ovaire est
d'une importance très grande en gynécologie ; que, pour être
bien faite, elle demande la plus sérieuse attention, et que le
diagnostic devra être recherché à l'aide de tous les moyens
possibles, et surtout à l'aide des divers procédés d'exploration
physique aujourd'hui connus.

Le toucher vaginal, la palpation abdominale, l'exploration
bi-manuelle, sont indispensables ; mais il ne faudra jamais
négliger le *toucher rectal*, et même l'*exploration manuelle du
rectum*, si vivement recommandée par Simon dans les cas
difficiles et surtout dans ceux qui nécessitent une intervention chirurgicale.

Quant au traitement, il en sera question dans chacun des chapitres spéciaux.

Hennig a trouvé que sur 100 cas, 10 fois seulement le diagnostic avait pu être fait pendant la vie. Gaillard Thomas, sur 81 autopsies, a trouvé 53 fois des altérations de l'ovaire, se décomposant ainsi : kystes, 30 ; sarcomes et cystoïdes, 5 ; hypertrophie, 1 ; exsudations, 6 ; fibroïdes, 9 ; kystes dermoïdes, 1 ; kystes fibro-cartilagineux, 1.

Les affections des ovaires sont-elles une cause d'hystérie ?

L'hystérie, cette névrose si commune, est réputée avoir son point de départ dans l'utérus, ainsi que l'atteste son appellation. Négrier (1) assure, au contraire, que l'ovaire en est bien plus fréquemment le siège. M. Boinet (2) est bien plus affirmatif encore quand il pose l'axiome suivant : **Point d'ovaires, point d'hystérie.**

Aran (3) prétend qu'il n'en est point ainsi, et que les diverses affections de l'ovaire ne sauraient y donner lieu, si les femmes ne présentaient pas auparavant une disposition hystérique. Cette dernière opinion n'est plus soutenue aujourd'hui.

Il est démontré que les diverses lésions fonctionnelles ou anatomiques des ovaires peuvent produire à elles seules les plus violentes attaques d'hystérie, et que par l'irritation ou la compression de ces organes, on peut, en quelque sorte à volonté, produire ou arrêter les crises. Les expériences si curieuses de M. Charcot à la Salpêtrière sont entièrement démonstratives à cet égard. Voir également l'observation publiée par M. Desplats (4), dans laquelle les attaques d'hystérie furent suspendues par la compression permanente des ovaires à l'aide d'un brayer.

Historique. — Quoique connues de tout temps et déjà mentionnées par Astruc il y a plus d'un siècle (1776), les ma-

---

(1) Négrier, *Recueil de faits pour servir à l'histoire des ovaires et des affections hystériques de la femme.* Angers, 1858.

(2) Boinet, *Traité des mal. des ovaires.* Paris, 1877, p. 97.

(3) Aran, *op. cit.*, p. 587.

(4) *Journ. des sc. méd. de Lille,* février 1879.

ladies des ovaires n'étaient pas sérieusement étudiées. Ce ne fut qu'il y a une trentaine d'années, quand les travaux de Négrier, de Pouchet (1), de Gendrin, de Coste et de Bischoff sur l'ovulation et la menstruation eurent démontré le rôle prépondérant des ovaires, et plus récemment encore quand l'ovariotomie fut de plus en plus répandue, que nos connaissances sur cette importante partie de la pathologie féminine ont pris des développements inattendus. Le chapitre des tumeurs ovariennes surtout est aujourd'hui un des mieux étudiés de la gynécologie.

CHAPITRE II

ANOMALIES DE DÉVELOPPEMENT ET DE SITUATION DES OVAIRES.

A. Puech. — *Des ovaires, de leurs anomalies.* Paris, 1873.

§ I. — **Absence.**

L'absence congénitale des deux ovaires est très rare, si toutefois il en existe des exemples authentiques, en dehors d'autres malformations ou monstruosités compatibles avec la vie. On a vu quelquefois un ovaire seul manquer, plus souvent l'ovaire gauche. L'utérus est alors unicorne, et la moitié correspondante à l'ovaire absent est atrophiée. La menstruation et la grossesse n'ont pas été empêchées.

Plus fréquemment, quand l'utérus manque, les ovaires n'en sont pas moins développés. Si un ou deux ovaires font défaut, les femmes ne se développent pas, elles conservent une petite taille et gardent plus ou moins les caractères de l'enfance. Mais dans quelques observations, on a noté l'inverse, c'est-à-dire qu'elles semblaient se rapprocher du type du sexe masculin.

(1) Pouchet, *Théorie positive de l'ovulation spontanée et de la fécondation des mammifères, et de l'espèce humaine, basée sur l'observation de toute la série animale.* Paris, 1867, 1 vol. in-8° avec atlas de 20 pl.

§ II. — Développement rudimentaire.

Cette anomalie est bien plus fréquente ; elle est associée tantôt à un développement également rudimentaire de l'utérus, plus souvent, à une atrophie de l'utérus, aux antéflexions, ou bien à une étroitesse congénitale du vagin.

Il est plus rare de constater des ovaires rudimentaires quand l'utérus est parfaitement développé : c'est l'inverse qui se produit bien plus souvent.

Dans ces conditions, la menstruation et les divers signes de la puberté sont retardés ou manquent complètement. Les règles, à leur début, sont peu abondantes, irrégulières ; la moindre cause suffit pour les susprendre ou les arrêter définitivement : la ménopause est plus précoce.

Le développement général du corps ne se fait point et les femmes ressemblent toujours à des enfants. Dans d'autres cas, le développement est au contraire exagéré ; les muscles deviennent très volumineux, le système pileux est très abondant sur les membres et au menton (femmes à barbe), la voix est dure et grave.

Le bassin est uniformément atrophié, ressemblant au bassin d'un enfant ou à celui du sexe mâle : le sens génésique fait à peu près complètement défaut.

Il sera difficile de distinguer l'absence complète des ovaires de leur développement rudimentaire. Cette distinction aurait pourtant de l'importance ; car, si le second de ces états doit être traité et peut être amélioré, guéri même, il n'en est pas de même du premier, qui est absolument irrémédiable.

Si, chez une femme peu développée, on ne peut pas constater la présence des ovaires à l'aide des divers moyens d'exploration, même en s'aidant des anesthésiques, si les désirs sexuels font entièrement défaut, si la menstruation ne se manifeste pas après la mise en œuvre prolongée d'un traitement convenable, on pourra presque conclure à une absence congénitale, et, dans tous les cas, on devra cesser toute intervention ultérieure.

Traitement. — Dans le premier cas, au contraire, une thérapeutique convenablement instituée sera utile et nécessaire à la fois ; car la frigidité et la stérilité de la femme, qui en sont les conséquences, sont souvent la source de grands inconvénients en ménage.

Un traitement tonique, une nourriture substantielle et le fer à hautes doses seront employés et longtemps continués. On a conseillé, dans le but de produire une fluxion du côté des ovaires, d'appliquer un pessaire intra-utérin et principalement le tuteur galvanique de Simpson.

L'électricité paraît avoir donné quelques succès : un des pôles de la pile est placé sur la colonne vertébrale lombaire ou au niveau du sacrum, tandis que l'autre est porté successivement sur chaque ovaire. Dans les cas d'insuccès on a même porté l'un des rhéophores sur le col et jusque dans la cavité de l'utérus. On n'a guère employé pour cela que les courants induits. Les courants continus, dont l'application peut être plus longtemps maintenue moyennant certaines précautions, pourraient être utiles.

Le mariage peut aussi présenter des avantages et les exemples de femmes, qui avaient tous les signes d'un développement rudimentaire des ovaires et qui sont devenues enceintes depuis et ont eu plus tard une menstruation normale, ne sont pas très rares.

§ III. — Atrophie.

L'atrophie des ovaires qui survient normalement après la ménopause, peut se montrer prématurément et entraîner la cessation des menstrues. Cette atrophie précoce est le résultat d'une ovarite aiguë, et plus spécialement d'une pelvi-péritonite, terminée par des adhérences qui englobent les ovaires de tous côtés et empêchent l'ovulation. Elle peut aussi se produire en dehors de toute lésion locale et comme suite d'une maladie grave, d'une dépression nerveuse considérable par suite de chagrins ou d'émotions violentes.

On pourra essayer le même traitement que précédemment, mais avec beaucoup de précautions, afin de ne pas réveiller

la pelvi-péritonite qui en est presque toujours la cause
première.

§ IV. — **Hypertrophie.**

Résultat assez fréquent de l'ovarite chronique (V. p. 563).

§ V. — **Déplacements.**

Les ovaires jouissent d'une grande mobilité ; les déplacements qu'ils peuvent éprouver sont assez nombreux, et s'ef-
fectuent dans tous les sens, principalement en bas et en arrière (*prolapsus*).

Ils dépendent de différentes causes : tantôt de la laxité de
l'aileron postérieur des ligaments larges, tantôt d'adhérences vicieuses, suites de péritonites, plus souvent encore
des déplacements même de l'utérus qui entraîne les ovaires
avec lui. Je ne parle pas ici des déplacements consécutifs
à la grossesse ou au développement de tumeurs dans la région pelvienne.

Comme conséquences de ces déplacements, il résulte une
gêne fonctionnelle plus ou moins grande, une sensibilité
exagérée, une hypérémie chronique et presque toujours la
stérilité.

Malheureusement, le diagnostic ne peut être sérieusement
établi malgré les investigations les plus minutieuses, et le
traitement direct ne peut être institué. On doit se borner dans
ces cas à n'agir qu'indirectement sur les ovaires, en tentant,
à l'aide de moyens appropriés, de remettre et de maintenir
en place les autres organes du bassin et notamment l'utérus.
Ce premier résultat obtenu, on combattra l'hypérémie et la
congestion consécutives, tout comme pour l'ovarite.

§ VI. — **Hernies.**

On appelle ainsi les déplacements des ovaires qui s'accompagnent de leur sortie de la cavité abdominale.

Quoique rares, les hernies des ovaires ont été observées sur les différents points de l'abdomen, et leurs variétés sont très nombreuses : *inguinales* (les plus fréquentes), *crurales*, *ischiatiques, ombilicales, vaginales, périnéales, labiales* (dans la grande lèvre) et *lombaires*.

Elles résultent tantôt d'une disposition anatomique particulière (persistance du canal de Nuck), tantôt d'hernies intestinales préexistantes, tantôt de causes traumatiques.

Leur diagnostic, quoique très difficile dans la plupart des cas et pouvant donner lieu à de nombreuses erreurs, est pourtant possible. Le mémoire de M. Puech renferme sous ce rapport des observations du plus grand intérêt.

Une hernie acquise doit être réduite s'il est possible, et maintenue par un bandage, tout comme s'il s'agissait de l'intestin. Si l'on est en présence d'une hernie congénitale ou d'une hernie irréductible, il vaudra mieux ne pas insister sur les tentatives de réduction, et protéger la tumeur par une pelote concave.

Si l'ovaire hernié s'enflamme, on devra débrider ; et si le débridement ne suffit pas à calmer les accidents graves d'étranglement, on pourra recourir à l'extirpation qui, avec l'aide des précautions antiseptiques aujourd'hui si bien connues, peut et doit donner d'heureux résultats. On agirait de même si l'ovaire hernié devenait le siège d'une dégénérescence maligne.

CHAPITRE III

NÉVRALGIE DE L'OVAIRE OU OVARIALGIE.

Synonymie. — *Névralgie de l'ovaire, ovarialgie* (Boinet); *irritation ovarienne* (Churchill); *oophoralgie* (Barnes); *ovarite subaiguë* (Tilt); *dysménorrhée nerveuse* ou *dysménorrhée ovarienne.*

Sous le nom de *névralgie de l'ovaire,* M. Boinet (1) a décrit

(1) Boinet, *op. cit.,* p. 93.

une affection particulière, que l'on comprend généralement dans l'étude de la dysménorrhée nerveuse ou de l'ovarite, et dont les caractères sont les suivants :

« Douleurs dans les régions iliaques, les lombes, le bassin, la vessie surtout au moment des règles, chez les femmes jeunes, mariées ou non, ayant ou n'ayant pas des enfants. Ces douleurs, qui apparaissent à la suite d'une fatigue, d'une contrariété, d'une excitation quelconque des organes génitaux, d'un refroidissement, etc., se montrent principalement à l'approche des règles. C'est un véritable éréthisme ou spasme douloureux des ovaires, accompagné quelquefois d'élancements, de chaleur, de phénomènes névralgiques, qui s'irradient du côté des reins et des cuisses.

« Ces accès névropathiques sont suivis d'un affaissement général des forces, d'une grande courbature, de la perte de l'appétit, d'un découragement inquiétant et surtout de l'impossibilité de faire le moindre mouvement, de se lever et de se tenir debout. Ils se dissipent généralement assez vite, sauf la douleur de la région ovarienne qui a commencé la première et qui est la dernière à disparaître : mais ils sont exposés à revenir, surtout si les malades essaient de se tenir debout et de marcher.

« Cette impossibilité de se tenir debout et de marcher se renouvelle à chaque crise et persiste quelquefois pendant très longtemps, et c'est d'elle seule que les malades se plaignent. Alors le médecin est tout naturellement disposé à admettre qn'elles sont atteintes de quelque lésion utérine, mais principalement d'abaissement ou de déviation de la matrice, ou même d'un relâchement des symphyses du bassin, quand il n'existe pas de déplacement de l'utérus. De là des erreurs de thérapeutique souvent très dommageables. »

Le repos absolu sur une chaise longue est le meilleur remède, tant qu'il existe de la douleur. Les grands bains tièdes, les bains de siège froids, les occupations corporelles de nature à calmer l'imagination, les promenades, les voyages et l'hydrothérapie seront très utiles pour prévenir le retour des crises. On administrera également dans l'intervalle les toniques, les ferrugineux et le bromure de potassium.

Au moment des crises, des cataplasmes sur le ventre, des embrocations narcotiques, des injections hypodermiques de morphine, ou même des vésicatoires sur la région ovarienne qui est le siège de la douleur, en calmeront l'intensité (Voir le traitement de la *Dysménorrhée nerveuse*, p. 509).

CHAPITRE IV

OVARITE.

Divisions. — L'inflammation de l'ovaire, *ovarite* ou *oophorite*, est une affection assez fréquente, quoique le plus souvent assez difficile à diagnostiquer.

Les anatomistes distinguent une *Ovarite folliculaire*, une *Ovarite parenchymateuse* et une *Ovarite péritonéale*. Cette distinction ne présente aucun intérêt pratique.

Certains gynécologistes étudient à part la *congestion*, l'*engorgement*, l'*inflammation aiguë, subaiguë* et *chronique*. A cause de la situation cachée des ovaires, de la difficulté de leur exploration et de l'incertitude des symptômes, ces distinctions ne peuvent guère être admises au lit du malade.

La division la plus généralement adoptée est la suivante :

1° Ovarite aiguë.

2° Ovarite chronique.

§ 1. — **Ovarite aiguë**.

Étiologie. — L'ovarite aiguë est rare. Les formes graves, qui se terminent par suppuration, succèdent généralement à l'avortement ou à l'accouchement et font partie des affections puerpérales qui se localisent simultanément sur l'utérus, le péritoine et les ligaments larges.

En dehors de l'état puerpéral, l'ovarite aiguë peut survenir dans le cours des fièvres graves, spécialement de la fièvre typhoïde et de la variole (Béraud), mais elle a alors moins de tendance à la suppuration.

Elle serait dans quelques circonstances de nature blennorrhagique. M. A. Guérin (1) ne croit pas à cette nature de
la maladie, et fait observer avec raison que, soit qu'il y ait
propagation de l'inflammation, soit qu'il y ait transport du
pus virulent, c'est la péritonite qui doit survenir.

Outre ces diverses causes de l'ovarite aiguë, causes qui
sont toutes de nature septique, la maladie peut encore se développer à la suite d'un refroidissement, d'un arrêt brusque
des règles, ou dans le cours d'une maladie des organes voisins, la métrite, la paramétrite ou la pelvi-péritonite, avec lesquelles elle coïncide du reste presque toujours.

Anatomie pathologique. — Elle siège plus souvent à
gauche qu'à droite; quelquefois elle est double.

Tous les degrés des désordres inflammatoires peuvent se
rencontrer : congestion et vascularisation des tissus, principalement à la périphérie des follicules de Graaf, augmentation du volume de l'organe, épanchements hémorrhagiques
interstitiels, ramollissement du parenchyme qui devient
semblable à la boue splénique, et finalement *abcès*.

Les **abcès** de l'ovaire sont de deux sortes : *intra-ovariens*
ou *péri-ovariens* et dus alors à la coexistence d'une ovarite
avec une péri-ophorite (M. Duncan) (2). Pour cet auteur, *les
abcès de l'ovaire* proprement dits sont toujours petits, limités;
ils se développent dans l'intérieur d'un ou plusieurs follicules
de Graaf, ou bien ils résultent du ramollissement et de la destruction suppurative de tout le stroma de l'ovaire. Ils restent
enkystés et peuvent ainsi durer plusieurs années sans produire d'accidents graves.

Les *abcès péri-ovariens*, au contraire, acquièrent un développement plus ou moins considérable, et on en a vu qui
renfermaient un ou plusieurs litres de pus. Ils sont formés
aux dépens du péritoine, des ligaments larges ou du tissu
cellulaire de la fosse iliaque. Si l'inflammation de l'ovaire

(1) A. Guérin, *Maladies des org. génitaux internes*, p. 393.
(2) Mathews Duncan, *Clinical lectures on the diseases of women.*
London, 1879, p. 39.

en a été le point de départ, plus tard cette lésion ne joue qu'un rôle accessoire.

Ce sont ces abcès péri-ovariens, beaucoup plus communément désignés sous le nom de *phlegmon des ligaments larges* ou *abcès de la fosse iliaque* qui se terminent par l'ouverture soit dans la cavité péritonéale, soit au dehors, à travers le rectum, le vagin ou la paroi abdominale antérieure.

On a rencontré des abcès volumineux parfaitement circonscrits et limités par une paroi kystique paraissant appartenir à l'ovaire; dans ces cas il s'agit vraisemblablement non d'une ovarite terminée par suppuration, mais d'une tumeur ovarique préexistante, kyste ou autre, dont le contenu a subi la transformation purulente.

Symptômes. — On distingue deux formes d'ovarite aiguë :

1° **L'ovarite suraiguë** ou puerpérale, dans laquelle les symptômes ont une intensité et une gravité considérables et ne diffèrent guère de ceux de la péritonite ou de la métro-péritonite puerpérale. Comme cette dernière, elle débuterait par des frissons, s'accompagnerait de nausées, de vomissements, d'une fièvre très intense : la douleur au niveau de la fosse iliaque serait très vive, enfin les accidents nerveux, ataxiques ou hystériformes, seraient très fréquents.

L'ovarite suraiguë existe sans doute, mais elle coïncide toujours avec la péritonite, et il sera bien difficile de faire la part exacte de l'une et l'autre de ces inflammations. Du reste le diagnostic a ici peu d'importance, le pronostic et le traitement étant les mêmes.

2° **L'ovarite aiguë ordinaire**, ou non puerpérale, présente une réaction générale moindre; quelquefois même il n'y a pas de fièvre ou seulement de petits accès légers le soir, pas de vomissements, mais un état de malaise, de brisement général des membres, avec céphalalgie, dégoût, nausées et surtout difficulté ou impossibilité de la marche et de la station debout.

Mais le principal symptôme, le seul qui indique au méde-

cin la possibilité d'une pareille affection, c'est la **douleur**.
Elle siège dans la fosse iliaque, sur un point très limité, correspondant à la situation de l'ovaire ; elle s'exagère par les
divers mouvements, et surtout par la pression, au point que
la femme ne peut retenir un cri.

Cette douleur, variable d'intensité, reste rarement limitée
à l'ovaire, et ne tarde pas à s'irradier dans les parties voisines ; c'est que l'ovarite franchement aiguë se complique
presque toujours de péritonite plus ou moins intense.

Par l'examen, on peut arriver à circonscrire le siège de la
maladie et porter ainsi un diagnostic à peu près certain. La
palpation abdominale seule n'est que d'un faible secours, il
faut pratiquer le toucher vaginal et le toucher rectal, les combiner quelquefois ensemble (Gallard), ou bien avec la palpation de l'abdomen. Le doigt, porté dans le cul-de-sac latéral
correspondant au côté malade, perçoit un petit corps arrondi
du volume d'une amande, cédant à la moindre pression,
mais revenant de suite au point exploré, très douloureux au
toucher.

Si au toucher vaginal on combine le palper hypogastrique,
l'ovaire se trouve mieux fixé et l'on peut aisément constater
que la petite tumeur, comme appendue à l'utérus, en est
cependant très distincte. On peut aussi circonscrire ce corps,
en apprécier la forme, le volume et la mobilité.

Marche. — Terminaisons. — L'ovarite aiguë ordinaire
a une marche relativement lente ; elle dure un ou deux mois,
en subissant des exacerbations au moment des époques cataméniales.

Elle se termine assez souvent par *résolution*, en ne laissant
d'autres traces qu'un degré de sensibilité plus ou moins
grand de l'ovaire malade et une sorte de prédisposition à
l'hystérie. Pour peu que l'inflammation ait été violente, les
parties ne reviennent pas à l'état normal ; il se produit des
indurations du tissu de l'ovaire ou des adhérences vicieuses,
sources d'une stérilité irrémédiable.

Souvent aussi la maladie passe à l'état chronique.

Enfin, l'ovarite aiguë peut se terminer par *suppuration*.

Alors surviennent des frissons erratiques avec de la fièvre, les douleurs deviennent plus vives, et bientôt les signes physiques de l'abcès se manifestent. Quelquefois cette terminaison suppurative de l'ovarite s'opère sans phénomènes généraux appréciables.

Traitement. — Dans la forme suraiguë de l'ovarite, à la suite de l'accouchement ou des fièvres graves, le traitement sera le même que celui de la péritonite, qui est la lésion principale.

Dans la forme simple, si l'ovarite est la lésion prédominante, on recommandera aux malades le repos le plus absolu, et on instituera un traitement antiphlogistique convenable. Les sangsues appliquées au niveau des fosses iliaques, des aines, à l'anus, ou directement sur le col de la matrice (Scanzoni et Courty), seront renouvelées deux et trois fois à des intervalles rapprochés : onctions mercurielles, cataplasmes ou fomentations émollientes.

On combattra non moins énergiquement le symptôme douleur à l'aide du chloral, du chloroforme, du bromure de potassium et des injections sous-cutanées de chlorhydrate de morphine.

On prescrira dans le même but des bains chauds, et des **injections vaginales chaudes**; comme le fait observer Scanzoni, la chaleur est en effet un des narcotiques les plus sûrs; elles favorise de plus la liquéfaction et la résorption des épanchements.

Plus tard, quand la période aiguë sera passée, on substituera à la médication antiphlogistique une médication résolutive, basée principalement sur l'emploi persistant des altérants et des dérivatifs *intus* et *extrà* (mercuriaux, iodures, alcalins, eaux minérales, frictions avec la teinture d'iode sur les fosses iliaques, vésicatoires volants, purgatifs, etc).

Si l'ovarite a abouti à la formation d'un abcès, on traitera celui-ci comme les abcès des fosses iliaques ou les abcès péri-utérins, c'est-à-dire qu'on en surveillera l'évolution, en se tenant prêt à l'ouvrir du côté où il se prononce le plus soit dans le vagin, soit au niveau de l'hypogastre. On pour-

rait en tenter au préalable l'évacuation à l'aide de l'aspiration,
pour l'ouvrir ultérieurement avec les caustiques ou mieux
avec le thermo-cautère, s'il se reproduisait.

§ II. — Ovarite chronique.

Étiologie. — L'ovarite chronique est une affection très
fréquente et très rebelle, elle succède quelquefois à l'ovarite
aiguë et reconnaît les mêmes causes qu'elle ; elle est bien
plus souvent chronique d'emblée, qu'elle ait été primitive, ou
bien qu'elle se soit développée à la suite de la métrite ou de
la paramétrite chronique qui l'accompagne presque toujours.

Comme l'utérus, l'ovaire est sujet à une congestion périodique qui peut devenir excessive, continue et se transformer
en inflammation. Le fonctionnement exagéré des organes génitaux, les excès vénériens, les émotions violentes, les divers
troubles de la menstruation, les fatigues excessives amènent
ce résultat.

On a noté parmi les causes productrices de l'ovarite chronique la masturbation et le coït imparfait, qui ne donne à la
femme qu'une satisfaction incomplète.

Scanzoni cite encore l'usage de moyens extraordinaires
pour satisfaire l'appétit vénérien et explique ainsi la fréquence
de cette maladie chez les vieilles filles et chez les prostituées.

Mathews Duncan accuse surtout l'abus des alcooliques, et
en fait la cause la plus fréquente en Angleterre ; il en voit la
preuve dans la guérison de la maladie chez les femmes qui
se décident à une tempérance absolue.

Gallard a invoqué le travail des machines à coudre.

L'ovarite chronique se rencontre assez fréquemment chez
les jeunes filles ou chez les femmes qui sont restées célibataires, même en dehors des causes extérieures indiquées ci-
dessus : aussi n'a-t-on pas manqué d'accuser le célibat d'être
une cause prédisposante. Ce qui semble donner un certain
fondement à cette supposition, c'est qu'on a vu des ovarites
s'améliorer et disparaître après le mariage, et surtout après
une grossesse.

M. Gallard n'hésite pas à conseiller le mariage dans ces cas, mais la question est bien difficile à trancher.

On a invoqué l'action des diathèses, et certains auteurs décrivent des ovarites *syphilitiques* (Nélaton), *tuberculeuses* (Gallard), *herpétiques, scrofuleuses, rhumatismales* (Courty), *cancéreuses.*

Anatomie pathologique. — Les lésions de l'ovarite chronique ne présentent rien de particulier; l'organe est augmenté de volume et de consistance ; sa trame est plus dense et il existe des noyaux d'induration disséminés irrégulièrement. Le plus souvent, les follicules de Graaf sont atrophiés, étouffés en quelque sorte par les tractus fibreux, quoiqu'il ne soit pas rare d'en rencontrer quelques-uns anormalement développés et formant de véritables kystes.

L'ovarite chronique s'accompagne presque toujours de lésions des organes voisins : adhérences vicieuses de l'ovaire ou de la trompe, inflammation chronique du péritoine, de l'utérus, etc.

Symptômes. — Les symptômes de l'ovarite chronique sont variables et plus ou moins semblables à ceux de la métrite chronique, en sorte que cette maladie est souvent méconnue ou bien confondue avec la métrite. Le diagnostic est parfois tellement difficile qu'Aran renonce presque complètement à le faire.

La douleur est toujours le phénomène le plus marqué ; elle existe dans une fosse iliaque, quelquefois dans les deux, quand l'ovarite est double. Elle est très localisée, présente des exacerbations à la suite de fatigues, à l'approche des règles. Elle s'accompagne surtout d'une sensation de tension intérieure dans l'abdomen, d'alourdissement du membre inférieur correspondant, et même de douleurs névralgiques sur le trajet du nerf crural, douleurs et sensations pénibles qui s'augmentent par la marche et la station debout, au point de rendre celles-ci presque complètement impossibles.

Ce dernier phénomène est toujours très marqué, il n'a jamais manqué dans les observations que j'ai recueillies, et je connais une demoiselle de 28 ans atteinte d'ovarite chronique, qui depuis plus de six ans n'a pu se livrer à une promenade à pied de plus d'un quart d'heure.

Avec cette douleur, coïncident des troubles de la menstruation qui est difficile, irrégulière, exagérée au début de la maladie, peu abondante plus tard, pour aboutir souvent à l'aménorrhée.

La leucorrhée est aussi la règle.

Chez les femmes mariées, la stérilité en est souvent la conséquence, surtout si l'ovarite est double.

Les symptômes généraux, qui ne tardent pas à se développer, sont ceux de la chloro-anémie : amaigrissement, troubles digestifs variés, troubles nerveux (impressionnabilité exagérée, névralgies diverses, spasmes, hystérie, nervosisme). Les mêmes que ceux de la métrite chronique, mais à un degré ordinairement plus accentué.

Diagnostic. — Tous ces signes subjectifs ne peuvent fixer le diagnostic en dehors de l'examen local par le palper hypogastrique, le toucher vaginal et rectal. On procédera pour cela de la même façon que pour l'ovarite aiguë (p. 560).

Les signes perçus seront à peu près les mêmes : corps rond, très sensible, du volume d'une noix, d'une consistance pâteuse, le plus souvent bosselé, situé sur les côtés de l'utérus, et plus ou moins mobile. Dans quelques circonstances, la sensibilité des parties est telle que l'exploration ne peut se faire que pendant le sommeil chloroformique.

S'il est possible, avec beaucoup d'attention, de reconnaître l'ovarite chronique, il ne faut pas oublier que ce diagnostic est presque toujours très difficile par suite de la simultanéité presque constante d'autres lésions du côté de l'utérus et des ligaments larges, et que l'*adéno-lymphite* pelvienne, par exemple, présente des phénomènes objectifs à peu près semblables.

Marche. — Pronostic. — La marche de l'ovarite chronique est essentiellement lente, avec exacerbations correspondant à chaque période menstruelle. Parmi les maladies curables, on peut dire qu'il en est peu qui soient aussi tenaces qu'elle, et elle est bien près de faire le désespoir et des malades et des médecins.

Elle dure quelquefois tout le temps de la vie sexuelle des femmes pour ne s'amender qu'à l'âge critique ; elle compromet la santé générale et entraîne souvent la stérilité définitive ; enfin elle peut se terminer, rarement en vérité, par une péritonite mortelle.

Traitement. — Il est difficile de tracer un plan de traitement qui puisse convenir à tous les cas d'ovarite chronique. Les indications sont essentiellement variables suivant les cas ; elles se tirent du degré d'intensité de la maladie, de sa durée, de la prédominance de tels ou tels symptômes, et enfin de l'état général de l'organisme.

Dans les premiers temps, on pourra songer à un traitement antiphlogistique consistant dans l'administration de purgatifs répétés et l'application de sangsues au niveau des fosses iliaques, du pli de l'aîne ou sur le col de l'utérus, avant les règles si celles-ci tardent à se montrer et sont difficiles au début, après les règles si elles ont été trop peu abondantes et si la sensation de tension et de plénitude intérieures persiste.

Le meilleur adjuvant de ce traitement antiphlogistique sera le repos au lit combiné avec l'administration du bromure de potassium (1, 2, 4 gr. par jour).

Plus tard on aura recours aux révulsifs cutanés, tels que les badigeonnages à la teinture d'iode et les vésicatoires volants.

M. Courty recommande les frictions avec l'onguent mercuriel belladoné (1 gr. d'extrait de belladone pour 10 gr. d'onguent mercuriel double). J'ai eu recours, avec quelques avantages, aux frictions de pommade stibiée ou d'huile de croton.

Dans le même but, les purgatifs répétés, les altérants, les alcalins, les eaux minérales, pourront être avantageusement essayés.

Un autre moyen qu'il convient de ne pas négliger dès le début : ce sont les grands bains tièdes ou chauds d'une demi-heure à une heure de durée, et surtout les **injections** vaginales chaudes. Je connais une malade atteinte depuis plusieurs années d'ovarite chronique, qui n'était pas sortie de sa maison pendant deux ans, et qui depuis dix mois peut faire des promenades de une ou deux heures, à condition de prendre aussitôt avant une injection vaginale d'eau chaude à 40°.

En résumé, les sangsues au moment des règles, les purgatifs répétés, les vésicatoires sur l'hypogastre, et d'une façon continue le bromure de potassium et les injections vaginales chaudes, tel me paraît devoir être le traitement de la plupart des cas d'ovarite chronique.

Il va sans dire que pendant ce temps, on ne négligera pas les indications tirées de l'état général, et que s'il existe de la faiblesse et de l'anémie, on recourra à une médication tonique, aux amers, aux ferrugineux, à l'hydrothérapie et aux eaux minérales. Sans parler des bons résultats obtenus ailleurs, j'ai pu constater par moi-même les bons effets des eaux ferrugineuses de Lamalou-le-Centre (Hérault) prises en bains et en boisson, et combinées avec la douche générale.

L'hygiène forme aussi un des éléments les plus importants du traitement de l'ovarite chronique. Les malades éviteront avec soin de rester trop longtemps debout ou assises, renonceront au piano et aux machines à coudre; elles fuiront avec non moins de soin toute émotion violente; enfin, à une période avancée de la maladie, les promenades au grand air, sur les bords de la mer, même les bains de mer pourront être d'une grande utilité.

Ovariotomie normale. — Opération de Battey. — Dans quelques cas d'ovarite chronique s'accompagnant de désordres graves et menaçants, certains chirurgiens n'ont pas reculé devant l'extirpation de l'ovaire ou des ovaires malades, afin d'enlever ainsi la cause du mal et d'en faire cesser tous les symptômes.

Cette véritable castration a été pour la première fois tentée en 1872 par M. Battey, de Géorgie, qui lui donna le nom d'**ovariotomie normale,** parce qu'il pratiqua l'ablation d'ovaires sains : depuis lors, elle est plus généralement connue sous le nom d'*opération de Battey*, du nom de son promoteur.

M. A. Lutaud (1) en a fait un historique complet. L'opération de Battey, primitivement pratiquée pour faire cesser des métrorrhagies abondantes en suspendant l'ovulation, a été peu à peu étendue aux divers désordres de la menstruation, principalement à la dysménorrhée, l'ovarite chronique grave, et même au traitement des tumeurs utérines.

Dans quelques cas moins justifiables sans doute, on y a eu également recours pour remédier à des symptômes éloignés et généraux, dont les ovaires semblaient être la cause. Hégar la pratiqua pour guérir une toux nerveuse extrêmement violente, Peaslee pour remédier à des accidents hystéro-épileptiques.

L'opération se pratique comme l'ovariotomie ordinaire en faisant une incision sur la ligne blanche, et en allant à la recherche des ovaires que l'on détache de leurs adhérences et que l'on coupe après formation du pédicule. Sur 34 cas, on a obtenu 25 guérisons ; avec la méthode antiseptique, on pourrait peut-être en obtenir davantage, en sorte que le pronostic de cette opération ne paraît pas très grave.

Mais, malgré ces résultats réellement très favorables, la nécessité ou l'opportunité de cette opération n'est pas encore bien établie. Elle n'a été pratiquée qu'en Amérique et en Allemagne; tous les chirurgiens des autres pays la repoussent. Peut-être qu'une expérience ultérieure fera changer ces sentiments. En ce qui concerne l'ovarite chronique, la maladie est si rebelle et si pénible qu'on pourrait en agiter quelquefois l'opportunité.

CHAPITRE V

KYSTES DE L'OVAIRE.

L'ovaire est le siège fréquent de tumeurs : celles-ci peuvent

(1) A. Lutaud, *Annales de Gynécologie*, mars 1878, et *Traité des mal. des femmes*, de Gaillard Thomas.

présenter toutes les variétés de structure et de développement que l'on étudie à propos des lésions organiques de tous les organes. On les divise en tumeurs **bénignes** et en tumeurs **malignes**; une division plus généralement adoptée et qui correspond à peu de chose près à la précédente, les distingue en tumeurs **liquides** et en tumeurs **solides**. Assez souvent ces dernières se creusent de cavités à l'intérieur et renferment du liquide au sein de leur parenchyme; il y a donc une troisième espèce de tumeurs ovariques, les **tumeurs mixtes.**

Les tumeurs liquides, les **kystes,** sont les plus fréquentes et les plus importantes des tumeurs de l'ovaire: les autres au contraire sont relativement rares et leur importance se borne à peu près exclusivement à une question de diagnostic. Aussi, après avoir résumé aussi brièvement mais aussi complètement que possible ce qui a trait aux kystes de l'ovaire et à leur traitement par l'ovariotomie, ne ferai-je qu'énoncer succinctement quelques données générales sur les autres variétés de tumeurs ovariennes.

Synonymie. — *Kystes de l'ovaire, kystes ovariens, hydropisie de l'ovaire, hydropisie enkystée de l'ovaire, kyste hydropique, hydrovarie, cystomes,* et quand la tumeur est mixte *cystoïde, tumeur fibro-cystique, cysto-fibrome, cysto-carcinome,* etc.

Divisions. — Les kystes de l'ovaire sont divisés:

1° Suivant leurs dispositions anatomiques en *Kystes uniloculaires, multiloculaires* et *composés;*

2° Suivant la nature de leur contenu en *Kystes séreux, muqueux, albumineux, purulents, hématiques* ou *hydatiques* (les *kystes dermoïdes* seront étudiés à part);

3° Suivant l'état de leur surface en *Kystes mobiles* et *adhérents;*

4° Suivant la nature de leurs parois en *Kystes simples,* lorsque la poche, uni ou multiloculaire, est constituée comme la plupart des kystes en général par un contenu liquide et une membrane fibreuse limitante, et en *Kystes composés,* quand aux éléments proprement dits des kystes se trouvent associés d'autres éléments solides de nature variable, fibromes, sarcomes, cancers, etc.

Quoique chacune de ces divisions ait une réelle importance, la dernière par sa simplicité est encore la meilleure.

Étiologie. — Les causes qui président à la formation des kystes de l'ovaire sont à peu près totalement inconnues. On a invoqué successivement l'ovarite chronique, les troubles menstruels, les contusions, les désirs sexuels non satisfaits comme chez les femmes célibataires ou veuves, les grossesses répétées, la stérilité, etc.

La seule cause prédisposante réelle est l'âge. Rares avant 20 ans, les kystes ovariques acquièrent leur maximum de fréquence de 30 à 40 ans, ou d'une façon générale pendant toute la vie sexuelle de la femme, au moment du fonctionnement des ovaires.

Pathogénie. — La fréquence des kystes dans un organe qui renferme normalement de petites cavités closes, de véritables kystes en miniature, les follicules de Graaf, et, d'un autre côté, l'apparition des tumeurs kystiques au moment de la période d'activité de l'ovaire, devaient naturellement faire naître l'idée que ces tumeurs se formaient aux dépens des follicules de Graaf, et qu'elles étaient véritablement de nature *folliculaire* : elles ne seraient autre chose que de véritables hydropisies irritatives distendant les parois des ovisacs. Cette opinion est la plus généralement admise.

Toutefois il est des cas où elle ne semble pas répondre à la réalité des faits : c'est quand la poche est multiloculaire, que ses parois sont végétantes, dendritiques, formées de parties complexes qui ne sauraient évidemment être le résultat exclusif de l'hypertrophie de la paroi folliculaire. C'est alors qu'on a dit que leur point de départ n'était pas dans l'ovisac, mais bien dans le stroma même de l'organe, au sein du tissu connectif. Cette dernière origine, donnée comme exclusive par certains auteurs contemporains (Wedl, Lücke, Waldeyer), paraît toutefois bien moins fréquente que la précédente à la plupart des histologistes français.

Dans des recherches toutes récentes sur cette question, MM. de Sinéty et Malassez (1) admettent que, si les kystes de l'ovaire ne proviennent point de l'hydropisie des follicules de Graaf, du moins ils ont un point de départ commun, *l'épithélium germinatif de la surface de l'ovaire.* Dans les cas de kystes, la néoformation épithéliale, au lieu de constituer les tubes de Pflüger, puis les follicules primordiaux et enfin les follicules de Graaf, se porte dans une direction moins spéciale et moins élevée qui aboutit au type vulgaire d'*épithélium de revêtement*, donnant naissance à des tubes et à des cavités plus ou moins sphériques n'ayant qu'une vague similitude avec les tubes de Pflüger et les follicules.

Ce serait au sein de ces prolongements épithéliaux, qui s'enfoncent dans l'épaisseur du stroma de l'ovaire, que se creuseraient les cavités kystiques par liquéfaction des cellules les plus centrales ou par exagération de leur activité sécrétoire. Grâce à ce mode de développement, on pourrait expliquer et la multiplicité des loges kystiques, et leur constitution différente, et les rapports variés qu'ils affectent avec les diverses parties constituantes de l'ovaire.

Ces recherches ne présentent qu'un intérêt secondaire, et elles ne doivent pas faire abandonner la vieille division en kystes *folliculaires* et en kystes *parenchymateux*.

Anatomie pathologique. — Les kystes siègent plus fréquemment à gauche qu'à droite : plus rarement les deux ovaires sont atteints à la fois.

Leur volume varie depuis celui d'une noisette jusqu'à celui d'une tête d'adulte et davantage. Il n'est pas rare d'en rencontrer qui renferment 20, 30, 40, 50 et même 75 litres (Kimball).

A. *Contenu*. — Leur contenu est très variable : tantôt c'est un liquide clair, citrin, entièrement transparent, tantôt il est plus ou moins épais, filant, opaque, mélangé de pus et de sang, tantôt formé à peu près exclusivement de ces der-

_____

(1) *Bulletins de la société anatomique*, 1876.

niers. Dans quelques circonstances le contenu est au contraire très épais, entièrement gélatineux, ne s'écoulant pas par la canule du trocart. Si l'on pratique l'ovariotomie dans cette dernière circonstance, on est obligé d'inciser largement la poche kystique et de la vider à pleines mains, ainsi que je l'ai vu faire à M. Péan à deux reprises différentes.

La sérosité limpide et citrine ne se rencontre guère que dans les kystes simples, uniloculaires et de date récente. Chez une femme que j'ai ponctionnée pour la quatre-vingt-huitième fois, il avait encore conservé cet aspect.

D'ordinaire cet aspect change avec l'âge de la maladie, par suite des complications inflammatoires ou hémorrhagiques qui surviennent dans l'intérieur de la poche. Le liquide filant, épais, semblable à du sirop de gomme brunâtre ou couleur chocolat, est celui que l'on trouve le plus fréquemment dans les kystes ayant quelques années d'existence.

Si l'aspect intérieur du liquide est essentiellement variable, il en est peut-être de même de sa composition chimique et histologique. En présence de certains cas où le diagnostic paraissait incertain, on a recherché avec soin s'il n'y avait point de signe caractéristique tiré de ces deux derniers modes d'examen.

Le contenu des kystes ovariens renferme de l'albumine et se coagule presque en totalité par la chaleur; cette albumine ne serait pas l'albumine ordinaire, mais une de ses formes allotropiques, la *paralbumine* ou la *métalbumine*. L'albumine ordinaire coagulée par la chaleur ne se dissout pas dans l'acide acétique bouillant, la paralbumine au contraire se redissout en tout ou en partie. Si le liquide extrait par la ponction renferme de l'albumine ordinaire, c'est un liquide ascitique; s'il renferme de la paralbumine, c'est un kyste ovarien. Mais, après de nombreuses recherches, on a vu que la paralbumine, produit très mal défini en chimie, se rencontrait autre part que dans les kystes ovariens et qu'elle n'avait en réalité rien de caractéristique.

Du reste l'examen chimique des liquides ovariens est loin d'être facile, quand il n'est pas impossible. Outre les matières complexes dues à la présence du sang, du pus, de la cholestérine, etc., ils renferment le plus souvent une telle quantité de *mucine* qu'il est bien difficile d'en faire une analyse tant soit peu précise.

Les données fournies par l'*examen microscopique* ne me paraissent pas plus concluantes que les renseignements de la chimie. Elles ne sauraient s'appliquer qu'aux liquides clairs et citrins, à ceux qui proviennent de kystes simples, unis ou panciloculaires et de formation récente. Plus tard, en effet, le liquide se trouble ; il renferme des éléments très variés, provenant des globules du sang, des globules du pus à différents degrés d'altération, de la desquamation épithéliale des parois et des aréoles du kyste, enfin des diverses dégénérescences qui sont si fréquentes au sein de ces tumeurs. Il devient dès lors impossible de formuler rien de précis, au milieu de cette diversité d'éléments figurés, si ce n'est qu'on a affaire à un kyste complexe et dégénéré.

Or, dans le premier cas, outre des cristaux de cholestérine, quelques globules de sang et quelques débris de cellules épithéliales, on trouve des *globules granulés*, jaunâtres, de 0 à 6 centièmes de millimètre que les Anglais appellent *cellule granuleuse*. Cette cellule est généralement ronde, quelquefois ovale, très délicate, transparente et renfermant un certain nombre de petits granules, mais pas de noyau. En ajoutant de l'acide acétique les granules deviennent très distincts et la cellule transparente : l'éther ne les modifie pas, tandis qu'il dissout les granulations graisseuses des corpuscules inflammatoires de Gluge (Drysdale).

La présence de ces corpuscules granuleux est-elle caractéristique des kystes de l'ovaire? Les uns disent oui, les autres disent non. Il est beaucoup de kystes ovariques dans lesquels on ne les a pas observés. M. Lawson Tait (1) dit les avoir rencontrés dans les kystes paraovariques, et leur refuse en conséquence toute espèce de valeur.

B. *Cavité.* — Les kystes ovariques ne sont pas moins différents sous ce nouveau rapport. Quelquefois ils sont franchement *uniloculaires*, c'est-à-dire formés d'une seule cavité

_____

(1) Lawson Tait, *The Lancet*, février 1880.

régulièrement arrondie. Bien plus souvent, quoique uniloculaires, ils sont *cloisonnés* ; la poche principale est rétrécie sur
certains points, élargie sur d'autres, et se trouvée divisée en
plusieurs compartiments communiquant ensemble, mais
séparés par des cloisons incomplètes. Ces divisions sont
parfois visibles à l'extérieur, et la surface du kyste présente
des bosselures et des dépressions alternantes.

Les kystes *pauci* ou *multiloculaires* sont les plus communs.

Généralement il existe une poche principale, sur les parois
de laquelle d'autres kystes moins volumineux se trouvent
greffés ou comme enchâtonnés. Ces derniers résultent soit
de la production simultanée et de l'agrégation de petits
kystes primitivement indépendants, soit de la prolifération
endogène, d'une sorte de bourgeonnement de la membrane
interne qui donne naissance à des kystes plus petits ou secondaires, d'où peuvent naître des kystes de troisième ordre. Les
premiers sont appelés *agminés* ou *en-grappe*; les seconds *pro-
ligères*.

A l'autopsie d'une femme atteinte de cette dernière variété,
j'ai compté plus de 200 de ces petites tumeurs appendues à
la paroi, et qui ressemblaient à de véritables grappes de raisin dont les grains variaient de volume à l'infini.

La cavité peut être encore *aréolaire*, c'est-à-dire composée
de loges plus petites, remplies de liquide gélatineux, communiquant entr'elles ou séparées par des cloisons demi-
transparentes, gorgées de suc également gélatineux, ressemblant en un mot à une véritable ruche d'abeilles. Cette
variété de kystes, désignée encore sous le nom de *kyste colloïde*,
est considérée par Cruvelhier et Spencer Wells comme une
variété du cancer; Kœberlé en fait de véritables tumeurs
adénoïdes.

C. *Parois*. — La paroi des kystes uni ou multiloculaires
est généralement lisse, brillante et luisante, comme nacrée
à sa surface externe, plus ou moins inégale et végétante du
côté de sa surface interne.

Elle est composée de trois couches : l'une externe de na-

ture épithéliale plus ou moins analogue au feuillet épithélial du péritoine : l'autre moyenne, de nature fibreuse, ou
même fibro-musculaire, épaisse, résistante, contenant des
vaisseaux parfois très volumineux ; enfin la troisième interne,
de nature épithéliale comme la première, lisse et polie dans
les kystes uniloculaires ou dans la poche principale des kystes
multiloculaires, plus ou moins rugueuse et proliférante dans
les kystes complexes et aréolaires.

Cette paroi envoie des prolongements dans l'intérieur de
la cavité kystique, qui se trouve ainsi cloisonnée, divisée en
une série de loges communiquantes ou distinctes. Son
épaisseur est parfois très considérable, par suite de l'adjonc-
tion de caillots fibrineux, de fausses membranes d'origine
inflammatoire, ou bien de son infiltration par du tissu
colloïde.

Dans les kystes composés, on y trouve des masses solides
de diverses natures (encéphaloïdes, fibro-plastiques, etc.), ou
bien c'est sur sa face interne que se développent des tumeurs
végétantes, polypiformes, faisant saillie dans l'intérieur de
la poche, et qui sont le plus souvent de nature épithélioma-
tique. C'est qu'en effet toutes les variétés de cancer peuvent
se rencontrer sur un ovaire primitivement ou secondairement
atteint de dégénérescence kystique.

Il n'est pas rare de trouver sur les kystes uni ou multiloculaires anciens, les parois dures, résistantes, infiltrées
par places de matière cartilagineuse ou calcaire.

D. *Adhérences.* — Les kystes simples peuvent se développer considérablement et longtemps sans contracter d'a-
dhérences avec les parties voisines qu'ils ne font que déplacer. Dans la majorité des cas, soit à cause de la rapidité
de leur développement, soit à l'occasion de contusions
diverses, soit enfin par suite de la susceptibilité pathologique du péritoine et du tissu cellulaire ambiant, il survient
toute une série de phénomènes inflammatoires, légers ou
intenses, qui aboutissent à la production de matière plastique sur la périphérie du kyste, et finalement le font adhérer à
tous ou presque tous les organes voisins.

Il n'est pas rare, et j'en ai rapporté un exemple (1), d'avoir à pratiquer pendant l'ovariotomie non l'énucléation mais la complète dissection de la tumeur.

Le plus fréquemment ces adhérences sont limitées : elles existent surtout du côté de la paroi abdominale antérieure, sur le pourtour de l'ombilic, ou bien sur les parties latérales quand une ou plusieurs ponctions ont été pratiquées. Quelquefois le grand épiploon est interposé entre la tumeur et la paroi abdominale et fortement fixé à ce point par des adhérences partielles ou totales.

On a également signalé des adhérences du kyste avec les intestins et le mésentère; elles sont peu résistantes.

Les organes du petit bassin, la trompe, l'utérus, la vessie, peuvent aussi contracter des adhérences avec les kystes de l'ovaire ; enfin le foie, l'estomac, le côlon transverse, le rein et en général tous les organes de la cavité abdominale ont été trouvés en rapports de continuité plus ou moins solide avec ces tumeurs.

Les adhérences constituent une complication sérieuse des kystes de l'ovaire, car elles gênent et compliquent l'ovariotomie à tel point qu'on ne peut quelquefois achever l'opération.

E. *Pédicule.* — Les kystes de l'ovaire sont *sessiles* ou *pédiculés*; les premiers sont heureusement les plus rares.

Par suite de son développement la tumeur tire à elle les tissus qui l'entourent à sa base, les allonge, les amincit et forme un véritable pédicule; on comprend qu'une tumeur primitivement adhérente ne puisse pas amener ce résultat et reste sessile.

Le pédicule est formé par une partie du ligament large, le ligament de l'ovaire, les vaisseaux et nerfs qu'ils renferment, et aussi par la trompe de Fallope généralement hypertrophiée et étalée à la partie inférieure de la surface de la tumeur. Les vaisseaux, les veines surtout, ont un développement très considérable, s'il s'agit d'un kyste multiloculaire et spécialement d'un kyste aréolaire ou composé.

(1) G. Eustache, *Ovariotomie suivie de succès*, in *Arch. de Tocologie*, 1879.

Il est tantôt long et grêle, quelquefois épais et court au point qu'il est difficile d'y placer une ligature et très difficile, sinon impossible, de l'amener jusqu'au contact de la paroi abdominale.

L'ovaire, ou plutôt ses restes, en occupe généralement l'extrémité et forme là une épaississement, au-dessous duquel la ligature doit être portée. Dans quelques circonstances, tout vestige de l'organe primitif a disparu à cet endroit, et on n'en trouve des traces que sur des points plus ou moins éloignés. On dirait que l'ovaire a été distendu, dissocié par la tumeur kystique, qui l'a fait éclater de toutes parts et en a disséminé les divers éléments de tous les côtés.

F. Rapports des kystes avec les organes abdominaux. — Les kystes d'un petit volume n'altèrent pas sensiblement la situation normale des organes voisins; il n'en est pas de même quand ils sont volumineux. Quoiqu'il y ait beaucoup de variété dans les rapports réciproques des organes, et que cette variété dépende en grande partie des adhérences prématurées qui se sont produites, voici d'une façon générale ceux que l'on note le plus souvent :

Le kyste est directement appliqué par sa face antérieure contre la paroi abdominale, dont il est séparé parfois vers sa partie supérieure par le grand épiploon, et vers sa partie inférieure par la vessie dont le sommet remonte plus ou moins haut. Du côté du bassin, l'utérus est aussi en avant, et s'il existe des adhérences à ce niveau elles siègent au sommet ou à la face postérieure de la matrice.

Par sa face postérieure, le kyste est en rapport avec les intestins, les reins, les uretères et la paroi abdominale postérieure. Au premier degré de développement il remplit la fosse iliaque et le flanc correspondants et refoule les intestins du côté opposé : plus tard il les chasse en haut et en arrière, mais toujours du côté opposé, de sorte qu'ils occupent la région hypocondriaque droite, si le kyste s'est développé dans l'ovaire gauche, et *vice versâ*.

Les côlons ascendant et descendant ne sont guère déplacés : l'S iliaque et le rectum sont refoulés en arrière contre la colonne vertébrale; quant au côlon transverse il est bien plus souvent rejeté en haut, et appliqué contre le bord supérieur du kyste.

Par son développement exagéré, celui-ci peut venir jusque au niveau du foie, de l'estomac, de la rate, du diaphragme, refouler tous ces organes en haut du côté du thorax et contracter des adhérences avec eux. Les reins et les uretères se maintiennent en arrière et n'ont que des rapports éloignés avec le kyste, auquel toutefois ils peuvent être adhérents et plus ou moins confondus, ainsi que j'en ai rapporté plusieurs exemples (1).

Il n'est pas rare d'observer une dilatation de l'anneau ombilical ou bien une éraillure de la ligne blanche (éventration), à travers laquelle le kyste peut faire hernie et venir s'appliquer directement contre la peau.

Kystes paraovariens. — A côté des kystes de l'ovaire, il est convenable de dire un mot des kystes *paraovariques*, avec lesquels il est bien difficile de ne pas les confondre malgré la multiplicité des signes différentiels que l'on trouve signalés dans les auteurs. Les kystes paraovariques forment la plus grande partie des kystes dits des ligaments larges.

Ils résultent de la distension de l'un des tubes du **paraovarium**, plus généralement désigné sous le nom d'**organe de Rosenmuller**, lequel n'est autre chose que le reste du **corps de Wolff**. On sait que cet organe se trouve situé vers le bord supérieur des ligaments larges, entre l'aileron de la trompe et celui de l'ovaire, et qu'il consiste en quelques tubes très déliés terminés en cæcum, que l'on n'aperçoit guère que par transparence.

Les kystes du paraovarium ont un développement très lent et n'acquièrent qu'un volume modéré; on les a vus un certain nombre de fois prendre une extension considérable et remplir toute la cavité de l'abdomen. Ils surviennent généralement chez les jeunes femmes.

Le liquide qu'ils renferment est limpide, clair, d'un poids

(1) G. Eustache, *De la lésion des organes urinaires pendant l'opération de l'ovariotomie (Arch. de Tocologie, 1880).*

spécifique se rapprochant beaucoup de celui de l'eau, ne renfermant que des traces d'albumine que l'acide nitrique précipite, mais qui n'est pas atteint par la chaleur. Ils sont presque toujours uniloculaires, à parois minces, le plus souvent sessiles et enfoncés dans l'épaisseur des ligaments larges, quelquefois pédiculés.

L'ovaire en est presque toujours distinct et son mesoarium est intact : la trompe de Fallope est au contraire en rapport plus ou moins intime avec le kyste, à la surface duquel elle est étalée, bien plus souvent que dans les kystes ovariques proprement dits.

Les parois du kyste, assez minces, renferment une certaine quantité de fibres musculaires lisses, provenant de la distension des ligaments larges, ce qui expliquerait peut-être comment ils guérissent souvent après une simple ponction. La couche interne est formée d'épithélium à cils vibratiles.

Ces kystes présentent un intérêt réel au point de vue chirurgical, à cause de leur caractère sessile et de leurs rapports de contiguïté avec les divers organes du petit bassin, utérus, uretère, qui peuvent être blessés pendant l'opération. Malheureusement le diagnostic différentiel ne peut jamais être absolument certain.

Symptômes et Diagnostic. — *A. Signes subjectifs.* — Les symptômes auxquels donnent lieu les kystes de l'ovaire sont très variables suivant les sujets, suivant la période à laquelle on les observe, et enfin suivant les complications.

On peut dire d'une façon générale que les kystes ovariques ne donnent lieu par eux-mêmes à aucun symptôme subjectif parfaitement certain ; c'est ce qui explique comment l'époque d'apparition de ces tumeurs est si difficile à déterminer dans la plupart des cas. Ils ne s'accusent guère au dehors que par des symptômes dus à des lésions de voisinage, déplacement, compression surtout, et ne deviennent réellement évidents et reconnaissables que lorsque leur développement est considérable.

Au moment de la première apparition de ces tumeurs, il n'y a généralement aucun trouble particulier : les femmes accu-

sent peut-être un peu de gêne et de pesanteur du côté de la fosse
iliaque, une lourdeur particulière dans le membre inférieur
correspondant, enfin certains troubles de la menstruation qui
peut être irrégulière, plus abondante quand la lésion siège
d'un seul côté, mais qui diminue progressivement à mesure
que la tumeur se développe, pour aboutir à l'aménorrhée
complète quand la lésion a acquis un grand volume.

Du reste, rien de plus variable que ces troubles de la
menstruation. On a dit que la dégénérescence kystique d'un
ovaire n'amenait que peu au point de dérangement des règles,
que lorsque la lésion était bilatérale l'aménorrhée se montrait
d'emblée. J'ai connu une malade atteinte depuis plus de trois
ans d'un kyste des deux ovaires, qui était parfaitement et régulièrement menstruée.

Dans les premiers temps, quand le kyste est petit et mobile, les malades peuvent le percevoir en pressant sur la
fosse iliaque correspondante ; il n'est pas rare même
qu'elles le sentent se déplacer dans les divers mouvements
brusques.

La tumeur siégeant au niveau du détroit supérieur tend à
descendre dans le petit bassin, où elle s'engage plus ou moins
profondément et produit quelques troubles du côté de la miction et de la défécation, ténesme vésical, envies fréquentes
d'uriner, dysurie, constipation habituelle. La matrice est aussi
refoulée en bas et en avant et le siège de pesanteurs et de
coliques.

Plus tard le kyste s'élève dans l'abdomen ; les phénomènes
dus à la compression et au refoulement des organes pelviens
cessent presque complètement, et les malades n'éprouvent
plus de quelque temps aucun symptôme particulier. Elles
notent seulement l'augmentation progressive du ventre, et
pour celles qui s'observent tant soit peu, il n'est pas difficile
de remarquer que ce développement est unilatéral, qu'il a
lieu primitivement dans l'une des fosses iliaques qui est en
même temps plus dure et plus sensible au toucher, que peu
à peu il gagne la ligne médiane, puis le côté opposé, et
enfin s'élève progressivement en hauteur jusqu'à l'ombilic,
l'épigastre, et même plus haut encore.

A cette période, le ventre est plus sensible, le poids des vêtements, surtout de ceux qui sont serrés à la taille, plus difficile à supporter. La peau de l'abdomen est distendue, douloureuse, marquée de vergetures bleues comme dans la grossesse. Les phénomènes, dits de voisinage, sont plus ou moins intenses : les divers organes de l'abdomen, comprimés, refoulés, n'exécutent plus leurs fonctions qu'avec peine et difficulté.

La constipation persiste, par suite de la compression de l'S iliaque et du rectum, qui peut aboutir dans certains cas au rétrécissement et même à l'occlusion. Les troubles vésicaux, moins prononcés, ne consistent guère que dans des envies fréquentes d'uriner, la vessie ne pouvant acquérir une ampliation suffisante. L'utérus échappe généralement à toute compression et se dévie plus ou moins ; mais, par suite de la gêne des vaisseaux pelviens, il est le siège de congestion ou d'inflammation chronique et de leucorrhée.

Du côté de la cavité abdominale, l'intestin, l'estomac et tous les organes digestifs en général sont troublés dans leur fonctionnement (dyspepsie, nausées, vomissements, etc.). Les vaisseaux situés contre la colonne vertébrale sont comprimés : d'où résultent le développement exagéré des veines de la paroi abdominale antérieure, l'œdème des membres inférieurs qui remonte parfois jusqu'à l'ombilic et à la base du thorax, et enfin l'ascite quand la circulation de la veine-porte est également compromise.

Les reins et les uretères sont aussi exposés à la compression : l'albuminurie par gêne de la circulation rénale n'est pas rare.

Ces divers phénomènes ne surviennent que lorsque le kyste a acquis de grandes dimensions et que la distension du ventre est considérable. A ce moment, la difficulté de marcher est presque absolue ; par suite du refoulement en haut des divers organes abdominaux, de l'estomac, du foie, du diaphragme, la respiration est gênée : il y a de l'anhélation, des étouffements, des menaces de suffocation, et on est obligé d'intervenir pour éviter l'asphyxie.

Tout cela ne se produit point sans compromettre gravement la nutrition qui est incomplète, altérée ; la peau devient sèche, la maigreur fait des progrès incessants, la face se tire, devient terreuse et prend ce caractère particulier désigné sous le nom de **facies ovarien**. Cet état de maigreur de la figure et de toute la moitié supérieure du corps contraste étrangement avec le volume exagéré du ventre et le développement parfois énorme des membres inférieurs distendus par l'œdème.

Généralement, les kystes de l'ovaire n'entraînent aucune réaction fébrile, si ce n'est dans la dernière période, où se développe la *fièvre hectique*.

Quand il existe de la fièvre et des douleurs plus vives, c'est qu'il est survenu une complication soit du côté du kyste lui-même, soit du côté du péritoine. Cette circonstance mérite la plus grande attention, car elle peut mettre sur la voie de différents accidents dont il importe d'être prévenu au moment de tenter l'ovariotomie.

B. *Signes objectifs*. — Les différents signes objectifs auxquels les kystes de l'ovaire donnent lieu varient beaucoup suivant la période à laquelle on les considère.

Dans le principe et pendant un temps indéterminé, ils échappent à tous nos moyens d'investigation, soit que les malades n'appellent point l'attention du médecin, soit que celui-ci ne note rien de particulier extérieurement et ne procède pas à un examen interne complet. Si, au contraire, son attention est appelée sur une affection possible des ovaires, il pourra en reconnaître l'existence presque dès le début. Toutefois les signes sont si peu certains, jusqu'à ce que la tumeur ait acquis le volume du poing, qu'avant ce degré il est bien difficile de faire et surtout d'assurer un diagnostic.

Les kystes de l'ovaire, à leur début, ne se trahissent pas par une *augmentation du volume du ventre*. Au lieu de tendre à s'élever du côté de la cavité abdominale, ils s'abaissent plutôt, occupent le détroit supérieur, ou même plongent dans le bassin. La palpation hypogastrique, en faisant constater de la sensibilité, de l'empâtement d'un côté, quelquefois

même, quand les parois abdominales sont souples et peu
épaisses, en permettant de noter l'existence d'une tumeur
arrondie, mobile, se déplaçant facilement du côté de la ligne
médiane, permettra de localiser l'affection dans l'un des
ovaires.

Si l'on pratique aussitôt après, ou mieux concurremment,
le toucher vaginal et le toucher rectal, comme il a été dit plus
haut à propos du diagnostic de l'ovarite (V. p. 564), cette
localisation pourra être à peu près certaine, et le diagnostic
pourra être porté, même à cette période. Toutefois, les éléments d'un diagnostic différentiel certain ne sont pas bien
évidents, et l'on est obligé d'attendre avant de se prononcer
d'une manière affirmative.

Plus tard, le kyste se développe, augmente de volume et
s'élève dans la cavité abdominale. Ce développement de la
tumeur se traduit au dehors par l'augmentation du volume
du ventre, dont les dimensions vont sans cesse en s'accroissant, de sorte que la circonférence au niveau de l'ombilic
peut atteindre 80 centimètres, un mètre et même 1^m,50 suivant
les cas.

Ce développement du ventre se fait de bas en haut,
comme celui de la grossesse, mais au lieu de débuter sur le
milieu, il commence par l'un des côtés, gagne ensuite la
ligne médiane, se prononce en haut et en avant, pour occuper peu à peu tout l'abdomen quand le kyste a acquis un
volume énorme. Le ventre est donc primitivement inégal,
plus saillant d'un côté, plus tard pyriforme et enfin plus ou
moins exactement arrondi. Je ne parle que pour mention des
vergetures et de la saillie des veines sous-cutanées, qui
sont la conséquence de l'énorme distension des parties.

Dès que la tumeur a atteint l'ombilic, les signes objectifs
deviennent aisément perceptibles ; ils se tirent de l'inspection,
de la palpation et de la percussion de la tumeur.

Par l'**inspection** on note les particularités ci-dessus, et si
l'on n'observe la malade qu'à une période avancée de la
maladie, on peut du moins obtenir des renseignements assez
précis sur le mode de développement et localiser ainsi l'af-

fection sinon dans l'ovaire, du moins dans l'un des organes pelviens.

La **palpation** permet de constater la *forme*, le *volume* et *l'état de la surface* du kyste : elle devra être pratiquée avec soin et d'une manière méthodique; les deux mains seront successivement promenées sur tout le ventre, en exerçant une pression graduelle, afin de saisir toutes les particularités inhérentes à la tumeur.

Par la palpation, on constate le volume de la tumeur; la main appliquée de plat ou de champ en saisit parfaitement les limites, à moins que la distension ne soit excessive. Si le kyste a un développement moyen et qu'il ne dépasse pas l'ombilic par exemple, l'explorateur perçoit une sensation de rénitence particulière dans l'une des fosses iliaques, sur la ligne médiane et jusque dans la fosse iliaque opposée. Cette rénitence cesse brusquement, pour faire place à un certain degré de souplesse, et les doigts peuvent déprimer la paroi abdominale et sentir ainsi la limite latérale de la tumeur. Même chose en haut dans la région épigastrique.

Dans quelques cas où les parois abdominales sont souples et peu épaisses, on peut ainsi circonscrire la tumeur, en percevoir les limites exactes, la forme et le volume.

Par ce même procédé, on peut apprécier jusqu'à un certain point la dureté de la tumeur, sa *consistance*, et reconnaître approximativement si l'on a affaire à une tumeur liquide ou solide. On peut aussi, quand les mains sont convenablement appliquées, voir si elle est mobile, si cette *mobilité* est partielle ou totale, si elle s'opère dans un sens plutôt que dans un autre.

En supposant un kyste uniloculaire simple développé dans l'ovaire droit, les mains appliquées sur l'abdomen font percevoir une tumeur lisse, arrondie, remplissant toute la fosse iliaque droite, la région hypogastrique jusqu'à l'ombilic, et empiétant plus ou moins dans la fosse iliaque gauche. Cette tumeur, de consistance moyenne, se déplace de droite à gauche, soit que l'on imprime des mouvements à l'aide des mains, soit que la malade se couche sur le côté opposé; mais elle n'abandonne jamais complètement le côté où elle s'est développée, tandis que le côté qui n'est point le siège du mal peut devenir ainsi plus ou moins libre.

Plus tard, quand la tumeur a acquis un grand développement et qu'elle remplit tout l'abdomen, les limites sont moins précises, la mobilité devient à peu près nulle, et si la malade ne s'est pas exactement observée, il devient à peu près impossible de déterminer quel est le côté qui a été le point de départ de la lésion.

La **percussion** vient corroborer les différents signes qui précèdent, en faisant constater de la *matité* et de la *fluctuation* au niveau de la tumeur.

La matité occupe toute l'étendue du kyste, à la périphérie duquel existe une zone de sonorité très caractérisée. La matité occupe généralement toute la fosse iliaque du côté malade ; ce n'est que tout à fait en arrière, et en faisant coucher la femme sur le ventre que l'on peut parfois saisir un peu de sonorité profonde correspondant au cæcum, si la tumeur est à droite, au côlon descendant et à l'S iliaque si elle est à gauche. Elle s'étend de bas en haut jusqu'à l'ombilic et l'épigastre, et se termine par une ligne courbe à concavité inférieure, dont le sommet correspond le plus souvent à la ligne médiane.

Si la tumeur est mobile, la matité se déplace aussi, en suivant parallèlement le déplacement du kyste, sans gagner les parties les plus déclives, ce qui arrive au contraire dans les cas d'épanchement de liquide dans une cavité non close.

La fluctuation est enfin le dernier signe qui vient confirmer le diagnostic. Il ne suffit pas le plus souvent d'appliquer les deux mains sur des points plus ou moins rapprochés de la tumeur, et d'exercer une pression d'un côté pour percevoir la sensation de flot du côté opposé ; ce phénomène ne se produit avec une telle facilité que dans les kystes séreux, uniloculaires et n'ayant qu'une moyenne distension. Dans le plus grand nombre de cas il est moins évident. Pour le percevoir d'une façon plus nette, pendant qu'une main est appliquée sur l'un des côtés de la tumeur, l'autre frappe un coup sec sur le côté opposé.

La fluctuation doit être recherchée sur les divers points de la tumeur : on peut, grâce à cette exploration bien conduite, obtenir des données presque certaines sur la nature et la consistance du contenu, sur l'uni ou la multilocularité du kyste, sur la structure des parois, soit de toute la tumeur, soit de certaines loges en particulier. Elle peut faire défaut dans certains cas à cause de la consistance du contenu (*kystes gélatineux ou colloïdes*), de la multiplicité des loges, de la disposition aréolaire de la cavité, ou même de son énorme distension.

Grâce aux signes précédents, le diagnostic d'une tumeur kystique de l'ovaire peut être fait dans le plus grand nombre de cas ; il sera pourtant toujours utile de recourir au toucher vaginal et au toucher rectal, afin d'apprécier plus exactement les limites inférieures de la tumeur, de constater ses rapports avec les divers organes pelviens, de noter l'état de la matrice qui le plus souvent est libre, refoulée du côté opposé à la tumeur, hypertrophiée quelquefois, atrophiée le plus souvent, et enfin de se renseigner aussi exactement que possible sur son point d'implantation.

Dans les cas de diagnostic difficile ou bien dans ceux qui réclament une intervention chirurgicale, le chirurgien ne doit oublier aucun moyen d'exploration préalable. A ceux qui précèdent, il joindra le cathétérisme vésical et utérin, l'exploration bi-manuelle, l'auscultation, etc. Ce n'est que grâce à cet examen complet qu'il évitera des erreurs graves qui ont été parfois commises et qui ont amené les conséquences les plus désastreuses.

Diagnostic différentiel. — Le diagnostic différentiel des kystes de l'ovaire est devenu d'une importance exceptionnelle depuis la généralisation de l'ovariotomie. On en trouvera l'étude la plus complète dans les deux ouvrages suivants :

Spencer Wells. *Lectures on the diagnosis and surgical treatment of abdominal tumours* (*The medical Times and Gazette*, 1878).

Péan. *Diagnostic et traitement des tumeurs de l'abdomen et du bassin*. Paris, 1878.

En présence d'une tumeur qui distend l'abdomen et qu'on suppose être une tumeur de l'ovaire, trois questions doivent se poser :

1° La tumeur siège-t-elle réellement dans l'ovaire, ou bien dans l'un quelconque des organes de la cavité abdomino-pelvienne ?

2° Si la tumeur est ovarique, quelle en est la nature? Si c'est un kyste, quelle en est la variété?

3° Quelles en sont les complications?

D'où trois variétés de diagnostic différentiel à établir, à savoir :

A. Diagnostic différentiel des tumeurs de l'ovaire et des autres tumeurs pelvi-abdominales.

B. Diagnostic différentiel des tumeurs de l'ovaire entre elles.

C. Diagnostic des complications.

A. Diagnostic différentiel des tumeurs de l'ovaire et des autres tumeurs pelvi-abdominales. — Si la tumeur est à sa première période de développement, elle est encore située dans la cavité du bassin et ne dépasse guère le détroit supérieur : elle est difficilement accessible ; ses contours ne peuvent être facilement atteints ; sa consistance, sa mobilité, ses rapports sont impossibles à préciser, et le diagnostic différentiel d'un kyste ovarique à son début d'avec les diverses tumeurs pelviennes, s'il n'est pas impossible, n'est du moins pas certain dans la grande majorité des cas.

Il me suffira de signaler, comme pouvant donner lieu à des erreurs, l'*ovarite chronique*, la *tuméfaction* et l'*hydropisie des trompes*, les divers *déplacements utérins* et surtout les *rétroflexions*, les *corps fibreux* de la matrice, les *épaississements inflammatoires des culs-de-sac péritonéaux*, les *lésions organiques de tout l'appareil génital interne*, de la *vessie*, du *rectum* et même des *os du bassin*, l'*hématocèle rétro ou périutérine*, enfin la *grossesse commençante* et les diverses variétés de *grossesses extra-utérines*.

Il serait trop long de faire le diagnostic différentiel de

chacun de ces états morbides. S'ils présentent tous un phénomène commun, l'intumescence des parties profondes, ils
diffèrent pourtant par une série de caractères particuliers,
que l'on détermine en quelque sorte par exclusion successive,
en s'assurant que la lésion existante n'est pas dans tel ou tel
organe du bassin et doit finalement se trouver dans tel autre.

Grâce aux anamnestiques, aux signes subjectifs, et surtout
à un examen physique *complet*, ce diagnostic par exclusion
sera assez souvent possible. Il faut tout de même convenir
qu'il sera rarement d'une certitude absolue, et le diagnostic
des tumeurs pelviennes à leur début constitue sans aucun
doute un des problèmes les plus difficiles de la gynécologie.

Plus tard, quand la tumeur par son développement progressif a atteint et remplit même la cavité abdominale, les
difficultés n'en sont pas moins considérables pour déterminer
l'organe qui est le siège de la lésion.

Qu'il s'agisse en effet d'une tumeur solide ou d'une tumeur
liquide, elle peut s'être développée indifféremment dans tous
les organes enfermés dans l'abdomen, car tous, sans exception, sont susceptibles de contracter les lésions les plus diverses. Si les tumeurs liquides, les kystes, occupent de préférence les ovaires, et si cette plus grande fréquence est une
présomption en faveur de ce siège quand l'existence d'une
tumeur liquide est parfaitement constatée, il n'en est pas
moins vrai que les tumeurs kystiques des autres organes
peuvent exister, et qu'elles ont donné et donneront lieu à des
erreurs.

Gaillard Thomas (1), étudiant les divers états morbides qui
peuvent induire en erreur, les divise en sept groupes. Le
chirurgien soucieux de sa réputation, et aussi du bien de ses
malades, doit toujours les avoir présents à l'esprit, lorsqu'il
se trouve en face d'une tuméfaction de l'abdomen.

Voici le tableau du gynécologiste américain :

1° Épaisseur anormale ou tension des parois abdominales.
{ Obésité. OEdème. Éléphantiasis. Spasme tonique.

(1) Gaillard Thomas, *op. cit.*, p. 638.

2° Distension des viscères abdominaux.
- Tympanite.
- Tumeur fœcale.
- Dilatation de l'estomac.
- Distension de la vessie.
- Hématométrie.
- Physométrie.
- Chorion kystique (môle).
- Hydrosalpingite.

3° Accumulation de liquide dans le péritoine.
- Ascite.
- Hydropisie enkystée.
- Hématocèle.
- Accumulation de matière colloïde.

4° Affections kystiques d'autres orga es.
- Kystes des ligaments larges.
- — du rein.
- — hépatiques.
- — parasitiques.
- — sous-péritonéaux.
- — de l'utérus.
- Kysto-fibromes de l'utérus.

5° Développement excessif ou déplacement d'un viscère de l'abdomen.
- Fibromes utérins.
- Engorgement de la rate.
- — du foie.
- Tumeurs fibro-plastiques du péritoine.
- Sarcome des glandes abdominales.
- Tumeurs malignes.
- Tumeurs du mésentère.
- Déplacements du rein.
- — du foie.

6° Grossesse.
- Normale.
- Extra-utérine { abdominale. / tubaire. / interstitielle.
- Avec hydropisie de l'amnios.
- Avec hydropisie ovarienne.
- Avec un fœtus mort.

7° États morbides des parois du bassin ou du tissu cellulaire.
- Enchondrome.
- Cancer encéphaloïde des os.
- Abcès pelviens.

Je renonce à énumérer les signes différentiels des kystes de l'ovaire d'avec ces quarante-deux maladies, sans compter encore celles que l'on pourrait y ajouter. Le diagnostic différentiel des tumeurs abdominales demanderait des volumes, sans que pour cela les erreurs cessassent d'être possibles.

Si le problème est d'une complexité très grande quand il s'agit d'une tumeur solide, il est moins difficile en présence d'une tumeur liquide, et c'est à la recherche de la fluctuation qu'on doit s'attacher tout d'abord.

Si la tumeur est manifestement fluctuante, on ne pourra guère hésiter qu'entre un kyste de l'ovaire, une ascite, une hydropisie enkystée du péritoine, et enfin une tumeur fibro-kystique de l'utérus.

Quant aux kystes des autres organes abdominaux, ils sont assez rares pour que l'on n'ait pas lieu de songer à eux dans la grande majorité des cas ; du reste leur mode de développement, les symptômes particuliers dont ils s'accompagnent et au besoin la *ponction exploratrice* et l'examen chimique et microscopique du liquide évacué pourront lever la plupart des difficultés.

Les **kystes des ligaments larges**, ou plutôt les kystes parovariques, offrent de tels points de ressemblance avec les kystes de l'ovaire, qu'il est presque impossible de les distinguer. On a bien dit que le liquide de ces kystes ne renfermait ni corps granuleux ni paralbumine, que leur cavité se comblait après une première ponction et qu'ils guérissaient ainsi avec une grande facilité ; mais les exceptions sont tellement nombreuses qu'on ne peut guère se fier à ces éléments de diagnostic différentiel.

L'ascite se distingue par une série de signes particuliers que tout praticien doit connaître. Ainsi l'abdomen est élargi, les flancs sont dilatés, tandis que dans les kystes de l'ovaire le ventre est saillant en avant ; il est plus développé en largeur dans la première, en hauteur dans les seconds.

Si la femme quitte la position allongée et se tient debout, tout le liquide de l'ascite se précipite vers les parties déclives, les flancs s'aplatissent, la partie inférieure de l'abdomen, hypogastre et fosses iliaques, se distendent, tandis que dans les kystes de l'ovaire le même changement ne se produit pas ou ne se produit que très peu : la saillie en avant de la région médiane est seulement plus prononcée.

590 MALADIES DES ORGANES GÉNITAUX INTERNES.

Mais c'est surtout la palpation et la percussion qui donnent les vrais signes différentiels.

Dans l'ascite, la tumeur est moins nette, moins rénitente, plus dépressible et sans limites bien marquées.

La percussion fait percevoir un son tympanique à la partie moyenne et aux régions supérieures de l'abdomen, une matité à la partie inférieure et dans les flancs : la limite supérieure de cette dernière représente une ligne courbe à concavité supérieure, tandis que dans les kystes ovariques comme dans la grossesse la ligne courbe a sa concavité dirigée en bas. De plus, cette matité se déplace avec les divers changements de position de la malade, et occupe toujours les parties les plus déclives ; elle est très mobile. Dans les kystes de l'ovaire au contraire, elle est fixe, et si elle subit un déplacement, celui-ci est très limité et se fait en masse comme celui de la tumeur elle-même.

La sonorité, qui dans ces derniers occupe les régions postéro-latérale et supérieure de l'abdomen et est toujours plus prononcée du côté opposé au siège de la lésion, siège en avant et au niveau des parties proéminentes dans l'ascite et se déplace avec une très grande facilité sous l'influence du moindre changement de position.

Enfin l'ascite chronique s'accompagne presque toujours d'œdème des membres inférieurs, des grandes lèvres et de la paroi abdominale ; elle est symptomatique d'une lésion du cœur, des reins ou du foie dont on retrouve des signes à l'examen de la malade ; tout cela est très rare dans les kystes de l'ovaire.

Si les deux affections coïncident ensemble, il devient très difficile de les distinguer, et de faire la part exacte de ce qui revient à l'une et à l'autre.

Ainsi, la *forme* du ventre, les limites respectives de la *ma-tité* et de la *sonorité*, et surtout leur très grande mobilité, sont les signes caractéristiques de l'ascite. Tous ces signes disparaissent dans l'**hydropisie enkystée du péritoine**, qui peut parfaitement simuler une vraie tumeur ovarique, au point que Spencer Wells déclare qu'il ne connaît aucun moyen d'assurer le diagnostic.

Dans ce cas, les intestins fixés par des adhérences peuvent être retenus en arrière et ne pas surnager à la surface du liquide : il existe une poche plus ou moins bien limitée au niveau de laquelle on perçoit la fluctuation. Mais le développement de cette tumeur a succédé à une péritonite ; ses limites sont peu précises, son volume peu considérable ; elle est moins proéminente en avant, enfin elle descend rarement dans le bassin et ne contracte pas de rapports avec le col de l'utérus.

Si l'hydropisie enkystée résulte d'un cancer du péritoine, les intestins sont le plus souvent fixés en arrière, il existe des masses solides disséminées qui simulent les portions dures que l'on rencontre si fréquemment à la surface des kystes de l'ovaire. Toutefois ces masses solides sont inégales, bosselées, mobiles au sein du liquide dans lequel on peut les refouler. Les symptômes généraux diffèrent en outre dans l'un et l'autre cas.

Les **kystes de l'utérus,** ou plutôt les **tumeurs fibro-cystiques** de cet organe, ressemblent à s'y méprendre aux kystes et aux fibro-kystes de l'ovaire : les erreurs sont très fréquentes et commises par les praticiens les plus exercés.

C'est alors que l'on devra procéder à une exploration très attentive par le toucher vaginal et rectal et par le cathétérisme utérin, afin de s'assurer si la matrice est indépendante de la tumeur ou si elle fait plus ou moins corps avec elle.

Si les deux sont adhérentes et plus ou moins confondues, il est souvent impossible d'établir le diagnostic exact ; les exemples d'opérations que l'on supposait devoir être de simples ovariotomies et qui ont été de véritables hystérotomies et *vice versa* ne sont pas rares dans la science ; je pourrais pour ma part en citer un certain nombre dont j'ai été le témoin.

B. **Diagnostic différentiel des tumeurs de l'ovaire entre elles.** — Après avoir déterminé le siège d'une tumeur abdominale et avoir établi qu'elle s'est développée dans l'ovaire, il importe non moins d'en reconnaître la nature. Or, les tumeurs de l'ovaire sont liquides, solides ou mixtes :

il ne saurait y avoir des difficultés sérieuses pour reconnaître les deux premières espèces.

La dureté de la tumeur, son poids, son volume qui n'acquiert jamais des proportions considérables et l'absence de fluctuation feront aisément reconnaître une tumeur fibreuse, et même une tumeur cancéreuse. Pour cette dernière espèce, les symptômes généraux de cachexie, la rapidité du développement, la présence de lésions cancéreuses sur un autre point de l'économie, mettront également sur la voie.

Toutefois il est des circonstances où l'on peut être induit en erreur par le peu de dureté d'une tumeur cancéreuse, colloïde par exemple, qui donne la sensation d'une fluctuation plus ou moins nette.

Dans ces cas la ponction exploratrice peut lever tous les doutes, en montrant que la tumeur, supposée de nature kystique, ne renferme pas de liquide, et même en permettant d'examiner le tissu morbide dont le trocart explorateur ramène quelques débris. C'est ce qui est arrivé à l'un de mes collègues de l'hôpital Sainte-Eugénie, qui, hésitant sur la nature d'une tumeur ovarique et sur l'opportunité de l'ovariotomie, pratiqua une ponction exploratrice avec le gros trocart de l'appareil de M. Potain. Aucun liquide ne vint ; et quand l'instrument fut retiré, la canule était remplie d'une matière blanchâtre, gélatineuse, que l'examen microscopique fit aisément reconnaître pour un cancer colloïde : la malade mourut quelque temps après (1).

Si la fluctuation est évidente, si le volume de la tumeur est considérable, si le retentissement sur l'état général est peu prononcé ou résulte uniquement de la distension énorme des parties, le diagnostic est facile : il s'agit évidemment d'un kyste de l'ovaire. Mais quelle en est la variété ?

Les **kystes uniloculaires** sont lisses et ne présentent à leur surface ni saillies, ni bosselures : ils ont, dans toute leur étendue, la même résistance : la fluctuation est partout uniforme. D'ordinaire le contenu est séreux ou séro-sanguinolent.

(1) *Journal des sciences médicales de Lille*, mars 1881.

Les **kystes multiloculaires** ont une forme irrégulièrement arrondie ; leur surface est inégale et offre des bosselures
correspondant à autant de loges superficielles. La consistance
et la rénitence diffèrent suivant les points : la percussion ne
détermine pas un ébranlement général de toute la tumeur,
mais simplement un ébranlement partiel. La fluctuation n'est
pas générale, et on est obligé de placer les mains à une faible distance l'une de l'autre pour la percevoir : quand les
parois abdominales sont souples et peu épaisses, on peut
ainsi trouver plusieurs centres de fluctuation, correspondant
à autant de loges. Les kystes multiloculaires sont plus souvent remplis d'un liquide épais, visqueux, filant, ce qui rend
la fluctuation moins nette que dans les kystes séreux, et le
choc du liquide moins rapide et moins évident.

Les **kystes composés** se reconnaissent à la perception de
parties solides, dures, résistantes, sur un ou plusieurs points
de la périphérie.

Toutefois, si l'on veut bien déterminer la variété du kyste
ovarique dont il s'agit dans un cas donné, il est nécessaire
de recourir à une **ponction exploratrice et évacuatrice**
à la fois. Celle-ci, faite avec précaution, ne présente presque
aucun danger, surtout si l'on a recours aux appareils aspira-
teurs de MM. Dieulafoy ou Potain qui permettent d'éviter
tous les inconvénients de la paracentèse abdominale proprement dite. Grâce à cette ponction aspiratrice, on est renseigné exactement sur la nature du liquide, sur l'uni ou la
multilocularité du kyste, sur la composition de ses parois, et
enfin sur l'état libre ou adhérent de sa surface.

Après que la tumeur a été vidée en tout ou en partie, l'exploration des parties est d'une facilité extrême par suite de la
laxité des parois de l'abdomen, et beaucoup de points du
diagnostic qui restaient incertains ou même qui étaient complètement méconnus deviennent de la plus grande évi-
dence.

Aussi, je crois qu'une ponction exploratrice, complète ou
incomplète suivant les cas, doit être une règle générale ; les
légers inconvénients qui en résultent plus tard au point de

vue de l'ovariotomie n'équivalent certes pas aux nombreux avantages qu'en retire le diagnostic.

C. **Diagnostic des complications.** — Les kystes de l'ovaire sont sujets à de nombreuses complications qui ont pour siège leur cavité, leur surface, ou bien qui se passent dans les organes voisins.

La cavité du kyste peut s'**enflammer, suppurer** ou être le siège d'une **hémorrhagie.** Si l'on assiste à l'évolution de la tumeur, on pourra reconnaître ces divers accidents à leurs symptômes généraux ; plus tard il est nécessaire de pratiquer une ponction exploratrice pour pouvoir apprécier exactement les modifications survenues dans le liquide.

La surface extérieure du kyste peut s'enflammer également et devenir ainsi l'occasion d'une péritonite mortelle ; plus souvent cette inflammation est modérée, de forme adhésive, d'où résultent des **adhérences,** qu'il est intéressant de déterminer d'avance, quoique ce diagnostic ne présente pas l'importance que lui avaient attribuée les premiers ovariotomistes.
Les adhérences ne peuvent être reconnues que tout autant que le kyste n'a pas encore atteint un grand volume et ne distend pas l'abdomen d'une façon démesurée.
Dans ces cas, la tumeur est mobile, facile à déplacer, sinon dans une grande étendue, du moins dans une certaine limite, soit par le palper hypogastrique, soit par le toucher vaginal, soit en faisant changer la malade de position. En saisissant la paroi abdominale d'une main pendant que l'autre fixe la tumeur, on peut faire glisser la première sur la seconde. Tous ces caractères disparaissent quand il existe des adhérences et la tumeur reste immobile.
On peut ainsi reconnaître d'une façon presque certaine les adhérences de la paroi antérieure et inférieure de la tumeur ; il n'en est pas de même de celles de sa face postérieure qui ont lieu avec des organes mobiles (intestins, estomac, mésentère) et que l'on ne peut que soupçonner.
L'existence antérieure de douleurs spontanées sur les divers points de l'abdomen, les tiraillements provoqués par les

tentatives de déplacement de la tumeur, et enfin la ponction exploratrice et le mode de rétraction consécutive de la poche kystique mettront toujours le praticien sur la voie du diagnostic.

Les kystes ovariques peuvent exister simultanément avec d'autres lésions des organes abdominaux. Un certain degré d'*ascite* est en quelque sorte la règle, mais cette complication ne change rien au pronostic ni au traitement.

Quelquefois la dégénérescence kystique n'est pas limitée à un seul ovaire ; elle atteint les *deux*, et l'ovariotomie, si elle est pratiquée, doit être double ; le plus souvent la chose n'est reconnue qu'au moment de l'opération et on agit en conséquence.

Les autres organes génitaux internes, trompes et utérus, peuvent être également dégénérés et être le siège de kystes, de tumeurs fibreuses, etc. A moins que ces lésions ne soient très prononcées, auquel cas l'examen préalable par le toucher vaginal en pourrait révéler l'existence, il est difficile de bien établir un diagnostic certain.

Toutefois, il est des cas plus graves et qu'il importe de reconnaître, c'est la coïncidence d'un kyste de l'ovaire avec une **grossesse**, fait qui s'est présenté un assez grand nombre de fois, et dont il sera question plus loin au chapitre des indications de l'ovariotomie.

En résumé, le diagnostic des kystes de l'ovaire, facile dans un grand nombre de cas, est quelquefois d'une difficulté extrême, autant pour reconnaître la maladie elle-même que pour en apprécier exactement tous les détails et toutes les complications. Dans ces cas, le médecin doit renouveler à plusieurs reprises l'examen des malades, recourir à tous les modes d'investigation qu'il possède.

Dans les cas douteux, serait-il autorisé à pratiquer l'ouverture du ventre, à faire une **gastrotomie exploratrice**? Non, en tant que moyen de diagnostic. Mais que l'opération se réduise à ce premier temps quand, malgré les précautions les plus minutieuses, au nombre desquelles il faut toujours joindre l'**avis éclairé de plusieurs confrères**, une erreur de diagnostic a été commise, il ne peut malheureusement pas en être autrement. Ces incisions exploratrices, ces opérations inachevées ont presque toujours été suivies de mort à bref délai. Grâce aux pansements antiseptiques, on a pu obtenir quelques guérisons, mais ce ne saurait être une raison pour faire de l'incision exploratrice un moyen de diagnostic.

Marche. — Terminaison. — Pronostic. — La **marche** des kystes de l'ovaire est lente et régulièrement progressive : une fois qu'ils ont acquis un certain volume, ils ne diminuent plus. Les kystes multiloculaires ont un développement plus rapide que les kystes simples ou uniloculaires. Ils se développent également plus vite chez les femmes jeunes que chez celles qui ont atteint ou dépassé l'âge de la ménopause. La menstruation et l'accouchement paraissent le plus souvent en activer l'accroissement.

Il est difficile d'en déterminer la **durée**, qui dépend de l'âge du sujet, de la nature du kyste et des accidents qui surviennent pendant son évolution : du reste, le moment précis de l'apparition de la maladie est le plus souvent inconnu. La durée est donc extrêmement variable. D'après Gallez (1), sur un total de 409 kystes, 46 cas ont eu une issue fatale au bout d'une année, 61 entre 2 et 3 ans, 104 entre 3 et 4 ans, 254 entre 5 et 20 ans et 5 entre 20 et 30 ans. Kœberlé estime que la durée moyenne de la vie d'une femme atteinte de kyste ovarique est de deux à trois ans : cette moyenne est peut-être un peu faible.

Les modes de **terminaison** sont assez divers.

1° La terminaison la plus fréquente est la mort par **épuisement**. Elle résulte de l'accroissement progressif de la tumeur qui gêne les fonctions digestives par la compression

(1) Gallez, *Histoire des kystes de l'ovaire, envisagée au point de vue du diagnostic et du traitement* (*Mémoires de l'Ac. royale de méd. de Belgique*, 1873).

ou quelquefois même l'obstruction des intestins, compromet la respiration et la circulation par suite du refoulement du foie, du diaphragme, du cœur et des gros vaisseaux, et enfin empêche la nutrition : d'où œdème, hydropisie générale, fièvre hectique, marasme et mort.

2° A côté de cette terminaison fatale, on cite des cas où la maladie se serait guérie par la **résorption spontanée** de la tumeur : malheureusement ces faits sont rares et peu concluants.

3° **L'inflammation**, soit spontanée, soit à la suite de quelque manœuvre opératoire, est une complication grave qui se termine habituellement par la mort à la suite de péritonite ou de fièvre hectique. S'il n'en est pas ainsi, le kyste augmente rapidement de volume, et les chances de l'ovariotomie sont bien moins heureuses.

4° La **torsion du pédicule**, et conséquemment l'oblitération de ses vaisseaux, peut se produire sur une tumeur mobile et de moyen volume. Cet accident a pu dans quelques circonstances amener la guérison spontanée par atrophie, ou bien, le pédicule se rompant tout à fait, le kyste se détache et tombe dans la cavité abdominale où il se résorbe peu à peu.

Mais le plus souvent la torsion du pédicule se produit rapidement, la tumeur est le siège d'une hémorrhagie intra-cavitaire, de suppuration ou de gangrène ; une péritonite suraiguë se déclare et la mort arrive en peu de temps. En présence des cas de ce genre, l'intervention doit être immédiate, et on doit recourir à l'ovariotomie. M. Lawson Tait (1) a obtenu ainsi une guérison remarquable.

5° La **rupture du kyste** se produit sous l'influence de causes diverses. M. G. Nepveu (2) les rapporte à deux chefs principaux, la rupture par traumatisme (coups, chutes surtout) et la rupture par altération des parois. Voici le relevé

(1) Lawson Tait, *The Lancet*, avril 1880.
(2) G. Nepveu, *Rupture des kystes de l'ovaire* (*Archives de Gynécologie*, juillet 1875.

des divers cas consignés dans la science (1875) avec le résultat qui s'en est suivi :

		Guérisons.	Morts.
Rupture dans la cavité péritonéale....	128	64	64
— — l'intestin..............	11		
— — la vessie..............	6	3	3
— — l'utérus..............	1		1
— — le vagin..............	2	2	
Perforation de la paroi abdominale....	7	6	1

155 cas.

Le **pronostic** des kystes de l'ovaire est donc très grave, et les malades sont en quelque sorte vouées à une mort certaine, dans un laps de temps plus ou moins long selon les cas. Les quelques faits de guérison spontanée, soit par résorption de la tumeur (?), soit à la suite de l'un quelconque des accidents précédemment énumérés, sont trop peu nombreux et exposent à trop de dangers pour que raisonnablement on puisse faire compte sur eux.

Aussi, pour peu que la maladie ait une marche rapide et qu'elle compromette l'existence, est-il nécessaire de ne pas l'abandonner à elle-même et d'instituer un traitement convenable, grâce auquel on pourra espérer la guérison dans la majorité des cas.

Traitement. — Les succès remarquables obtenus dans ces vingt dernières années par l'ovariotomie ont de beaucoup réduit l'importance accordée aux divers modes de traitement des kystes de l'ovaire, et il semble aujourd'hui qu'en dehors de l'intervention chirurgicale curative, il n'y ait plus rien à faire. Tel n'est pas le vrai côté de la question.

Il est des cas où la maladie n'est pas assez développée pour nécessiter ou légitimer une intervention aussi grave ; il en est d'autres où cette intervention est franchement impossible par suite de complications variées; il en est enfin où les malades ne veulent point consentir à l'ovariotomie, tout en demandant au médecin de leur procurer du soulagement.

Doit-on consentir à ne rien faire dans chacune de ces circonstances ? non sans doute, et si l'ovariotomie est réellement le seul traitement **curatif,** on ne doit pas pour cela négliger et méconnaître les autres procédés de traitement **palliatif,** qui a pu quelquefois amener une amélioration réelle et même une guérison définitive.

Le traitement des kystes de l'ovaire est **médical** ou **chirurgical.**

A. Traitement médical. — Il est douteux que le traitement médical puisse amener jamais la guérison d'un kyste de l'ovaire, mais il est certain qu'il a pu dans un certain nombre de cas produire quelque amélioration ou tout au moins un ralentissement dans la marche de la maladie.

Je soigne depuis quatre ans une religieuse atteinte d'un kyste uniloculaire de l'ovaire droit : elle avait, lors de sa première visite, 105 centimètres de tour au niveau de l'ombilic, et le ventre grossissait rapidement : deux mois après, la circonférence de l'abdomen n'était plus que de 85 centimètres, et depuis tout reste stationnaire. La malade, qui était obligée de garder la chambre, peut circuler presque librement et se livrer à ses occupations.

Le traitement médical sera tenté dès le début de la maladie et continué tant que la gravité des symptômes ne nécessitera pas une intervention plus active. Il doit répondre à deux indications tirées : 1° de l'état général, 2° du kyste lui-même.

Les indications générales ne diffèrent point de celles que l'on a à remplir dans toutes les maladies chroniques : soutenir les forces, régulariser les fonctions, éviter les congestions du côté de l'organe malade, et pour cela recourir d'une façon continue à une bonne hygiène, aux toniques, aux ferrugineux, aux divers agents eupeptiques, aux purgatifs, etc.

Cette médication générale est trop connue pour y insister davantage. Son administration a pour effet d'influencer heureusement l'état moral et physique des malades, et de les mettre dans les conditions les meilleures, soit pour tolérer la maladie si aucune autre intervention n'est employée, soit pour mieux supporter toute autre tentative de guérison.

Le traitement médical du kyste lui-même a pour but d'obtenir la résorption du liquide épanché et la diminution progressive de la tumeur. On pourra employer dans ce sens tous les agents de la médication altérante et résolutive, pourvu que leur administration n'ait pas pour effet de déprimer les forces et de compromettre la santé générale. A ce titre, les émissions sanguines locales ou générales et les mercuriaux seront rejetés.

Les **alcalins** (bicarbonate de soude, eau de Vichy), les **diurétiques** (nitrate de potasse, scille, digitale), les **purgatifs salins**, les **frictions résolutives sur l'hypogastre** (teinture d'iode), la **compression élastique du ventre** à l'aide d'une ceinture, et l'administration longtemps continuée de **l'iodure de potassium** (1, 2 et 4 gr. par jour), sont les moyens qu'il convient d'employer et à l'aide desquels on pourra obtenir les succès relatifs dont il était question plus haut.

A ceux-ci, M. Courty (1) propose de joindre l'administration des **préparations d'or**, et notamment du peroxyde, en commençant par 2 milligrammes et élevant la dose jusqu'à 5 centigrammes par jour. Ce médicament est donné à l'état de poudre, en frictions sur la base de la langue, d'après la méthode *iatraleptique* du docteur Chrétien.

On a eu recours également à l'ergot de seigle et surtout aux injections hypodermiques d'ergotine (Gray), à l'électro-puncture (Jobert), à l'électrolyse, mais sans résultats.

Le traitement médical n'est que palliatif, souvent inefficace; aussi est-il convenable de ne pas y insister outre mesure de peur qu'il ne devienne nuisible, et de recourir à une autre intervention si la tumeur fait des progrès.

B. Traitement chirurgical. — Il est tantôt **palliatif** et tantôt **curatif**.

Parmi les diverses méthodes successivement mises en usage, je n'en mentionnerai que trois : 1° ponction simple; 2° ponction suivie d'injection iodée; 3° extirpation (ovariotomie).

(1) Courty, *Montpellier médical*, 1866.

1º *Ponction simple*. — La ponction des kystes de l'ovaire et l'évacuation de leur contenu peut se faire par la paroi antérieure de l'abdomen, par le vagin et le rectum. Ces deux derniers procédés n'ont été qu'exceptionnellement appliqués ; ils comportent des difficultés et des dangers que ne présente pas la **ponction abdominale**, la seule à laquelle on aura recours.

La ponction des kystes de l'ovaire se pratique comme la paracentèse abdominale dans les cas d'ascite. La femme étant placée sur le bord du lit, le chirurgien percute la paroi abdominale et s'assure que la matité est complète au niveau du point qui va être ponctionné. Il n'y a pas de lieu d'élection à proprement parler, certains pratiquant la ponction sur le côté, à une égale distance de l'ombilic et de l'épine iliaque antérieure (comme pour l'ascite), d'autres préférant ponctionner sur la ligne blanche. Si l'on se propose de recourir ultérieurement à l'ovariotomie, la ponction sur la ligne blanche sera préférable, les adhérences consécutives étant plus accessibles et plus faciles à détruire.

On se sert pour cela du trocart ordinaire de 5 millimètres environ de diamètre, ou bien de l'un des nombreux trocarts inventés pour l'ovariotomie et qui ont pour but d'empêcher la pénétration de l'air dans l'intérieur du kyste.

Le chirurgien, qui n'est pas muni d'un arsenal particulier, se servira du trocart à hydrocèle, muni d'un robinet ; après avoir enfoncé l'instrument et retiré le poinçon, il adaptera à la canule de cet instrument un long tube en caoutchouc qui a le double avantage de conduire le liquide jusque dans les seaux placés auprès du lit sans rien souiller, et de favoriser l'écoulement du liquide en agissant comme un siphon.

Si l'on a eu le soin préalable de remplir ce tube d'eau, et d'en maintenir l'extrémité inférieure constamment plongée dans le liquide, on évite tout danger de pénétration de l'air.

L'instrument, saisi de la main droite, est enfoncé d'un coup sec et perpendiculairement à la surface de la peau à une profondeur de 5 ou 6 centimètres ; après qu'on a retiré le poin-

çon et que le liquide commence à s'écouler au dehors, on
dirige l'extrémité de la canule d'abord en haut, du côté de
l'épigastre, puis horizontalement et dans tous les sens. S'il
existe plusieurs poches, on essaiera d'y faire pénétrer successivement l'extrémité de la canule en la poussant fortement
de leur côté, et d'en pratiquer l'évacuation sans recourir à
une ou plusieurs ponctions nouvelles qui présentent toujours
un certain danger.

A mesure que la tumeur se vide, on presse modérément sur
l'abdomen de manière à favoriser la rétraction des parois
abdominales. Cette pression doit être graduelle, ininterrom-
pue jusqu'à la *complète* évacuation du liquide.

Puis, comprimant avec les doigts de la main gauche les
parties molles superficielles et profondes qui entourent la
canule, on retire celle-ci vivement de la main droite, et on
ferme la petite plaie soit avec du collodion, soit avec un morceau de sparadrap.

Il ne faut point comprimer énergiquement le ventre avec
un bandage de corps, comme on le fait après la ponction
pour ascite ; on doit se contenter d'une compression modérée,
d'une simple contention des parties à l'aide d'un drap plié en
double et placé en travers. La malade reste couchée sur le
dos, ou mieux sur le côté opposé à la ponction, et est laissée
au lit pendant trois ou quatre jours, même lorsqu'il n'est
survenu aucun accident.

La ponction des kystes de l'ovaire est généralement une
opération simple, bénigne et n'entraînant par elle-même
aucun danger. Elle a été quelquefois suivie d'accidents
graves et même mortels (hémorrhagie interne, péritonite par
épanchement du liquide dans le péritoine, septicémie par
pénétration de l'air dans la cavité du kyste, inflammation et
suppuration de la poche), qui doivent éveiller l'attention du
médecin, autant pour en prévenir le développement pendant
l'opération que pour en combattre les symptômes dès leur
première manifestation.

On cite des cas où elle a radicalement guéri des kystes séreux, uniloculaires, surtout des kystes paraovariques. Mais
presque toujours elle n'est qu'une méthode palliative à la-

quelle on est obligé de recourir un plus ou moins grand nombre de fois (1).

Elle est indiquée chez les malades qui se refusent à toute autre intervention chirurgicale, afin de parer aux accidents imminents de compression des divers organes abdominaux et de l'asphyxie.

Elle est encore indiquée chez celles que l'on doit ovariotomiser plus tard autant comme moyen de compléter le diagnostic que comme moyen de pallier les accidents, de s'assurer de la reproduction plus ou moins rapide du liquide et d'attendre ainsi le moment le plus favorable pour l'intervention réellement curative, l'extirpation.

Certains chirurgiens veulent que l'on recoure d'emblée à l'ovariotomie, sans avoir tenté au préalable la ponction. Tel n'est pas l'avis du plus illustre d'entre eux, M. Spencer Wells. Pour lui, il considère comme un devoir (*duty*) d'essayer les effets de la ponction avant toute autre intervention plus active. Les tables qu'il a dressées montrent que les conséquences d'une ou de plusieurs ponctions jusqu'à vingt ont été à peu près nulles sur les bons résultats de l'ovariotomie.

Toutefois, si le kyste est mutiloculaire, si son contenu est épais et gélatineux, purulent, il ne faudra point revenir à ce moyen, mais bien songer à l'extirpation, à moins que la malade ne s'y refuse absolument; car, dans ce cas, la ponction devra être répétée autant de fois que les accidents graves d'asphyxie se développent, et tant que les patientes ne sont pas arrivées à un degré de marasme tel qu'il est préférable de les laisser mourir tranquilles.

2° *Ponction suivie d'injection iodée.* — Dans le but de rendre la ponction curative, on a cherché à provoquer une inflammation dans le kyste et à déterminer ainsi l'adhérence

(1) M. Dice rapporte l'histoire d'une femme de 28 ans, guérie d'un kyste multiloculaire après avoir subi 92 ponctions, d'avril 1846 à mai 1857. Callisen ponctionna la même femme 100 fois en 4 ans. John Latham fit la ponction 153 fois chez une malade ; Roloff, 187 fois chez une femme qui se la fit elle-même 62 fois; Michon, 200 fois; Bamberger, 253 fois en 8 ans chez une femme de 40 ans (Boinet).

de ses parois. Parmi les divers moyens successivement employés pour amener ce résultat, je n'en mentionnerai qu'un, l'injection iodée.

Les travaux de Velpeau sur l'efficacité des injections iodées dans le traitement de l'hydrocèle devaient aboutir à pareils essais. Depuis 1847, M. Boinet s'en est fait l'ardent champion : il a traité de cette façon 200 malades, sur lesquelles il a obtenu 142 guérisons, soit 71 p. 100. Malgré ces résultats encourageants, M. Boinet pratique aujourd'hui l'ovariotomie, ce qui semble indiquer que la dernière méthode lui paraît préférable.

Les injections iodées ont été pratiquées aussi par un grand nombre de chirurgiens : elles sont aujourd'hui à peu près complètement abandonnées, tout au moins quand on a le choix de l'intervention.

Si, au contraire, le kyste est inopérable, ou si la malade se refuse absolument à l'ovariotomie, on pourra les essayer dans le but d'amener la guérison de la maladie, ou plutôt de diminuer la rapidité de reproduction du liquide.

L'opération en elle-même est très simple. Après avoir pratiqué la ponction et l'évacuation du liquide comme il est dit plus haut, on injecte la solution de teinture d'iode, qu'on laisse pendant 8 ou 10 minutes (en ayant le soin de malaxer pendant ce temps la tumeur) et qu'on retire ensuite.

M. Boinet recommande un procédé un peu différent. Il ponctionne le kyste avec un gros trocart en se rapprochant autant que possible de l'arcade crurale du côté où le kyste s'est développé. Après avoir laissé écouler les trois quarts environ du liquide, il introduit dans la canule une sonde en gomme élastique largement fenêtrée, qu'il enfonce profondément, puis achève l'évacuation du liquide, retire la canule en laissant la sonde en place et pratique l'injection iodée (eau 150 gr., teinture d'iode 100 gr., iodure de potassium 4 gr.). Il laisse séjourner le liquide pendant 8 ou 10 minutes, pendant lesquelles il malaxe légèrement le ventre pour mettre en contact la teinture d'iode avec toute la paroi du kyste. Cela fait, on fait écouler tout le liquide qu'on pourra, on retire la sonde, et on recouvre le ventre d'une épaisse couche d'ouate, maintenue par un bandage de corps modérément serré. Pour obtenir un résultat appréciable, il faut presque toujours revenir à une seconde, à une troisième injection. M. Boinet en a pratiqué jusqu'à 30 sur la même malade.

La longueur du traitement, les dangers considérables auxquels il expose, enfin les insuccès si nombreux entre les mains de la plupart des chirurgiens qui ont été moins heureux que le zélé propagateur de l'**Iodothérapie**, voilà les raisons de l'abandon dans lequel sont tombées aujourd'hui les injections iodées. Elles ne sont pas une méthode de choix, mais en quelque sorte une méthode de pis-aller, que l'on redoute à bon droit de mettre en usage.

J'en dirai autant des autres méthodes successivement proposées pour la cure radicale des kystes de l'ovaire, telles que la **rupture sous-cutanée du kyste** et le déversement de son contenu dans la cavité péritonéale, l'**ouverture permanente de leur cavité** soit par l'**incision**, soit par les **caustiques**, soit par la **sonde à demeure**, soit par l'**excision partielle** de ses parois, le **drainage** seul ou bien suivi d'**injections** émollientes, détersives, antiseptiques ou iodées, etc.

Ces diverses méthodes, toutes très longues, très dangereuses, ont fait place à l'extirpation du kyste, à l'**ovariotomie**, la seule méthode vraie de cure radicale. En raison de son importance, je lui consacrerai un chapitre spécial, à la fin duquel j'aurai à revenir sur les méthodes précédentes à propos des **ovariotomies incomplètes**.

CHAPITRE VI

OVARIOTOMIE.

Définition. — L'ovariotomie est une opération qui consiste à pratiquer l'extirpation des ovaires malades. Elle est *simple*

34.

ou *double*, suivant que l'on procède à l'ablation d'un ou des deux organes; *complète* ou *incomplète*, suivant que les parties dégénérées sont enlevées en totalité ou seulement en partie.

L'ablation de l'ovaire peut être faite à travers la paroi abdominale ou par le vagin, d'où deux variétés, *ovariotomie abdominale*, *ovariotomie vaginale*. La première est la seule pratiquée aujourd'hui.

L'ovariotomie abdominale est encore désignée sous les noms d'*ovariectomie*, d'*oophorectomie*, de *gastrotomie*, de *laparotomie*. Les deux premières appellations sont peut-être plus correctes au point de vue philologique; quant aux deux dernières, elles sont fautives, car elles ne désignent qu'un des temps de l'opération, la section des parois abdominales, sans indiquer l'organe qu'il s'agit d'atteindre et d'enlever.

Le nom d'ovariotomie a prévalu.

Depuis quatre ans, on parle beaucoup d'une nouvelle espèce d'ovariotomie, l'*ovariotomie antiseptique*; celle-ci ne diffère que par les précautions antiseptiques prises pendant l'opération et le mode de pansement adopté à sa suite.

Dans l'état actuel de la chirurgie, les effets réellement merveilleux des pansements antiseptiques sont incontestables; s'ils ne sont pas une condition *sine qua non* du succès, et si l'on peut sérieusement discuter la nécessité ou même l'avantage de toutes les précautions minutieusement décrites par Lister, il n'en est pas moins vrai que les pansements antiseptiques s'imposent aujourd'hui et que tout chirurgien, vraiment digne de ce nom, ne doit pas pratiquer une opération chirurgicale de quelque importance sans y recourir, à plus forte raison s'il s'agit de la plus importante de toutes, de l'ovariotomie. Par conséquent l'ovariotomie antiseptique devra être la règle absolument générale, et dans ce qui va suivre, je n'envisagerai pas la question autrement.

Historique, statistique. — Tantôt conseillée et tantôt combattue théoriquement par les médecins du siècle dernier (1), pratiquée accidentellement en 1808 par Laumonier

(1) Courty, *Traité des maladies de l'utérus,* 1re édit., p. 1087.

(de Rouen), l'ovariotomie ne fut réellement faite de propos délibéré qu'en 1809 par Ephraïm Mac-Dowell (de Danville, Kentucky); ce hardi chirurgien, à qui sa ville natale vient d'ériger il y a quelques mois une statue : *Au père de l'ovariotomie,* » la pratiqua treize fois et obtint huit succès.

Dès 1820, il fut suivi dans cette voie par la plupart des chirurgiens américains, et l'ovariotomie devint depuis une opération en quelque sorte courante dans ce pays. A cette première période se rattachent les noms de Natham Smith, d'Atlee, de Peaslee, de Kimball, de Dunlap, auxquels sont venus se joindre la plupart des chirurgiens contemporains.

Dès 1823, l'opération fut tentée en Écosse par Lizars, en Allemagne par Chrysmar, mais les insuccès obtenus et la vive opposition faite par les maîtres de la chirurgie à cette époque, Dieffenbach entre autres, la firent retomber dans l'oubli.

Elle fut reprise en Angleterre vers 1840 par Ch. Clay (de Manchester) et les succès remarquables qu'il obtint contribuèrent à sa généralisation rapide dans ce pays, qui peut être considéré à bon droit sinon comme sa patrie d'origine, du moins comme sa patrie d'adoption. En 1850, Robert Lee comptait 102 cas d'ovariotomie pratiqués dans la Grande-Bretagne. Depuis lors cette statistique s'est prodigieusement accrue, à un tel point même que l'on est à se demander sur le continent comment il peut exister en Angleterre tant de femmes atteintes de kyste de l'ovaire, et surtout autant qui consentent à se faire opérer.

En effet, les opérations d'ovariotomie ne s'y comptent plus par dizaines ou par centaines, mais bien par milliers. Ch. Clay, en 1871, en était déjà à sa 250e opération; Keith (d'Edimbourg) en janvier 1877 comptait 229 cas ; Baker-Brown (1867) 111. Ceux des chirurgiens vivant aujourd'hui, qui ont atteint et dépassé 50 et même 100 opérations, sont loin d'être rares; je citerai parmi eux MM. Knowsley Thornton et G. Granville Bantock, les dignes successeurs de M. Spencer Wells à l'hôpital Samaritain de Londres, hôpital où se pratiquent régulièrement plusieurs ovariotomies par semaine (1).

Mais le prôneur, le vulgarisateur, le roi de l'ovariotomie sans contredit est M. Spencer Wells; nul n'a fait faire autant de progrès, n'a apporté plus de perfectionnements à cette opération, que nul aussi n'a pratiquée un aussi grand nombre de fois. Commencée en 1858, sa longue série atteignait le 15 juin 1880 le chiffre de 1000 qu'il a dépassé depuis !

En Allemagne, l'ovariotomie sembla reprendre vers la même époque (1840) avec Quittembaum, Stilling et Martin; mais condamnée de nouveau par Kiwisch et Scanzoni, elle fut abandonnée jusque 1865.

A cette date, cette opération reprit faveur, et en 1871 on comptait déjà 130 ovariotomies (Grenser). Dans ces neuf dernières années le nombre s'en est multiplié d'une façon considérable. En 1876, Olshausen (2) en comptait 613 cas, dont 58 lui étaient personnels; Weit en avait 44, Spiegelberg 76 et von Nussbaum 117. Dans ces quatre dernières années les mêmes opérateurs, auxquels sont venus se joindre une foule d'autres, et notamment Winckel, Storer, Schrœder, etc., ont grossi singulièrement cette statistique. C'est aux chirurgiens allemands que l'on doit la généralisation de l'ovariotomie antiseptique.

La France resta longtemps en retard; après les quelques essais de Nélaton, Jobert, etc., après la condamnation formelle par l'Académie en 1856, l'ovariotomie tomba en discrédit chez nous.

En 1862, Kœbérlé fit sa première opération, bientôt suivie d'une foule d'autres, puisque sa statistique comprend au-

---

(1) Statistiques des ovariotomies pratiquées à l'hôpital Samaritain de Londres :

	Cas.	Guérisons.	Morts.	Mortalité.
Avant 1868.................	113	82	31	27,43 p. 0/0.
A la fin de 1876.............	394	296	98	26,87 —
A la fin de 1879.............	633	498	135	21.32 —
Pendant les 2 années 1878-79.	162	137	25	15,43 —
Pendant l'année 1879........	86	76	20	11,62 —
Au 1er octobre 1880........	70	63	7	10,00 —

(2) Olshausen, *Krankheiten der Ovarien*, p. 228.

jourd'hui plus de 320 cas, n'étant guère distancé que par Spencer Wells.

Péan (1), en 1864, commence également sa série de gastrotomies, s'élevant au 1er janvier 1878 au chiffre de 299 sur lesquelles on compte 180 ovariotomies proprement dites.

Boinet, qui avait opéré dès 1859, en était au mois d'octobre 1875 au chiffre de 76.

Vers la même époque, en 1863, j'ai assisté à une opération d'ovariotomie pratiquée par M. Courty, et qui fut suivie de succès.

Il n'en fallait pas tant pour vaincre la répugnance des chirurgiens français pour cette opération, et, à partir de 1870, la cause de l'ovariotomie était gagnée chez nous comme chez nos voisins : depuis lors le nombre des opérateurs, comme celui des opérations, va sans cesse en augmentant : les comptes rendus de nos sociétés scientifiques et nos journaux en font foi.

Pendant ce même temps, l'ovariotomie s'implantait dans tous les pays d'Europe et même d'Asie. La Russie avec Krassowski, la Suède avec Skoldberg, l'Espagne, l'Italie et même les Indes et le Japon (2), ont successivement pris part au mouvement, et l'on peut dire aujourd'hui que cette opération, une des plus belles sinon la plus belle conquête de la chirurgie moderne, est pratiquée dans toutes les nations civilisées.

Pronostic. — L'ovariotomie est une opération grave, très grave même, pendant laquelle et surtout à la suite de laquelle les malades peuvent mourir : c'est là un point qu'il ne faut jamais oublier. Mais la mortalité est loin d'être aussi considérable qu'on pourrait le croire de prime abord ; il est vrai de dire aujourd'hui que les chances de mort ne sont guère que de 20 p. 100, c'est-à-dire inférieures à celles de toute autre intervention chirurgicale tant soit peu importante.

Quoique les statistiques n'aient pas une grande valeur

(1) Péan, *Leçons de clinique chirurgicale*, t. II, p. 780.
(2) *The Lancet*, juin 1880.

pour apprécier la gravité du pronostic dans un cas donné, je ne saurais m'empêcher d'en relever quelques-unes, parmi celles qui comprennent le plus grand nombre de cas.

	Cas.	Guérisons.	Morts.	Proportion des succès
Spencer Wells.......	1000	769	231	75,5 p. 0/0
Kœberlé...............	293	218	75	74,5 —
C. Clay...............	250	182	68	72,8 —
Keith...............	229	194	35	84,7 —
Atlee	242	162	80	67 —
Péan................	184	140	44	76 —
Baker-Brown.........	111	76	35	68,4 —
Boinet...............	76	48	23	63 —
Billroth..............	76	45	31	50,2 —
V. Nussbaum.........	117	71	46	64,8 —
Olshausen...........	58	38	20	65,4 —
Granville Bantock (1)..	100	82	18	82 —
	2736	2025	711	74 —

Soit pour 12 opérateurs seulement un total de 2,736 ovariotomies, avec 2,025 guérisons et 711 morts : ce qui donne une proportion générale de plus de 74 p. 100 de succès, et une mortalité de moins de 26 p. 100.

Il est à remarquer que toutes ces statistiques s'arrêtent vers 1876 ou 1877; depuis lors la proportion des succès a été en augmentant encore, et cela pour deux raisons principales :

La première résulte de la plus grande habitude et de la plus grande habileté qu'ont les chirurgiens de cette opération. Ainsi Spencer Wells (2) n'a eu qu'une mortalité de 11 p. 100 dans ses 100 dernières ovariotomies, tandis qu'elle avait été de 30 au début ; Kœberlé qui avait eu une mortalité de 38 p. 100 dans ses 200 premiers cas, est descendu à 14 p. 100 de morts dans sa troisième centurie; Granville Bantock n'a eu que 2 morts dans ses 25 dernières opérations, soit 8 p. 100.

En Italie, où M. Peruzzi (3) vient de rassembler toutes les ovariotomies pratiquées au 1er janvier 1880 (soit 200 cas), la

(1) Granville Bantock, *Fourth series of twenty-five cases of completed ovariotomy* (*British medical Journal*, 22 janv. 1881).

(2) Spencer Wells (*British medical Journal*, mars 1881.

(3) *Raccoglitore medico*, 1880, t. XIV, p. 201.

première centurie avait donné 63 p. 100 de morts, la seconde n'en donne plus que 36 p. 100.

La seconde raison qui a fait augmenter la proportion des succès dans ces trois dernières années, c'est l'introduction de la méthode antiseptique, qui prévient les accidents graves suites de l'opération, réduit la fièvre traumatique presque à néant et assure une convalescence tellement rapide que les femmes peuvent se lever et marcher sans inconvénient au bout de 8 à 10 jours.

Il est impossible aujourd'hui de dresser cette nouvelle statistique dont les éléments ne sont pas encore publiés. Les Allemands qui, d'après les tables d'Olshausen, avaient une mortalité moyenne de 43 p. 100 avant 1876, l'ont vue descendre à 18 et même à 10 p. 100 depuis l'application méthodique des pansements de Lister (1).

On peut conclure de ces diverses indications que la mortalité moyenne de l'ovariotomie ne doit guère dépasser aujourd'hui de 15 à 20 p. 100, et par conséquent que l'on peut et l'on doit obtenir de 80 à 85 p. 100 de succès, c'est-à-dire ne perdre 1 malade que sur 6 à 7 opérées. Il est peu d'opérations chirurgicales de quelque importance qui aient donné jusqu'à aujourd'hui de pareils résultats.

Toutefois le pronostic de l'opération dépend non moins de l'habileté et du sang-froid du chirurgien, du mode de pansements adopté et des soins consécutifs qui ont pour effet les uns et les autres de parer aux accidents qui surviennent soit pendant soit après l'opération, que des cas particuliers que l'on a à opérer, de leur degré de simplicité ou de leurs complications en quelque sorte insurmontables. C'est ce qui explique les séries heureuses et les séries malheureuses de la plupart des statistiques.

Avec Kœberlé, on doit établir trois catégories de cas, relativement au degré de gravité de l'ovariotomie :

1° Les cas simples, non compliqués ou peu compliqués, où l'état général de la malade n'est pas compromis. Dans ces cas, la guérison est la règle, la mort l'exception.

(1) Olshausen, *op. cit.*, p. 316.

2° Les cas compliqués, mais qui ne présentent pas toutefois de contre-indication grave, où les chances de guérison et de mort sont à peu près égales.

3° Les cas très compliqués, avec adhérences pelviennes graves et plus ou moins généralisées, avec affaiblissement extrême, etc., où l'opération ne peut être tentée que comme une dernière chance de salut. Dans ces cas la mort est la règle et la guérison l'exception.

Indications et contre-indications. — Si l'on recherche les statistiques heureuses, les séries où le succès doit être la règle et les revers l'exception, on dira avec M. Kœberlé que l'ovariotomie est indiquée quand : 1° la malade jouit d'une bonne constitution ; 2° l'état général est satisfaisant ; 3° l'affaiblissement n'est pas considérable.

Mais s'il est douteux que de pareilles malades viennent souvent consulter le médecin et surtout consentent à subir une opération qu'on doit leur représenter comme pouvant être mortelle, on conviendra qu'avec de pareilles restrictions on n'arriverait que rarement à pratiquer l'ovariotomie, et qu'on serait désarmé devant l'immense majorité des cas.

Que ces conditions soient avantageuses et doivent être recherchées, rien de plus juste ; mais qu'on fasse de leur absence une contre-indication presque absolue, c'est ce à quoi les chirurgiens d'aujourd'hui ne sauraient souscrire.

J'en dirai autant des diverses conditions locales dépendant de l'état du kyste, de ses connexions avec les organes voisins, de l'état du péritoine.

J'ai montré ailleurs (1) que la nature purulente du liquide kystique ne saurait point empêcher le succès, et j'ai étudié le peu d'importance relative qu'il fallait accorder aux adhérences.

L'ascite, la péritonite chronique et même la simultanéité des affections kystiques ou fibreuses des organes pelviens ne saurait être non plus une contre-indication.

Dans toutes ces circonstances, le pronostic de l'opération est sans doute plus grave, et les chances de succès moins

(1) Eustache, *Archives de tocologie*, 1879 et 1880.

nombreuses, mais aussi les dangers auxquels il importe de remédier sont autrement considérables et bien plus urgents. Si le succès peut être obtenu quand même, et les faits déjà connus sont probants à cet égard, l'hésitation ne saurait être permise, on doit opérer.

Telle est la morale qui ressort de l'étude des statistiques et des nombreuses observations publiées dans les divers pays. M. S. Duplay, dans un excellent mémoire (1), juge la question à ce point de vue, et résume son étude par les conclusions suivantes, qui serviront de guide à tout praticien :

« 1° Avant de songer à poser les indications et les contre-indications de l'ovariotomie, le chirurgien doit avoir établi un diagnostic aussi rigoureux que possible et pratiqué une ponction exploratrice.

2° Relativement à l'époque où il convient d'opérer, l'opération précoce doit être formellement rejetée ; l'ovariotomie est seulement indiquée lorsque le kyste est devenu par son volume un motif de gêne excessive pour la malade, ou par les accidents locaux et généraux qu'il détermine une cause imminente de danger pour la vie.

3° L'ovariotomie tardive, quoique ne devant pas être adoptée comme une règle générale, n'est cependant pas contre-indiquée par l'existence des complications locales ou générales les plus graves, telles que péritonite, inflammation, suppuration, gangrène du kyste.

4° Les diverses conditions locales dépendant de l'état du kyste (parois et contenu), de ses connexions (adhérences), de l'état du péritoine, ne sont que peu d'importance au point de vue des indications et des contre-indications de l'ovariotomie.

5° L'ovariotomie est absolument contre-indiquée dans les cas de kystes de l'ovaire compliqués de maladies générales ou locales, *indépendantes de la présence du kyste* et capables d'entraîner par leur évolution ultérieure la mort des malades. »

(1) Duplay, *Des indications et des contre-indications de l'ovariotomie dans le traitement des kystes de l'ovaire*, lu à l'Académie de médecine, janvier 1879.

Ainsi le champ des indications de l'ovariotomie va en s'é-
tendant, et celui des contre-indications se restreint de plus
en plus. Seules les maladies coexistantes, capables d'amener
par elles-mêmes la mort, et j'ajouterai même la mort à bref
délai, doivent faire reculer le chirurgien ; encore il existe
dans la science des exemples qui semblent justifier l'intervention dans ces cas désespérés. Spencer Wells a pu opérer
avec succès des malades atteintes de phthisie et de cancer et
prolonger ainsi leur existence. Mais, dans des cas semblables, ce n'est pas à une indication chirurgicale que l'on obéit,
c'est à une indication *vitale*, en présence de laquelle chacun
peut et doit agir d'après sa conscience.

Opération. — L'ovariotomie est, suivant les cas, une des
opérations les plus simples ou l'une des plus difficiles et des
plus compliquées de la chirurgie. La simplicité, la rapidité,
la précision et la propreté avec lesquelles elle est exécutée,
sont d'une grande importance pour son succès. Cette opération, si formidable dans certaines circonstances, exige de
la part du chirurgien un sang-froid à toute épreuve uni à
une grande hardiesse et secondé par la plus grande dexté-
rité (Kœberlé).

Sa durée est variable, depuis un quart d'heure jusqu'à
deux heures et plus ; on ne peut jamais la préciser à l'avance
d'une façon certaine, aussi faut-il prendre dans tous les cas
les dispositions nécessaires pour parer à toutes les éventua-
lités possibles ; on péchera plutôt par excès que par défaut.

En raison de l'importance de cette opération, je crois devoir entrer dans des détails circonstanciés sur les différents
temps, prenant pour type un cas de complication moyenne :
je décrirai l'opération telle qu'elle doit se pratiquer dans l'état
actuel de la science, sans m'occuper des multitudes de procédés plus ou moins spéciaux à leurs auteurs. Il s'agit, bien
entendu de l'ovariotomie dite antiseptique.

Les temps de l'opération se décomposent de la manière
suivante :

1° Soins préliminaires ;

2° Incision de la paroi abdominale ;

3° Évacuation de la tumeur ;

4° Énucléation et extraction du kyste ;

5° Ligature et traitement du pédicule ;

6° Toilette du péritoine ;

7° Suture de la plaie ;

8° Pansements et soins consécutifs.

Soins préliminaires. — Après avoir décidé l'opération, le chirurgien pratiquera une ponction, autant pour achever de confirmer le diagnostic que pour procurer à la malade un peu de soulagement pendant les 8 ou 15 jours qui précèdent, et lui permettre de reprendre un peu de forces à l'aide d'une bonne nourriture.

La veille de l'opération la malade sera purgée à moins qu'elle n'ait de la diarrhée, et le matin même elle prendra un lavement.

Il est prudent de lui recommander de mettre ordre à ses affaires spirituelles et temporelles, pour éviter toute espèce de préoccupations morales de ce chef.

Si l'on opère dans un hôpital, il faut prendre une chambre isolée ; en ville, on choisira une chambre bien aérée, bien ajourée, d'une exposition convenable mais variant suivant la localité.

Dans l'un comme dans l'autre cas, il est bon que l'opération puisse être faite dans la chambre que la malade doit occuper après, mais non sur le même lit.

Une précaution souvent très utile consiste à enlever les tapis, les tableaux, à laver le plancher et les murailles, enfin à ne laisser dans la chambre que les meubles strictement nécessaires : un lit en fer avec sommier métallique garni de draps et de couvertures neufs ou fraîchement lavés, une table en bois, deux ou trois chaises en fer ou en bois, et le lit d'opération qui sera enlevé aussitôt après.

Celui-ci consistera en une table longue, mais peu large recouverte d'un matelas et d'un oreiller, le tout enveloppé de draps et d'une toile en caoutchouc. Il aura une hauteur convenable pour que le chirurgien et les aides ne soient pas trop fatigués par une attitude pénible. Il sera disposé devant

une fenêtre, la tête tournée à droite ou à gauche indifféremment.

Je préfère cette table d'opération, que l'on trouve partout, aux diverses tables spéciales, employées par M. Péan
et beaucoup de chirurgiens anglais. Celles-ci permettent au
chirurgien de se placer entre les jambes de la malade et de
rester assis pendant la plus grande partie de l'opération ;
mais ce sont là des avantages bien légers, si toutefois ce ne
sont pas des inconvénients.

Dès la veille, le chirurgien ira s'assurer que l'on a disposé,
soit dans la chambre d'opération, soit dans une pièce à côté,
les différents objets suivants dont la liste, quoique longue,
doit être complète :

1° Un grand seau pour recueillir le liquide ;

2° Deux autres seaux devant être remplis au moment de
l'opération, l'un d'eau chaude, l'autre d'eau froide ;

3° Six cuvettes blanches ;

4° Une douzaine de serviettes neuves, en tissu éponge,
très fines, que l'on aura trempées pendant 48 heures dans de
l'eau phéniquée forte (1 p. 30) ;

5° Une douzaine de carrés de flanelle (25 c. m. c.) neuve
et bien fine, également trempés dans l'eau phéniquée ;

6° Des linges pour s'essuyer, en quantité considérable ;

7° Six bouillottes d'eau chaude, pour réchauffer la malade
pendant l'opération et chauffer le lit dans lequel elle sera
portée immédiatement après ;

8° Des couvertures de laine, au nombre de 3 ou 4, pour
recouvrir la malade pendant l'opération, ainsi qu'une toile
en caoutchouc de 1 mètre 50 de long sur 60 de large pour
placer sur l'abdomen afin d'éviter de la mouiller et de la
salir ;

9° Du rhum, de l'éther, de la glace en petits fragments, du
bon consommé de bœuf ;

10° Des éponges fines ni trop grosses, ni trop petites, en
nombre assez considérable (de 18 à 24), soigneusement dé-
barrassées du sable qui les incruste (ce qui est assez difficile
à obtenir et dont le chirurgien doit s'assurer par lui-même).
On devra en savoir le nombre exact, afin de ne pas être

exposé à en laisser dans l'abdomen, ce qui est arrivé quelquefois ;

11° Toutes les pièces nécessaires pour le pansement de Lister, à savoir : soie phéniquée, catgut de différents numéros, protective, gaze phéniquée, mackintosch, un bandage de corps en flanelle neuve, de la ouate fine, de la charpie, des épingles ;

12° Enfin du chloroforme *bien épuré*, du perchlorure de fer, une pile électrique pour remédier aux accidents possibles de l'anesthésie, et de l'eau phéniquée à divers titres (1 p. 50, 1 p. 30, 1 p. 20).

Après s'être assuré de tous ces préparatifs, on recommandera d'allumer du feu dans la chambre de bon matin toutes les fenêtres étant ouvertes, plus tard de fermer celles-ci et d'entretenir le feu de façon que la température s'élève de 18° à 20°, et reste fixe à ce degré pendant tout le temps de l'opération et les jours suivants.

Le jour de l'opération, le chirurgien assisté de ses aides, vient achever de disposer toutes choses : et d'abord, tout ce qui doit servir à l'opération, linges, instruments, éponges, sera trempé dans l'eau phéniquée, puis soigneusement exprimé avant de s'en servir ; il sera même prudent de faire des pulvérisations phéniquées dans l'appartement. Il va sans dire que tous les assistants devront se nettoyer les mains avec le plus grand soin et les tremper à plusieurs reprises dans de l'eau phéniquée.

Instruments. — L'arsenal nécessaire pour une ovariotomie est en quelque sorte formidable. Dans les cas simples, la plupart des instruments préparés seront inutiles, mais il peut survenir des circonstances imprévues, qui compromettraient le résultat si l'on n'avait sous la main tous ceux dont l'énumération va suivre.

1° Un pulvérisateur à main à plusieurs becs, ou mieux un pulvérisateur à vapeur (celui de Lucas-Championnière par exemple).

2° Deux bistouris droits, deux pinces à dissection, deux paires de ciseaux, droits et courbes.

3° Des pinces à forcipressure en nombre considérable (2 ou 3 douzaines) : le plus grand nombre droites, quelques-unes courbes ou en T.

4° Un gros trocart pour vider le kyste (celui de Kœberlé qui est muni d'une tubulure latérale à laquelle on adapte un long tube de caoutchouc qui conduit le liquide dans le seau placé sous la table sans rien souiller, et qui est en outre muni d'érignes avec lesquelles on peut fixer la paroi du kyste pour empêcher son retrait, est encore le préférable).

5° Une série de pinces à griffes de différent volume, droites et courbes, pour attirer et maintenir le kyste.

6° Une autre série de pinces à arrêt, à mors plats, à pointes, fenêtrées ou non, dans le même but. Ces pinces sont de la plus grande utilité dans le cas de kystes extrêmement adhérents, à parois friables, ou compliquées de tumeurs solides. M. Péan, à propos de chacune de ses opérations de gastrotomie, en étale un nombre considérable et j'ai eu occasion de les lui voir toutes utiliser.

7° Une ou plusieurs spatules à adhérences de Charrière, et deux ou trois sondes cannelées.

8° Deux clamps.

9° Deux ou trois serre-nœuds de Cintrat ou de Kœberlé.

10° Une broche en fer pour diviser le pédicule par transfixion, s'il est trop large.

11° Du fil de fer recuit, du gros fil de soie pour opérer la constriction du pédicule.

12° Tout ce qu'il faut pour pratiquer une suture métallique (grosses aiguilles droites et courbes, aiguille chasse-fil, fils d'argent de divers calibres, épingles à suture entortillée).

13° Tubes à drainage.

14° Une sonde de femme.

15° Enfin un thermo-cautère de Paquelin.

Tous ces instruments, préalablement vérifiés et trempés dans l'acide phénique, sont disposés sur une table à côté du lit d'opération, à gauche et en arrière du chirurgien, dans l'ordre indiqué. L'aide qui en est chargé doit les connaître parfaitement et les faire passer au premier appel.

Aides. — En thèse générale, le nombre des assistants doit être aussi restreint que possible ; s'il est des cas où deux ou trois aides suffisent, le plus souvent il en faut le double. Six sont à peu près toujours nécessaires. Ils doivent être attentifs, expérimentés, connaissant parfaitement leur rôle ; c'est là une condition *essentielle* de la bonne marche de l'opération. Voici leur disposition et leur emploi :

Le *premier* aide est chargé de la chloroformisation ; comme il importe que celle-ci soit profonde et longtemps continuée, cet aide devra s'occuper exclusivement de la fonction qui lui est dévolue ; il se place en arrière de la tête de la malade.

Le *second* est chargé de la pulvérisation phéniquée ; placé entre le lit et la fenêtre, du côté des pieds, il dirige constamment la vapeur phéniquée sur le ventre de la malade, le long de la ligne d'opération, dans une direction oblique, de telle façon que ni le chirurgien ni la malade n'en reçoivent en pleine figure.

Du même côté de la table, seulement vers la tête du lit, en se dissimulant autant que possible pour ne pas obstruer la lumière, se place le *troisième* et principal assistant, chargé d'éponger les surfaces, de pratiquer l'hémostase avec les pinces à forcipressure, de placer les ligatures s'il est nécessaire, en un mot d'aider le chirurgien dans tous les temps de l'opération qu'il doit suivre très attentivement, et qu'il doit connaître aussi bien que le chirurgien lui-même, prêt à le remplacer au besoin.

De l'autre côté de la table, c'est-à-dire en face de la fenêtre, l'opérateur se met au milieu, ayant à droite et à gauche un assistant, le *quatrième* et le *cinquième*.

Celui qui est placé du côté de la tête de la malade a pour mission de soutenir le ventre avec ses deux mains et de rapprocher les lèvres de l'incision sur le kyste, dès que celui-ci est à découvert, de façon à ce que la cavité abdominale soit maintenue close aussi exactement que possible. S'il remplit bien son rôle, il empêchera ainsi le liquide du kyste de s'écouler dans le péritoine, et surtout il s'opposera, par des pressions convenables, à l'issue au dehors des intestins. Si ceux-ci se présentent, il les refoulera aussitôt, en les maintenant soit avec des serviettes-éponge, soit avec des carrés de flanelle.

Il est assez rare que, quoique l'on fasse, on puisse empêcher totalement cet accident de se produire, surtout si le kyste est adhérent vers les parties profondes ou si la chloroformisation n'est pas suffisamment avancée. La plus grande attention sera recommandée à l'aide chargé de ce rôle, qui doit suivre les différents mouvements du chirurgien et combiner ses pressions ou ses efforts avec les différents temps ou accidents de l'opération.

Le *cinquième* aide, placé du côté des pieds, à la gauche du chirurgien, est chargé de faire passer les instruments et les éponges à la moindre réquisition, et d'enlever les uns et les autres dès qu'ils sont sales ou inutiles, en les donnant au *sixième* aide, qui se tient derrière lui et un peu à gauche.

Le rôle de ce sixième aide, qui pourra être remplacé avantageusement par une ou deux gardes-malades expérimentées, consiste à laver les instruments et les éponges dans de l'eau tiède phéniquée à mesure qu'on les lui donne, et en tenir sans cesse des propres à la disposition de l'opérateur. Il devra en outre avoir continuellement des cuvettes remplies d'eau phéniquée, pour que le chirurgien et les deux aides appelés à toucher la plaie puissent se laver les mains dès qu'elles sont souillées, précaution de la plus grande importance pour éviter la septicémie.

Si chacun des assistants remplit bien son rôle, et si tous les soins de propreté pendant l'opération sont exactement suivis, le temps dit de la *toilette du péritoine* sera presque inutile et les chances de succès bien plus considérables.

Une fois toutes ces précautions préliminaires prises, la malade est placée sur le lit d'opération. Il est bon qu'elle soit revêtue d'une longue chemise de flanelle, et qu'elle ait des bas de laine, afin d'éviter tout refroidissement. On lui entoure les jambes d'une couverture de laine, on lui roule sa chemise sous les reins, de façon à ce qu'elle ne puisse pas être salie pendant l'opération. On lui couvre le ventre soit avec une large bande de flanelle, soit avec une toile de caoutchouc fendue sur la ligne médiane, et dont on peut fixer les bords avec des bandelettes de sparadrap pour éviter que les liquides ne viennent couler sur les flancs, puis on pratique la chloroformisation. Dès que celle-ci est complète, chaque aide étant à sa place, un jet de vapeur phéniquée est dirigé sur la partie à découvert de l'abdomen, et l'opération commence.

1er *Temps*. — **Incision de la paroi abdominale**. — Après avoir sondé la malade, précaution indispensable, le chirurgien incise la paroi abdominale couche par couche, exactement sur la ligne médiane, en partant du voisinage de l'ombilic pour s'arrêter à 6 ou 7 centimètres au-dessus du pubis.

Cette incision aura une étendue de 12 centimètres environ ; on l'agrandira plus tard s'il est nécessaire, soit que le kyste présente des adhérences considérables en haut, soit qu'il renferme des parties solides, dont l'extraction est impossible à travers cette ouverture.

Cet agrandissement de l'incision, qui aggrave toujours le pronostic (Spencer Wells), ne sera fait qu'ultérieurement quand le kyste aura été mis à découvert, vidé en partie ou en totalité, et que sa nécessité sera reconnue pour faciliter l'extraction rapide de la tumeur et éviter des manipulations et des efforts toujours préjudiciables.

A mesure que les tissus sont divisés, les vaisseaux qui donnent du sang sont saisis avec des pinces à forcipressure ; quand on arrive sur le péritoine, l'hémostase doit être complète.

Après avoir bien reconnu le péritoine, on le soulève avec une pince et on pratique une boutonnière, à travers laquelle on introduit une sonde cannelée ou mieux deux doigts qui passent par-dessous, et on l'incise dans toute l'étendue de la plaie. Au moment de l'ouverture du péritoine, il s'écoule, en général, une certaine quantité de liquide ascitique.

Lorsque la tumeur n'adhère pas au péritoine, elle apparaît avec une surface lisse, blanchâtre ou bleuâtre, sillonnée de veines plus ou moins apparentes. Lorsqu'elle est adhérente, on rencontre des brides fibreuses qui cèdent assez facilement

35.

à la pression du doigt, et que l'on peut déchirer et écarter
dans une petite étendue, pourvu qu'on n'y remarque pas de
vaisseaux susceptibles de donner lieu à une hémorrhagie du-
rable.

Le péritoine est quelquefois très épaissi, et les adhérences
peuvent être tellement intimes qu'il n'est pas possible de
le distinguer du kyste. On risque alors de se fourvoyer au-
dessus dans le tissu conjonctif sous-péritonéal et de décoller
la séreuse au loin, alors que le kyste était complètement libre
au-dessous (Kœberlé).

Quand le péritoine a été incisé, on s'assure aussitôt de la
nature du kyste, de ses adhérences, et s'il est reconnu nécessaire, on agrandit l'incision en haut du côté de l'ombilic. Il
est de règle de contourner celui-ci à gauche de préférence,
pour ménager le ligament suspenseur du foie, puis de revenir aussitôt sur la ligne médiane. Cette nouvelle incision
sera faite avec de forts ciseaux, conduits sur un ou deux
doigts passés dans l'abdomen, et qui sectionnent toute l'é-
paisseur des parois en un seul coup. Dans certains cas, l'incision a atteint ainsi 40, 50 et même 55 centimètres.

IIe *Temps*. — **Ponction et évacuation du kyste**. — Dès
que le kyste a été mis à nu, la main est introduite à plat
entre la tumeur et la paroi abdominale, pour s'assurer
qu'il n'existe pas d'adhérences au pourtour de l'incision dans
l'étendue de plusieurs centimètres, et les détruire s'il y a lieu
afin de pouvoir mobiliser la partie superficielle de la tumeur. Si les adhérences étaient trop solides ou si les parois
du kyste étaient friables, il vaudrait mieux recourir d'emblée
à la ponction.

Toutefois, avant de pratiquer celle-ci, il est prudent de
garnir le kyste, au-dessous du point qui va être ponctionné,
avec une éponge ou des linges dans la crainte que le liquide
ne s'écoule au pourtour de la canule et ne tombe dans le
péritoine.

Ces précautions étant prises, on plonge dans la tumeur un
gros trocart communiquant par un long tube en caoutchouc
avec le seau placé sous la table ; dès que le poinçon est re-

tiré, le liquide s'écoule et la tumeur se réduit de volume. L'aide, chargé de la contention des parois abdominales, exerce une compression graduée de façon à favoriser et à suivre le retrait de la tumeur, et à maintenir les lèvres de l'incision exactement appliquées à sa surface.

A mesure que la tumeur se vide, on la retire au dehors soit à l'aide des érignes qui sont fixées sur la canule du trocart, soit à l'aide de fortes pinces fixes avec lesquelles on saisit successivement les parties qui se présentent, pour les maintenir toujours au dehors et en faire saillir de nouvelles.

Quand le kyste est séreux, uniloculaire et sans adhérences, il sort peu à peu et il est extrait en même temps que vidé, sans que la cavité péritonéale ait été ouverte en quelque sorte, et qu'elle ait été en contact avec l'air ou les liquides; on n'a plus alors qu'à lier le pédicule et fermer la plaie.

Si le kyste est multiloculaire, la poche ponctionnée se vide et est entraînée au dehors ; puis, quand les autres poches se présentent, il y a un temps d'arrêt. On peut alors, en maintenant toujours au dehors les parties extraites déjà, essayer de ponctionner les autres kystes et les vider de la même façon ; ou bien, si la manœuvre est difficile, retirer le trocart, élargir l'ouverture de la ponction, passer la main à travers cette ouverture, aller à la recherche des autres kystes, les broyer s'ils sont petits et friables, les ponctionner dans le cas contraire, en se servant de la main et des doigts comme guides pour une nouvelle ponction.

Si le contenu du kyste était trop épais pour traverser le trocart, il faudrait retirer la canule et vider la poche, en pratiquant une incision sur sa surface.

On peut aussi être obligé d'extraire avec la main le contenu d'un kyste aréolaire et gélatiniforme ; c'est alors qu'il convient de redoubler d'attention pour éviter l'entrée dans le péritoine des matières contenues dans le kyste, et que l'arsenal de pinces, dont on n'a pas besoin dans la grande majorité des cas, devient d'une très grande utilité.

IIIe *Temps*. — **Énucléation et extraction du kyste.** —

Quand il n'existe pas d'adhérences, l'énucléation du kyste s'opère toute seule et l'extraction au dehors se fait à mesure que la poche se vide, grâce à quelques tractions opérées par l'intermédiaire du trocart, ou mieux, à l'aide de pinces à arrêt que l'on implante successivement sur les parties qui apparaissent à travers la boutonnière abdominale. Ce temps est en quelque sorte réduit à néant, et l'on peut procéder d'emblée au traitement du pédicule.

Mais il est rare qu'il en soit ainsi. Le plus souvent le kyste est fixé dans la position qu'il occupe par des adhérences plus ou moins solides, et, pour pouvoir l'amener au dehors, on est obligé de détruire ces adhérences, de pratiquer une véritable énucléation ; ce n'est que consécutivement que le kyste peut être extrait. Ce temps de l'opération pourrait tout aussi bien être appelé : temps de la *destruction des adhérences.*

C'est, sans contredit, le plus long, le plus difficile, celui qui expose aux plus grands dangers et qui demande le plus de sang-froid. Comme il est besoin, dans ces circonstances, d'introduire les mains à plusieurs reprises dans la cavité abdominale, on devra veiller avec le plus grand soin à ce qu'elles soient toujours propres et ne pas craindre de les laver un grand nombre de fois dans l'eau phéniquée.

Il est difficile d'indiquer une ligne générale de conduite : chaque cas présente ses particularités. Voici pourtant comment il convient de procéder :

Dès que le kyste a été vidé, on saisit les bords de son ouverture avec des pinces fixes plates ou à griffes, on retire le trocart, et on exerce des mouvements de traction. Si le déplacement n'a pas lieu, on introduit la main à plat entre le kyste et la paroi abdominale, en ayant bien soin de raser avec les ongles la paroi de la tumeur, et de laisser ainsi en place toutes les portions épaissies du péritoine. Par de légères pressions, on peut en décoller une certaine étendue et détruire progressivement toutes les adhérences avec la paroi abdominale.

Si l'on a eu le soin de se maintenir exactement à la surface du kyste, le plus souvent il n'y a pas d'hémorrhagie, ou du moins il n'y a qu'un suintement sanguin de peu d'importance, qu'on éponge avec le plus grand soin. Toutefois, si l'hémorrhagie, quoique se faisant en nappe, présente une certaine intensité, on l'arrêtera en appliquant une série de pinces à forcipressure sur tous les points qui sont le siège du suintement. Au bout de quelques minutes, ces pinces peuvent être enlevées.

Si l'hémorrhagie persistait, on devrait remettre les pinces et pratiquer une ligature sur les parties saisies.

Règle générale, toutes les ligatures placées dans la cavité abdominale seront faites avec du catgut fin, les chefs des fils seront coupés au ras du nœud et abandonnés dans la cavité abdominale (*ligatures perdues*).

Quand avec la main, la spatule, ou le manche du scalpel, on a détruit les adhérences avec la paroi abdominale antérieure, le kyste peut être mobilisé et entraîné au dehors par les pinces à griffes, que l'on multiplie et l'on déplace progressivement.

Toutefois, à ce moment peuvent se présenter d'autres adhérences qui demandent un soin spécial.

Le grand épiploon recouvre souvent la face antérieure ou tout au moins l'extrémité supérieure du kyste, avec lequel il est confondu. S'il n'est pas possible de le décoller exactement avec les doigts ou la spatule, il ne faut pas hésiter à en pratiquer la résection. Pour éviter l'effusion du sang dans le péritoine, on le sectionnera entre deux pinces hémostatiques; on verra plus tard s'il y a lieu d'appliquer une ligature perdue sur le moignon épiploïque.

Pareille mesure sera prise pour toutes les adhérences un peu résistantes que l'on rencontrera sur la face antérieure et supérieure de la tumeur. Celles qui existent vers la région épigastrique, avec le foie, la rate, etc., nécessitent parfois un agrandissement considérable de l'incision ; car il faut bien se rappeler que le chirurgien ne doit jamais agir à l'aveugle, et qu'un des plus grands dangers de ce temps de l'opération réside dans l'hémorrhagie intra-péritonéale.

Quelquefois, ces adhérences sont tellement intimes qu'on

est obligé de réséquer un morceau de la paroi du kyste pour pouvoir continuer l'opération, quitte à y revenir et à l'enlever plus tard, comme le conseille Kœberlé.

La paroi antérieure et le bord supérieur du kyste étant li-bres, il est possible de l'amener au dehors en le réclinaut en bas vers l'angle inférieur de la plaie, et de mettre ainsi à nu sa paroi postérieure, et plus tard sa face inférieure. A mesure qu'une nouvelle partie est découverte, elle sera exactement explorée pour s'assurer qu'elle n'est pas adhérente aux intestins, au mésentère ou même aux reins. (Spencer-Wells a enlevé une fois le rein gauche en même temps que le kyste.) Ces adhérences, s'il en existe, sont d'ordinaire peu résistantes, et il n'est pas difficile de les détruire.

Il n'en est pas de même de celles qui ont lieu avec les organes pelviens, la vessie et surtout l'utérus. Grâce aux précautions précédemment indiquées, on pourra en venir à bout dans la presque totalité des cas, pratiquer ainsi l'énucléation complète de la tumeur et l'amener en entier au dehors en la portant en bas.

Si le kyste est mixte, c'est-à-dire composé de parties solides et liquides, ou bien si ses parois sont trop épaisses ou trop volumineuses et obstruent complètement la lumière de l'incision abdominale, on devra en réséquer une partie, en ayant le soin de placer des pinces fixes au delà de la surface de section pour éviter une trop grande perte de sang par les vaisseaux propres de la tumeur. C'est dans les cas de tumeurs mixtes qu'on sera obligé parfois de recourir à la ligature préventive du pédicule.

Pendant tout ce temps de l'opération, et surtout au moment de la destruction des adhérences de la partie supérieure et de la reclinaison de la tumeur, les intestins ont une très grande tendance à s'échapper au dehors. L'aide chargé de la contention du ventre y veillera avec le plus grand soin.

Si les intestins apparaissent, il les refoulera aussitôt, les contiendra avec des carrés de flanelle fine ou des serviettes. M. Péan n'hésite pas à plonger dans le ventre une ou plusieurs serviettes pour opérer la contention de la masse intestinale.

La chloroformisation sera activée, afin que la malade ne se livre pas à des efforts.

Il sera prudent de ne pas diriger la vapeur phéniquée sur les intestins eux-mêmes.

IVe temps. — Ligature et traitement du pédicule. — On a beaucoup discuté dans ces dix dernières années sur le meilleur mode de traitement du pédicule dans l'ovariotomie, et l'arsenal chirurgical comprend une foule d'instruments, tous plus ingénieux les uns que les autres, et dont le praticien devra être muni afin de pouvoir parer à tous les cas. Pourtant dans l'immense majorité des circonstances, ils seront inutiles. La ligature et le traitement du pédicule peuvent et doivent être simplifiés autant que possible, et ce n'est pas là un des moindres résultats de la méthode antiseptique.

Deux méthodes sont en présence, l'une *extra-péritonéale*, l'autre *intra-péritonéale*.

Dans la *méthode extra-péritonéale*, les parties comprimées ou liées sont amenées hors du péritoine, et fixées dans l'angle inférieur de la plaie. Le moignon laissé au-dessus de la ligature doit nécessairement suppurer et s'éliminer, et la ligature ne tombe qu'au bout d'un certain temps, 15, 20 et 25 jours.

Quand le pédicule est trop court pour être amené entre les lèvres de la plaie, il est fixé contre la face postérieure de la paroi abdominale, et les chefs de la ligature sortent au dehors : le résultat définif est le même : les parties liées s'éliminent et la ligature est entraînée au dehors.

Il est besoin dans ce cas de placer à l'angle inférieur non réuni de la plaie des tubes à drainage, en caoutchouc ou en verre (Kœberlé), pour conduire hors de la cavité abdominale les produits de la mortification des tissus.

Cette méthode est la plus ancienne, celle qui a été employée le plus grand nombre de fois ; elle a donné de très beaux succès ; elle ne tend pas moins aujourd'hui à être détrônée par sa rivale, la méthode intra-péritonéale, et un grand nombre d'ovariotomistes de profession n'hésitent pas à la considérer comme une chose du passé (*a thing of the past*) (1).

Dans la *méthode intra-péritonéale*, désignée sous le nom de *méthode par pédicule perdu*, on procède d'une façon différente. Le pédicule étant solidement lié, de façon à amener une hémostase parfaite (car il ne faut pas oublier que c'est là le principal but à atteindre dans ce temps de l'opération), les parties sont sectionnées aussi près que possible de la ligature, les chefs de celle-ci coupés très ras, puis le tout est plongé dans le ventre, et la suture de la plaie est faite complètement, de façon à obtenir une réunion immédiate dans toute l'étendue.

On comprend les objections qui n'ont pas manqué de s'élever contre cette façon de procéder, objections qui tombent toutes devant les résultats obtenus grâce aux pansements antiseptiques. Ici plus de drainage, plus de suppuration, plus d'élimination tardive des ligatures, enfin résultats presque certains.

Les statistiques de ces dernières années montrent en effet que la guérison s'obtient plus fréquemment à l'aide de la méthode intra-péritonéale qu'à l'aide de la méthode extra-péritonéale. De plus, cette méthode assure une convalescence plus rapide (les malades ont pu se lever dans quelques cas dès le septième jour), évite les accidents de septicémie, et enfin convient à toutes les formes de pédicule, qu'il soit long ou court, mince ou épais, étroit ou large.

Mais ces heureux résultats ne peuvent être obtenus que si l'on a pris toutes les précautions antiseptiques convenables. Avec elles, ils sont la règle et, comme l'ovariotomie antiseptique est la seule opération que j'aie en vue tout le temps de cette description, la méthode intra-péritonéale du traitement du pédicule en forme en quelque sorte le complément obligé. Elle sera la règle, l'autre, l'exception.

Une fois la tumeur amenée au dehors, elle est soulevée

---

(1) Communication écrite du Dr G. Granville Bantock, successeur de Spencer-Wells à l'hôpital Samaritain de Londres (octobre 1880).

en haut et en avant afin de faire saillir le pédicule. Celui-ci est constitué par la partie du ligament large qui donne attache à l'ovaire ; il renferme les artères, les veines, les lymphatiques et les nerfs qui se rendent à l'ovaire, et comprend également la trompe utérine. Il est généralement étalé sur une longueur de 6 à 8 centimètres, et il offre, depuis l'angle de la matrice, une longueur qui varie entre 1 et 10 centimètres. Les éléments qui le composent forment par leur ensemble un amas de tissus d'une épaisseur de un à deux doigts.

Le pédicule étant mis à découvert, s'il est long et étroit, on passe autour de lui une forte ligature en *soie phéniquée* et on serre énergiquement, de façon à obtenir une hémostase absolue.

Quand il est épais et large, on le transperce avec une grosse aiguille armée d'un fil double en soie, et on opère la ligature sur chacune des moitiés isolément. Quand il est très large, au lieu d'une ou deux ligatures, on en applique de la même façon trois, quatre, cinq et plus, de manière à ce que toute la base soit comprise dans les fils, qui, grâce à leur nombre, compriment suffisamment les parties et mettent à l'abri de tout danger d'hémorrhagie.

Quand le pédicule est trop court, et que la tumeur gêne par son volume l'exploration des parties profondes, on peut, soit à l'aide d'un clamp, soit à l'aide d'une anse en fil de fer montée sur un serre-nœud de Kœberlé ou de Cintrat, opérer la constriction de la base de la tumeur à la limite des parties accessibles, exciser la tumeur pour se donner du jour, et puis opérer la ligature en une ou plusieurs fois, comme précédemment.

Il ne faut jamais oublier de comprendre la trompe dans une des ligatures.

Le pédicule étant lié, on excise la tumeur au moyen d'un bistouri à 2 ou 3 centimètres au-dessus des fils ; on s'assure que l'hémostase est bien complète ; puis on régularise la surface de section en ne laissant que 1 centimètre à 1 centimètre 1/2 de tissu en avant des ligatures ; on coupe les chefs de celles-ci aussi près que possible des nœuds, et on refoule le tout dans l'abdomen.

Quand au contraire l'hémostase est imparfaite et que de nouvelles ligatures placées au-dessous des premières ne parviennent pas à l'effectuer, il sera bon de cautériser la surface du moignon avec le thermocautère du Paquelin. Dans ce cas la méthode intra-péritonéale ne saurait être employée, il faut recourir à la méthode extra-péritonéale et amener la ligne des ligatures en contact avec la ligne des sutures de la plaie. Là, le moignon sera maintenu à l'aide des fils de ligature qu'on devra conserver.

La partie des tissus en avant des ligatures, quoique fortement serrée et étranglée, ne se mortifie pas pour cela. Il s'y établit bientôt une circulation capillaire qui lui permet de bourgeonner et d'adhérer aux organes voisins.

Les *fils de soie* phéniqués sont excellents pour la constriction, plus tard ils s'enkystent et ne donnent lieu à aucun accident. Keith a employé avec succès le *catgut* phéniqué qui plus tard se résorbe. Granville-Bantock préfère les *fils de boyau de vers à soie*, qui jouissent de la même propriété que le catgut, mais dont la résorption s'opère plus lentement, en sorte qu'on a moins à craindre une hémorrhagie secondaire, par relâchement prématuré de la ligature.

Lorsque le pédicule est lié, il faut examiner aussitôt l'ovaire du côté opposé, et s'il présente la moindre altération, il ne faut pas hésiter à en pratiquer l'ablation, pour éviter d'exposer les malades à une récidive de la maladie. Keith a eu 5 0/0 d'ovariotomies doubles, Wells 6 0/0, Granville-Bantock 10 0/0, Kœberlé 12 0/0. Le pronostic est nécessairement plus grave dans ces cas.

Vᵉ *Temps*. — **Toilette du péritoine.** — Ce temps, dont l'importance a été contestée par Kœberlé, n'en est pas moins essentiel pour assurer le succès. Il importe au plus haut point de débarrasser toute la cavité péritonéale des liquides, sang ou caillots, qui ont pu s'y écouler pendant l'opération.

Pour cela, dès que la tumeur a été enlevée, on s'assure à nouveau que toute source d'hémorrhagie est tarie; si des pinces hémostatiques avaient été laissées en place, on les enlève ; on place de nouvelles ligatures s'il en est besoin, puis on procède au nettoyage des surfaces.

Celui-ci est effectué à l'aide d'éponges sèches, mais qui trempaient au préalable dans une solution phéniquée. On les conduit dans tous les replis du péritoine, de façon à bien sécher toutes les surfaces et à enlever les petits caillots filamenteux qui se sont déposés entre les anses intestinales. C'est surtout l'excavation pelvienne et les culs-de-sac de Douglas qu'il importe de bien laver et de bien étancher.

On pourra se servir dans ce but soit d'éponges montées sur un manche, ou mieux de serviettes fines déjà trempées dans l'acide phénique, avec lesquelles on procède plus rapidement et plus sûrement. Un nombre assez considérable de serviettes ou d'éponges seront nécessaires pour ce temps, et on ne doit l'interrompre que lorsque les unes et les autres ne reviennent plus souillées.

Pendant ce temps, l'aide chargé de la contention du ventre exerce des pressions combinées pour favoriser l'issue des liquides et de l'air. Quand la toilette est terminée, il doit tenir les lèvres de la plaie suffisamment aplaties et rapprochées pour que rien ne puisse pénétrer dans la cavité abdominale. Le chirurgien veille à ce que les anses intestinales soient à leur place, et s'il est possible sans grande difficulté, il étale le grand épiploon en arrière de la paroi de l'abdomen.

VI° *Temps.* — **Suture de la plaie et pansement.** — Il existe divers procédés de suture de la plaie, les uns simples, les autres compliqués, les uns comprenant toute l'épaisseur de la paroi abdominale, les autres laissant le péritoine en dehors des fils. Je ne m'attarderai pas à discuter la valeur comparative de ces divers procédés. Avec la méthode antiseptique, voici celui qui est généralement employé, c'est le plus simple, le plus rapide, et conséquemment le meilleur.

Le péritoine ayant été soigneusement nettoyé et les lèvres de la plaie rapprochées l'une de l'autre, le chirurgien engage entre la paroi et les intestins une éponge fine et plate, destinée à absorber les quelques gouttes de sang que peut occasionner la piqûre des aiguilles.

Prenant de la main droite une aiguille assez longue et forte, dans le chas de laquelle est engagée un fil d'argent, un fil de soie phéniquée (Wells), ou mieux un fil de boyau de vers à soie (G. Bantock), il saisit un des côtés de la plaie entre le pouce et l'index de la main gauche ; puis il enfonce son aiguille à 2 centimètres environ du bord de la section cutanée et la fait ressortir eu dedans de la cavité abdominale à 1 centimètre du bord de la section péritonéale. L'aiguille étant passée complètement de ce côté, il saisit à son tour la lèvre opposée et la traverse sur un point diamétralement opposé en sens inverse, c'est-à-dire de dedans en dehors.

La première suture est ainsi posée à 1 centimètre de l'angle supérieur de la plaie, les autres le sont successivement de la même façon, de haut en bas, à une distance respective de 1 1/2 à 2 centimètres.

A mesure qu'un fil de suture est mis en place, un aide en saisit les deux bouts, et les tire en haut pour amener la fermeture progressive de la plaie ; l'éponge qu'on avait placée dans la cavité abdomidale est retirée au moment de placer les sutures inférieures, dont la dernière doit être située à 1 centimètre de l'angle inférieur de la plaie, de manière à produire une occlusion totale.

Si le pédicule est court, on n'a pas à s'en préoccuper ; il reste tourné en haut et n'offre aucun danger. S'il est long et flottant, il sera embrassé dans la dernière ou les deux dernières sutures, de manière à ce que la surface de son moignon, venant s'appliquer contre la face postérieure de la paroi abdominale, ne puisse pas adhérer aux intestins et occasionner plus tard leur obstruction : ce qui a été observé bien rarement en vérité.

Si l'on a été obligé d'en cautériser la surface, le moignon sera amené dans l'angle inférieur de la plaie, et sera fixé par la suture la plus inférieure, qui sera alors plus distante, de manière à permettre au moignon de rester engagé dans la plaie, et de déverser au dehors les produits d'élimination de ses parties cautérisées. Dans ce cas, un tube à drainage sera placé à ce niveau, et son extrémité libre conduite en dehors des premières pièces de pansement.

Toutes les sutures étant posées, on tord convenablement les fils si l'on a employé la suture métallique ; on les noue si c'est de la soie ou de la corde à boyau, de manière à affronter exactement les surfaces.

Si dans l'intervalle de ces sutures la peau était légèrement entre-bâillée, on pourrait appliquer quelques points de suture métallique très fine, ce qui serait fait très rapidement avec l'aiguille chasse-fil.

A ce moment, la chloroformisation et la pulvérisation cessent.

La plaie bien réunie, bien exprimée, est recouverte aussitôt d'une bande de protective, et puis de plusieurs couches de gaze phéniquée suffisamment grandes pour recouvrir toute la face antérieure de l'abdomen. On recouvre le tout d'une large pièce de mackintosch ; puis on place par-dessus des carrés d'ouate fine, disposés de façon à exercer une compression douce de dehors en dedans ; le tout est fixé à l'aide d'un bandage de corps en flanelle.

La malade est rapportée avec les plus grandes précautions dans le lit qu'elle doit occuper, et qui a été préalablement chauffé à l'aide de bouillottes ; l'opération est finie (1).

— Telle est l'ovariotomie antiseptique : ce n'est plus, dirai-je avec Keith (2), l'opération terrible d'il y a quinze ou seize ans, et même de ces dernières années. Elle est, en quelque sorte, la plus bénigne de toutes les grandes opérations chirurgicales, du moins si on en juge d'après les résultats ; et, à l'appui de son dire, Keith cite ses dernières statistiques, dans lesquelles nous voyons 12 morts seulement sur 156 cas,

_____

(1) Je n'ai pas parlé, dans la description de l'opération, du *drainage* du cul-de-sac de Douglas, soit *à travers la paroi abdominale*, à l'aide de tubes de verre recourbés, soit à travers le vagin. Ces diverses tentatives ont pour but d'obvier au séjour des liquides dans les parties déclives de l'abdomen, et d'empêcher leur putréfaction qui amène la septicémie ; mais celle-ci n'est guère à craindre avec la méthode antiseptique.

(2) Keith. Résultats de l'ovariotomie avant et après les antiseptiques. *British medical Journal*, oct. 19, 1878.

3 sur les derniers 75, et aucune dans ses dernières 41 opérations.

Soins consécutifs. — Avec la méthode antiseptique et le
traitement intra-péritonéal du pédicule, les soins consécutifs
sont à peu près nuls. Après avoir placé l'opérée dans son lit,
et l'avoir convenablement réchauffée à l'aide de bouillottes
et de cordiaux, il faut la laisser absolument tranquille. Si toutefois il y avait quelques nausées par suite du chloroforme,
on les combattrait de la façon habituelle.

L'appartement sera maintenu à une température de 16 à
20°, et soigneusement ventilé ; une garde-malade expérimen-
tée veillera sans cesse ; elle sera chargée de surveiller soigneusement l'état de l'opérée, de pratiquer le cathétérisme de
la vessie toutes les quatre heures, et d'administrer quelques
pilules d'opium dès que les effets du chloroforme seront
dissipés. Il importe en effet d'obtenir pendant les quatre ou
cinq premiers jours le repos absolu de tous les organes abdominaux.

S'il n'y a que peu ou point de fièvre, l'opérée pourra prendre dès le soir même un peu de lait ou de bouillon, et dès le
lendemain du lait, du thé, du consommé de bœuf ou du chocolat, suivant ses habitudes. Les jours suivants, la nourriture
sera de plus en plus substantielle, en évitant toutefois les aliments qui laissent de trop forts résidus ou occasionnent le
développement de gaz, tels que le pain, les féculents et les
farineux. Vers le sixième ou le septième jour, la nourriture
pourra être presque normale.

Le cathétérisme de la vessie sera cessé au troisième ou
quatrième jour ; mais la malade continuera à uriner sans
bouger du lit. Vers le cinquième jour, on fera prendre à la
malade un lavement avec de l'eau tiède ou avec de la glycérine, pour obtenir une selle facile, dont la survenance sera
favorisée, au besoin, par l'administration d'une ou plusieurs
cuillerées d'huile de ricin, ou d'un verre d'eau purgative.

Le premier pansement ne sera fait que vers le septième
jour, et avec les précautions antiseptiques habituelles ; on
pourrait même le retarder jusqu'au huitième ou dixième,

époque à laquelle les fils de suture seront enlevés et la plaie réunie complètement par première intention.

Au moment de l'ablation des sutures, et pour obvier au tiraillement et à la déchirure possible de la cicatrice, et conséquemment à l'ouverture de la plaie et à l'issue des anses intestinales (accident que j'ai vu se produire dans l'une des premières opérations d'ovariotomie dont j'ai été le témoin en 1866), il sera prudent d'appliquer sur les côtés du ventre une suture collodionnée, qui maintiendra en place les pièces du pansement de Lister; par-dessus celle-ci, quelques feuillets d'ouate et un bandage de corps assureront encore la contention.

Il ne faut pas laisser les opérées se lever avant quinze jours, et sortir avant la fin de la troisième semaine; une plus grande précipitation ne présente aucun avantage et peut entraîner de graves dangers.

Pendant plusieurs mois, elles porteront une ceinture en tissu élastique pour soutenir le ventre, éviter le refroidissement de ces parties et parer à l'éventration.

Quand, pour une raison quelconque, on a laissé le pédicule engagé dans l'angle inférieur de la plaie, qui reste ouvert, le premier pansement sera fait plus tôt, vers le quatrième ou le cinquième jour, et on renouvellera celui-ci tous les jours, afin d'éviter le croupissement et la décomposition du pus, et maintenir la plaie dans un état de propreté absolue.

Dans ces cas la guérison est retardée, et la cicatrisation complète des parties n'a guère lieu avant le 25e ou 30e jour. Mais à partir de la chute des ligatures (12e jour), il n'y a plus aucun danger à courir; la plaie qui reste est une plaie ordinaire qui ne demande pas de traitement particulier.

Accidents pendant et après l'opération. — L'ovariotomie est une opération qui est très souvent accompagnée d'accidents graves; ceux-ci peuvent se produire pendant ou après l'opération.

1º **Pendant l'opération.** — a. *Vomissements.* — Le meilleur moyen de les combattre, c'est d'administrer une plus

forte dose de chloroforme: l'opération sera suspendue jusqu'à
leur cessation.

b. *Issue des intestins.* — L'aide chargé de la contention du
ventre devra l'empêcher de son mieux, et y remédier aussitôt
qu'elle se sera produite, en repoussant les intestins en haut
et en arrière. L'extraction de la tumeur sera lente et progressive, le chloroforme administré jusqu'à résolution complète. On pourrait au besoin rétrécir la plaie abdominale en
appliquant un ou deux points de suture vers la partie supérieure de l'incision.

c. *Blessure des divers organes abdominaux.* — Elle se produit dans les cas d'adhérences intimes de la tumeur avec ces
organes, dont il est difficile de la détacher. On y veillera avec
le plus grand soin, et plutôt que de s'exposer à les produire,
on découpera la partie trop adhérente du kyste, quitte à y revenir et à l'enlever plus tard.

La blessure de l'intestin sera immédiatement suturée avec
du catgut phéniqué.

De même pour les blessures du foie, de la rate, de l'utérus,
qui présentent un plus grand danger à cause de l'hémorrhagie consécutive.

J'ai réuni dans un mémoire (1) tous les cas de lésion des
organes urinaires pendant l'opération de l'ovariotomie et
montré que, grâce à une suture immédiate et aux bons effets
de la méthode antiseptique, ces accidents, réputés mortels,
pouvaient avoir une issue favorable dans la majorité des cas.

d. *Hémorrhagies.* — Elles résultent de la section par inad-
vertance d'un vaisseau important ou de la lésion d'organes
très vasculaires, comme le foie. Le plus souvent elles ont lieu
en nappe, quand le kyste est adhérent sur une grande étendue ; quelquefois elles proviennent du kyste lui-même, quand
le trocart ou les pinces ont atteint et déchiré un de ses gros
vaisseaux.

Lorsque la perte de sang est abondante, les malades

(1) G. Eustache, *De la lésion des organes urinaires pendant l'opération de l'ovariotomie (Archives de Tocologie, 1880).*

sont très affaiblies et meurent au bout de quelques heures dans le collapsus.

L'emploi large et méthodique des pinces à forcipressure à mesure qu'il se produit une source d'hémorrhagie, les ligatures multipliées, et au besoin la ligature préventive de la base du kyste, en viendront à bout presque toujours, pourvu que le chirurgien ne perde pas son sang-froid.

2° **Après l'opération.** — a. *Complications communes à toutes les plaies :* tétanos, érysipèle, etc.

b. *Complications éloignées.* — Pneumonie, pleurésie, congestion cérébrale, etc.

c. *Collapsus* ou *shock.* — Résultat d'une hémorrhagie abondante, d'une opération très longue ou d'une prostration absolue due à l'épuisement antérieur de la malade, à la longue durée de la maladie, etc. Pour y remédier, on emploiera les divers moyens excitants et toniques ; le chirurgien ne quittera pas son opérée avant qu'elle ne soit revenue franchement à elle. Si le pouls reste faible, la face pâle, le rhum, le vin de Bordeaux, le bouillon seront fréquemment donnés. Le collapsus ou *shock* des Anglais peut entraîner la mort au bout de quelques heures.

d. *Péritonite.* — C'est la cause la plus fréquente de mort après l'ovariotomie. Avec la méthode antiseptique, elle est devenue de plus en plus rare. Elle se déclare du deuxième au quatrième jour ; elle sera combattue par des moyens ordinaires, et notamment par l'application de glace sur le ventre, moyen hautement préconisé par M. Knowsley Thornton, et qui lui a donné d'excellents résultats.

e. *Septicémie.* — La septicémie, à laquelle les chirurgiens étrangers rapportent presque tous les insuccès de l'ovariotomie, se montre à partir du cinquième jusqu'au quinzième jour. Si toutes les précautions de la méthode de Lister et si la toilette du péritoine ont été effectuées comme je les ai décrites, cette complication ne sera nullement à craindre. C'est à sa disparition qu'il faut attribuer les succès toujours croissants de l'ovariotomie dans ces dernières années.

f. *Désunion de la plaie.* — Il a été question plus haut de ce redoutable accident, que des précautions convenables empêcheront toujours de se produire.

g. *Tympanite intestinale.* — Est souvent le prélude de la péritonite. Quand elle sera sans fièvre, on la combattra par l'administration de poudres absorbantes, de légers laxatifs, la diminution du régime. Grosse canule dans le rectum ou pompe stomacale (Kœberlé).

h. *Hoquet.* — Inhalations de chloroforme.

·i. *Hémorrhagies secondaires.* — Très rares, mais très graves, surtout dans le traitement du pédicule par la méthode intrapéritonéale. Si la perte de sang est abondante, et si la malade est en danger de mort, on ne doit pas hésiter à rouvrir le ventre, aller à la recherche du pédicule et placer une nouvelle ligature.

Dans le cas où le pédicule a été laissé au dehors, l'hémorrhagie secondaire se produit vers le 10e ou 12e jour, au moment de la chute des ligatures. On cautérisera les surfaces saignantes avec le fer rouge ou le perchlorure de fer, et si cela ne suffit point, on déchirera un peu la cicatrice et on liera le vaisseau, l'artère ovarique presque toujours, qui donne du sang.

— On a observé encore bien d'autres complications à la suite de l'ovariotomie, les unes légères et passagères, les autres graves et même rapidement mortelles. Prises à temps et soignées d'une façon convenable, ces complications peuvent être conjurées; aussi les opérées d'ovariotomie doivent-elles être surveillées avec le plus grand soin pendant la première et même la seconde et la troisième semaines qui suivent l'opération, et le chirurgien doit-il être prêt à intervenir dès que le moindre accident se déclare.

Kystes de l'ovaire compliqués de grossesse. — C'est là une complication heureusement très rare, les kystes de l'ovaire entraînant d'habitude la stérilité. Pourtant les faits déjà enregistrés dans la science, et dont la plupart ont été cités dans la discussion qui eut lieu à ce sujet à la *Société*

obstétricale de Londres (juillet 1877), permettent de poser certaines indications.

1° Quand un kyste de l'ovaire existe en même temps qu'une
grossesse commençante, on devra surveiller la malade avec
soin et être prêt à intervenir au moindre signe.

2° La première intervention consiste à pratiquer la ponction du kyste, afin de permettre à l'utérus de s'élever dans
la cavité abdominale. Cette ponction sera répétée autant de
fois qu'il sera nécessaire; elle n'entrave pas la grossesse,
lorsque d'ailleurs elle n'est pas accompagnée d'accidents qui
peuvent en compromettre le cours. On a vu des grossesses
arriver à terme sans danger ni pour la mère ni pour l'enfant,
grâce à des ponctions répétées.

3° Si le kyste est multiloculaire, ou bien si son contenu est
trop épais pour être vidé par la ponction, ou bien encore
si une première ponction a été accompagnée d'accidents
tels qu'une seconde ne puisse être faite sans danger, et, d'un
autre côté, si le volume du kyste est trop considérable pour
permettre un développement suffisant de l'utérus, on a à
choisir entre l'avortement provoqué et l'ovariotomie.

4° L'avortement provoqué amène la mort de l'enfant; il ne
résout aucunement la situation; le kyste prend après la délivrance un développement exagéré, qui nécessite l'ovariotomie
à bref délai, opération presque fatalement mortelle pendant
la période de la puerpéralité.

5° L'ovariotomie, moyen extrême qui ne doit être employé
que lorsque les autres ont échoué ou sont inapplicables ou
lorsque l'opération est réclamée par des accidents imminents,
offre plus d'avantages et doit être employée de préférence.

Sur 9 ovariotomies pratiquées pendant la grossesse, Spencer
Wells a obtenu 8 guérisons, et sur ces 8, 5 ne furent suivies
d'aucun accident, et l'accouchement naturel eut lieu à son
terme.

6° Lorsque le kyste a un volume considérable, il peut se
rompre dès les premières semaines ou les premiers mois de
la grossesse; si les accidents ne sont pas mortels à bref délai,
il faut avoir recours à l'ovariotomie.

7° Quand la grossesse est arrivée à terme malgré la présence d'un kyste de l'ovaire, celui-ci peut devenir une cause insurmontable de dystocie et nécessiter l'opération césarienne. J'ai lu quelque part le récit d'un fait dans lequel l'opération césarienne et l'ovariotomie furent pratiquées simultanément, avec succès pour la mère et pour l'enfant.

CHAPITRE VII

KYSTES DERMOÏDES.

Définition. Anatomie pathologique. — Les **kystes dermoïdes** sont des tumeurs généralement uniloculaires, dont les parois ont une texture et une structure plus ou moins analogues à celles de la peau, ce qui leur a valu leur nom.

La peau avec ses divers appendices semble former un kyste complètement clos, seulement sa surface est tournée vers l'intérieur.

Ces kystes peuvent se rencontrer sur divers points de l'économie ; leur siège de prédilection est l'ovaire. On les désigne encore sous le nom de **kystes pileux.**

Ils ne dépassent guère la grosseur du poing, mais on en a rencontré qui avaient le volume d'une tête d'adulte, et davantage. Leurs parois sont tantôt minces, tantôt épaisses, présentant une série de couches d'épithélium pavimenteux stratifié, des follicules pileux et des glandes sébacées. Leur contenu est formé d'une masse caséeuse, gluante, composée d'écailles épidermiques et de substance sébacée, avec de nombreux cristaux de cholestérine.

On y observe toute une série de formations accidentelles : le plus souvent de **longs cheveux,** fins et enroulés, d'un blond roux, puis par ordre de fréquence des **dents,** que l'on a trouvé parfois en nombre considérable. La forme de celles-ci n'est pas toujours suffisamment déterminée pour qu'on puisse les classer en dents molaires, incisives ou canines, mais il est hors de doute que ce sont de véritables dents présentant racines, collet et couronne, et formées d'émail, de ciment et d'ivoire; quelquefois même elles sont implantées dans de véritables alvéoles osseuses.

La cavité du kyste contient, dans certains cas, de véritables os recouverts de périoste et possédant des vaisseaux comme les os du squelette, mais sans forme bien déterminée. On a cru parfois y reconnaître les diverses parties du squelette, crâne, mâchoires et colonne vertébrale; de là était née la théorie de l'**inclusion fœtale**.

Rarement on rencontre dans les kystes dermoïdes des tissus d'un ordre plus élevé, tels que les **muscles** et les **nerfs**.

Étiologie. — On a voulu expliquer la formation des kystes dermoïdes de diverses façons. Le kyste dermoïde, disent les uns, ne serait qu'une **inclusion fœtale**, un **jumeau** qui aurait été enveloppé par son congénère. Mais une pareille origine ne saurait être admise, car le jumeau serait appendu à une partie plus extérieure, au lieu d'être enfermé dans le tissu de l'ovaire.

Il ne saurait également s'agir ici d'une **grossesse intra-ovarienne**, les kystes dermoïdes s'observant presque toujours chez les enfants en bas âge, et même chez le fœtus.

Lebert a imaginé l'**hétérotopie plastique**, qui n'est qu'un mot.

L'explication la plus probable consiste à regarder ces produits comme le résultat d'une énergie formatrice anormale de l'un des ovules au sein de l'ovaire, constituant un degré imparfait de **parthénogénèse**, c'est-à-dire développement d'un œuf sans imprégnation.

Les kystes dermoïdes de l'ovaire ont été assez souvent rencontrés chez de très jeunes enfants, mais on les observe plus communément quelque temps après la puberté.

Il est probable que la tumeur date de la vie fœtale ou des premiers temps qui suivent la naissance, alors que la puissance formatrice est très active, et qu'elle reste stationnaire jusqu'à la puberté où elle prend un nouvel accroissement.

On les a trouvés quelquefois associés à des kystes ovariques ordinaires, et il semble que, dans pareils cas, la tumeur dermoïde ait été le point de départ du stimulus irritatif qui a amené la formation d'une hydropisie enkystée.

Symptômes, marche et terminaisons. — Les kystes dermoïdes ne s'accusent guère au dehors tant qu'ils ont un petit volume; et, comme ils restent stationnaires pendant presque toute la vie, souvent ils ne sont reconnus qu'à l'autopsie de sujets morts d'une affection quelconque.

On a remarqué que les malades qui sont affectées de ce genre de lésions jouissent ordinairement d'une très grande vitalité, que chez elles les plaies n'ont pas de tendance à la suppuration et que les opérations les plus graves, les plus compliquées, sont généralement suivies de guérison.

Quand la tumeur acquiert un volume plus considérable, elle devient accessible à la palpation et son siège peut être assez facilement déterminé. Elle s'accompagne des divers symptômes locaux dus à la présence d'une tumeur abdominale, sans que, en dehors de l'âge d'apparition, on puisse affirmer qu'il s'agit d'un kyste dermoïde.

Pourtant la marche de l'affection est un bon élément de diagnostic. Cette marche est essentiellement lente, traversée par des accidents inflammatoires de diverse nature. La tumeur dermoïde s'enflamme très facilement et contracte des adhérences avec les parties voisines. Cette inflammation aboutit rapidement à la suppuration ; l'abcès s'ouvre dans le rectum, dans le vagin, dans la vessie ou au niveau des parois abdominales, et donne issue à du pus mêlé de cheveux, de dents, de débris osseux ; le diagnostic est alors facile.

L'ouverture, si elle ne s'est pas accompagnée d'accidents mortels, reste longtemps fistuleuse ; la poche se vide peu à peu, et la guérison peut survenir. A cause de l'anfractuosité du kyste, de la nature épaisse et facilement fermentescible de son contenu, cette terminaison heureuse n'est obtenue qu'au prix des plus grands dangers, et plus souvent la fièvre hectique, la septicémie et la mort en sont le résultat.

KYSTES DERMOIDES.

643

Traitement. — Lorsque les kystes dermoïdes sont peu
volumineux, ils ne demandent aucun traitement, à moins
qu'ils n'apportent un obstacle à la parturition, comme cela
s'est présenté quelquefois.

Si la tumeur s'enflamme et pointe au dehors, on la traitera comme un abcès et on pratiquera une incision par laquelle on évacuera le plus possible de son contenu, en pratiquant aussitôt après des lavages antiseptiques et le drainage de la cavité.

Si l'ouverture qui s'est produite est étroite et fistuleuse, on
l'élargira.

En présence d'un abcès de ce genre, il est surtout recommandé d'éviter le croupissement et la putréfaction du contenu.
L'extraction avec des pinces des diverses parties qui se présentent, les lavages désinfectants, le drainage, tels sont les
moyens qu'il faut employer sans cesse, et grâce auxquels on
a pu parfois obtenir le retrait du kyste et sa guérison.

Quand le contenu a été à peu près complètement évacué,
on pourrait essayer des injections iodées. Barnes recommande la cautérisation au fer rouge de l'intérieur du sac.

Quand les kystes dermoïdes acquièrent un grand développement, sans qu'il y ait d'ouverture fistuleuse quelque part,
ils doivent être traités comme les autres kystes de l'ovaire,
c'est-à-dire que l'ovariotomie doit être tentée. On a pu même
la pratiquer avec succès lorsqu'il existait déjà une ouverture
fistuleuse du kyste au dehors. Sur 800 ovariotomies, Spencer
Wells en a pratiqué 20 pour kystes dermoïdes, et a obtenu
18 succès, ce qui donne une mortalité de 10 p. 100 seulement.

CHAPITRE VIII

TUMEURS SOLIDES DE L'OVAIRE.

Les tumeurs solides des ovaires sont assez rares. Par rapport aux tumeurs liquides, elles seraient dans la proportion

de 1,2 p. 100 d'après Spencer Wells, de 1,5 p. 100 d'après Léopold (1) qui en a fait une étude complète.

On y a observé des **enchondromes** (Kiwisch), des **papillomes**, des **tubercules** (toujours consécutifs à la tuberculisation des organes génitaux), des **fibromes** (**fibro-myomes et surtout fibro-kystomes**); enfin les diverses variétés de **cancer** (**carcinome** proprement dit, **kysto-carcinome, sarcome, kysto-sarcome,** etc.). De ces différentes espèces de tumeur, dont la détermination nosologique ne peut guère être faite qu'à l'autopsie, deux seulement méritent un instant l'attention, ce sont les fibromes et le cancer.

§ I. — **Fibromes.**

Les fibromes de l'ovaire, ou mieux fibro-myomes, acquièrent rarement un grand volume, car les fibres musculaires du stroma ovarien sont bien peu développées.

Le plus souvent la tumeur a été confondue avec un fibrome développé dans l'épaisseur des ligaments larges, qui renferment des fibres musculaires en abondance.

Toutefois l'existence de fibromes ovariens est indiscutable, et on en a vu acquérir et dépasser le volume d'une tête de fœtus, et même d'adulte.

Ces tumeurs ont une marche très lente, et n'occasionnent que peu ou point de symptômes, tant que leur volume ne dépasse pas celui du poing. Plus tard, surtout quand la tumeur est mobile, elle peut donner lieu à des accidents divers, dus à son déplacement dans tous les sens, à son enclavement dans le détroit supérieur, au tiraillement, au pincement et à l'obstruction des intestins.

Je vois une malade atteinte depuis neuf ans d'un fibrome de l'ovaire droit, gros comme les deux poings, qui, à la suite de mouvements forcés, a eu à trois reprises des accidents tout à fait comparables à ceux de l'étranglement herniaire.

(1) Léopold, *Archiv für Gynæcologie*, VI, p. 189.

Ces tumeurs se reconnaissent à leur dureté, à leur siège, mais il sera toujours très difficile de les différencier d'un fibrome utérin sous-péritonéal ; car, dans l'un comme dans l'autre cas, la cavité de l'utérus peut ne pas être agrandie et l'utérus lui-même se mouvoir librement et paraître indépendant.

A côté des fibromes de l'ovaire, il convient de parler des kysto-fibromes, plus généralement connus sous le nom de *tumeurs fibro-kystiques*. Je ne reviendrai pas sur ce que j'ai déjà dit (p. 400) à propos de ces mêmes tumeurs que l'on observe à l'utérus.

Comme les tumeurs fibro-kystiques de la matrice, celles de l'ovaire sont susceptibles d'acquérir un énorme développement, plus considérable même que celui des kystes proprement dits, et d'entraîner les mêmes accidents et les mêmes indications thérapeutiques.

Traitement. — Les fibromes de l'ovaire, ayant une marche très lente et ne s'accusant généralement que par des symptômes de peu d'importance, ne demandent guère qu'un traitement palliatif et expectant. On pourrait essayer d'amener la diminution de la tumeur ou d'enrayer son développement à l'aide des altérants, des injections hypodermiques d'ergotine, de l'électricité (1), de la compression, mais sans grand espoir de succès.

Si la tumeur acquiert un grand volume, et si elle devient le siège d'accidents sérieux, on ne doit pas craindre de proposer et de pratiquer l'ovariotomie.

Cette dernière intervention est la seule qui convienne au traitement des tumeurs fibro-kystiques, car la ponction n'amène qu'une réduction peu marquée du volume de la tumeur, et expose aux plus grands dangers.

(1) M. Chéron m'assurait tout dernièrement avoir obtenu plusieurs succès remarquables dans le traitement des fibromes de l'ovaire et surtout de l'utérus, à l'aide des *courants continus à interruptions rythmées*. Ces faits seraient tout-à-fait confirmatifs de ceux qu'avait déjà signalés M. Martin (p. 419), avec ce correctif que l'amélioration et même la guérison ont été plus rapides.

§ II. — Cancer.

L'ovaire est assez fréquemment affecté de dégénérescence cancéreuse, quelquefois primitivement, plus souvent secondairement au cancer des organes voisins et surtout de l'utérus.

On y a observé les diverses formes de la dégénérescence, squirrhe, encéphaloïde, sarcome, épithélioma, et surtout *cancer colloïde*.

La lésion débute tantôt par les éléments épithéliaux de la surface, tantôt au niveau du stroma, et tantôt au sein des vésicules de Graaf, ou des corps jaunes qui les remplacent après leur déhiscence. Elle a une grande tendance au ramollissement, aux hémorrhagies interstitielles et se creuse très fréquemment de cavités kystiques (*kysto-carcinome*).

Elle débute sur un ovaire sain, ou bien ne s'y développe qu'à l'occasion d'une maladie préexistante, un kyste par exemple.

Qu'il soit primitif ou secondaire, le cancer de l'ovaire ne tarde pas à se généraliser, d'abord dans les glandes lombaires et le péritoine, plus tard dans les organes plus ou moins éloignés.

Diagnostic. — Toute tumeur solide de l'ovaire éveillera l'attention et devra faire soupçonner l'existence d'une lésion cancéreuse. Cette suspicion sera plus grande encore si les deux ovaires sont atteints, si la douleur est intense, si le développement de la tumeur a été rapide, s'il existe un degré marqué d'ascite, et enfin si l'émaciation et la cachexie, l'œdème général et local ne sont pas en rapport avec le volume de la tumeur.

L'âge de la malade est aussi un signe dont il faut tenir compte, le cancer de l'ovaire étant observé à un âge généralement moins avancé que le cancer des autres organes. Inutile d'insister sur l'hérédité, et à plus forte raison sur la coexistence d'autres lésions cancéreuses.

A l'exploration, la tumeur est généralement dure, bosselée,

adhérente aux parties voisines. Dans certaines formes de dégénérescence, elle a été trouvée molle, presque fluctuante, et
et c'est ce qui explique les erreurs de diagnostic qui ont été
commises parfois, et à la suite desquelles on a tenté l'ovariotomie, dont les résultats ont été toujours mortels à très
bref délai.

Traitement. — Le pronostic du cancer de l'ovaire est
fatalement mortel à bref délai; les malades succombent
dans le marasme, par péritonite ou à la suite d'embolie
avant même que la généralisation ait eu le temps de se manifester.

Le traitement sera purement palliatif et symptomatique.
L'extirpation ne saurait être que le résultat d'une erreur de
diagnostic : dans un cas de ce genre, Spencer Wells a vu la
récidive ne se faire qu'au bout de onze ans, pendant lesquels
la santé fut excellente.

TROISIÈME SECTION

MALADIES DES LIGAMENTS LARGES
ET DU PÉRITOINE PELVIEN.

———————

L'utérus est fixé de chaque côté aux parties latérales du bassin par deux replis membraneux, connus sous le nom de *ligaments larges*.

Ceux-ci sont verticaux et irrégulièrement quadrilatères.

Leur face antérieure répond à la vessie ; la postérieure au rectum, aux circonvolutions de l'iléon et souvent aussi à celles de l'S iliaque, à gauche.

Leur bord supérieur est découpé en trois ailes plus petites ou *ailerons*, que leur situation permet de distinguer en postérieur, antérieur et moyen. Le postérieur renferme l'ovaire et son ligament ; l'antérieur le ligament rond ; et le moyen, plus élevé et plus large que les deux autres, la trompe de Fallope.

Leur bord inférieur se dirige vers le plancher du bassin sans arriver jusqu'à lui, les deux lames qui le composent se séparant pour se porter, l'antérieure sur la vessie, la postérieure sur les ligaments utéro-sacrés. Le cul-de-sac que forme la première, en se portant sur la vessie, occupe un plan un peu supérieur à celui qui résulte de la réflexion de la seconde : il se montre d'autant plus élevé que la vessie est plus pleine. Leur bord interne se continue avec les parties latérales de l'utérus, et l'externe avec le péritoine qui revêt la partie correspondante de l'excavation pelvienne (Sappey).

Il suit de là que le bassin est divisé transversalement en deux parties : l'une comprenant l'utérus et ses annexes, le vagin et la vessie : l'autre destinée à recevoir le rectum et les anses intestinales qui s'appliquent contre la matrice.

Les ligaments larges paraissent constitués uniquement par un repli du péritoine dont les deux lames seraient exactement adossées l'une à l'autre à leur niveau, et s'écarteraient sur la ligne médiane pour embrasser l'utérus; mais cette conception n'est pas exacte.

Entre les deux feuillets séreux qui les constituent en majeure partie, se trouve une couche de tissu cellulaire lamelleux au milieu duquel rampent les nombreux vaisseaux qui vont à l'utérus ou en émergent, artères, veines et lymphatiques, ainsi que les branches multiples du plexus nerveux utéro-ovarien. Il existe donc une véritable charpente des ligaments larges, au sein de laquelle se passent certains des phénomènes pathologiques dont la description va suivre.

La couche cellulaire n'est pas uniquement formée de tissu conjonctif, mais comprend encore dans son épaisseur des fibres musculaires lisses, entrecroisées dans tous les sens, qui se continuent d'un côté avec celles de l'utérus, de la trompe et du stroma de l'ovaire (*mesoarium* et *mesometrium*), et de l'autre avec celles des parois de l'abdomen.

Le tissu cellulaire proprement dit se continue aussi avec celui qui existe sur les côtés du rectum et du vagin. Sur les parties latérales, il communique avec celui de la fosse iliaque. Il est à larges mailles, contient peu de graisse et jouit d'une remarquable extensibilité et d'une grande perméabilité.

La richesse du plexus vasculaire sanguin des ligaments larges est connue depuis longtemps. Les lymphatiques n'y sont pas moins nombreux, ainsi qu'il résulte des travaux récents de Lucas Championnière (1). Ils naissent de la muqueuse utérine et du tissu sous-séreux, et vont se jeter dans les ganglions lombaires.

Ceux du col se rendent d'abord à un ganglion situé un peu en arrière au niveau de l'isthme, d'où partent à leur tour d'autres lymphatiques qui, par une chaîne de ganglions plus petits, se relient à ceux qui remplissent le trou obtura-

____

(1) Lucas Championnière, *Les lymphatiques utérins et leur rôle dans la pathologie utérine.* Thèse inaugurale, 1870, et *Archives de Tocologie*, 1875.

teur. Parmi ces ganglions, il en est un, plus volumineux que les autres, situé sur la ligne médiane, immédiatement en arrière de la symphyse du pubis, *ganglion rétro-pubien*, auquel A. Guérin (1) attribue le principal rôle dans l'inflammation de cette région.

CHAPITRE PREMIER

CONSIDÉRATIONS GÉNÉRALES SUR LES INFLAMMATIONS PÉRI-UTÉRINES.

Les diverses parties constituantes des ligaments larges peuvent être le siège d'une foule de lésions, analogues à celles qui se développent sur les autres parties du corps : tumeurs de diverses natures, changements de direction ou de situation, etc. ; mais les phénomènes pathologiques les plus fréquents et les plus importants que l'on y observe sont d'origine inflammatoire.

L'inflammation peut envahir isolément l'un ou l'autre des éléments constituants, ou bien occuper simultanément toutes les parties et être générale.

Qu'elle soit localisée sur un tissu spécial ou qu'elle les ait envahis tous à la fois, la phlogose n'en revêt pas moins dans tous les cas une série de caractères communs, qui rendent les distinctions bien difficiles, sinon impossibles. On comprend dès lors pourquoi beaucoup d'auteurs confondent dans une même description ces différentes localisations des phénomènes inflammatoires, et les englobent toutes sous le nom d'*inflammations péri-utérines* ou *circum-utérines*.

Quoique partisan de la distinction de ces divers états, je n'en exposerai pas moins quelques considérations générales qui éviteront des répétitions nombreuses.

---

(1) A. Guérin, *Leçons sur les maladies des organes génitaux externes de la femme (Adéno-phlegmon juxta-pubien)*, p. 375.

Étiologie. — Les inflammations péri-utérines, qu'elles siègent isolément sur le tissu cellulaire des ligaments larges, sur les vaisseaux et les ganglions lymphatiques qu'ils renferment ou sur le péritoine, ou bien qu'elles occupent à la fois ces diverses parties, sont rarement *primitives*. Elles sont presque toujours *consécutives* à une inflammation ou à toute autre lésion des organes génitaux proprement dits, vagin, utérus, trompes ou ovaires.

Les rapports de contiguité qui existent entr'eux expliquent parfaitement ce développement *deutéropathique*, qui est la règle générale.

Elles sont donc consécutives aux diverses inflammations de la sphère génitale. La vaginite, la salpingite, l'ovarite et surtout la métrite les précèdent toujours, les accompagnent et évoluent en même temps qu'elles.

Par l'effet d'un traitement bien ordonné, ces inflammations primitives peuvent rétrocéder et guérir, tandis que l'inflammation des ligaments larges, plus profonde et moins accessible, peut persister, indépendamment de l'affection qui lui a donné naissance.

Comme la plupart des inflammations des organes génitaux de la femme, les inflammations péri-utérines peuvent se développer à la suite d'un accouchement, ou bien en dehors de cette influence. Elles sont donc tantôt *puerpérales*, et tantôt *non-puerpérales*.

L'inflammation péri-utérine *d'origine puerpérale* est amenée par des causes *prédisposantes* et *déterminantes* nombreuses.

Après l'accouchement et la délivrance, l'utérus et ses annexes se trouvent placés dans les conditions les plus favorables au développement des phlegmasies aiguës ou subaiguës. La vascularisation exagérée de toutes ces parties les prédispose à l'inflammation, et les causes qui déterminent cette dernière sont souvent insaisissables. Toutefois, un accouchement long et laborieux, le défaut d'hygiène et de repos suffisant après les couches en sont la cause la plus fréquente.

L'involution rétrograde, dont l'utérus est le siège principal, doit porter également sur ses annexes ; si elle est insuffisante, elle entraîne après elle non seulement une métrite chronique parenchymateuse, mais encore une inflammation péri-utérine.

Les opérations obstétricales diverses, les tentatives d'avortement, et, en un mot, toutes les lésions traumatiques de cause extérieure qui viennent s'ajouter au traumatisme propre de l'accouchement, jouent un rôle bien plus actif encore.

Les déchirures du col, sur lesquelles Emmet a appelé plus particulièrement l'attention dans ces dernières années, sont une cause déterminante des plus efficaces, étant donnée la richesse lymphatique de cette région, et l'importance considérable que semble devoir mériter la lymphangite péri-utérine dans l'étiologie des affections qui nous occupent.

Beaucoup d'inflammations péri-utérines, qui ne paraissent pas s'être développées à l'occasion même de l'accouchement, n'en doivent pas moins être réputées de source puerpérale, car elles ont leur point de départ dans les divers accidents de la période des couches. Ainsi, la reprise trop hâtive des occupations habituelles, des rapprochements sexuels, la constipation négligée, etc., peuvent souvent être invoquées à bon droit.

J'en dirai de même des troubles ou de la suppression de la sécrétion lactée, et je ne serai pas éloigné de partager l'opinion de ceux qui prétendent que la fréquence, si grande à notre époque, des maladies utérines et péri-utérines est due en partie au délaissement de l'allaitement maternel.

L'inflammation péri-utérine, d'*origine non-puerpérale*, n'est pas moins fréquente.

La menstruation constitue une cause prédisposante continuelle pendant tout le temps de la vie génitale de la femme, et ses troubles agissent comme cause déterminante. Toutes les causes susceptibles de les produire, émotions morales, impression du froid, onanisme, abus du coït, surtout au moment des règles, etc., donnent aussi naissance aux inflammations péri-utérines.

La métrite en est accompagnée presque fatalement, et l'é-
tiologie de l'une se confond avec celle de l'autre.

La blennorrhagie, la constipation opiniâtre, les fatigues
corporelles excessives, les coups, les violences dirigées sur
le bas-ventre, les chutes sur le bassin, etc., peuvent se rencontrer également parmi les causes déterminantes ou occasionnelles.

Pathogénie. — L'inflammation péri-utérine est presque
toujours consécutive à la métrite : c'est une affection deutéropathique dont le mode de développement s'explique assez
par la contiguïté et même la continuité des organes. Il semble donc que, dans l'immense majorité des cas, l'inflammation a lieu par simple propagation, l'inflammation naissant
dans le tissu utérin, et se propageant de proche en proche
d'abord au tissu cellulaire voisin, plus tard au péritoine qui
le recouvre et l'enveloppe de tous côtés.

Quand l'inflammation est plus vive ou de nature septique,
comme sont la plupart des affections puerpérales, on comprend qu'elle rayonne plus au loin et qu'elle s'étende jusqu'à
la fosse iliaque interne, dont le tissu cellulaire est en continuité directe avec celui des ligaments larges : de là la survenance du **phlegmon iliaque,** comme complication ou épiphénomène de l'inflammation péri-utérine.

Cette explication, la seule qui fut admise il y a à peine une
dizaine d'années, est vraie dans la majorité des cas ; tous les
raisonnements et toutes les recherches anatomo-pathologi-
ques ne pourront la détruire.

Pourtant il est certains cas qui, sans échapper entièrement
à cette pathogénie, n'en présentent pas moins des particularités dignes d'intérêt, et qui ont amené les cliniciens et surtout les anatomo-pathologistes à en rechercher une autre :
de là est née la nouvelle théorie de l'**adéno-lymphite péri-
utérine** ou **pelvienne** et de l'**adéno-phlegmon péri-utérin, pelvien** ou **rétro-pubien.**

Il n'est pas rare de constater, pendant l'existence d'une
métrite, l'intégrité presque absolue des culs-de-sac, l'insensibilité et la souplesse des ligaments larges et du péritoine

pelvien, et pourtant la malade éprouve des phénomènes particuliers autres que ceux de la métrite.

Le doigt, porté au fond du vagin et sur toute la surface du col perçoit des traînées dures, douloureuses, de petites tumeurs localisées ; plus tard, la métrite s'amende, mais les traînées et les tumeurs persistent. Quelquefois ces dernières prennent un développement exagéré, s'enflamment et suppurent, sans que ni l'utérus, ni les culs-de-sac participent à cette exagération de la phlegmasie. Les phénomènes nouveaux sont localisés et semblent se passer complètement en dehors de l'utérus et des ligaments larges.

Ces faits d'observation incontestable s'expliquent difficilement si l'on admet que l'inflammation se développe de proche en proche et qu'elle a son siège dans le tissu cellulaire. Ils reçoivent une explication très facile, si on localise la phlegmasie dans un système de canaux fermés, et jusqu'à un certain point indépendants de la charpente proprement dite des ligaments larges, les *lymphatiques* par exemple.

Les recherches déjà citées de Lucas Championnière ont ouvert la voie à cette explication ; leur auteur en a développé toutes les conséquences en 1875. Il a été suivi, sinon précédé dans ce sens par M. Alphonse Guérin et par ses élèves. M. Martineau (1) s'en est fait dans ces dernières années le champion le plus convaincu. Pour ces auteurs, et surtout pour le dernier, la lymphangite joue le principal, presque l'unique rôle dans la pathologie des annexes de l'utérus, les autres parties constituantes de ces annexes n'étant qu'ultérieurement attaquées.

Les vaisseaux lymphatiques, nés à la surface de la muqueuse utérine, s'enflamment et sont le siège d'une lymphangite plus ou moins intense et d'une adéno-pelvite correspondante. Les deux lésions, *lymphite* et *adénite*, existent d'abord à l'état isolé ; plus tard l'inflammation envahit le tissu qui entoure les vaisseaux et les ganglions, la gangue cellulaire qui les renferme, ou la séreuse qui les recouvre :

(1) Martineau, *Traité clinique des affections de l'utérus et de ses annexes*. Paris, 1879 (Voir les chapitres : *Adéno-lymphite péri-utérine, adéno-phlegmon et adéno-pelvi-peritonite*).

de là naissent les inflammations proprement dites des ligaments larges et celles du péritoine pelvien.

Cette pathogénie trouve sa justification dans l'étude des accidents puerpéraux; elle est peut-être moins évidente, quand les phénomènes se sont développés en dehors de l'influence directe de cette cause.

Quoiqu'il en soit, il était important de la faire connaître, car elle occupe aujourd'hui l'attention des gynécologistes les plus autorisés. Si elle ne peut pas être entièrement justifiée ou si elle n'est pas exacte dans tous les cas, elle n'en est pas moins vraie dans le plus grand nombre. Il est juste d'ajouter que cette nouvelle conception du mode de développement des inflammations péri-utérines n'a eu et ne pouvait avoir qu'une influence secondaire sur leur histoire clinique et sur leur traitement.

Divisions. — Les inflammations péri-utérines ont été distinguées entre elles : 1° suivant la cause qui les a engendrées ; 2° suivant leur marche ; 3° suivant le siège qu'elles occupent.

A. Relativement au premier point, elles sont *puerpérales* ou *non-puerpérales.*

Les premières surviennent pendant la période des couches, et sont intimement liées aux conditions particulières dans lesquelles se trouvent l'utérus et ses annexes après l'accouchement ou l'avortement.

Tantôt elles se développent et évoluent pendant cette période, en prenant les caractères graves et septiques de toutes les affections puerpérales en général. Plus souvent elles naissent à ce moment, mais persistent bien longtemps après, en s'émancipant en quelque sorte de la cause qui les a engendrées, et rentrent à proprement parler dans la pathologie féminine, dont elles forment un chapitre important.

Les secondes, ou celles qui sont d'origine non-puerpérale, se développent en dehors de toute influence de la parturition à l'occasion d'un traumatisme externe, d'une maladie contagieuse ou d'une lésion préexistante de l'utérus.

Ces deux espèces, si différentes dans leur point de départ

ainsi que dans les symptômes de leur première période, ne tardent pas à se ressembler au fur et à mesure de leur évolution, et leur description peut être confondue.

B. La marche de la maladie est suivant les cas, *aiguë, subaiguë* ou *chronique*. Mais c'est là le sort de tous les processus morbides de l'économie. Sans doute les inflammations péri-utérines d'origine puerpérale sont le plus souvent aiguës ; celles qui naissent en dehors de la parturition sont chroniques de préférence, et l'on pourrait baser sur cette particularité une distinction qui concorderait assez bien avec la précédente.

Toutefois cette division ne serait pas exactement fondée, car l'inflammation la plus aiguë peut passer à un certain moment à l'état chronique, et *vice versa* la phlegmasie chronique peut présenter des redoublements et des accès de l'acuité la plus excessive.

C. Pour étudier d'une façon spéciale les inflammations péri-utérines, on a égard de préférence à la question du *siège*, sinon exclusif, du moins prédominant, qu'occupe le processus phlegmasique.

Une remarque préliminaire se présente aussitôt.

A cause de la continuité complète des différentes parties constituantes des ligaments larges et du péritoine pelvien entr'elles, il est juste de dire que l'inflammation ne saurait être exactement localisée sur l'un de ces éléments, sans que le voisin n'y prenne une part plus ou moins large, et de là vient la dénomination d'*inflammation péri-utérine* qui englobe tous les cas.

Toutefois, la localisation est anatomiquement et même cliniquement possible. Nonat (1) s'est attaché à démontrer l'existence de l'état isolé de l'inflammation du tissu cellulaire des ligaments larges, sans participation des feuillets du péritoine, et cette démonstration est aujourd'hui généralement acceptée.

---

(1) Nonat, *op. cit.*, 2ᵉ édit., p. 665.

Bernutz et Goupil (1) ont prouvé à leur tour que l'inflammation occupait généralement les feuillets du péritoine, et que les cas dits d'inflammation péri-utérine n'étaient le plus souvent, sinon toujours, que des pelvi-péritonites.

Dans quel état de subordination ces deux localisations inflammatoires sont-elles, l'une par rapport à l'autre? Question difficile à trancher et diversement résolue par les auteurs, chacun se laissant entraîner au delà de la vérité par la direction imprimée à ses recherches et à ses études.

Pour M. Nonat, l'inflammation du tissu cellulaire est le fait prédominant; pour MM. Bernutz et Goupil c'est la pelvi-péritonite; Aran ne voyait partout qu'ovarite ou salpingite: M. Alph. Guérin et M. Martineau n'admettent guère que la lymphangite et l'adénite pelviennes.

Chacune de ces opinions est vraie en elle-même, car elle correspond à des faits bien observés : c'est donc dans une solution intermédiaire que réside la vérité, et sans m'expliquer en ce moment sur le degré relatif de fréquence de l'une ou l'autre de ces localisations, je les admettrai toutes et je décrirai :

1° L'inflammation du tissu cellulaire des ligaments larges, connue encore sous le nom de *pelvi-cellulite* ou de *paramétrite.*

2° L'inflammation du péritoine pelvien, *pelvi-péritonite* ou *périmétrite.*

Ces deux localisations de l'inflammation me paraissent suffisantes pour englober tous les cas, et je rejetterai, jusqu'à nouvel ordre, l'histoire isolée de la lymphangite, de l'adéno-lymphite et de l'adéno-phlegmon des ligaments larges et du bassin. Les particularités relatives à cette localisation spéciale de la phlogose sur le système lymphatique, trouveront leur place dans l'étude de la pelvi-cellulite.

(1) Bernutz et Goupil, *Clinique médicale sur les maladies des femmes*, t. II.

CHAPITRE II

INFLAMMATION DU TISSU CELLULAIRE DES LIGAMENTS LARGES (PARAMÉTRITE.)

Nonat et Linas. — *Traité pratique des maladies de l'utérus et de ses annexes*, 2ᵉ édit, 1874, p. 679.

Frarier. — Thèse de Paris, 1865.

A. Guérin. — *Leçons sur les maladies des organes génitaux internes de la femme*, 1878, p. 257.

Bernutz. — *Phlegmon des ligaments larges* (*Archives de Tocologie*, 1874).

Synonymie. — *Paramétrite, pelvi-cellulite, adéno-lymphite pelvienne, phlegmon des ligaments larges, adéno-phlegmon pelvien, phlegmon péri-utérin.*

Étiologie. — Les principales causes, à la suite desquelles se développe la paramétrite, sont l'accouchement, l'avortement, les diverses opérations sur le col de l'utérus (telles que l'amputation, l'incision ou l'application de caustiques), la métrite et surtout la métrite du col, l'inflammation des ovaires et des trompes de Fallope.

La paramétrite d'origine puerpérale est le plus souvent due au *traumatisme* de l'accouchement qui produit une contusion ou une véritable attrition du col et du tissu cellulaire qui l'avoisine, et amène des déchirures.

Celles-ci siègent de préférence à gauche, à cause de la plus grande fréquence des positions occipito-iliaques gauches : c'est aussi de ce côté que siège principalement l'inflammation du ligament large.

En dehors du traumatisme, la parturition peut agir encore comme source d'infection septique, dont les éléments sont absorbés au niveau des déchirures ou des ulcérations qui l'accompagnent.

Les causes, autres que la puerpéralité, peuvent également

intervenir de cette double manière, et leur action est aujour-
d'hui largement prouvée par de nombreux exemples. Tout
traumatisme accidentel ou chirurgical, l'abrasion de fongosités utérines, les cautérisations, les incisions, l'introduction
de corps dilatants dans le col de l'utérus, peuvent amener le
même résultat.

Quelquefois la cause déterminante de la maladie a été
l'impression brusque du froid, une émotion morale vive,
l'exercice prématuré après les couches, ou bien une opération chirurgicale.

Les troubles de la menstruation entraînent de préférence
la pelvi-péritonite.

Les excès génésiques, ou bien tout autre traumatisme porté
sur les organes génitaux, agissent encore efficacement pour
la production de la maladie, surtout s'il existait auparavant
quelque lésion de l'utérus ou de ses annexes.

Les ulcérations cancéreuses de la matrice, du vagin ou du
rectum, les diverses affections de la vessie et du canal de
l'urèthre peuvent encore être invoquées comme causes prédisposantes et déterminantes dans certains cas.

Anatomie pathologique. — La paramétrite a des caractères anatomiques qui existent rarement à l'état isolé : le
plus souvent la maladie s'accompagne d'altérations inflammatoires qui occupent simultanément le péritoine pelvien, les
ovaires, les trompes et l'utérus. Pourtant il est possible, à
l'exemple de Nonat (1), d'en tracer une description à l'état
isolé.

Comme pour toute inflammation, on peut lui décrire trois
périodes : 1° d'hypérémie, d'engorgement et d'infiltration
plastique; 2° d'induration quand la maladie passe à l'état
chronique ; 3° de suppuration.

a. A la première période, le tissu aréolaire présente un
afflux plus considérable de sang, les capillaires sont distendus; tout le tissu cellulaire du petit bassin est injecté de
sang et présente une tuméfaction diffuse qui occupe non

(1) Nonat, *op. cit.*, 2ᵉ édit., p. 676.

seulement l'épaisseur du ligament large atteint, mais encore présente des prolongements au pourtour du col de l'utérus, au niveau des insertions du vagin, du côté du trou obturateur et de la fosse iliaque correspondante.

Bientôt à cette hypérémie succède l'épanchement interstitiel de sérosité sanguine et de lymphe plastique ; les tissus sont infiltrés et engorgés, et, si l'on pratique une coupe à leur niveau, on voit sourdre de tous côtés de la sérosité rougeâtre, comme si l'on exprimait une éponge.

Ce premier degré s'observe assez fréquemment chez les femmes mortes de métro-péritonite puerpérale. Quelquefois même les lésions utérines et péritonéales sont de peu d'importance, tandis que l'engorgement du tissu cellulaire pelvien est très accentué.

MM. A. Guérin et Lucas Championnière font observer avec raison que les lymphatiques participent presque toujours à l'hypérémie et à l'infiltration du tissu aréolaire, et qu'il existe concurremment avec la cellulite une *lymphite péri-utérine*. Ce fait est absolument vrai ; mais la lymphangite n'est qu'un des éléments de la paramétrite.

Que, dans certains cas bénins et subaigus, la lymphangite puisse exister seule, sans altération de la gangue celluleuse qui environne les lymphatiques, rien d'impossible, mais alors la lésion est de peu d'importance et doit passer inaperçue ; du moins il n'existe pas d'autopsie qui établisse clairement l'indépendance des deux lésions, dont l'une n'est qu'une partie de l'autre.

A cette première période encore, la trame des ligaments larges, épaissie et œdématiée, présente dans son épaisseur des noyaux durs et arrondis, rouges à la coupe, qui ne seraient autre chose que des ganglions lymphatiques enflammés, de véritables adénites pelviennes.

b. Si l'inflammation est peu intense, et surtout si elle n'est point d'origine puerpérale, bientôt l'engorgement et l'infiltration des tissus diminue : la maladie peut se terminer par *résolution* ou bien passer à *l'état chronique*.

On comprend, si on ne peut le constater anatomiquement,

le processus résolutif qui ramène les tissus à leur état normal de souplesse et d'épaisseur.

L'état chronique amène à sa suite un épaississement plus
marqué, une véritable induration ; le tissu devient de plus
en plus ferme et consistant, le réseau capillaire s'atrophie,
puis disparaît, tandis que des vaisseaux de second ordre se
dilatent (Nonat).

Il en résulte une tumeur arrondie, ou bien convexe en
avant et en bas du côté du vagin, et très irrégulière dans le
reste de son étendue. Cette tumeur, connue sous le nom de
phlegmon péri-utérin chronique, est quelquefois creusée à
son centre de petits kystes purulents. Plus tard, elle se
résorbe graduellement, mais en laissant après elle des
tractus durs et fibreux qui raccourcissent soit les ligaments
larges proprement dits, soit les ligaments utéro-sacrés ou
plis de Douglas, entraînant ainsi des déviations de l'utérus,
des déplacements des ovaires et des trompes, et conséquemment des modifications anatomiques et fonctionnelles
absolument irrémédiables.

c. La terminaison par *suppuration* est loin d'être rare, que
la maladie ait été franchement aiguë à son début, ou bien
qu'elle ait été chronique soit d'emblée, soit consécutivement : de là le *phlegmon* proprement dit et les *abcès péri-
utérins.*

Ceux-ci occupent des sièges divers, tantôt limités dans
l'épaisseur des ligaments larges qu'ils ne débordent dans
aucun sens (*phlegmon des ligaments larges*), tantôt paraissant
situés en dehors de ces replis et étant appliqués plus ou
moins directement contre la face postérieure de la symphyse du pubis (*phlegmon rétro-pubien*, Guérin), tantôt dépassant la sphère génitale interne et arrivant jusque dans l'une
des fosses iliaques (*phlegmon de la fosse iliaque*).

Généralement la tumeur phlegmoneuse ne siège que d'un
côté, le gauche de préférence.

Les abcès péri-utérins ont le plus souvent une forme irrégulière, une cavité parcourue par des brides celluleuses dirigées dans divers sens. Ceux qui occupent les parties latérales

et qui paraissent siéger presque uniquement dans le ligament large présentent surtout cette configuration, et envoient des prolongements de tous les côtés. Ils arrivent jusque dans la fosse iliaque, viennent s'ouvrir à l'aine ou s'engagent dans la gaîne du psoas qu'ils suivent jusqu'à ses insertions : ils se portent du côté du rectum qu'ils décollent pour apparaître finalement autour de la marge de l'anus. Ce sont les véritables **phlegmons**, c'est-à-dire des tumeurs inflammatoires et suppurées du tissu cellulaire.

Il en est d'autres qui ne présentent ni la même marche, ni la même configuration. Ils sont limités, arrondis, se développent sur place, sans envahir les tissus voisins autrement que par l'augmentation de leur volume : ils semblent contenus d'emblée dans une coque spéciale, qu'ils distendent, mais qu'ils ne franchissent pas, comme serait par exemple une coque ganglionnaire. A ceux-ci convient plus spécialement le nom d'**adéno-phlegmons**, c'est-à-dire d'adénite suppurée, dont l'adéno-phlegmon rétro-pubien, si bien décrit par M. A. Guérin (1), peut être considéré comme le type par excellence.

Symptômes. — Le phlegmon des ligaments larges est *aigu* ou *chronique*.

La forme aiguë succède plus particulièrement à l'accouchement : elle débute à une date assez rapprochée du moment de la parturition (de 1 à 20 jours, Bernutz).

Elle s'annonce généralement par des symptômes très accusés, qui sont ceux de la plupart des inflammations puerpérales : frisson, fièvre, douleur pelvienne et abdominale, nausées et vomissements. Ces symptômes ont pourtant un degré d'intensité moindre que dans la vraie péritonite. Ils persistent pendant plusieurs jours, pour suivre une marche différente suivant que la maladie doit se terminer par résolution ou par suppuration.

La douleur est rarement générale, le plus souvent limitée

---

(1) A. Guérin, *Leçons sur les maladies des organes génitaux internes de la femme*, p. 325.

à un côté ; elle siège à l'hypogastre ; elle est intense, vive, rappelant plus par ses caractères celle du panaris que celle du point de côté péritonitique, s'exaspérant par les mouvements et la pression. Elle augmente dans les jours suivants, s'irradie de la fosse iliaque envahie à tout l'hypogastre, pour s'atténuer bientôt, soit sous l'influence seule du repos, soit sous celle des moyens thérapeutiques mis en usage.

Cette douleur s'irradie assez fréquemment jusque dans la cuisse du côté malade, dont les mouvements de flexion et d'adduction sont très pénibles et parfois même impossibles.

Souvent, les accidents du début sont mal accusés, insidieux, à forme *fruste* ; il en est ainsi quand la maladie n'est point d'origine puerpérale ou bien quand elle se développe plusieurs semaines après l'accouchement. Les malades n'éprouvent alors que de la gêne, de la pesanteur, quelques élancements dans le bassin ; plus tard les phénomènes inflammatoires éclatent.

La lésion peut ainsi être méconnue à ses débuts ; les femmes ne s'observent pas, marchent ou reprennent leurs occupations jusqu'à ce que la douleur et les autres symptômes objectifs les arrêtent. Ce début insidieux est plus fréquent qu'on ne le croit ; il est en quelque sorte la règle quand la lésion se développe à la suite de la métrite.

Au bout d'un temps variable suivant les cas, et qui est en rapport avec l'acuité et l'apparition prompte ou tardive des phénomènes initiaux, se montre au-dessus de l'arcade de Fallope et en dedans de la fosse iliaque, une tuméfaction mal limitée d'abord, plus ou moins étendue, sensible à la pression, quelquefois douloureuse spontanément, qui devient alors le caractère principal de la maladie.

Cette tumeur a des caractères variables : tantôt uniquement intra-pelvienne, tantôt partie intra-pelvienne et partie intra-abdominale, elle est accessible par la palpation hypogastrique et par le toucher vaginal.

Par la palpation abdominale, on sent une tuméfaction diffuse occupant l'un des côtés de la ligne médiane et formant comme une sorte de plastron étendu transversalement de l'utérus à la fosse iliaque. Si la tumeur est petite, elle peut passer inaperçue par ce seul mode d'exploration ; au contraire quand elle est plus développée et qu'elle devient réellement phlegmoneuse, la palpation hypogastrique donne les signes caractéristiques de l'abcès.

Mais l'examen le plus utile est sans contredit le toucher vaginal, qu'on l'emploie seul, ou mieux que l'on recoure simultanément au palper hypogastrique et au toucher rectal.

Le doigt introduit dans le vagin constate : 1° une élévation de température de cette partie ; 2° une modification dans la situation du col de l'utérus qui est dévié du côté opposé à l'inflammation ; 3° un agrandissement du cul-de-sac latéral du même côté que la douleur iliaque.

Au fond de ce cul-de-sac élargi et le plus souvent effacé, le doigt perçoit une induration, œdémateuse ou résistante suivant l'époque ou l'intensité de l'inflammation, et qui se présente avec les caractères suivants : en dedans, elle forme un bourrelet concave qui embrasse la convexité correspondante du col, en dehors elle est peu distincte et se prolonge sur les parties latérales du bassin, en remontant jusque dans la fosse iliaque.

Cette induration, douloureuse au toucher, n'occupe qu'un des côtés de l'utérus et n'envahit que peu ou point le cul-de-sac postérieur qui reste aussi profond et aussi élevé qu'à l'état normal : elle se porte principalement en avant et en bas (*plastron vaginal*, de Bernutz).

Ce plastron vaginal, dit Bernutz, est placé immédiatement sous la muqueuse ; sa surface est lisse, unie sans bosselures. Il offre au début une consistance œdémateuse, qui ne tarde pas à être remplacée par une induration plus ou moins prononcée, à laquelle pourra succéder la fluctuation.

Ces différents signes locaux seront confirmés et complétés par le toucher rectal et la palpation hypogastrique, combinés ou non avec l'exploration vaginale.

Bientôt cette induration inflammatoire se prononce du côté de la fosse iliaque et de l'arcade crurale. Elle forme un plaque dure, résistante, maté à la percussion, qui siège à la partie profonde de la paroi abdominale ; sa partie supérieure peut s'élever jusqu'à l'ombilic (*plastron abdominal*, de Chomel).

D'après M. Guérin, les progrès de l'inflammation la portent en avant contre l'arcade pubienne, *phlegmon juxta-pubien*.

Marche. Durée. Terminaisons. — La marche de la paramétrite est généralement lente ; sa durée est longue, variant de plusieurs semaines à plusieurs mois. Quand elle est née immédiatement après l'accouchement, elle a souvent une marche suraiguë, qui aboutit à la suppuration ou à l'envahissement des parties voisines, à la péritonite.

D'une façon générale pourtant, les formes subaiguës et chroniques sont les plus fréquentes, et la maladie peut se terminer de plusieurs façons différentes.

1° *Par résolution.* — Cette terminaison est heureusement assez fréquente ; mais elle ne se produit qu'à la longue, et après plusieurs récidives ou rechutes qui se manifestent soit sans cause appréciable, soit sous l'influence de la menstruation. Ces récidives n'ont pas l'intensité de la première attaque, mais elles entretiennent l'engorgement et l'induration des parties, et exposent à des retours franchement aigus, si l'on néglige les précautions convenables, ou si l'on interrompt le traitement.

Même dans les cas les plus favorables, il faut bien se rappeler cette ténacité des accidents, et agir en conséquence jusqu'à parfaite libération du cul-de-sac malade, et jusqu'à ce que l'utérus ait retrouvé sa mobilité normale.

Il est de règle presque générale que la résolution de la paramétrite laisse après elle un certain degré de rétraction du ligament large, en sorte que le cul-de-sac primitivement agrandi devient plus tard moins prononcé, et que l'utérus est entraîné de ce côté, contrairement à ce qui existait au début.

2° *Par suppuration. Abcès des ligaments larges.* — Cette terminaison, que l'on dit être très fréquente, est heureusement l'exception, dans les cas autres que ceux d'origine franchement puerpérale.

La suppuration s'annonce par des symptômes généraux très connus : frisson, fièvre, douleurs vives, battements au niveau de la fosse iliaque ou dans les profondeurs du bassin, et par des symptômes locaux que révèlent le toucher vaginal et la palpation hypogastrique.

Bientôt la collection phlegmoneuse proémine au dehors et s'ouvre spontanément par les voies les plus diverses.

L'ouverture peut avoir lieu :

1° Par le vagin ;

2° Par le rectum ;

3° Par la vessie ;

4° Par la paroi abdominale antérieure, soit au niveau de la ligne médiane immédiatement au-dessus de l'arcade du pubis, soit au niveau de l'aine un peu en avant de l'épine iliaque antérieure et supérieure, soit au pourtour de l'ombilic.

Plus rarement, le pus suit les nombreux trajets, que l'on connaît si bien dans l'histoire des collections de la fosse iliaque d'origine osseuse, et fuse au loin vers la partie supérieure et interne de la cuisse (gaine du psoas), gagne les reins, le foie, le diaphragme, etc.

Quelquefois l'ouverture est multiple ; j'ai observé un cas dans lequel l'abcès, ouvert primitivement à l'aine, a perforé plus tard la vessie et le vagin, et déterminé une fistule vésico-vaginale. M. Bernutz signale le fait d'un phlegmon qui s'était ouvert à la fois dans la vessie, le rectum, la fosse iliaque et le vagin.

Une fois l'abcès ouvert, le travail de suppuration peut durer très longtemps, d'où résultent des *fistules* interminables. Quoiqu'il en soit, la guérison est la règle.

Diagnostic. — Le phlegmon des ligaments larges expose à beaucoup d'erreurs, soit à la période de début, soit quand il est passé à l'état chronique. Il est difficile de le distinguer des autres affections de cette région, la pelvi-péritonite et l'hématocèle péri-utérine, avec lesquelles il coïncide si fréquemment que la distinction de ces diverses maladies n'est faite que depuis quelques années. Il sera dit plus loin quelques mots de ce diagnostic différentiel, en tant qu'il est possible.

Il peut également être confondu avec les tumeurs de l'ovaire ou de la trompe, les corps fibreux de l'utérus, une grossesse extra-utérine, un abcès par congestion, ou une altération organique des parois du bassin.

Le mode de début, la marche des symptômes et l'examen attentif des signes fournis par l'exploration du vagin, de l'abdomen et même du rectum pourront dans la plupart des cas faire éviter ces confusions regrettables.

Pronostic. — Le phlegmon des ligaments larges est une affection toujours grave, autant par les dangers immédiats qu'entraîne le développement de l'inflammation et de la suppuration dans les parties profondes du bassin, que par les conséquences éloignées qui en résultent.

Les premiers sont liés à la puerpéralité, au degré de la phlogose et à sa propagation facile au péritoine. Quand la suppuration survient, on a à redouter l'infection purulente, la septicémie, le marasme. Il est vrai toutefois de dire que la mort est plutôt l'exception que la règle.

Les secondes ne sont pas moins à redouter. Par suite des adhérences ou des exsudats inflammatoires, les conditions anatomiques et statiques des organes génitaux internes sont plus ou moins irrémédiablement changées : de là des déviations de l'utérus, de la trompe ou des ovaires, et comme résultats une aménorrhée, une dysménorrhée et une stérilité persistantes. Aussi peut-on dire, avec Gaillard Thomas, qu'il en résulte pendant un temps illimité une source de souffrances pour la malade et de découragement pour le médecin.

Traitement. — A la période aiguë, le phlegmon des ligaments larges sera traité par les mêmes moyens que les inflammations en général : sangsues à l'hypogastre, cataplasmes laudanisés sur le ventre, onctions mercurielles, opiacés, quinine, diète, repos absolu, etc. Toutefois, ce traitement antiphlogistique sera moins actif que s'il s'agissait d'une péritonite, car le danger est moins immédiat, l'origine septique de la maladie plus fréquente.

Une fois la période des accidents aigus passée, ou bien quand le phlegmon se montre d'emblée sous la forme chronique, il faudra être sobre des agents débilitants, et se contenter des moyens dérivatifs et résolutifs, que l'on continuera avec insistance jusqu'à la disparition de tous les symptômes.

Les laxatifs fréquemment répétés, les vésicatoires volants sur la région hypogastrique, les lavements émollients ou sédatifs quand il existe de la douleur, joints à un régime convenable et à un repos prolongé, amènent assez souvent la résolution de la maladie.

Il faudra surtout veiller aux périodes menstruelles, tenir les malades au lit pendant toute leur durée, favoriser celles-ci si elles sont difficiles, appliquer quelques sangsues à la partie interne des cuisses si elles ont été insuffisantes, etc., en un mot, veiller avec la plus grande attention à maintenir les organes dans un état de tranquillité et de fonctionnement normal aussi bon que possible.

Quand la maladie est franchement chronique, et que l'engorgement, l'induration et la sensibilité des parties profondes persistent, on devra recourir aux vésicatoires volants, aux badigeonnages à la teinture d'iode, aux bains alcalins, aux eaux thermales, etc.

Un des moyens les plus efficaces que nous possédions pour cela consiste dans l'emploi des *injections vaginales chaudes*, administrées comme il a été dit ci-dessus (p. 499). On ne saurait croire combien ce moyen est efficace pour tarir la leucorrhée, diminuer les souffrances des malades, et amener l'assouplissement et la résorption rapide des exsudats, surtout si l'on fait suivre les injections chaudes de l'application de tampons d'ouate fortement imbibés de glycérine et laissés en place pendant la nuit.

Tous ces moyens seront administrés et longtemps continués, sans préjudice de ceux que réclame l'état général.

Traitement des abcès des ligaments larges. — Quand la suppuration est établie, il ne faut pas se hâter d'intervenir pour amener l'évacuation du pus, mais attendre que la fluctuation soit bien évidente. Si on n'a pu empêcher ce mode de terminaison, et si les symptômes de suppuration sont manifestes, on les favorisera à l'aide de larges cataplasmes chauds sur le ventre.

En règle générale, si l'abcès proémine du côté du vagin ou du rectum, il ne faudra pas en pratiquer l'ouverture artificielle ; celle-ci se fera spontanément et sans dangers dans la grande majorité des cas. L'administration d'un purgatif a souvent produit ce résultat.

Toutefois si la saillie avait lieu du côté du vagin et que la fluctuation y fût bien évidente, on pourrait essayer l'évacuation du pus à l'aide d'un trocart aspirateur, après s'être bien assuré au préalable qu'il n'existe pas de vaisseau important sur le point qui va être ponctionné. Une fois l'abcès vidé, on pourra, suivant les cas, agrandir l'ouverture avec un bistouri boutonné, ou mieux en introduisant à travers la petite plaie une paire de pinces à pansements dont on écarte les mors.

Plus tard cet abcès sera traité comme tous les abcès profonds, c'est-à-dire qu'on y fera des injections détersives et antiseptiques s'il y a croupissement du pus, et qu'on en essaiera l'oblitération à l'aide d'injections iodées.

L'abcès vient-il à faire saillie du côté de la paroi abdominale, la conduite sera un peu différente, en ce sens qu'il faudra en pratiquer l'ouverture artificielle dès que la fluctuation est sensible. Cette ouverture sera faite sur le point le plus proéminent à l'aide du bistouri, des caustiques ou mieux du thermo-cautère : elle sera dirigée dans le sens transversal, parallèlement à l'arcade crurale.

Quoique le pus soit dans des conditions peu favorables d'écoulement, la guérison a lieu avec assez de rapidité : dans le cas contraire, on pourrait recourir au drainage abdomino-vaginal à l'aide du trocart courbe de Chassaignac introduit de haut en bas (1).

(1) Gillette, *Bulletin de la Société de chirurgie*, 1878.

CHAPITRE III

PELVI-PÉRITONITE (PÉRIMÉTRITE).

BERNUTZ ET GOUPIL. — *Clinique médicale sur les maladies des femmes*, t. II, p. 1.

La pelvi-péritonite est l'inflammation du péritoine qui revêt la cavité pelvienne et les organes qui y sont contenus : c'est donc une péritonite partielle, qu'on désigne sous le nom de *périmétrite*.

Étiologie. — La pelvi-péritonite est *puerpérale* ou *non puerpérale*.

La pelvi-péritonite puerpérale, qui se manifeste à la suite de l'accouchement et de l'avortement, est rarement localisée ; elle s'accompagne de métrite, d'ovarite, etc., et est plus connue sous le nom de *métro-péritonite puerpérale*.

La pelvi-péritonite non-puerpérale est assez fréquente, presque la moitié des cas. Sans généraliser autant que MM. Bernutz et Goupil, il est vrai de dire que la pelvi-péritonite est plus fréquente que la paramétrite ; il est toutefois difficile d'établir le degré relatif de fréquence de ces deux affections : elles coïncident en outre très souvent ensemble.

La pelvi-péritonite, qui survient en dehors de l'influence de la puerpéralité, se développe consécutivement à l'inflammation de l'utérus, de la trompe, des ovaires et des ligaments larges. Elle résulte assez souvent de la suppression des menstrues, sous l'influence du froid ou d'une émotion morale vive.

La blennorrhagie en est assez souvent la cause.

Elle apparaît également à la suite de diverses opérations sur l'utérus, telles que le redressement forcé de la matrice par la sonde, l'emploi des pessaires intra-utérins, les injections intra-utérines, les amputations partielles de cet organe. On l'a vue succéder à la dilatation du col par les éponges.

Les tumeurs ovariques, les corps fibreux de l'utérus, les tubercules ou le cancer de la sphère génitale interne en ont été quelquefois le point de départ.

M. Bernutz (1), sur un relevé de 99 cas, a noté les causes suivantes :

43 puerpérales dont : { 35 après un accouchement
{ 8 après un avortement.

28 blennorrhagiques.

20 menstruelles.

8 traumatiques { 3 suites d'excès vénériens.
{ 2 pendant l'évolution de chancres du col.
{ 2 après l'emploi de l'hystéromètre.
{ 1 après l'emploi d'une douche vaginale ascendante, prescrite pour un ulcère du col.

Anatomie pathologique. — Les lésions anatomiques de la pelvi-péritonite sont celles de la péritonite en général, mais localisées dans le petit bassin.

A la première période, le feuillet péritonéal est rouge, vascularisé ; de la lymphe plastique s'épanche à la surface de la séreuse et réunit ensemble les divers organes pelviens. Si l'inflammation est franchement aiguë, la cavité du petit bassin renferme de la sérosité rougeâtre, ou séro-purulente, qui s'accumule dans les parties les plus déclives, vers le cul-de-sac de Douglas. Si l'inflammation est de nature septique, ce liquide peut être franchement purulent.

Tant que le liquide n'est pas limité par des adhérences, il ne forme pas de tumeur sensible par le vagin ou la paroi abdominale. Au contraire, les viscères, intestins, utérus, etc., viennent-ils à adhérer entr'eux, le liquide se trouve enfermé dans une poche limitée qu'il distend plus ou moins, et qui donne alors lieu à une tumeur dure ou fluctuante simulant un vrai kyste. Tantôt la tumeur ainsi formée est séreuse, tantôt elle est purulente et constitue un véritable abcès.

Ces abcès intra-péritonéaux occupent le cul-de-sac rétro-

(1) Bernutz et Goupil, *op. cit.*, t. II, p. 101.

utérin, limités en avant par l'utérus, en arrière par le rectum, en haut par les flexuosités de l'S iliaque ou les circonvolutions de l'intestin grêle. Ils peuvent persister pendant un temps considérable, se rétracter et disparaître, en laissant après eux une induration de la région et des déformations consécutives.

Assez généralement, après une durée plus ou moins grande, leur contenu proémine d'un côté ou de l'autre et finit par se faire jour au dehors. L'ouverture la plus fréquente a lieu du côté du rectum et de l'S iliaque ; elle est plus rare au niveau du vagin, ou dans le pli de l'aine.

Que l'abcès se soit ouvert ou qu'il se soit résorbé sur place, il laisse à sa suite des bandes fibreuses cicatricielles, qui établissent des adhérences entre les divers organes pelviens. Les ovaires, les trompes de Fallope subissent ainsi des déviations permanentes, dont la moindre conséquence est une stérilité irrémédiable.

L'utérus est toujours plus ou moins englobé par ces adhérences ; sa mobilité et sa direction normales sont altérées : beaucoup de versions et de flexions utérines n'ont pas d'autre origine (p. 318).

Symptômes. — La pelvi-péritonite est *aiguë* ou *chronique*.

Dans la forme aiguë, les symptômes ressemblent à ceux de la péritonite générale, avec cette différence que la douleur et la sensibilité sont plus ou moins localisées à la partie inférieure de l'abdomen, et que les symptômes généraux ont une intensité moindre.

Généralement la maladie débute par un frisson violent, accompagné d'une douleur vive à l'hypogastre et d'une extrême sensibilité de cette région.

Le pouls est fréquent et petit, comme dans la péritonite, la température s'élève ; il y a, en un mot, de la fièvre. Il est bon de remarquer toutefois que l'élévation de température n'est pas toujours en rapport avec l'intensité des phénomènes locaux, et que souvent, dans les formes septiques surtout, le thermomètre n'accuse que des changements insignifiants.

La douleur est surtout le phénomène principal : elle siège

à l'hypogastre, d'où elle s'irradie dans tout l'abdomen. Elle est réveillée ou exaspérée par la pression, même la plus légère, les mouvements, le toucher, les efforts de miction et de défécation.

Il existe en même temps du ténesme vésical, de la constipation : le ventre est météorisé ; ses parois sont dures, résistantes. Si la maladie est grave, les nausées, les vomissements, l'aspect anxieux et grippé de la face se manifestent.

Le toucher vaginal, pratiqué à ce moment de la maladie, ne donne guère de signes caractéristiques : le vagin est plus chaud, le col n'est pas sensible à la pression, mais seulement lorsqu'on essaie de le soulever.

La matrice n'est que peu ou point déviée, mais bien refoulée en avant (Bernutz) et immobilisée au milieu d'une masse diffuse qui est plus saillante en arrière, en sorte que le cul-de-sac postérieur est plus ou moins effacé.

Bientôt cette masse qui entoure le col de l'utérus dans sa demi-circonférence postérieure devient plus nette ; elle est dure, lisse et arrondie, variant du volume d'une amande à celui d'une tête de fœtus et séparée du col par une petite rainure caractéristique. Quand le pus se forme dans son intérieur, elle se ramollit, devient fluctuante.

D'une façon générale, l'exploration par le rectum est avantageuse, et renseigne, plus exactement encore que le toucher vaginal, sur les caractères physiques de la tumeur rétro-utérine.

Assez souvent, la pelvi-péritonite a un début moins aigu et est chronique d'emblée ; les symptômes du début sont alors peu accentués et font même presque complètement défaut. La femme éprouve une douleur profonde, sourde, s'aggravant dans les divers mouvements ou les efforts. Sa santé générale s'altère ; il existe un malaise général, accompagné de quelques accès fébriles.

Si l'on pratique le toucher, on retrouve les mêmes signes que précédemment : l'utérus est immobile, refoulé en avant, et très douloureux quand on essaie de le soulever : le cul-de-sac postérieur est effacé et distendu par une masse dure, douloureuse, faisant saillie en arrière et plus nettement perceptible par le rectum.

Marche. Durée. Terminaisons. — La pelvi-péritonite aiguë peut être rapidement mortelle, si l'inflammation ne se localise point et n'est point arrêtée par la production d'adhérences entre les organes pelviens.

Quand ce danger est évité, elle ne tarde pas à revêtir la forme chronique, et peut avoir une durée en quelque sorte interminable, que la maladie reste à l'état subaigu, ou bien qu'elle présente de fréquentes récidives à propos de la menstruation, de la plus légère imprudence, ou de quelque intervention thérapeutique sur les organes génitaux.

L'existence de pelvi-péritonites antérieures, même paraissant entièrement guéries, est une condition à laquelle le chirurgien ne doit jamais négliger de prêter la plus grande attention, car le retour à l'état aigu est toujours imminent.

La maladie est susceptible de se terminer :

1º Par *résolution*, quand l'inflammation a été peu intense et de courte durée ;

2º Par *formation d'adhérences* qui compromettent la mobilité de l'utérus, en gênent les fonctions, ou bien se localisent sur les ovaires et les trompes de Fallope et déterminent une stérilité irrémédiable ;

3º Par *suppuration*.

Cette dernière terminaison est heureusement assez rare, quoiqu'en pensent certains auteurs.

L'abcès intra-péritonéal, une fois formé, peut s'enkyster et se résorber presqu'entièrement, en ne laissant à sa place qu'une gangue fibreuse qui confond ensemble les divers organes pelviens, ou bien il peut s'ouvrir dans l'une des cavités voisines et verser son contenu au dehors.

L'ouverture dans le rectum est la règle ; on a noté quelques cas où l'abcès s'est ouvert dans le vagin, la vessie, ou bien est venu proéminer au niveau de la paroi abdominale.

Après l'évacuation du pus, une amélioration notable survient et la maladie peut disparaître complètement. Quelquefois la suppuration dure longtemps, d'où résulte la fièvre hectique, avec tous les symptômes qui en forment le cortège.

Les récidives sont fréquentes, même après l'ouverture de la poche purulente, soit que du liquide se reforme dans la cavité primitive, soit que les parties voisines deviennent à leur tour le siège d'une suppuration nouvelle.

Diagnostic. — Au début de la maladie, le diagnostic est difficile, quelquefois impossible, tant que la tumeur inflammatoire du petit bassin n'est pas bien formée.

Les symptômes d'invasion ressemblent assez à ceux de la péritonite générale : ils en ont imposé quelquefois et ont pu faire croire à l'existence d'une fièvre typhoïde, du choléra ou d'un étranglement interne (Bernutz). La possibilité de ces méprises ne saurait nous arrêter.

Plus tard, la pelvi-péritonite doit être distinguée des autres affections inflammatoires de la région, parmi lesquelles je signalerai la métrite, la salpingite, l'ovarite et surtout le phlegmon des ligaments larges, ainsi que des diverses tumeurs qui peuvent siéger à cet endroit, telles que les tumeurs stercorales, les kystes de l'ovaire ou bien encore la rétroflexion de l'utérus.

Les *tumeurs stercorales* ne sauraient tromper qu'un médecin peu attentif : un purgatif lèverait tous les doutes.

Les *kystes de l'ovaire* ont une marche et des symptômes tout différents.

Quant à la *rétroflexion de l'utérus*, on la reconnaîtra à ses divers signes (p. 345).

La *métrite parenchymateuse* accompagne fréquemment, sinon toujours, la pelvi-péritonite ; mais quand la première existe seule, on ne constate pas, du côté du cul-de-sac postérieur, cette distension et cette tuméfaction que j'ai déjà signalées.

De même pour l'*ovarite* et la *salpingite*.

Le *phlegmon des ligaments larges* a beaucoup d'analogies avec la pelvi-péritonite ; on sait que ces deux maladies ont été longtemps confondues : elles coïncident du reste très souvent ensemble. Pour établir le diagnostic différentiel, on aura égard aux phénomènes du début, à la marche des symptômes et surtout aux renseignements précis fournis par le toucher vaginal et rectal.

L'invasion de la pelvi-péritonite est plus rapide, la douleur et la sensibilité du ventre plus grandes, les symptômes généraux plus graves. Elle survient à la suite de la blennorrhagie, d'une intervention chirurgicale, tandis que la paramétrite est plus souvent le fait de l'accouchement.

Par le toucher, la tumeur est située en arrière du col et entoure sa demi-circonférence postérieure, tandis qu'elle siège sur le côté, principalement à gauche, s'il s'agit d'un phlegmon des ligaments larges.

Le col occupe le centre de l'excavation ou est repoussé en avant dans la première ; il est rejeté sur un des côtés dans la seconde.

La tumeur peut occuper tout le bassin, mais elle ne forme pas, comme dans la paramétrite, cette induration en *plastron* vaginal ou abdominal dont il a été déjà question : elle est saillante dans le rectum.

Quand l'abcès est formé, celui-ci occupe la ligne médiane ; il peut s'élever dans l'abdomen, mais ne se porte pas vers l'arcade de Fallope, comme l'abcès des ligaments larges et de la fosse iliaque.

La pelvi-péritonite peut également être confondue avec l'*hématocèle pelvienne*. Voir page 685.

Pronostic. — Affection grave, quoique rarement mortelle. Sa gravité dépend de la durée de la maladie, de la fréquence de ses récidives sous l'influence de la cause la plus insignifiante ; elle est grave encore à cause des lésions anatomiques qu'elle laisse après elle, et qui compromettent d'une manière à peu près irrémédiable les fonctions des parties.

La dysménorrhée, la stérilité en sont les conséquences presque nécessaires, soit par suite des adhérences vicieuses des trompes et des ovaires, soit par suite des déviations et des distorsions de l'utérus.

Traitement. — Le traitement de la pelvi-péritonite ne

diffère guère de celui de la paramétrite. Comme pour celle-ci, l'intervention thérapeutique sera différente suivant que la maladie revêt la forme aiguë ou chronique.

Dans le premier cas, les sangsues à l'hypogastre, les onctions mercurielles, les cataplasmes et surtout les opiacés seront administrés à large dose, afin de localiser l'inflammation le plus tôt possible, et d'éviter la suppuration.

Plus tard, le repos absolu, les purgatifs, les lavements, les vésicatoires volants, les badigeonnages à la teinture d'iode, et les injections vaginales chaudes formeront la base du traitement qui devra être longtemps continué, même après la cessation de tous accidents.

On surveillera avec soin les époques menstruelles et on recommandera aux malades le repos absolu à ce moment.

Plus tard encore, les tampons glycérinés, l'iodure de potassium et un traitement général bien ordonné, hygiène, hydrothérapie, eaux minérales, achèveront de favoriser la résolution des exsudats.

Il n'y a qu'une remarque à faire pour le traitement de la pelvi-péritonite chronique, c'est que la surveillance des malades doit être incessante et longtemps continuée. Pendant cette longue période, qui ne dure pas moins de plusieurs mois et même de plusieurs années, le médecin devra mettre en jeu toutes les ressources de la thérapeutique, afin de remplir les diverses indications qui se produisent.

Le traitement des abcès consécutifs à la pelvi-péritonite, devra être presque toujours abandonné aux seuls efforts de la nature, et l'expectation doit être ici encore plus la règle que pour les abcès des ligaments larges : une ouverture artificielle exposant toujours à l'ouverture de la séreuse péritonéale incomplètement fermée par les adhérences.

Toutefois, il est des cas où la fluctuation est tellement évidente, ou bien il en est d'autres où la tumeur liquide date de si longtemps et paraît si facilement accessible, qu'on ne saurait reculer devant une ponction évacuatrice faite avec toutes les précautions voulues, à l'aide d'un appareil aspirateur.

CHAPITRE IV

HÉMATOCÈLE PELVIENNE.

Aug. Voisin. — *De l'hématocèle rétro-utérine et des épanchements sanguins non enkystés de la cavité péritonéale du petit bassin.* Paris, 1860.

Bernutz et Goupil. — *Clinique médicale sur les maladies des femmes.* t. I, p. 346.

J. Besnier. — *Contribution à l'étude des hématocèles péri-utérines et notamment de l'hématocèle par néo-membranes pelviennes. De la pachy-péritonite hémorrhagique* (Annales de Gynécologie, 1877).

Poncet. — *De l'hématocèle péri-utérine.* Thèse d'agrégation, 1878.

Synonymie. — *Hématocèle pelvienne, rétro-utérine, péri-utérine, intra-péritonéale, extra-péritonéale, circum-utérine, pachy-péritonite hémorrhagique, hémorrhagie intra-pelvienne, hématomes pelviens, hématocèle cataméniale.*

Définition. — L'hématocèle pelvienne, ou mieux péri-utérine, consiste dans un épanchement sanguin limité dans l'excavation du bassin et siégeant au pourtour de l'utérus, soit en dedans, soit en dehors de la cavité péritonéale.

De là deux variétés d'hématocèles, suivant le siège anatomique qu'occupe la collection sanguine : *hématocèle intra-péritonéale* et *hématocèle extra-péritonéale.*

§ I. — Hématocèle intra-péritonéale.

Source de l'hémorrhagie. — L'hémorrhagie qui constitue l'hématocèle a des sources diverses suivant les cas, ce qui explique les nombreuses théories qui ont été et sont encore émises pour expliquer la pathogénie de cette lésion. Chacune peut être vraie dans un cas donné : la seule difficulté consiste à en apprécier la fréquence relative :

1º Le sang provient de toute la surface du péritoine pelvien par *congestion apoplectique* et *exhalation sanguine aiguë* de la séreuse, qui est suivie d'une diapédèse globulaire (Tardieu et Voisin). Cette source de l'hémorrhagie n'est plus admise de nos jours ;

2° L'hémorrhagie prend sa source dans les *fausses membranes d'une pelvi-péritonite déjà existante,* et dans la déchirure des vaisseaux de nouvelle formation.

C'est la *pelvi-péritonite hémorrhagique* de Bernutz, la *pachypéritonite* de M. Besnier, qui trouve un si grand appui dans les travaux de Virchow sur la pachy-méningite hémorrhagique (1). M. Besnier estime que ces faits sont les plus nombreux de tous ;

3° Le sang provient de la *rupture d'une veine variqueuse du plexus utéro-ovarien,* de ce qu'on appelle le *varicocèle ovarien* (Richet, Devalz) (2) ;

4° L'hémorrhagie intra-pelvienne résulte du *reflux du sang de l'utérus dans la trompe et le péritoine* (Bernutz) par rétention du flux menstruel. Cette opinion est vivement combattue ;

5° Elle résulte d'une *hémorrhagie de la trompe ;* c'est l'hématocèle *cataméniale* ou tubaire de Trousseau. Ce point de départ aurait lieu dans les cas d'hématocèle survenant à la suite de fièvres et de maladies graves. Trousseau les désigne alors sous le nom d'hématocèles *cachectiques,* Bernutz les appelle *métrorrhagiques ;*

6° Elle provient d'une *hémorrhagie de l'ovaire* qui se produit au moment de la rupture de la vésicule de Graaf, quand cette hémorrahagie est considérable et que l'adaptation du pavillon de la trompe sur l'ovaire n'est pas bien exacte (Nélaton et Laugier) ;

7° Elle est le résultat d'une *ponte extra-utérine,* avec grossesse de même nom (Gallard) ;

8° Elle peut être déterminée par la *congestion chronique des*

(1) Virchow, *Pathologie des tumeurs,* trad. Aronsshon, t. I, p. 137.
(2) Devalz, *Du varicolèle ovarien.* Thèse de Paris, 1858.

ovaires, qui, ayant leur résistance diminuée, se rompent au moment de la menstruation (Courty), ou bien par la *rupture de kystes sanguins ovariques* (Denonvilliers, Puech).

On voit par là que l'hématocèle péri-utérine n'est qu'une manifestation de lésions diverses de l'appareil génital interne de la femme. A sa première période, elle n'est qu'un symptôme comparable à l'hémoptysie, à l'hématémèse; plus tard elle constitue un épiphénomène qui domine la scène pathologique.

Anatomie pathologique. — Le sang, versé dans la cavité pelvienne, tend à s'accumuler vers les parties les plus déclives, le cul-de-sac rétro-utérin ou poche de Douglas, où il forme une masse plus ou moins volumineuse suivant la quantité de l'hémorrhagie. Il détermine rapidement par sa présence des phénomènes, inflammatoires du côté de la séreuse.

Si la péritonite n'est pas très intense et que l'épanchement ne soit pas trop considérable, il se forme à la périphérie des adhérences qui limitent le caillot, le compriment de tous côtés et facilitent sa résorption.

Mais cette résorption peut ne pas avoir lieu, soit à cause des qualités même du liquide sanguin, soit à cause de l'état antérieur de la séreuse; et alors il en résulte un enkystement, une véritable tumeur sanguine, un *hématome*, qui évolue différemment suivant les cas.

Cette tumeur occupe presque toujours le cul-de-sac de Douglas et mérite à juste titre le nom de *rétro-utérine*. Dans quelques circonstances, on l'a vue située plus ou moins latéralement, *latéro-utérine*, ou bien encore dans le cul-de-sac antérieur, entre la vessie et l'utérus, *anté-utérine* (Puech). La dénomination de *péri-utérine*, qui a été proposée par Gallard (1), a le mérite d'englober tous les cas.

Ce kyste sanguin est parfois uniloculaire, parfois traversé par des brides et des cloisons qui le divisent en loges plus ou moins distinctes. Son contenu est coagulé ou liquide, de cou-

_____

(1) Gallard, *Bulletin de la Société anatomique*, 1855.

leur variable suivant l'âge de l'épanchement et les modifications chimiques qu'il a subies. Sa quantité varie depuis quelques grammes jusqu'à un kilogramme et au delà. Il s'épaissit peu à peu, devient poisseux, sirupeux, ou bien complètement fibrineux, quelquefois purulent.

Outre la tumeur, on constate à l'autopsie les diverses lésions qui ont pu lui donner naissance, les déplacements et les altérations consécutives des divers organes du petit bassin.

Étiologie. — L'hématocèle péri-utérine est une maladie assez rare : on ne l'observe guère que de vingt-cinq à trente-cinq ans : avant comme après ces limites, elle est tout à fait exceptionnelle.

Elle se produit rarement chez des femmes dont la santé n'a pas éprouvé d'atteintes antérieures. Sous ce rapport toutes les maladies des organes génitaux peuvent être considérées comme des causes prédisposantes, et notamment l'hypérémie active ou passive de la sphère génitale interne, les rétrécissements et les occlusions du col, l'ovarite chronique et surtout la péritonite chronique.

Les fièvres graves et les maladies infectieuses, le purpura et le scorbut y prédisposent également.

Elle se manifeste surtout au moment de la menstruation.

A ce moment, les causes occasionnelles les plus légères peuvent en amener l'apparition. On a noté parmi ces dernières les violences extérieures, les coups sur l'abdomen et les chutes, les efforts musculaires, le coït principalement s'il est pratiqué pendant les règles, l'impression du froid, une émotion vive, etc.

Au point de vue des causes occasionnelles, Trousseau (1) divise les hématocèles en deux classes : 1° les hématocèles *par rupture*, pouvant survenir en dehors de la période menstruelle ; 2° les hématocèles *cataméniales*, dues à un trouble de la menstruation.

Symptômes. — *Début.* — Le début de la maladie n'est pas toujours le même.

(1) Trousseau, *Clinique médicale de l'Hôtel-Dieu*, 5ᵉ édit. 1877, t. III.

Dans les cas d'hématocèle franche, quand l'hémorrhagie est considérable, la femme qui se trouvait en pleine période de la menstruation, à la suite de l'une des causes occasionnelles précédemment indiquées, est prise subitement d'une douleur abdominale vive, qui est rapidement suivie de faiblesse et même de collapsus, avec accompagnement de sueurs froides, de nausées et de vomissements.

La perte de sang peut être assez considérable pour produire des lypothymies et la syncope.

Les règles n'en continuent pas moins, quoique le plus souvent elles soient diminuées ou taries.

Dans d'autres circonstances, le début de la maladie se produit de la même façon à l'époque où la menstruation est imminente, ou bien après sa suppression, ou bien encore après sa disparition partielle ou temporaire sous l'impression du froid ou d'une émotion morale vive.

L'*ictus hémorrhagique* peut être tel que la mort survient en peu d'heures : il s'agit alors d'une véritable hémorrhagie interne.

A côté de ce début soudain, il est des cas intermédiaires où les symptômes n'apparaissent que peu à peu ; il semble que le sang ne s'écoule que goutte à goutte dans le péritoine, en déterminant des symptômes qui vont sans cesse en progressant.

État. — Au bout de peu de temps, la malade revient à elle, et accuse de violentes douleurs abdominales, continues ou rémittentes, qu'exaspère le moindre mouvement. Ces douleurs s'irradient dans tous les sens, et s'accompagnent de ténesme vésical et rectal.

A ce moment, une tuméfaction peut apparaître à l'hypogastre, et remonter plus ou moins haut jusqu'à l'ombilic.

Mais bientôt les phénomènes inflammatoires de la péritonite se développent. La température, qui pouvait être au-dessous de la normale, s'élève ; le pouls devient fréquent, et au bout d'un ou deux jours, survient une réaction fébrile générale, avec les symptômes d'une péritonite générale ou partielle. Quand les symptômes aigus de celle-ci sont un peu calmés, on peut pratiquer l'exploration de la région, et apprécier les caractères de la tumeur formée par l'hématocèle.

Celle-ci occupe généralement le cul-de-sac de Douglas et ne fait pas saillie à l'hypogastre : le ventre est seulement douloureux et ballonné ; c'est donc à l'exploration interne qu'il faut recourir.

Le doigt introduit dans le vagin sent en arrière du col, qui est refoulé en haut et en avant, une tumeur de forme arrondie, globuleuse, présentant parfois de petites inégalités, de consistance élastique, fluctuante dans quelques cas. M. Puech dit y avoir perçu la crépitation sanguine.

Si cette tumeur est volumineuse, on peut quelquefois percevoir une sensation de flot, en combinant le toucher vaginal avec la palpation abdominale.

Les choses restent en cet état pendant quelques jours, une ou deux semaines, puis, si la maladie doit se terminer par la guérison, les phénomènes s'amendent petit à petit ; la période de déclin commence.

Déclin. — Les phénomènes à noter durant cette période intéressent surtout la tumeur rétro- ou péri-utérine. On la sent progressivement diminuer de volume, sa consistance devient de plus en plus grande ; elle se rétracte ainsi pour ne former définitivement qu'un noyau induré qui maintient toujours le cul-de-sac postérieur plus abaissé. Pendant ce temps l'utérus qui avait été primitivement repoussé en avant et en haut, reprend sa place et tout rentre dans l'ordre.

Marche. — Durée. — Terminaisons. — La marche de l'hématocèle peut être quelquefois foudroyante, et entraîner la mort en quelques heures.

Généralement il n'en est pas ainsi, et après une période aiguë plus ou moins longue, la maladie affecte la forme chronique et a une durée en quelque sorte indéterminée.

Dans ces cas, il est ordinaire de voir son cours entrecoupé par des périodes d'exacerbation correspondant aux époques menstruelles suivantes. Il semble qu'à ces époques l'hémorrhagie intra-pelvienne se reproduise en partie, et il n'est pas rare de constater une augmentation dans le volume de la tumeur. Ces phénomènes de récidive partielle se reproduisent ainsi pendant trois ou quatre mois, pour cesser ensuite.

Les mêmes phénomènes de redoublement se produiraient, suivant Nonat, sous l'influence de toutes les autres causes : rapports sexuels, courses, équitation, etc.

La maladie peut se terminer de différentes manières :

1° Par *résolution*, qui est le cas le plus fréquent.

2° Par *passage à l'état chronique.* — On en a vu qui ont persisté plusieurs années sans subir d'amélioration : la tumeur restant stationnaire et se transformant en un vrai kyste à parois très épaisses, à contenu liquide ou demi-liquide.

3° Par *perforation*. — La tumeur se ramollit et s'ouvre dans l'un quelconque des organes voisins, dans le péritoine, le vagin ou le rectum. Tous les cas d'ouverture de la tumeur dans le péritoine ont été mortels : quand elle se vide dans le rectum ou le vagin, la guérison est la règle, quoique la mort par suppuration excessive, fièvre hectique et septicémie, ait été notée dans quelques circonstances.

Sur un relevé de 52 cas où la tumeur avait été abandonnée à elle-même, on a observé 26 fois la résorption spontanée, 6 fois l'évacuation du contenu dans le péritoine, 13 fois son expulsion par le rectum et 7 fois par le vagin (Courty).

Diagnostic. — Le diagnostic est facile dans les cas types, quand le début de l'hématocèle a été subit et bien marqué.

Par le toucher vaginal, on sent une masse volumineuse, qui déprime en bas le cul-de-sac vaginal postérieur, repousse l'utérus en haut et en avant et embrasse à la fois le vagin et le rectum. Le fond de la matrice est également repoussé en avant contre la paroi abdominale, et peut être aisément perçu par la palpation hypogastrique. Si l'on a recours à l'exploration bimanuelle, on sent, en arrière du fond de l'utérus, une masse continue avec celle qui est située derrière le col, masse élastique, mollasse et quelquefois fluctuante.

Mais, quand le début est moins net, quand l'effusion sanguine est peu considérable, ou bien quand on n'est appelé que tard auprès des malades, le diagnostic est plus difficile, et la tumeur sanguine peut être confondue avec toutes les autres tumeurs de la région, rétroflexion utérine, grossesse intra-utérine, corps fibreux, kystes de l'ovaire, distension des trompes, tumeurs malignes du péritoine ou du bassin, tumeurs stercorales, etc., et surtout paramétrite et pelvi-péritonite.

L'étude du mode d'invasion et de la marche de la maladie sera ici de plus grand secours. Sous ce rapport la pelvi-péritonite et l'hématocèle présentent de grandes différences. L'examen local, fait avec soin et attention, ce qui n'exclut pas les plus grandes précautions, viendra encore permettre de porter un diagnostic différentiel. La ponction exploratrice, conseillée par quelques auteurs pour lever tous les doutes, doit être rejetée.

M. Courty a résumé sous forme de tableau les principaux signes du diagnostic différentiel de l'hématocèle péri-utérine, d'avec les diverses maladies qui peuvent être l'objet de confusion.

Phlegmon et abcès péri-utérin.	*Hématocèle.*
Lié à l'accouchement, à l'avortement ou à une inflammation quelconque de l'appareil génital.	Ne se lie à aucune de ces circonstances et se montre à des époques autres que celles des couches.
Tumeur médiocre, ne déplaçant pas le col, souvent sur le côté.	Tumeur volumineuse, refoulant le col derrière lequel elle est située.
Tumeur se formant après le début des accidents.	Tumeur formée dès le début de la maladie.
Tumeur dure d'abord, très sensible, se ramollissant peu à peu et devenant fluctuante.	Tumeur molle d'abord, peu sensible, se durcissant avec le temps et perdant le caractère de la fluctuation.
Phénomènes généraux persistant jusqu'à l'époque où le pus se fraye une voie au dehors.	Phénomènes généraux s'amoindrissant au bout de quelques jours, longtemps avant la terminaison de la maladie.
Grossesse extra-utérine.	
Procède avec lenteur.	Début en général brusque.

Grossesse extra-utérine.

D'abord aucun trouble fonctionnel, plus tard les troubles de la grossesse normale.	Symptômes généraux plus ou moins graves dès le début.
Bruits fœtaux, mouvements du fœtus.	Résultats nuls à l'auscultation, etc.
Parfois aménorrhée, quelquefois menstruation régulière, mais pas de métrorrhagie.	Altérations de la menstruation coïncidant avec une métrorrhagie.

Kyste de l'ovaire.

Développement très lent, mais indéfini.	Évolution rapide suivie de décroissance.
Pas de troubles symptomatiques.	Symptômes généraux plus ou moins graves.
Tumeur fluctuante d'abord, puis dure.	Tumeur toujours liquide, fluctuante.

Tumeurs fibreuses.

Développement lent, toujours croissant.	Développement rapide, diminution consécutive, toujours dans la période d'activité sexuelle.
Se rencontrent parfois à l'époque de la ménopause.	
Aménorrhée, leucorrhée abondante ou métrorrhagie.	Menstruation et métrorrhagie.
Bosselures, densité inégale.	Régularité des contours, densité égale.
Se ramollissant rarement.	Peut se ramollir fréquemment.

Rétroflexion et rétroversion

A l'état de vacuité : développement lent, ne diminue pas de volume.	Indépendance réciproque de l'utérus et de la tumeur.
A l'état de gravidité : symptômes de grossesse.	

Hématocèle intra-péritonéale	Hématocèle extra-péritonéale.
Tumeur plus élevée, proéminant sur les côtés et en arrière de l'utérus.	Tumeur descendant dans la cloison recto-vaginale.
Utérus enclavé, dans des directions variables, ne pouvant être soulevé.	Utérus repoussé en haut et en avant, plus distinct de la tumeur anormale.
Pas de coloration, pâleur fréquente de la muqueuse.	Teinte violacée du cul-de-sac vaginal.

Pronostic. — L'hématocèle péri-utérine est une maladie grave, quoique la mort n'en soit pas ordinairement la conséquence. Quand la période du début est passée, les fréquentes récidives auxquelles elle est sujette risquent toujours de faire renaître les accidents aigus avec tous leurs dangers.

Elle est encore grave par les conséquences fâcheuses qu'elle laisse après elle, adhérences de l'ovaire, oblitération des trompes, déviations de l'utérus, dysménorrhée et stérilité consécutives.

Traitement. — Afin d'éviter la survenance possible d'une hématocèle chez les femmes qui y sont prédisposées par l'existence d'une pelvi-péritonite antérieure, d'une ovarite chronique ou d'une menstruation difficile, on recommandera le plus grand repos et le plus grand calme pendant la période des règles.

Quand les accidents du début se manifestent, on les combattra par les mêmes moyens que les hémorrhagies internes en général : repos absolu, décubitus horizontal le bassin relevé, application de glace sur le ventre, dans le vagin, boissons froides et acidules, injections hypodermiques de morphine.

On pourra aussi administrer l'ergot en poudre ou l'ergotine en injections sous-cutanées.

On écartera tous les excitants, alcool, éther, etc., à moins qu'on n'ait à redouter une syncope mortelle.

Plus tard, quand la réaction fébrile survient et que la péritonite se déclare, ce sera cette dernière qu'il faudra combattre par tous les moyens usités en pareil cas, afin de la limiter autant que possible.

Enfin, quand tous les accidents inflammatoires seront calmés, on s'occupera de favoriser la diminution et la résolution de la tumeur par les mêmes moyens déjà conseillés à propos de la pelvi-péritonite chronique et du phlegmon des téguments larges, vésicatoires volants, badigeonnages à la teinture d'iode, laxatifs, injections vaginales chaudes.

D'une manière générale, on devra se contenter de ce traitement purement médical, auquel on adjoindra le repos absolu et la plus grande surveillance au moment des règles, et cela pendant plusieurs mois de suite, et même longtemps après la disparition des accidents.

L'intervention chirurgicale doit être réservée pour des cas tout à fait exceptionnels.

Quand la poche se ramollit et qu'il existe des signes de suppuration, si les symptômes généraux ne sont pas graves, mieux vaut abandonner la tumeur à elle-même. Les cas d'ouverture spontanée ont presque toujours eu une terminaison heureuse. On procédera de même si la tumeur diminue, quoique très lentement.

Il est des cas toutefois où l'intervention chirurgicale est non seulement justifiée, mais encore où elle doit être la règle: c'est lorsque la tumeur par son volume détermine une gêne et des douleurs intolérables, ou bien encore lorsque des symptômes d'infection purulente ou d'infection putride se déclarent.

Dans ces conditions, on pourra faire une ponction aspiratrice dans la tumeur, par le vagin de préférence. Si celle-ci ne suffisait point, on devrait recourir à l'excision, soit avec le bistouri, soit avec les caustiques, vider la poche des caillots qu'elle renferme et y pratiquer, avec prudence, une injection détersive et antiseptique.

Il sera même utile, dans le plus grand nombre de cas, de mettre un tube à drainage à demeure, afin d'assurer le libre écoulement des produits putrides.

§ II. — Hématocèle extra-péritonéale.

Il est incontestable que dans quelques circonstances, très rares en vérité, l'épanchement sanguin se fait dans le tissu cellulaire sous-péritonéal du petit bassin, et que l'on a affaire à des hématocèles *extra-péritonéales* ou *sous-péritonéo-pelviennes* (Bernutz).

Celles-ci peuvent survenir dans l'état de gestation ou de vacuité de l'utérus. Les premières ont lieu assez souvent dans le cours des grossesses extra-utérines; les secondes ont une histoire peu connue, et il n'en existe qu'un très petit nombre d'exemples incontestables, c'est-à-dire suivis d'autopsie.

CHAPITRE V

LÉSIONS ORGANIQUES DES LIGAMENTS LARGES.

§ I. — Kystes.

Les ligaments larges sont assez souvent le siège de tumeurs liquides parfaitement limitées, de véritables *kystes*.

Certains de ces kystes occupent l'aileron antérieur et sont situés dans les *ligaments ronds* proprement dits : ils entrent dans la catégorie des *hydrocèles* et viennent faire saillie au dehors, à travers le canal inguinal, jusque sur le mont de Vénus et dans les grandes lèvres (1).

Ils résultent de la dilatation des mailles du tissu cellulaire des ligaments ronds, ou de la persistance du canal de Nuck.

Le plus grand nombre siège au niveau de l'aileron moyen ; ils ont leur point de départ dans la dilatation kystique de l'organe de Rosenmuller. Il en a été déjà question plus haut (p. 577). Ces kystes sont connus sous le nom de *paraovariques*, et diffèrent de ceux de l'ovaire par leur enveloppe qui est généralement plus mince et plus rétractile, leur cavité qui est uniloculaire, et leur contenu plus limpide et plus aqueux. Ils jouissent en outre de la propriété de guérir après une simple ponction, sans récidive ultérieure.

Les Allemands (2) ont signalé à ce niveau, ainsi qu'au niveau de l'ovaire, des *kystes à échinococques*.

§ II. — Tumeurs solides. — Fibromes, myomes et fibromyomes.

Le plus souvent elles proviennent de l'utérus, et ne font

(1) Aubenas, *Des tumeurs de la vulve*. Thèse de Strasbourg, 1860.
(2) Schrœder, *Krankheiten der weiblichen Geschlechtorgane*, 1879, p. 457.

que faire saillie dans l'épaisseur des ligaments larges, dont
elles écartent les deux feuillets. Pourtant Virchow admet
l'existence de fibromyomes développés primitivement dans
le tissu des ligaments.

On peut rencontrer quelquefois vers la base des ligaments
larges de petites tumeurs dures, arrondies ou ovalaires, d'aspect fibreux à la coupe. Aran croyait que c'étaient des *névromes* ; il me paraît plus probable que ces petites tumeurs
ne sont autre chose que des ganglions chroniquement enflammés.

Klob et Bandl (1) signalent à ce niveau l'existence de concrétions calcaires dans l'intérieur ou sur les parois des veines,
de véritables *phlébolithes*.

§ III. — Tubercules.

La tuberculose y est rare et toujours consécutive à une dégénérescence semblable, existant sur les trompes, sur l'utérus ou sur le péritoine.

§ IV. — Cancer.

Il en est de même du cancer ; ce dernier occupe de préférence le feuillet séreux du péritoine pelvien, et donne lieu
à une péritonite chronique enkystée.

Mais la pelvi-péritonite cancéreuse n'existe que rarement
seule, et des masses morbides de même nature se montrent,
soit sur d'autres points du péritoine, soit sur des organes plus
ou moins éloignés.

(1) Bandl, *Die Krankheiten der Tuben, der Ligamente*, etc., 1879,
p. 191.

CINQUIÈME PARTIE

MALADIES DES MAMELLES

Les *mamelles* sont des glandes placées de chaque côté de la paroi antérieure et latérale de la poitrine, et destinées à la sécrétion du *lait*.

A l'état rudimentaire chez l'homme, elles prennent chez la femme un développement considérable en rapport avec les fonctions qu'elles sont destinées à remplir pendant toute la durée de la vie sexuelle : aussi leurs maladies sont-elles communes, principalement à cette période qui correspond à leur activité sécrétoire.

Il est vrai que la plupart de ces affections sont en relation intime avec l'*allaitement*, et sont par conséquent du ressort de l'obstétrique. Toutefois, quelques considérations générales trouvent leur place dans un livre de gynécologie, avec d'autant plus de raison que les mamelles ne sont en définitive qu'une dépendance des organes génitaux, et que beaucoup de leurs altérations se développent à l'occasion ou comme conséquences des diverses maladies *spéciales*, dont il a été question jusqu'ici.

La glande mammaire est une glande en grappe, de forme le plus souvent hémisphérique, formée d'une série de *lobes* et de *lobulles*, d'où partent des conduits excréteurs qui, au nombre d'une quinzaine environ, viennent aboutir isolément près du sommet d'une grosse papille centrale, le *mamelon*, qui est à son tour entouré d'un cercle de peau à reflet brunâtre, l'*aréole*, parsemé d'une série de petites saillies, les *tubercules de Montgomery*.

Elle est logée dans un dédoublement du tissu cellulaire sous-cutané, qui la sépare de la peau en avant, de l'aponévrose du grand pectoral en arrière. Cette sorte de poche cellulaire est continue tout autour de la glande, excepté au niveau du mamelon et de l'aréole où elle fait défaut, et où la glande s'applique directement contre la face profonde du derme. De sa face profonde, partent toute une série de prolongements cellulo-graisseux qui séparent les uns des autres les divers lobes de la glande, et établissent entre eux une séparation plus ou moins complète.

Le tissu propre de la mamelle est constitué par une série de lobules formés par la réunion des *acini* ou *grains* glandulaires. Ceux-ci sont à leur tour composés : 1° d'une membrane limitante amorphe et de nature conjonctive, qui se continue avec le tissu conjonctif ambiant ; 2° d'un amas de cellules épithéliales cubiques, presque aplaties, rangées symétriquement autour 3° d'une petite cavité centrale, terminée en cul-de-sac, d'un côté, se continuant de l'autre avec le conduit excréteur, *conduit galactophore*.

Les conduits excréteurs, nés de chaque acinus, se réunissent successivement comme les branches d'une grappe de raisin, et deviennent peu à peu plus distincts, plus volumineux, à parois épaisses et fibreuses, à cellules de revêtement cylindriques ou polygonales, et doublés d'une couche de fibres musculaires lisses à direction longitudinale et circulaire (Sinéty).

Les canaux galactophores arrivent au niveau du mamelon au nombre de dix à vingt, le traversent d'arrière en avant sans s'anastomoser ensemble, et viennent s'ouvrir près de son sommet.

La peau qui constitue le mamelon et l'aréole est très fine, remarquable par la présence d'un nombre considérable de fibres musculaires lisses (*muscle sous-aréolaire*), sorte de muscle dartoïque qui explique les phénomènes d'érection qui se passent à ce niveau.

Les vaisseaux et les nerfs y sont très nombreux ; le réseau lymphatique péri-acinien est très développé.

Les mamelles apparaissent vers le quatrième mois de la vie intra-utérine, et subissent à partir de ce moment un accroissement lent et progressif, qui devient surtout manifeste au moment de l'établissement de la puberté. Pourtant leur structure reste incomplète jusqu'à la première grossesse, où elle arrive à son complet développement. C'est sous cette influence que se manifeste la sécrétion de la glande, la *sécrétion lactée*.

Il se produit alors une excitation nutritive qui amène d'abord l'augmentation du volume de la glande, le développement plus marqué de ses parties sécrétoires, et aboutit finalement à la sécrétion et à l'excrétion d'un liquide particulier, le *colostrum* dans les derniers mois de la grossesse et les premiers jours qui suivent l'accouchement, le *lait* un peu plus tard et pendant une période variable de plusieurs mois.

Plus tard, quand l'excitation nutritive produite par la grossesse et la lactation a cessé, la glande diminue de volume ; un certain nombre de ses acini s'atrophie ou disparaît pour se reformer à l'occasion d'une nouvelle grossesse, et cela jusqu'à la ménopause, période à laquelle le tissu glandulaire proprement dit disparaît définitivement, pour faire place à l'élément cellulo-adipeux qui en prend la place.

L'étude des mamelles, tant au point de vue physiologique que pathologique, ne présente un réel intérêt que pendant cette période qui s'étend de la puberté à la ménopause, de 15 à 45 ans.

CHAPITRE PREMIER

ANOMALIES DES MAMELLES.

§ I. — **Absence et développement rudimentaire.**

L'*absence* des mamelles est très rare ; elle se rencontre conjointement à l'absence ou au développement rudimentaire de

quelque autre des organes génitaux, ou bien elle est le résultat d'un vice de conformation de la partie du thorax qui
supporte le sein, d'un développement défectueux des côtes,
des muscles pectoraux, etc.

Quand il en est ainsi, une seule mamelle manque le plus
souvent, et celle qui reste a pu dans quelques circonstances
suffire à la lactation (Scanzoni).

L'absence du mamelon, ou l'*athélie*, est presque toujours
accidentelle et résulte de plaies, ulcérations ou morsures qui
en ont amené la destruction.

Le *développement rudimentaire* peut ou non coïncider avec un
vice de conformation des organes génitaux : il coïncide assez
souvent avec le développement défectueux du reste du corps,
ou bien est dû à des maladies constitutionnelles, chlorose,
scrofules, etc. L'abus du corset peut être incriminé dans un
assez grand nombre de cas. Dans certaines familles, cette
anomalie paraît être héréditaire.

Ce développement rudimentaire ne présente aucun inconvénient sérieux au point de vue de la santé ; il ne devient
gênant que lorsque la femme est appelée à nourrir.

Dans ces cas, la sécrétion lactée est insuffisante, quelquefois
nulle : l'allaitement maternel n'est pas possible, ou bien, si l'on
s'acharne quand même à vouloir y recourir, l'enfant souffre
autant par l'insuffisance de l'alimentation que par les efforts
énergiques de succion auxquels il est obligé de se livrer. Ces
derniers ont encore l'inconvénient d'irriter le mamelon et la
glande elle-même : de là des gerçures, des crevasses et des
abcès.

Il est bien difficile de remédier à ce développement rudimentaire des seins. Les frictions excitantes, les embrocations
chaudes et aromatiques, les titillations du bout des seins,
l'électricité, et l'emploi de *bouts artificiels*, en caoutchouc, en
verre, en ivoire, en tétine de vache, pourront être successivement employés, tout comme dans le traitement de l'*agalactie* proprement dite, mais sans grand espoir de succès, si le
tissu glandulaire fait défaut.

§ II. — Mamelles surnuméraires (Polymastie).

Les recueils de tératologie, et principalement le magnifique ouvrage d'Isidore Geoffroy Saint-Hilaire (1) renferment des exemples de cette espèce d'anomalie, qui rapproche ainsi la femme de l'organisation de la plupart des femelles animales. Darwin a beaucoup insisté sur ces faits pour l'édification de sa théorie de la *descendance de l'homme.*

On cite des faits où il aurait existé trois, quatre et cinq mamelles sur le thorax d'une seule femme : on en a aussi rencontré sur d'autres parties du corps, dans les aisselles, sur le ventre, aux aines, aux cuisses, etc. La plupart de ces aberrations de l'organisation ont été notées parmi les peuplades sauvages de l'Amérique, aux Antilles surtout ; elles n'ont été que peu ou point signalées parmi les Européennes.

Elles ne constituent en somme qu'une difformité, qui nuit à l'esthétique, mais qui ne saurait présenter aucun intérêt clinique.

§ III. — Atrophie.

L'*atrophie* des seins accompagne assez généralement l'émaciation et le marasme, et n'est qu'un des accidents de l'atrophie générale qui se développe soit par suite de la vieillesse et de la décrépitude, soit à la suite des affections graves, aiguës ou chroniques. Elle a succédé quelquefois à des lésions utérines ou ovariques anciennes, ou bien à des allaitements répétés. Certains médicaments, l'iodure de potassium entre autres, agissent activement et rapidement dans ce sens ; j'en ai observé quelques faits des plus probants.

Le traitement ne peut évidemment être qu'indirect.

§ IV. — Hypertrophie.

L'*hypertrophie* des mamelles s'observe assez fréquemment :

(1) I. Geoffroy Saint-Hilaire, *Histoire des anomalies de l'organisation.* Paris, 1832, t. I, p. 711.

elle acquiert parfois des dimensions telles qu'elle constitue une difformité et même une véritable infirmité.

Comme le fait observer avec raison Scanzoni, l'hypertrophie peut être suivant les cas :

1° *générale*, c'est-à-dire envahir à la fois le tissu graisseux et le tissu glandulaire : elle acquiert alors un volume énorme ;

2° *glandulaire*, c'est-à-dire ne porter que sur le tissu propre de la glande, dont quelques lobes sont plus particulièrement développés, et forment des tumeurs circonscrites du volume d'une noix, d'un œuf de pigeon, jusqu'à celui d'une tête d'adulte, et qui sont enchâssées comme des corps étrangers au milieu du tissu de la mamelle.

3° *graisseuse*, quand elle ne porte que sur le tissu adipeux qui entoure la glande de toutes parts. Il peut se faire alors, ou bien qu'une partie seulement du tissu graisseux se développe et s'hypertrophie, en formant une tumeur plus ou moins isolée et plus ou moins distincte (*lipome*), ou bien que tout le tissu adipeux y prenne part, autant d'un côté que de l'autre, et produise une tuméfaction générale de la poitrine qui prend des proportions colossales.

Cette dernière variété d'hypertrophie s'observe quelquefois chez l'homme et porte le nom de *gynécomastie.*

L'hypertrophie des mamelles peut exister à l'état de phénomène isolé et constituer une véritable malformation : c'est ainsi qu'on a vu des enfants de quatre ou cinq ans avoir des seins aussi développés qu'une femme de vingt.

Elle présente souvent une connexion avec certaines altérations des organes génitaux, et principalement avec certains troubles de la menstruation, la suppression des règles par exemple. Dans ce dernier cas, on l'a vue quelquefois se produire avec une grande rapidité et s'accompagner de la plupart des phénomènes de l'inflammation.

Elle serait fréquente chez les femmes mariées et stériles.

Elle n'est le plus souvent qu'un des phénomènes de l'obésité générale, de la *polysarcie*.

Cette lésion de nutrition ne présente par elle-même aucun danger : elle entraîne seulement une gêne plus ou moins considérable, du tiraillement dans les épaules, de la fatigue, de l'essoufflement, et enfin prédispose aux érythèmes (*inter-trigo*) et aux érysipèles.

Le traitement, dans l'immense majorité des cas, sera purement palliatif. Il consistera dans une diététique convenable, la compression graduée et progressive, l'application des iodés à la surface et enfin l'administration de l'iodure de potassium à l'intérieur.

Ce ne sera que lorsque l'excès de volume des seins est franchement insupportable à la malade et que la vie est mise en danger, qu'on pourrait se résoudre à l'amputation de l'organe malade, tout comme s'il s'agissait d'une tumeur pathologique.

CHAPITRE II

TROUBLES DE LA SÉCRÉTION MAMMAIRE.

Donné, *Cours de microscopie*. Paris, 1844. — *Conseils aux mères sur la manière d'élever les enfants nouveau-nés*, 6e édit. Paris, 1880.
P. Lorain, *Nouveau Dict. de méd. et de chir. pratiques*, art. Allaitement. Paris, 1864, tome I, p. 622.
Jacquemier, *Dictionnaire encyclopédique*, art. Allaitement.

D'une façon générale, la sécrétion mammaire ne s'établit que chez la femme en couches, et constitue une nouvelle fonction, d'une durée plus ou moins longue, mais toujours transitoire, la *lactation*, qui a pour but l'*allaitement* du nouveau-né.

Je ne signalerai que pour mémoire ces cas particuliers, quoique nullement rares, où l'on a vu la sécrétion lactée s'établir chez les nouveau-nés et persister quelques jours et même quelques semaines.

L'étude des troubles de la sécrétion mammaire ou de la lactation rentre dans le domaine de l'obstétrique, au sujet des soins à donner aux *nourrices*.

§ I. — Agalactie.

On entend par ce mot l'état d'une femme nouvellement accouchée ou nourrice, qui n'a pas de lait du tout, ou chez laquelle la sécrétion lactée est insuffisante pour subvenir aux besoins du nourrisson.

L'agalactie est assez fréquente à notre époque chez les femmes des classes riches et aisées, et elle est la cause de l'abandon, malheureusement progressif, de l'allaitement *maternel* au profit de l'allaitement *mercenaire* ou *mixte*, ou exclusivement *artificiel*.

Elle est la conséquence de l'âge trop tendre ou trop avancé de la nourrice, du développement rudimentaire des seins, de l'état de débilité générale, des maladies constitutionnelles, et enfin des lésions aiguës ou chroniques des mamelles.

Elle résulte aussi fréquemment de la diète sévère qu'imposent certains médecins à leurs accouchées lors des premiers jours qui suivent la parturition, des hémorrhagies abondantes qui ont accompagné celle-ci, etc. Elle peut être quelquefois essentielle et constituer un fait particulier à certaines femmes qui, quoi que l'on fasse, ne voient jamais la montée de lait se faire après leurs couches.

Il n'est pas rare de voir cette altération de fonction être manifestement héréditaire.

L'agalactie est plus nuisible à l'enfant qu'à la mère : on ne croit guère aujourd'hui à l'action du lait mélangé au sang, et les *dépôts laiteux* se produisant sur les différents points de l'économie sont peu à craindre, quoiqu'il soit bien évident que la lactation parfaitement établie constitue une véritable révulsion par rapport aux organes génitaux, révulsion favorable sans contredit pour l'involution que doivent subir ces organes après l'accouchement.

Quand la montée de lait est nulle ou bien quand, pendant le cours de l'allaitement, la sécrétion lactée se tarit d'une façon complète, le mieux est de renoncer à l'allaitement maternel et de recourir à une autre nourrice.

Mais si elle est seulement incomplète ou bien si elle n'est que passagère, on favorisera le retour de la sécrétion en combattant la cause qui lui a donné naissance, émotion morale vive, affection fébrile, abcès du sein, etc.

Les toniques, un bon régime, la succion fréquemment répétée sur le mamelon, pourront quelquefois en venir à bout. L'électrisation de la glande pourra donner aussi de bons résultats, et les faits de réussite par ce moyen tendent à se multiplier.

On a vanté une foule d'agents dits *galactopoïétiques* : la cascarille, l'anis, le fenouil, les lentilles, les cataplasmes de feuilles de ricin appliqués sur les seins, etc., mais leur action est le plus souvent insignifiante.

§ II. — Galactorrhée.

La *galactorrhée* est l'inverse de l'agalactie : la sécrétion mammaire est exagérée, en sorte que le lait suinte continuellement au dehors. Le lait qui s'écoule ainsi spontanément est d'abord normal, mais bientôt il ne tarde pas à devenir plus clair, séreux, presque semblable à de l'eau : c'est bien le cas de dire que richesse signifie pauvreté.

La galactorrhée occupe ordinairement les deux mamelles à la fois. Elle résulte tantôt d'une suractivité sécrétoire de la glande déterminée par une irritation excessive à la suite d'un allaitement trop fréquent ou trop prolongé, d'excitations du système génital, des excès génésiques, de la masturbation, etc., tantôt d'une sorte de relâchement général de l'économie qui prédispose aux fluxions passives, comme chez les femmes molles et lymphatiques.

On l'a observée, bien que plus rarement, chez les accouchées qui ne nourrissent pas, et même chez les femmes enceintes(1).

Les conséquences qu'elle entraîne ne tardent pas à retentir fâcheusement sur le nourrisson et la nourrice : cette der-

_____

(1) Joulin, *Traité complet d'accouchements*. Paris, 1867, p. 96.

nière souffrant de l'épuisement produit par cette sécrétion exagérée, le premier n'étant qu'insuffisamment réconforté par le lait qui perd peu à peu sa composition normale et ses diverses propriétés nutritives.

La première indication est de suspendre momentanément l'allaitement et de combattre la faiblesse de la nourrice par un régime fortifiant et des médicaments toniques. On a préconisé un grand nombre de médicaments, l'iode *intus et extrà*, le camphre, la ciguë, la compression méthodique des seins, l'agaric blanc (Joulin) à la dose de 1 gramme par jour en quatre prises, l'électricité, etc.

§ III. — **Altérations du lait.**

Pendant tout le temps que dure l'allaitement, la composition du lait est soumise à une série d'oscillations qui dépendent de l'hygiène de la nourrice, de son régime, de ses occupations, de son état de santé. Ces oscillations se maintiennent dans de certaines limites physiologiques, qui n'altèrent en rien ses propriétés nutritives.

Mais il est des cas assez fréquents où ces modifications deviennent plus accentuées et revêtent un caractère sérieux, tant au point de vue de la nourrice que surtout du nourrisson. Il importe de connaître les causes de ces altérations, leur variété, ainsi que les conséquences qu'elles entraînent et les indications auxquelles elles donnent lieu.

Ainsi les lésions inflammatoires de la mamelle, les émotions morales vives, le retour prématuré de la menstruation, la survenance d'une grossesse, les diverses affections fébriles, générales ou locales, retentissent presque inévitablement sur la sécrétion lactée.

Celle-ci peut augmenter ou diminuer de quantité : la composition chimique du lait peut changer ; l'un de ses principes constituants peut être en excès, tandis qu'une autre est en défaut.

Tantôt la proportion d'*eau* est trop considérable et le lait n'est pas assez nourrissant ; tantôt au contraire les *éléments gras* prédominent et l'inverse a lieu.

Le lait peut également se mélanger avec des liquides qui n'en font pas partie naturellement et renferme alors des éléments étrangers, que décèle l'inspection microscopique. Ainsi le lait peut renfermer du *sang*, du *pus*, ou bien du *colostrum*.

Chacune de ces altérations se traduit par un retentissement fâcheux sur l'état du nourrisson ; on la reconnaîtra à l'analyse chimique et à l'examen microscopique du liquide.

L'intervention qu'il convient de mettre en pratique est variable, ainsi qu'on le conçoit aisément. La suspension momentanée de l'allaitement est presque toujours nécessaire ; il est non moins indiqué dans quelques cas de la rendre définitive soit que l'altération du lait soit trop considérable, soit que la cause ne puisse être facilement enlevée.

§ IV. — **Rétention de la sécrétion lactée.**
Tumeurs laiteuses.

L'écoulement du lait peut être empêché pour diverses raisons. Ou bien les conduits galactophores sont oblitérés sur leur trajet par une inflammation adhésive, ou bien leur orifice terminal est rétréci et fermé à la suite des difformités du mamelon, de gerçures, etc. Il arrive dans quelques circonstances qu'une tumeur préexistante les comprime, les dévie, et favorise l'accumulation du lait en arrière de l'obstacle. Enfin, la sécrétion est parfois tellement abondante qu'elle ne peut se faire jour en entier au dehors, surtout si les mouvements de succion ne viennent en aide à l'excrétion, comme par exemple lorsque l'allaitement est suspendu d'une façon brusque ou par trop précipitée.

Ces diverses conditions amènent la rétention partielle ou complète du lait dans les conduits galactophores, son accumulation en arrière de l'obstacle, et finalement la dilatation de ces conduits et la production de petites tumeurs, dites avec raison *tumeurs laiteuses*.

Assez souvent ces tumeurs, entièrement comparables aux kystes par rétention des diverses glandes de l'économie, sont petites, noueuses, et constituent uniquement une dilatation en ampoule des vésicules ou des conduits galactophores, une véritable *ectasie*.

A ce degré, la lésion est peu grave ; le sein est un peu tuméfié, douloureux au toucher ; les glandes axillaires se gonflent ; il n'y a que peu ou point de fièvre. Bientôt la plupart des phénomènes généraux et locaux disparaissent, et il ne reste plus que quelques nodosités, en forme de chapelet, qui peuvent persister longtemps après la cessation de l'allaitement.

Quelquefois la rétention du lait est plus considérable, et bientôt les canaux et les vésicules glandulaires se distendent outre mesure et finissent par se rompre. Le lait se répand alors dans le tissu cellulaire, où il s'accumule en plus ou moins grande quantité, de là la formation d'une tumeur laiteuse proprement dite, ou *galactocèle*.

Quand la formation de cette espèce de tumeur est lente et progressive, le lait épanché s'entoure d'une membrane limitante, qui s'épaissit peu à peu et en détermine la délimitation sans autres accidents. Mais le plus souvent il n'en est pas ainsi, et l'irruption du lait dans le tissu cellulaire entraîne une inflammation plus ou moins vive de celui-ci, et aboutit à la formation d'un abcès qui, ouvert spontanément ou artificiellement, donne issue à un mélange de pus et de lait, *abcès laiteux*.

La simple ectasie des canaux galactophores ou des vésicules glandulaires n'entraîne le plus souvent aucune conséquence ; quand elle se manifeste, on surveillera et on dirigera avec soin l'allaitement, et, si la lésion persistait, on pourrait la combattre par les mêmes moyens que l'hypertrophie mammaire, c'est-à-dire par la compression et l'administration interne et externe des iodures.

La galactocèle proprement dite demande au contraire un traitement chirurgical plus ou moins hâtif, et entièrement comparable à celui des abcès du sein, c'est-à-dire, l'ouverture de la collection laiteuse, les injections détersives ou modificatrices dans l'intérieur de la poche, et enfin le drainage.

La suspension de l'allaitement, pourvu qu'elle soit accompagnée des soins ordinaires pour amener la disparition du lait, sera parfois nécessaire, et même indispensable, si l'on ne veut point voir s'établir une fistule persistante, par laquelle le lait s'écoule au dehors, *fistule laiteuse*, conséquence fréquente de la galactocèle ou des abcès proprement dits du sein, tant que la lactation persiste.

CHAPITRE III

INFLAMMATION DES MAMELLES. — ABCÈS DU SEIN.

Les inflammations de la région mammaire sont surtout fréquentes chez les nourrices, et elles forment un des accidents les plus communs de l'allaitement. Elles se rencontrent toutefois en dehors de cette condition particulière, et résultent alors des irritations extérieures ou des modifications qui se passent au niveau des seins, sous l'influence de la menstruation ou bien des diverses maladies de l'appareil génital.

Les divisions introduites dans cette étude sont excessivement nombreuses ; à l'exemple de Velpeau (1), dont le magnifique *Traité sur les maladies du sein* fait encore loi sur la matière, je diviserai ces inflammations en trois classes, suivant que la phlegmasie occupe le tissu cellulaire sous-cutané, le tissu cellulaire rétro-mammaire ou le parenchyme même de la glande. Ces diverses inflammations arrivent presque toujours à la formation du pus, et on les désigne encore sous le nom de *phlegmons* ou *d'abcès du sein*; elles peuvent être *aiguës* ou *chroniques*.

§ 1. — **Phlegmons sous-cutanés.**

Le phlegmon sous-cutané de la région mammaire est

(1) Velpeau, *Traité des maladies du sein*, 2e édit. Paris, 1858.

presque toujours *circonscrit*, et limité à la région de l'aréole, *phlegmon sous-aréolaire*.

Il se développe le plus souvent pendant les premiers jours qui suivent les couches et dépend des affections si fréquentes du mamelon et de l'aréole aux premiers jours de l'allaitement, *gerçures*, érosions, *fissures*, *ulcérations*, etc.

Dans ces conditions, le phlegmon donne lieu à un gonflement en masse de l'aréole, ou bien à un noyau isolé. L'aspect acuminé et la rougeur livide, auxquels se joignent les douleurs lancinantes parfois très vives, la formation d'une pustule et plus tard l'issue d'un véritable bourbillon (abcès tubéreux ou furonculeux, de Velpeau), tels sont les signes que l'on observe habituellement.

A moins que les douleurs ne soient très intenses ou bien que la tuméfaction ne soit étendue, il sera préférable de ne pas inciser ces sortes d'abcès ; on se contentera d'ordonner des cataplasmes émollients ; au bout de huit à dix jours, la maladie se guérit d'elle-même par *résolution*, ou bien l'abcès s'ouvre et ne tarde pas à se cicatriser.

Que la maladie ait débuté ou non par le tissu cellulaire sous-aréolaire, elle envahit quelquefois le tissu cellulo-graisseux qui recouvre la glande du côté de la peau, et constitue le *phlegmon sous-cutané* proprement dit, lequel a de la tendance à se propager au loin et à prendre le caractère *diffus*.

D'après Velpeau, ce dernier serait plus fréquent chez les jeunes filles que chez les femmes en couches ; il serait dû aux irritations produites à la surface de la région mammaire au moment de la turgescence des seins due à la période menstruelle, etc. Il s'observe surtout chez les nourrices ; il est vrai que dans ces cas la phlegmasie est rarement limitée au tissu cellulaire sous-cutané, et qu'elle envahit soit primitivement, soit secondairement la glande elle-même, ou tout au moins l'un de ses lobes. Ce genre d'inflammation se termine presque toujours par suppuration.

Les abcès se montrent de préférence sur la moitié externe et inférieure de la mamelle. Ils sont uniques ou multiples, communiquant ensemble ou isolés. Ils se révèlent par les mêmes symptômes que les abcès phlegmoneux en général et réclament le même traitement, c'est-à-dire les émollients au début, les incisions larges dès que la fluctuation existe, le drainage et les injections détersives pour éviter le croupissement du pus.

§ II. — Phlegmons profonds ou sous-mammaires.

Celui-ci n'est presque jamais primitif : il se développe secondairement aux inflammations de la glande elle-même, par propagation de la phlegmasie au tissu cellulaire situé entre la mamelle et la face antérieure du grand pectoral, et à l'espèce de bourse séreuse qui existe normalement à ce niveau : il est presque toujours consécutif à l'allaitement.

Il est des cas où le phlegmon sous-mammaire a succédé à un traumatisme de la région thoracique, ou bien à une affection des côtes, de la plèvre ou des poumons.

Il est presque toujours diffus : toute la région mammaire est gonflée, douloureuse : la glande paraît comme repoussée en avant, et, quand on la comprime d'avant en arrière, on dirait qu'elle repose sur une éponge (Velpeau). La peau est lisse, tendue, œdématiée ; les veines superficielles sont gonflées ; les douleurs très vives ; les symptômes généraux inquiétants.

La suppuration ne tarde pas à survenir avec tout le cortège de symptômes généraux qui l'accompagnent habituellement. La fluctuation est parfois difficile à percevoir ; aussi, si l'incision n'est pas faite de bonne heure, on est exposé à voir fuser le pus de divers côtés.

Généralement le pus se fraye un chemin jusque sous la peau en suivant les cloisons de la mamelle : arrivé à ce niveau, il s'accumule en plus ou moins grande quantité : d'où résultent deux foyers purulents, l'un sous-cutané superficiel, l'autre sous-mammaire profond, communiquant ensemble par un ou plusieurs trajets sinueux et étroits : c'est là ce que Velpeau désignait sous le nom d'*abcès en bissac* ou *en bouton de chemise*.

La suppuration étant à peu près inévitable, les antiphlo=

gistiques et les résolutifs n'auront que bien peu de chances
de succès : les cataplasmes seuls seront continués jusqu'à ce
que les signes généraux et locaux, permettant presque d'affirmer la présence du pus, on recoure à l'incision. Celle-ci
sera large et faite de préférence à la partie la plus déclive :
des contre-ouvertures plus ou moins nombreuses seront pratiquées suivant les cas : enfin le drainage et les injections
détersives, afin d'éviter le croupissement du pus et la formation de nouveaux foyers, seront presque toujours nécessaires.

§ III. — Phlegmons glandulaires (Mammite ou Mastite).

Étiologie. — L'inflammation des mamelles peut se rencontrer à tous les âges de la vie, depuis le moment de la
naissance (*mammite des nouveau-nés*) jusqu'à l'âge le plus
avancé : elle est bien plus fréquente à l'âge adulte, pendant
toute la durée de la vie sexuelle de la femme : elle est presque toujours due à la lactation (49 fois sur 50, Winckel).
Elle s'observerait surtout chez les femmes qui, ayant commencé de nourrir, cessent l'allaitement avec trop de rapidité.

Elle se développe habituellement à la suite des affections
du mamelon et de l'aréole, du refroidissement du sein, ou
d'une sécrétion trop exagérée qui amène un engorgement de
la glande, *engorgement laiteux, poil.*

Il semble aujourd'hui que la théorie de l'engorgement laiteux, que soutenait Velpeau à la suite de tous les médecins
humoristes des siècles précédents, ne réponde pas exactement
à la vérité des faits ; bien plus souvent la mammite est due
à la propagation de l'inflammation partie du mamelon ou de
l'aréole, qui s'étend de proche en proche aux canaux galactophores, aux lobules et de là au tissu cellulaire péri-lobulaire.

Nélaton et ses élèves admettaient que dans presque tous
les cas les abcès du sein ne sont autre chose que des angio-
leucites.

Symptômes. — La mastite s'annonce par de la douleur

et du gonflement soit sur un point isolé de la glande, soit
sur plusieurs points à la fois. S'il existe une excoriation du
mamelon, on peut constater qu'au début le gonflement et les
douleurs n'occupent que le segment correspondant de la
mamelle. Celle-ci n'est pas soulevée en masse. Elle offre des
noyaux indurés et très douloureux à la pression, avec ou
sans rougeur à la peau. Quelquefois la glande en entier est
prise et l'inflammation est diffuse d'emblée.

Peu à peu, les symptômes s'accentuent davantage : la douleur est lancinante, pongitive, continue ; les bosselures
deviennent plus accentuées, plus superficielles ; la peau est
tendue, luisante, rouge ou violacée ; les ganglions de l'aisselle
se prennent ; les symptômes généraux s'aggravent, frisson,
fièvre, insomnie, nausées ; la suppuration s'établit, d'abord
mal limitée, plus tard mieux circonscrite.

Quand un abcès est ainsi formé, ce qui est là règle dans la
plupart des cas de la période puerpérale ou de l'allaitement,
celui-ci se traduit au dehors par ses signes habituels. Il se
prononce tantôt du côté de la peau, tantôt du côté du tissu
cellulaire profond, ou bien envahit peu à peu les divers lobes
de la glande, qui se transforme en une sorte d'éponge imbibée de pus.

Il faut savoir que les abcès mammaires ne s'ouvrent spontanément à la surface de la peau qu'avec une lenteur assez
grande (15 à 20 jours), et que, jusqu'à ce moment, ils risquent de s'étendre profondément et de fuser de tous les
côtés.

Le pus est franchement phlegmoneux ; mais il n'est pas
rare de le voir renfermer une certaine quantité de lait (*abcès
laiteux*), par suite de la destruction de quelques conduits
lactés, et de l'épanchement de ce produit dans la cavité de
l'abcès. Velpeau et Cazeaux ont observé des cas dans lesquels il devenait fétide et était mélangé de gaz en grande abondance, soit qu'il y ait eu gangrène des parties, soit qu'il y ait
eu pénétration de l'air extérieur.

Les abcès du sein une fois ouverts guérissent assez rapidement si l'écoulement du pus est facile, et s'il n'existe pas
d'anfractuosité ; mais le contraire s'observe assez fréquem-

ment, et on les voit parfois être le point de départ de suppurations prolongées, être suivis de la formation de fistules rebelles, dont quelques-unes donnent issue à du lait, tant que dure l'allaitement (*fistules laiteuses*).

Traitement. — En dehors de la puerpéralité et de la lactation, la mastite se termine fréquemment par résolution : ce sera donc aux moyens antiphlogistiques, aux émollients et aux résolutifs qu'il faudra recourir dans ces cas, car on a tout lieu d'espérer la jugulation de la maladie. Les sangsues, les cataplasmes, et plus tard la compression et les fondants seront mis en usage.

Mais dans les conditions inverses, qui sont incomparablement les plus fréquentes, il faudra peu compter sur une pareille terminaison ; toutefois les cataplasmes et les frictions mercurielles (à la condition que l'allaitement soit suspendu) seront employés au début. Dès que la suppuration se manifeste, il faudra agir différemment.

Quelques chirurgiens, parmi lesquels je citerai M. Gosselin (1), conseillent de ne pas inciser ces abcès et d'attendre qu'ils s'ouvrent spontanément. Cette pratique, qui a surtout pour but de parer aux dangers de la survenance d'un érysipèle, ne devra pas être suivie dans la presque totalité des cas, et il vaudra mieux recourir à l'ouverture large et profonde des abcès, avec contre-ouvertures et drainage, si c'est nécessaire pour assurer le facile écoulement du pus.

La douleur est aussitôt calmée, la durée de la maladie est abrégée, enfin on obvie aux dangers de l'extension de la phlegmasie et à la survenance d'une inflammation diffuse de la glande, dont il est plus tard si difficile de venir à bout.

Quand l'incision a été faite, on peut continuer les cataplasmes pendant quelques jours ; mais, lorsque les douleurs sont calmées et que les accidents franchement inflammatoires ont diminué ou disparu, on s'occupera d'amener le dégorgement de la glande et le recolement des cavités abcé-

---

(1) Gosselin, *Clinique chirurgicale de la Charité*, 3e édit., 1879, t. II, p. 278.

dées à l'aide d'une compression méthodique faite avec des compresses graduées, des tampons d'ouate et un bandage de corps.

La survenance d'un abcès de la mamelle doit faire suspendre l'allaitement tout au moins du côté affecté ; plus tard il y aura lieu de voir si l'allaitement peut être repris de ce côté, ou s'il n'est pas préférable de se contenter de continuer avec un seul côté, ce qui est fait journellement sans aucun danger pour la mère et pour l'enfant.

CHAPITRE IV

TUMEURS DU SEIN.

VELPEAU, *Traité des maladies du sein*, 2ᵉ édit. Paris, 1858.
LABBÉ ET COYNE, *Traité des tumeurs bénignes du sein*. Paris, 1876.

Au point de vue clinique, on divise les tumeurs du sein en deux grandes catégories : 1.º les tumeurs bénignes ; 2º les tumeurs malignes. Je me suis déjà expliqué sur cette division à propos des tumeurs de l'utérus (p. 390).

§ I. — **Tumeurs bénignes.**

MM. Labbé et Coyne font rentrer dans cette catégorie toutes les tumeurs de la mamelle qui dérivent : 1º du tissu conjonctif péri-acineux ; 2º du revêtement épithélial des acini.

Cette extension, accordée aux tumeurs dites *bénignes*, n'est que trop souvent contredite en clinique ; si les kystes, les fibromes et les myxomes, par exemple, n'ont pas de tendance à se généraliser, ni à récidiver sur place, les sarcomes et les tumeurs adénoïdes (qu'ils appellent *épithéliomes intra-canaliculaires*) acquièrent souvent ces caractères de la vraie malignité, sans compter les nombreuses transformations histologico-pathologiques qu'elles sont susceptibles de subir pendant toute la durée de leur évolution.

Du reste, tant au point de vue clinique qu'au point de vue anatomique, rien de plus difficile que la détermination nosologique d'un néoplasme de la mamelle, et on est souvent obligé de renoncer à pouvoir la faire à bon escient.

A. **Kystes.** — On rencontre au niveau de la mamelle les diverses variétés de kystes observées sur les autres parties du corps :

1° *Kystes par exsudation*, qui se produisent dans les lacunes du tissu conjonctif et proviennent de la transsudation exagérée du sérum sanguin. Cette variété de kystes se trouve située en arrière de la glande, dans la bourse séreuse qui la sépare du grand pectoral : c'est un hygroma qui se développe presque toujours secondairement à une augmentation hypertrophique ou néoplasique de la glande.

2° *Kystes par extravasation*, provenant d'une hémorrhagie de la glande.

3° *Kystes par ramollissement*, qui succèdent aux diverses variétés de métamorphoses régressives, qui se passent soit dans la glande elle-même, soit dans les tumeurs dont elle est le siège.

4° *Kystes glandulaires*, les plus fréquents. Ils proviennent presque toujours de la *rétention* du produit de la sécrétion des vésicules et des canaux glandulaires, qui se distendent et deviennent ainsi kystiques. J'ai déjà parlé de l'*ectasie* de la glande mammaire et de l'accumulation du lait sur certains points (*galactocèle*), vrai kyste par rétention de la sécrétion lactée.

En dehors de la lactation, beaucoup de kystes peuvent se produire d'une façon semblable par l'oblitération des conduits excréteurs et la *régression granulo-graisseuse de l'épithélium intra-glandulaire* ou des produits sécrétés (Labbé).

5° *Kystes lacunaires*, qui se développent dans l'intérieur des différentes tumeurs bénignes ou malignes de la mamelle, et notamment dans les tumeurs dites *adénoïdes*.

6° On a observé encore au niveau de la mamelle des kystes *hydatiques* et des kystes *dermoïdes*.

B. Fibromes. — Les fibromes de la mamelle sont *circons-crits* ou *diffus*.

Le fibrome *circonscrit* est fréquent : il se développe dans un des segments de la glande, au sein du tissu conjonctif péri-glandulaire. Quelquefois il s'écarte de son lieu d'origine et s'isole de la mamelle en formant une tumeur distincte, pédiculée ; d'autres fois il augmente sur le lieu même de son origine, et peut successivement englober tous les lobes de la glande, dont il détermine l'atrophie par compression en se substituant à elle.

Le fibrome *diffus* envahit tout le tissu de la mamelle, dont il simule l'hypertrophie générale : la lésion a été décrite encore sous le nom d'*éléphantiasis de la mamelle*.

C. Lipomes. Myxomes. Sarcomes. — Variétés anatomiques de tumeurs qui se rencontrent fréquemment au niveau des mamelles, et dont la malignité croît en proportion de la complexité anatomique, de la richesse vasculaire et surtout de la présence, en quantité plus ou moins grande, d'éléments microscopiques jeunes ou embryonnaires.

D. Adénomes. Tumeurs adénoïdes. — Les adénomes du sein forment une classe très nombreuse de tumeurs qui ont été et sont encore l'objet de beaucoup de controverses, tant au point de vue de leur appellation qu'à celui de leur véritable détermination anatomo-histologique.

La plupart de ces tumeurs, d'une bénignité seulement relative, sont constituées par une double altération anatomique : la multiplication des acini et des lobules et l'hypertrophie du stroma fibreux de la glande ; quoiqu'à l'inverse de ce que semble désigner le mot adénome, ce soit la seconde lésion qui domine presque toujours.

De là des dénominations diverses qui, pour les médecins familiarisés avec la terminologie histologique contemporaine, indiquent la composition variable et complexe de ces tumeurs : *adénomes*, *polyadénomes*, *tumeurs hétéradéniques*, *adéno-fibromes*, *adéno-sarcomes*, *fibro-adénomes*, *épithélioma intra-canaliculaire* (Labbé), etc.

Ces tumeurs sont le plus souvent lobulées, recouvertes de

saillies arrondies, creusées parfois à leur centre de poches kystiques : elles acquièrent rarement un volume considérable, et n'envahissent que peu ou point les ganglions axillaires. Le plus souvent bénignes, elles n'en exposent pas moins à des récidives sur place, surtout quand leur ablation a été incomplète. Elles peuvent aussi subir diverses transformations et être l'origine de vrais cancers.

§ II. — Tumeurs malignes.

La mamelle a été considérée à juste titre comme le terrain classique de ces tumeurs, généralement confondues sous le nom de *cancer* : nulle part elles ne sont aussi fréquentes, et nulle part elles n'atteignent un développement aussi complet. Le processus morbide débute ordinairement dans le tissu conjonctif interstitiel et donne lieu au *carcinome vrai* (squirrhe ou encéphaloïde) ; il prend son origine dans le tissu épithélial intra-glandulaire et produit les tumeurs dites épithéliales, ou *épithélioma*.

A. **Épithéliomes.** — Les épithéliomes de la mamelle sont loin d'avoir toujours la même structure : ils sont tantôt *canaliculés* ou *tubulés* (*typiques* de Malassez), ou bien les cellules épithéliales sont disposées sans ordre, et ont subi une série d'altérations et de transformations plus ou moins considérables, *épithéliomes pavimenteux, lobulés, perlés, atypiques* ou *métatypiques* de Malassez.

Ils n'acquièrent guère qu'un volume moyen ; leur surface est irrégulière, bosselée, mal limitée ; ils sont moins mobiles et se déplacent en masse avec le tissu mammaire : ils sont d'une dureté assez grande. Pendant longtemps les ganglions axillaires sont indemnes, et la lésion a une marche régulière et lente ; pourtant il n'est pas rare de la voir, à un certain moment, subir une évolution rapide, et prendre toutes les allures d'une tumeur vraiment maligne, du vrai cancer.

B. **Carcinomes.** — Ils se développent de préférence à un

âge avancé, ou tout au moins au delà de 35 ans. Leur structure est essentiellement différente suivant les cas, de là les
variétés : de *squirrhe, encéphaloïde, cancer mélanique* (très
rare), *cancer fibreux, villeux, sarcomateux, fongoïde, kystique,* etc.

Le cancer débute d'ordinaire par un petit noyau dur, d'a-
bord indolore, mais qui devient bientôt le siège de douleurs
lancinantes et très vives : les ganglions axillaires sont envahis
rapidement, et bientôt les deux tumeurs, ganglionnaire et
mammaire, se développent de pair.

La lésion ne tarde pas à envahir les autres éléments de la
région, et principalement la peau, qui devient dure, épaisse,
adhérente et finit par s'ulcérer : de là les *ulcères cancéreux,
excavés, végétants, dendritiques* ou *fongueux,* qui donnent lieu
à une suppuration abondante et horriblement fétide.

Chez les vieilles femmes, le cancer, surtout quand il a envahi la peau, s'étend en surface et s'atrophie plus ou moins,
en formant le *cancer en cuirasse.*

La récidive est la règle après l'ablation ; elle se produit
quelquefois avec une telle rapidité que la tumeur est déjà
reproduite avant que la plaie d'amputation ne soit guérie.
Dans ces cas, la survenance de la *cachexie* et la généralisation
de la tumeur dans d'autres organes, voisins ou éloignés, ne
permettent nullement d'hésiter sur le diagnostic.

C. **Tubercules.** — La dégénérescence tuberculeuse de la
mamelle est assez rare. M. Dubar vient d'étudier cette affection
qu'il a pu observer un certain nombre de fois (1).

Les tubercules de la mamelle peuvent se rencontrer à l'état
disséminé ou confluent ; et l'affection a une symptomatologie différente dans les deux cas. L'inspection locale et la
constatation d'autres lésions tuberculeuses, dans les poumons surtout, mettront sur la voie du diagnostic qui sera
surtout aidé par l'apparition précoce de bubons tuberculeux
de l'aisselle.

Cette affection, n'étant le plus souvent qu'un épiphénomène
d'une diathèse déjà confirmée, n'a pas une importance très

(1) Dubar, *Des tubercules de la mamelle.* Thèse de Paris, 1881.

grande au point de vue du pronostic et du traitement, qui sera le plus souvent palliatif. Ce ne serait que dans la forme confluente de la maladie qu'il y aurait lieu de songer à l'amputation.

Diagnostic différentiel des tumeurs du sein. — Après avoir bien et dûment constaté l'existence d'une tumeur du sein, le praticien doit s'occuper de déterminer aussi exactement que possible la nature de cette tumeur.

La détermination histologique ne peut, dans un assez grand nombre, être faite que par l'examen microscopique après l'ablation, et encore celle-ci présente le plus souvent une réelle difficulté à cause des formes complexes, dans lesquelles plusieurs variétés de tumeurs se trouvent associées.

Au point de vue clinique, dit S. Duplay (1), on peut admettre trois classes de tumeurs du sein : les tumeurs *bénignes*, les tumeurs *malignes* et les tumeurs *intermédiaires* qui, offrant certains caractères des tumeurs bénignes, peuvent néanmoins se comporter comme des tumeurs malignes, c'est-à-dire récidiver sur place ou se reproduire à distance.

Les tumeurs bénignes s'observent de préférence chez les femmes jeunes, âgées de moins de trente ans ; elles ne sont point héréditaires et reconnaissent assez souvent une cause extérieure, traumatique ; mais toutes ces conditions étiologiques se retrouvent dans la plupart des tumeurs du sein, et elles ne peuvent guère servir au diagnostic différentiel, qui se tire à peu près exclusivement des caractères physiques de la tumeur.

Ainsi les tumeurs bénignes sont généralement limitées, faciles à isoler des parties voisines, mobiles et roulant sous le doigt qui les explore, tandis que l'inverse a lieu pour les tumeurs malignes.

Les unes et les autres présentent une assez grande consistance au début ; mais les tumeurs bénignes, en acquérant un plus grand volume, se ramollissent par places, et présen-

_____

(1) Follin et S. Duplay, *Traité élémentaire de pathologie externe*, t. V, p. 648.

tent par conséquent une inégalité de consistance assez marquée. Les tumeurs malignes, au contraire, restent également dures sur toute leur étendue ; mais que d'exceptions à cette règle !

L'état de la peau est peut-être plus important à noter : elle reste saine dans les premières, s'altère ou se détruit dans les secondes.

Les ganglions restent toujours ou pendant longtemps indemnes dans les premières, ils sont envahis prématurément dans les secondes.

La classe des tumeurs intermédiaires est bien plus difficile à fixer, et l'on en comprend la raison, car ici il n'y a que l'expérience clinique qui puisse les différencier les unes des autres.

Quant au diagnostic différentiel des tumeurs bénignes entre elles, ou des tumeurs malignes entre elles, on pourra y arriver assez souvent par l'examen attentif des divers symptômes physiques et physiologiques dans chaque cas.

Les tumeurs *liquides* se reconnaîtront à la fluctuation ; les tumeurs solides sont bien plus difficiles à distinguer, et je ne connais encore aucun moyen de distinguer entre eux, les fibromes, les adénomes, les adéno-fibromes, les adéno-sarcomes, les épithéliomes intracanaliculaires (Labbé), en un mot toute la classe si mal définie des tumeurs dites *adénoïdes*.

Au contraire les deux variétés de cancer vrai, le squirrhe et l'encéphaloïde, se distingueront assez aisément dans la majorité des cas, même avant la période d'ulcération.

Traitement. — Sans être aucunement sceptique en thérapeutique, il est permis de dire, je crois, que le traitement *médical* de la plupart des tumeurs proprement dites (il ne s'agit pas ici des tumeurs inflammatoires ou syphilitiques) est presque toujours, sinon toujours inefficace, et qu'il n'existe qu'une seule vraie manière de les traiter, c'est d'en pratiquer l'ablation ou l'extirpation, et, à propos des tumeurs des mamelles, de recourir à l'*amputation* partielle ou totale du *sein*.

Toute la difficulté du problème gît dans une question d'opportunité.

L'amputation du sein devra être la règle dans tous les cas de tumeurs bénignes ou malignes, et le plus tôt ne sera que le mieux. En effet, une opération hâtive permet, quand la tumeur est petite, limitée et facilement abordable, de recourir à l'*amputation partielle* de l'organe, et de ne faire qu'une mutilation de peu d'importance qui sauve l'esthétique des parties, chose à laquelle les malades attachent presque toujours une grande considération.

Plus tard, si la tumeur est volumineuse, s'il s'agit d'une récidive ou s'il faut faire un grand délabrement de la région, l'*amputation totale* devra être pratiquée.

Dans l'un comme dans l'autre cas, il faut avoir bien soin de dépasser les limites du mal, et de ne laisser que des parties absolument saines. On recourra à l'ablation simultanée des ganglions de l'aisselle, toutes les fois que ceux-ci seront engorgés. Grâce à cette double précaution, on se met le plus possible à l'abri des *récidives*, qui sont pourtant le côté défectueux de toute intervention chirurgicale dans le traitement des tumeurs, au sein peut-être plus que nulle part.

Des divers procédés d'amputation, l'amputation au bistouri, suivie de tentatives de réunion immédiate plus ou moins complète, sera toujours employée de préférence.

Quand la lésion est franchement maligne, qu'elle a récidivé une ou plusieurs fois, que la cachexie a commencé, ou bien quand elle prend le caractère torpide et atrophique (cancer en plaques ou en cuirasse), l'abstention sera la règle.

CHAPITRE V

DES MALADIES DU SEIN DANS LEURS RAPPORTS AVEC LES MALADIES DES ORGANES GÉNITAUX.

J'ai déjà signalé à plusieurs reprises l'influence qu'exercent la *lactation* et l'*allaitement* sur le développement de certaines maladies des mamelles et principalement sur leurs maladies inflammatoires. La *menstruation*, la *grossesse*, les *diverses maladies de l'utérus et des ovaires* agissent encore sur ces glandes et y produisent toute une série de modifications fonctionnelles ou anatomiques, sur lesquelles il importe de dire quelques mots.

Cette relation des organes génitaux et des mamelles n'a pas lieu de nous étonner, car nous savons que la fonction génitale, chez la femme, s'exerce à la fois par les uns et par les autres. Ces deux espèces d'organes sont intimement unis par une sorte de lien mystérieux que l'on appelait autrefois *sympathie*, mot que l'on remplace aujourd'hui par celui d'*action réflexe*.

Ces actes réflexes, quelles que soient les voies par lesquelles ils s'exécutent, sont journellement démontrés par la physiologie et la pathologie : je ne dois insister ici que sur les faits du dernier ordre.

Le retentissement que l'état anormal ou morbide des organes génitaux exerce sur les mamelles se manifeste par des modifications : 1° fonctionnelles ; 2° anatomiques.

§ I. — Modifications fonctionnelles des mamelles d'origine réflexe. — Névroses.

La grossesse, en modifiant l'état des organes génitaux, apporte également une modification importante dans le volume et l'apparence des seins, qui deviennent saillants et plus sensibles. Ordinairement, dès le second mois, la femme y ressent des picotements, des tiraillements, une petite douleur sourde, qui correspond au développement commençant de la glande.

Quelquefois cette exagération de la sensibilité devient intense, et la douleur prend le caractère de véritable névralgie. Les malades accusent des élancements ou des douleurs aiguës dans l'une ou l'autre mamelle, avec ou sans phénomènes fébriles, et sans aucune altération locale qui puisse les expliquer.

Cette névralgie mammaire, *mastalgie* ou *mastodynie des femmes enceintes*, a une durée variable : elle cesse d'habitude dans les derniers mois de la grossesse, ou seulement avec le début de la lactation : elle ne réclame guère que des fomentations émollientes, l'administration de quelques antispasmodiques et la bonne sustentation de l'organe.

La *mastodynie* se développe encore, et plus fréquemment, à la suite des diverses désordres fonctionnels ou anatomiques de l'utérus et des ovaires.

Elle est en quelque sorte la règle dans les troubles de la menstruation et principalement dans la dysménorrhée. — Scanzoni lui décrit deux formes différentes :

Dans la première, la mamelle est le siège de douleurs névralgiques plus ou moins intenses, sans que l'examen le plus exact puisse découvrir la plus légère altération dans l'organe. Cette affection se rencontre surtout chez les jeunes femmes, de 20 à 40 ans ; les accès de douleur augmentent ordinairement avant la menstruation, et quelquefois même n'existent que pendant cette période. On ne l'observe guère que chez les femmes chlorotiques ou hystériques, et elle est quelquefois accompagnée d'une véritable névralgie intercostale.

Dans la seconde, la mamelle présente de petites nodosités extrêmement sensibles au toucher et qui sont le siège de douleurs très vives, se manifestant par accès et s'irradiant au sein. C'est ce que A. Cooper a désigné sous le nom de *tumeur irritable* de la mamelle. Ces petites tumeurs sont peut-être des névromes. On les observe également chez les femmes chlorotiques, hystériques et mal réglées.

Ces phénomènes douloureux sont plus fréquents à droite qu'à gauche (Simpson). Ils sont généralement passagers et ne demandent que des applications émollientes et sédatives : quelquefois la douleur est telle qu'il est nécessaire de recourir aux injections hypodermiques de morphine.

La menstruation, normale et surtout dysménorrhéique, en est la cause occasionnelle la plus fréquente ; mais ils sont loin d'être rares dans la plupart des maladies de l'utérus et de ses annexes. Dans ces conditions, à la douleur vient s'ajouter le plus souvent un *état congestif* de la glande, un *engorgement* qui est également passager.

« La gorge, dit Velpeau (1), prend un excès de volume, de densité, de sensibilité notable dans l'espace de quelques jours, et souvent de quelques heures. Le mamelon proémine, se colore davantage, et la teinte brune de son aréole augmente en même proportion. Cet engorgement se dissipe au bout de quelques heures ou de quelques jours : rarement il se prolonge au delà d'une semaine. Comme certaines femmes en sont assez incommodées, il est bon de savoir qu'on le calme, qu'on l'éteint à l'aide de topiques, soit révulsifs, soit stupéfiants ou narcotiques. Des linges imbibés d'eau de Saturne, des onctions avec des pommades de belladone en triomphent d'ordinaire très rapidement. »

L'inflammation de l'utérus, principalement quand le corps de l'organe est atteint, s'accompagne fréquemment de ces complications réflexes, nerveuses et congestives, qui peuvent être suivies d'une certaine sécrétion de lait par la glande. J'ai observé une malade arrivée à l'âge de la ménopause (48 ans) qui était atteinte depuis plusieurs années d'une métrite chronique, et chez laquelle les seins devenaient de temps en temps si douloureux, si tendus et si volumineux que je redoutai à plusieurs reprises la formation d'abcès : tout se dissipa à la disparition des règles.

Les exemples de femmes atteintes de *métrite* ou d'*ovarite chroniques*, de *rétroflexion de l'utérus*, de *dysménorrhée pseudo-membraneuse*, etc., qui ont présenté pendant longtemps des phénomènes de ce genre sont loin d'être rares. On les observe aussi assez fréquemment à la puberté et à la ménopause. A cette dernière, ils revêtent parfois une telle intensité qu'ils ont pu contribuer à égarer le diagnostic et à faire croire à l'existence d'une grossesse dont on retrouvait certains autres signes probables (pseudocyèse).

Parmi les autres troubles réflexes dont les mamelles peuvent être le siège sous l'influence des désordres fonctionnels

(1) Velpeau, *op. cit.*, 2ᵉ édit., 1858, p. 286.

ou anatomiques de l'appareil génital, je signalerai encore les
hémorrhagies, qui se produisent quelquefois par les mamelles
à la suite de la *suppression des règles*. J'ai déjà dit (p. 516)
que la *menstruation supplémentaire* par les mamelles était une
des plus fréquentes que l'on ait l'occasion d'observer.

§ II. — Modifications anatomiques des mamelles sous l'influence des maladies des organes génitaux. — Dégénérescences.

Les maladies des organes génitaux peuvent-elles être le
point de départ de lésions anatomiques de la mamelle, ou,
pour parler plus exactement, les premières tiennent-elles quelquefois les secondes sous leur dépendance? A cette question,
il me semble qu'on ne peut hésiter à répondre par l'affirmative.

Si, dans la majorité des cas, les affections réflexes de la mamelle ne consistent que dans des modifications de la sensibilité
et de la vascularisation, cette première étape peut être fran-
chie, et l'inflammation, la *mastite*, peut aussi se développer.

Chez une jeune femme de 25 ans, célibataire, qui avait une
métrite du corps et du col avec un certain degré de rétroflexion,
j'ai observé une suppuration de toute la glande mammaire
droite, à laquelle je ne sus attribuer aucune autre étiologie.

R. Barnes fait observer qu'à la première période des *kystes
de l'ovaire*, les seins subissent une congestion active qui peut
arriver jusqu'à l'inflammation et à la suppuration. Plus tard
les mêmes tumeurs entraînent une atrophie de ces organes.

Donc pas de doute sur ce premier point.

Les *tumeurs néoplasiques* semblent aussi légitimer quelquefois une semblable étiologie. Le même auteur (1) rapporte
l'observation d'une malade dysménorrhéique qui portait au
sein gauche une tumeur de nature douteuse. La dysménorrhée ayant été guérie par l'incision du col, la tumeur mammaire, qui auparavant faisait des progrès, resta dès lors stationnaire et ne subit plus aucune augmentation.

Pendant le cours de la métrite chronique, il n'est pas rare

---

(1) R. Barnes, trad. Cordes, *op. cit.*, p. 232.

de noter dans les seins des indurations lobulaires très sensibles ; ce ne sont point des néoplasmes proprement dits, mais simplement des hyperplasies localisées, qui n'aboutissent que rarement au cancer.

Tilt (1) rapporte le fait suivant : une femme âgée de 25 ans avait observé à 14 ans, lors de l'établissement de la menstruation, le développement d'une tumeur du volume d'un œuf de pigeon dans la mamelle droite, qui grossissait et était douloureuse à chaque période menstruelle. — A 20 ans, il survint une ulcération de la matrice, les deux lésions se développèrent parallèlement. La tumeur mammaire fut enlevée ; six mois après, la menstruation cessa ; la tumeur se reproduisit avec une grande rapidité et acquit bientôt le poids de 12 livres. Une nouvelle ablation fut faite ; la tumeur ne récidiva pas, mais les règles non plus ne revinrent point, malgré le jeune âge de la malade.

Je n'hésite pas, en conséquence, à affirmer que les troubles et les maladies des organes génitaux, et principalement de l'utérus et des ovaires, sont susceptibles d'amener dans la nutrition des mamelles des modifications telles que des tumeurs peuvent s'ensuivre ; mais je n'irai pas toutefois jusqu'à dire qu'elles suffisent pour produire certaines lésions déterminées, le cancer par exemple, en dehors de toute autre cause prédisposante générale.

Quant à l'influence des maladies des organes génitaux sur l'évolution et la marche des affections des mamelles, elle est incontestable et nous en avons la preuve à l'occasion de la grossesse et de la période des couches.

Si la grossesse paraît occasionner un moment d'arrêt de la maladie mammaire pendant les premiers mois, l'inverse a lieu vers la fin et surtout dans les premiers temps qui suivent la parturition. Il est facile de se l'expliquer par la suractivité physiologique dont les mamelles sont le siège, et qui entraîne une suractivité pathologique qui se développe parallèlement avec elle.

(1) Tilt, *Handbook of uterine therapeutics*. London, 1868, p. 367.

SIXIÈME PARTIE

DE LA STÉRILITÉ.

Roubaud. — *Traité de l'impuissance et de la stérilité chez l'homme et la femme*, 3ᵉ édit., 1878.

M. Sims. — *Notes cliniques sur la chirurgie utérine dans ses rapports avec le traitement de la stérilité*, trad. L'héritier. 1866.

G. Eustache. — *Contribution à l'étude et au traitement de la stérilité chez la femme (Annales de Gynécologie*, 1875).

Définition. — Divisions. — La *stérilité* est l'état d'une femme, qui, pour une cause quelconque, ne conçoit pas.

La stérilité, envisagée ainsi à un point de vue absolument général, comporte de nombreuses divisions. Au point de vue scientifique, ces divisions peuvent être résumées dans les trois suivantes :

1º La femme ne conçoit pas parce qu'elle est *inapte* à pratiquer les rapports sexuels : *inaptitude à la copulation, impuissance ;*

2º La femme ne conçoit pas parce que les ovules qu'elle sécrète ne peuvent être fécondés : *inaptitude à la fécondation, infécondité ;*

3º La femme ne conçoit pas, parce que les ovules n'acquièrent pas une vitalité et un développement suffisants, ou bien qu'ils sont détruits au sein de l'ovaire : *inaptitude à la germination, stérilité* proprement dite.

De ces trois sources principales de stérilité, la première, l'*impuissance*, est aisément reconnue ; chez la femme elle résulte uniquement d'obstacles mécaniques ou de vices de conformation qui sont tantôt irrémédiables, tantôt susceptibles

d'être guéris par un traitement chirurgical ; je ne m'y arrê-
terai pas.

La seconde et la troisième sont incomparablement plus
fréquentes ; mais il est presque toujours bien difficile de les
distinguer entre elles, et c'est là que gît le nœud de la question, que le médecin est appelé si souvent à résoudre.

La plupart des cas de la troisième catégorie sont franchement irrémédiables, et toutes les tentatives faites pour les
corriger seront vaines, sinon nuisibles. Au contraire, beaucoup de cas d'infécondité sont susceptibles d'être guéris par
un traitement. Comparant les premiers (*stérilité naturelle*)
avec les seconds (*stérilité acquise*), Marion Sims remarque que
le nombre des malades est presque égal dans les deux classes.

Causes. — On connaît aujourd'hui d'une façon complète
les conditions qui président à l'ovulation et à la fécondation
des ovules par les spermatozoïdes.

On sait que les premiers existent à l'état de préformation
dans les ovaires de la jeune fille, et que « la nature, qui a
veillé avec tant de soin à la reproduction des espèces les plus
infimes, n'a pas montré moins de sollicitude pour les espèces
les plus élevées » (Sappey). On sait aussi qu'à l'âge de la puberté, ces ovules croissent et mûrissent, et que, chaque
mois environ, chez la femme, il se produit une *ponte spontanée*. Cette ponte spontanée se traduit au dehors par un épiphénomène important, la *menstruation*.

Mais, pour que la fécondation ait lieu, il faut que l'ovule,
soit au niveau de l'ovaire, soit sur l'un quelconque des points
de son trajet depuis l'ovaire jusque dans le vagin, rencontre
un autre élément organique, l'élément mâle ou *spermatozoïde*,
que ces deux éléments s'accouplent ensemble, se pénètrent
et se confondent. De cet accouplement, résulte une modification importante dans la destinée de l'ovule, qui dès lors
s'implante sur les voies qu'il parcourt, et subit diverses modifications qui le transforment en *œuf*, en *embryon* et finalement en un individu vivant, de même espèce que ses deux
ogénérateurs.

Comme condition primordiale à la fécondation, il faut donc qu'il y ait des ovules, des spermatozoïdes et que ces deux éléments se rencontrent en un lieu convenable, la trompe de Fallope le plus souvent.

I. Si, par suite de l'absence des ovaires, d'une altération quelconque dans leur tissu, les ovules n'existent pas, la fécondation ne saurait avoir lieu, et la stérilité est absolue, irrémédiable. Il en est ainsi dans beaucoup d'*affections des ovaires*, *ovarite chronique*, *kystes*, *cancer*, etc., et rien ne saurait remédier à une lésion pareille (*stérilité de la femme*).

II. Si le spermatozoïde n'existe pas dans la liqueur séminale du mari, l'un des facteurs essentiels de la fécondation vient à manquer, et cette dernière ne saurait également avoir lieu (*stérilité du mari*).

Dans quelle proportion relative sont entre elles ces deux sources de stérilité? Il est bien difficile de répondre à cette question. D'une façon générale, la stérilité est rapportée à la femme, mais il existe certainement un grand nombre de cas où elle est le fait du mari, quoiqu'il me paraisse bien difficile d'admettre la proportion de Nœggerath qui affirme que sur 100 maris qui ont eu une *blennorrhagie* et surtout une *orchite* simple ou double avant leur mariage, il en est 90 qui ne peuvent féconder leur femme.

III. L'ovule et le spermatozoïde doivent être doués d'une vitalité suffisante et ne pas subir d'altération ou de destruction dans leur parcours, soit avant, soit après leur rencontre.

Si les voies génitales de la femme sont le siège de sécrétions âcres et irritantes, plus ou moins désorganisatrices ou destructives, cette condition est détruite et la fécondation n'a pas lieu.

La *métrite chronique*, et surtout l'*endométrite*, le *catarrhe utérin*, la *vaginite* et la *leucorrhée vaginale*, la *vulvite* et la *leucorrhée vulvaire* peuvent amener ce résultat, surtout sur le spermatozoïde.

M. Charrier (1) vient d'appeler l'attention sur l'influence

(1) Charrier, *Bulletin de thérapeutique*, 1880.

nocive de l'*acidité du mucus vaginal* dans certains cas, et sur la possibilité de remédier à la stérilité par des injections vaginales d'eau alcaline (Vals et Vichy).

IV. L'ovule, une fois fécondé sur l'ovaire ou dans la trompe, doit se greffer sur la muqueuse utérine pour y subir son évolution ultérieure. Il faut donc que la muqueuse de l'utérus soit dans de bonnes conditions d'intégrité, de turgescence, etc., pour permettre cette fixation et la maintenir.

Il n'en est pas ainsi dans l'*endométrite chronique*, surtout quand elle s'accompagne de l'exfoliation de la muqueuse (*dysménorrhée pseudo-membraneuse*), dans l'élargissement de la cavité utérine suite de *polypes* et de *tumeurs fibreuses*, etc.

Cette cause est bien plus fréquente qu'on ne le croit, et je suis convaincu que beaucoup d'ovules fécondés sont expulsés hors de l'utérus. Je ne parle pas seulement de la fréquence des avortements dans les premiers jours ou les premières semaines de la grossesse, mais encore de ces avortements *ab ovo*, qui ont lieu dès le lendemain par suite de mouvements excessifs, de fatigues, de l'équitation, etc.

V. L'ovule et le spermatozoïde doivent parcourir chacun une route en sens inverse. Toutes les conditions qui gênent, retardent ou empêchent cette progression, sont des causes efficaces de stérilité. De là une grande et importante série de causes de stérilité, les **obstacles mécaniques à la progression et à la rencontre des deux éléments organiques générateurs.**

De ces obstacles, les uns s'opposent à *l'entrée du sperme dans l'utérus*, les autres s'opposent à *l'arrivée de l'ovule*.

Les premiers siègent vers les parties superficielles et sont susceptibles d'être corrigés et guéris : les autres occupent les parties profondes et sont à peu près complètement inaccessibles à nos moyens. Un mot sur chacun d'eux.

VI. *Obstacles s'opposant à l'entrée du sperme dans l'utérus.* — Pour que le sperme puisse pénétrer dans l'utérus, il faut :

En premier lieu : 1° qu'il soit versé dans le vagin ; 2° qu'il soit lancé avec une certaine force contre le col ; 3° qu'il séjourne un certain temps dans la cavité vaginale, afin que les spermatozoïdes, soit sous l'influence de leurs mouvements propres, soit sous l'influence d'une véritable aspiration par capillarité (Coste), arrivent jusque dans le col et s'y engagent.

a. La première de ces conditions est rendue impossible par *l'imperforation de l'hymen,* par une trop grande *résistance* et une *persistance* de celui-ci, quoique des faits déjà assez nombreux aient démontré l'inutilité d'une copulation complète.

L'*atrésie* ou les *rétrécissements du vagin* produiront le même résultat.

Le *vaginisme,* en s'opposant au coït complet, agit fréquemment de même.

b. Les *déviations du méat* chez l'homme (*hypospadias* et *épispadias*), les *rétrécissements* de cette ouverture, qui ne permettent qu'un écoulement en bavant, empêchent la seconde.

c. Enfin les *déchirures du périnée,* surtout avec déchirure de la cloison recto-vaginale, rendent la troisième absolument impossible.

En second lieu, l'utérus doit être **perméable** et son ouverture facilement **accessible.**

d. La *perméabilité* de l'utérus est détruite dans les cas d'*atrésie complète du col.*

Elle est diminuée et compromise dans les cas de *rétrécissements,* que ceux-ci siègent à l'*orifice externe,* à l'orifice *interne* ou occupent *tout le canal cervical.*

Il en sera de même si la muqueuse est tellement gonflée qu'elle oblitère la lumière du canal, tout comme il a été dit pour la *dysménorrhée congestive,* et sous ce rapport l'*endométrite cervicale* peut jouer encore le rôle d'obstacle mécanique ; de même aussi pour les diverses *flexions de l'utérus.*

Du reste la stérilité a été signalée comme une des conséquences possibles, sinon fréquentes, de ces diverses maladies.

e. L'*accessibilité* de l'ouverture de l'utérus est diminuée et compromise dans tous les *changements de situation* de cet organe.

Sous ce rapport les *déviations* ou *versions* paraissent avoir une grande importance, surtout quand elles sont portées à un haut degré. J'en dirai autant des *flexions*.

L'*élévation* et l'*abaissement* semblent moins compromettantes ; quant à l'*inversion*, elle est incompatible avec toute possibilité de fécondation.

f. Je signalerai encore, comme aboutissant au même résultat, c'est-à-dire comme rendant le méat utérin difficilement accessible aux spermatozoïdes, l'*état instable* de la matrice qui la fait se dévier sous la moindre pression, la *conicité du col*, l'*allongement hypertrophique de la portion sus-* ou *sous-vaginale*.

Dans ces conditions, le sperme est versé loin de l'orifice, dans une sorte de *poche copulatrice*, ce que M. Pajot appelle une *fausse route vaginale*, et les spermatozoïdes ne peuvent l'atteindre, ou bien ne l'atteignent que longtemps après, alors que leur vitalité est diminuée ou perdue, etc.

g. Dans la même catégorie, peuvent se ranger les *polypes* et les *corps fibreux* de l'utérus, les autres *tumeurs* de cet organe ou des parties voisines (culs-de-sac péritonéaux, ligaments larges, vagin (kystes), parois du bassin.

VII. *Obstacles s'opposant au passage de l'ovule dans l'utérus.* — Toutes les *maladies des trompes et des ovaires* peuvent produire ce résultat.

La *perméabilité* des trompes peut être détruite par leur *atrésie* ou leur *rétrécissement*, sans compter les cas d'*absence* de ces organes.

Leur *accessibilité* peut être rendue difficile ou même impossible par suite d'*adhérences* vicieuses, et des *déplacements* qui en sont la suite. L'ovule ne peut alors s'y engager et est exposé à diverses *ectopies*, principalement à l'*ectopie péritonéale*.

La *pelvi-péritonite*, le *phlegmon des ligaments larges*, l'*hématocèle péri-utérine*, l'*ovarite* et la *salpingite* entraînent fréquemment ce résultat.

Il serait intéressant d'établir la fréquence relative de ces diverses causes organiques de la stérilité. Parmi les diverses tentatives de statistique faites à ce sujet, je signalerai celles qui se trouvent à chaque chapitre de la *Chirurgie utérine* de M. Sims, ainsi que celles de Carl Meyer de Berlin et de Kammerer de New-York.

Carl Meyer, sur 272 cas de stérilité qu'il a été appelé à traiter, a noté les particularités suivantes : absence de l'utérus 2 ; antéflexions 60 ; rétroflexions 37 ; antéversions 35 ; rétroversions 3 ; vulvite 45, parmi lesquels 14 cas de persistance de l'hymen après plusieurs années de mariage ; endométrite chronique 51 ; ovarite 25 ; tumeurs de l'ovaire 23 ; polypes utérins 12 ; tumeurs fibreuses de l'utérus 6 ; éléphantiasis des organes génitaux externes 1 ; conditions pathologiques inconnues 6.

Le Dʳ Kammerer a noté les conditions anatomiques suivantes :

1° *Anomalies de position de l'utérus* : Rétroversion 20 ; antéversion 18 ; dextroversion 10 ; sinistroversion 10 ; descente 9.

2° *Maladies du tissu utérin* : Antéflexion 83 ; rétroflexion 71 : hypertrophie, 65 ; atrophie 4 ; utérus infantile 2 ; petitesse congénitale de l'orifice de l'utérus 24 ; rétrécissement du canal cervical 11 ; rétrécissement de l'orifice interne 35 ; tumeurs fibreuses interstitielles 10 ; cancer 5 ; polype 6. Les sept huitièmes des femmes étaient en outre atteintes de catarrhe utérin.

3° *Maladies des organes voisins* : Paramétrite ou périmétrite 12 ; adhérences résultant de péritonites antérieures 83 ; tumeurs ovariques 14 ; tumeurs péri-utérines 7 ; blennorrhagie 2 ; vaginite aiguë 1 ; abcès pelvien 1.

Outre ces causes, dont le mode d'action s'explique facilement, ce qui n'implique pas du tout la facilité de les découvrir, on en a invoqué une foule d'autres, qui ont trait exclusivement à la femme, et qui portent sur l'état de santé ou de maladie, les conditions d'existence, etc.

L'*embonpoint*, dit-on, est une cause de stérilité. *Quod si præter naturam crassior evaserit, utero non concipit*, a dit Hippocrate. Je ne sais ce que vaut cet axiome, mais les exceptions sont bien nombreuses.

Une nourriture abondante est source de stérilité ; on a vu des femmes stériles dans la prospérité devenir fécondes dans la misère ; les femmes du peuple sont bien moins souvent stériles que celles des classes élevées. Enfin une haute éducation est également une cause prédisposante, etc.

Que dire de toutes ces causes, sinon que nous ne savons absolument rien de certain à cet égard. Si la fortune, le bien-être, le luxe, les plaisirs de la table, tous les raffinements de la civilisation en un mot, sont en réalité le point de départ d'une fécondité moindre, ne pourrait-on pas en trouver l'explication dans la plus grande fréquence des maladies utérines, sans compter les cas où la stérilité est volontaire et préméditée ?

Ne pourrait-on pas surtout invoquer les *maladies constitutionnelles* qui marchent si souvent de pair avec elles, la *syphilis*, la *tuberculose*, l'*anémie* et surtout la *chlorose* ?

Il est incontestable que ces diverses affections compromettent la vitalité de l'ovule, et que beaucoup de stérilités, naturelles ou acquises, ont été guéries par un traitement général convenablement administré.

Quoi qu'il en soit, la fécondation n'en reste pas moins un de ces mystères de notre organisation, que l'on peut découvrir quelquefois, mais qui le plus souvent échappe à toutes nos investigations, ainsi qu'à toutes les explications qui nous paraissent les mieux fondées.

Traitement. — De ce qui précède, il résulte que la stérilité peut être le résultat de causes absolument inconnues et non moins irrémédiables, de même qu'elle peut être le résultat de causes anatomiques ou pathologiques que l'on peut déterminer dans certains cas et que l'on peut traiter et guérir.

Le traitement consiste donc dans la recherche de la cause ; celle-ci une fois trouvée, on la combattra par les

41.

moyens appropriés, dont il a été question dans les diverses
parties de ce livre.

Ce traitement sera tantôt *médical*, s'il s'agit d'une viciation
générale de l'économie, d'une débilitation extrême, d'anémie, de chlorose, etc, : tantôt *prothétique*, quand il s'agit d'un
changement de situation de l'utérus, déviations, flexions, etc. ;
tantôt *chirurgical*, s'il existe une tumeur, un rétrécissement,
une malformation ou une hypertrophie.

Beaucoup de succès peuvent être et ont été ainsi obtenus.

Je ne saurais revenir sur chacune des interventions que
l'on est appelé à mettre en œuvre dans tel ou tel cas donné :
je veux seulement indiquer en quelques mots la conduite que
doit tenir le médecin, consulté pour une stérilité à laquelle
on lui demande de porter remède.

1° Il interrogera le mari et la femme et s'informera, aussi
discrètement, mais aussi complètement que possible, de
toutes les particularités afférentes au sujet qui amène les
malades chez lui.

2° Il fera un examen complet de l'un et de l'autre.

Les malades qui se présentent à lui le jugeraient bien mal
s'il se contentait des banalités d'un interrogatoire plus ou
moins bien conduit.

La femme sait parfaitement, en venant, qu'elle doit se
soumettre à un examen et elle y est entièrement résolue.
Le mari prévoit moins le cas, mais on n'en devra pas moins
insister, afin de connaître si, oui ou non, il est fécond ; car,
dans le cas de négative, toutes recherches et toutes tentatives du côté de la femme seraient inutiles, sinon dangereuses.

3° S'il existe, soit d'un côté, soit de l'autre, un vice constitutionnel ou diathésique, concurremment avec une cause
tangible de stérilité, il faudra, avant de songer à remédier à
celle-ci, instituer un traitement convenable.

Que de femmes, atteintes de dysménorrhée, de métrite
chronique ou de versions de l'utérus et que l'on supposait
stériles de ce fait sont devenues fécondes à la suite du repos,

d'un traitement tonique, de l'administration des ferrugineux ou de l'usage des eaux thermales. Beaucoup de celles-ci sont réputées *fécondantes*, et doivent leurs propriétés à l'amélioration qu'elles produisent dans l'état général des femmes jusque-là stériles !

4° Quand l'état général a été amélioré, que la santé générale est irréprochable, on recourra alors au traitement de la cause anatomique ou morbide, qu'un examen détaillé aura permis de découvrir.

L'intervention peut varier à l'infini, comme la cause génératrice ou supposée telle.

Les femmes stériles, qui désirent des enfants, reculent rarement devant les examens les plus pénibles, les traitements les plus variés et même les opérations chirurgicales qu'on leur dépeint comme dangereuses.

Ce sera au médecin à juger le bien fondé de ces examens, de ces traitements ou de ces opérations, et à ne les conseiller qu'en parfaite connaissance de cause.

Il devra évidemment aller du simple au composé, et bien peser les avantages et les inconvénients relatifs de tel ou tel mode d'intervention, sous peine d'exposer les malades, qui ont en lui une confiance aveugle, aux plus grands dangers, même à la mort, pour l'obtention d'un résultat purement hypothétique.

Il devra surtout rechercher l'état des annexes de l'utérus, du péritoine pelvien principalement, car l'existence de pelvi-péritonites antérieures est une source de dangers telle qu'il sera préférable de s'abstenir de toute intervention active dans ces cas.

5° Après avoir combattu la cause par un traitement ou une opération convenable, il devra exactement renseigner les deux conjoints sur l'état des parties, leur donner les conseils les plus judicieux sur les précautions à prendre, sur le moment le plus favorable à la conception, ainsi sur que le degré de fréquence, ou certaines modifications qui doivent être, dans quelques circonstances, introduites dans les rapports génésiques.

6° Quand tous les moyens ont échoué, il y aura lieu de songer à la **fécondation artificielle**.

Cette intervention ultime, *ultima ratio*, n'est condamnée ni par la morale ni par la religion ; elle est justifiée par le désir, légitime et essentiellement moral, d'avoir des enfants et aussi par un certain nombre de succès incontestables.

Le médecin le plus consciencieux pourra donc la proposer et la pratiquer, pourvu qu'il ait au préalable bien étudié les diverses circonstances d'un cas donné et qu'il n'obéisse en cela qu'aux plus saines et aux plus pures règles de la déontologie médicale.

Pour tenter la fécondation artificielle avec quelques chances de succès, il faut que :

1° Le mari soit fécond ;

2° Que la femme soit régulièrement menstruée, ce qui indique la certitude presque absolue de l'ovulation physiologique ;

3° Qu'il n'y ait aucun vice de conformation irrémédiable du bassin ou des organes génitaux ;

4° Que toutes les autres méthodes rationnelles de traitement aient échoué.

Le moment le plus favorable paraît être les deux jours qui précèdent ou les deux jours qui suivent la menstruation.

La *fécondation artificielle* consiste dans le transport artificiel du sperme jusque dans la cavité de l'utérus. Divers moyens ont été employés pour cela. Voici les seuls qui peuvent être mis en usage.

Le coït une fois pratiqué et le sperme versé dans le vagin, le mari, qui a été préalablement exercé au toucher et renseigné sur le but à atteindre, introduit son doigt, le charge de la semence, va accrocher le col, le redresse s'il est dévié de façon à le placer dans l'axe du vagin et le maintient quelque temps dans cette situation.

L'ouverture du museau de tanche est ainsi mise en rapport direct avec une certaine quantité de liquide fécondant qui peut pénétrer plus loin et aller opérer la fécondation de l'ovule. Ce procédé très simple m'a donné à deux reprises différentes un succès incontestable : il s'agissait d'une anté-version avec mobilité très grande de l'utérus (*procédé de l'auteur*).

Si ce premier procédé échoue, on recourra à la féconda-tion artificielle proprement dite, c'est-à-dire à l'injection d'une certaine quantité de sperme dans l'utérus, à l'aide d'une *seringue* (Sims) ou du *fécondateur* de M. Pajot.

Que l'on se serve de l'un ou l'autre de ces instruments ; le coït est pratiqué physiologiquement. Quelques instants après, le médecin, qui a au préalable fait chauffer son instru-ment afin de le porter à la température du corps, arrive, introduit la seringue ou le fécondateur dans le vagin, le charge de la semence, puis le porte sur le col dans lequel il l'introduit de façon à dépasser l'orifice interne. Il n'a plus alors qu'à pousser le piston de la seringue ou la tige du fécondateur pour faire pénétrer quelques gouttes de sperme dans la cavité de l'utérus.

L'instrument est laissé en place pendant quelques minutes, puis retiré avec précaution ; la femme est laissée au repos absolu, au lit, pendant toute la journée qui suit l'opération.

Celle-ci sera renouvelée à quatre ou cinq époques succes-sives, et finalement abandonnée, si elle n'est pas suivie d'ef-fet après ces tentatives.

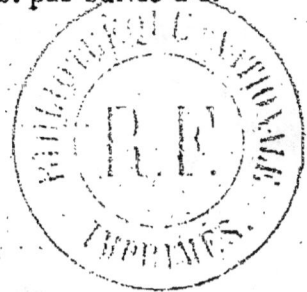

FIN.

INDEX ALPHABÉTIQUE

FIN DE L'INDEX ALPHABÉTIQUE.

TABLE DES MATIÈRES

TROISIÈME SECTION. — Lésions organiques.

QUATRIÈME SECTION. — Lésions fonctionnelles. — Troubles de la menstruation.

QUATRIÈME PARTIE.

Maladies des organes génitaux internes et du péritoine pelvien.

PREMIÈRE SECTION. — Maladies des trompes de Fallope.

SIXIÈME PARTIE.
De la stérilité.

FIN DE LA TABLE DES MATIÈRES.

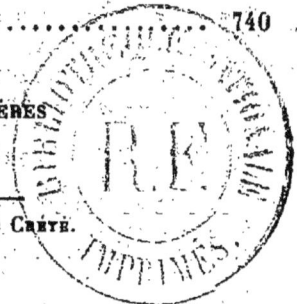

2116-81. — CORBEIL, Imprimerie CRÉTÉ.